食品营养与卫生学

主　编	刘　绍	湖南农业大学
	周文化	中南林业科技大学
	肖作为	湖南中医药大学
副主编	蔡霄英	长沙理工大学
	郑志兵	湖南农业大学
	黄　群	福建农业大学
	李　娜	湖南文理学院
	胡肖容	长沙环境保护职业技术学院
	陈晓华	衡阳师范学院
编　委	李思敏	湖南科技职业学院
	王志江	广东药学院
	张海生	广东省农工商职业技术学院
	白　婕	中南林业科技大学
	谭建新	邵阳学院
	徐君飞	怀化学院
	董加宝	湖南科技学院

中南大学出版社
www.csupress.com.cn
·长沙·

内容介绍······

　　本书全面阐述了食品营养学和食品卫生学的基础理论和实际应用。在系统介绍食品营养与食品卫生的主要概念、研究内容、发展历程及我国在食品营养与食品卫生方面的现状及发展趋势的基础上，详细介绍了食物消化吸收与能量平衡，人体需要的六大营养素——蛋白质、脂类、碳水化合物、矿物质、维生素和水的生理功能以及各类食品的营养价值，并以现代营养学基础理论为指导，介绍了膳食结构和膳食平衡、营养与疾病防治、食品的营养强化等知识；在食品卫生学方面主要介绍了食品污染及其防治、食物中毒及其防治、各类食品的卫生及其管理，并针对食品安全法的施行，介绍了食品安全质量的监督与管理等方面的内容。本书内容全面，条理清晰，特色突出。本书可作为高等学校食品科学与工程专业、食品质量与安全专业的教材使用，也可供食品科技工作者、生产经营者、营养与卫生工作者参考，还可作为家庭生活的参考书。

总 序 ......

　　食品工业担负着为我国 13 亿人口提供安全放心、营养健康食品的重任，是国民经济的支柱产业和保障民生的基础性产业。近年来，我国食品工业保持快速增长态势，2012 年，我国食品工业总产值突破了 9 万亿元，有力带动了农业、流通服务业及相关制造业发展。国家发改委和工信部发布的《食品工业"十二五"发展规划》中提出，到 2015 年，我国食品工业集约化、规模化、质量安全水平进一步提高，区域布局进一步优化，形成自主创新能力强、保障安全和营养健康，具有较强国际竞争力的现代食品产业。

　　为了适应食品工业快速发展的形势，保证食品产业的良性可持续发展。国家需要大批具有高素质的创新型食品专业人才，而培养人才且把培养质量作为生命线正是高等院校义不容辞的责任。教材建设作为高等学院校基本建设项目之一，是专业建设与课程建设成果的具体体现。随着教学改革的进一步深入，加强教材建设已成为目前教学改革最迫切的要求。中南大学出版社本着精品、特色的高校教材建设基本原则，邀请了来自全国 40 余所高校的长期工作在教学和科研一线的食品专家和学者，根据食品专业教育教学及教材建设的现状与发展趋势，提出了高等院校食品专业"十二五"规划教材建设项目。

　　本次规划出版的系列教材主要侧重于食品专业基础课程教材的建设。参与编写的专家学者们就教材的编写要求和原则达成了一致意见：要从满足社会需要的角度出发，让学生在掌握基础理论知识的前提下，掌握目前主流的生产工艺、方法和设备；要注重从培养学生提出问题、分析问题的能力出发引出知识点，帮助学生由浅至深、从简到繁地熟悉并掌握知识；通过大量与专业背景和日常生活紧密联系的应用实例将知识与技术很好地结合起来；内容方面在保留完整性和系统性基础上，要精简内容，减少篇幅，使结构紧凑，重点突出。

　　食品科学技术在不断地发展，教育教学改革在继续深化，食品专业教材建设需要在实践中不断的锤炼，推陈出新，从而为高素质创新型专业人才的培养提供保障，这也是所有编者的愿望和责任。希望广大读者不吝赐教、批评指正，以便本系列教材再版时得以修正和完善。

最后衷心感谢参与这套教材编写的全体同仁，正是由于他们的辛勤劳动，编写工作才得以顺利完成。我们还应该感谢中南大学出版社的领导和同志们，正是由于他们的大力支持和认真监督，这套教材才能够如期与读者见面。

林亲录

2013 年 1 月

前　言 ......

合理营养，平衡膳食，通过改善饮食条件与食品组成，发挥食品本身的生理调节功能以提高人类健康水平日益成为人们的共识。天然、营养、具有特殊生理活性的食品也成为健康的最佳选择。随着人们生活水平的提高，人们的食品消费观念也在进步，尤其是对营养学的基本原理、各类食品的营养与保健功能、营养失调与疾病、食品营养与抗衰老作用等更为关注。营养状态的好坏和正确与否将决定生命的价值和个人的成就，同样也与整个民族的健康素质紧密相连。伴随现代营养的科学发展，对人体有了更加深入的研究。"健康七八九，百岁不是梦"。为此，普及营养科学知识十分重要。食品营养学正是指导人们在最经济的条件下获得最合理的营养。其主要内容为：食品的营养成分及人体需要的营养素；营养素的作用机制和它们之间的相互关系；人体对食品的摄取、消化、吸收、代谢和排泄；营养与膳食问题；营养与疾病防治等。

食品卫生学则是应用食品化学分析、微生物学、毒理学和流行病学方法研究食品中可能出现的有害物质及作用机理，为提高食品卫生质量，采取相应的预防措施，以及制定食品卫生质量标准提供依据。其内容包括食品生产与消费链中危害物质和因素的分析、安全性评价以及控制与管理等。然而我国目前的食品卫生安全状况不容乐观，譬如各种工业、环境污染物的存在；剧毒农药、兽药的使用；添加剂的误用、滥用；有害元素、微生物和各种病原体的污染；新疾病的出现和原已消灭的重大疾病的死灰复燃；周边国家疫情的频繁发生等，使得食品安全与卫生已成为公众优先考虑的问题之一，也是当今食品科学、营养学、公共卫生与预防医学领域研究的热点与难点。

作为食品学界两大热点和难点问题——营养与卫生安全问题融合为一门课程，它包括了既密切联系又有区别的两个学科，即营养学和食品卫生学。虽然两门学科的研究对象、内容、理论体系、工作方法和研究方法各不相同，但是它们都涉及人们摄取的食物，所以它们又是密切相关的。因此，本书在编写过程中，既总结了科研实践经验，将基础理论与实际应用相结合，又力求内容全面，条理清楚，通俗易懂。在写作方式上，力求能启发学生的主动思考能力，培养学生的创新思维能力，体现"内容丰富、脉络清晰、简明扼要、特色突出、科学适用"的特点。

编写本书的作者们既有长时间坚持教学第一线的教授，也有刚走上讲台的年轻博士，既保持了学科体系的稳定性，又反映了青年学子创新需求。具体分工如下：周文化编写第1章，肖作为编写第2章，蔡霄英编写第3章，刘绍、张海生编写第4章，郑志兵编写第5章，王志江编写第6章，李娜编写第7章，胡肖容编写第8章，李思敏编写第9章，陈晓华编写第10章，黄群编写第11章，中南林业科技大学白婕细心修改全书内容，并参与了部分章节的编写工作。全书由周文化、刘绍负责统稿。全体编写人员分工合作，少则二三次、多则五六次交换书稿，集腋成裘，最终定稿。

教材内容既有作者教学研究心得与成果，也有引述文献综述的文章，如食品营养与卫生发展历程和发展趋势分别引用了顾景范、吴国豪等人的综述文章，还有许多就不一一列举了，在此对被引用文献的作者的辛勤耕耘表示敬意和最诚挚的感谢！

中南大学出版社刘辉、资名扬精心组织了教材编写组织分工、评审定稿等各项教材编写相关工作。本书编写过程中，得到了中南林业科技大学教务处和食品学院、湖南农业大学教务处和食品学院领导支持与理解，两校食品科学方面博导、教授们悉心指导和认真审查与修改，对于本书质量保证起到了重要作用。

由于本教材涉及内容广泛，作者水平有限，加之编写时间紧，书中有疏漏和不当之处在所难免，期盼诸位同仁和读者指正。

刘绍，周文化
2012 年 12 月

目　录

第1章

绪 论

本章学习目的与要求

1. 食品营养与卫生学的基本概念；

2. 了解食品营养与卫生学发展历程与新进展；

3. 了解食品营养卫生学与相关学科的关系；

4. 了解营养学发展趋势。

民以食为天。膳食的本质是营养，而营养是以食物、食品为载体，其三者密切相关。人类为了生存必须摄取维持生命、生长发育，供给人体活动能源，调节人体生理机能的必不可少的物质。食品则是将自然的食物，经过特定的加工处理，制成营养丰富、食用安全方便、易于消化吸收，具有一定色、香、味、形，便于保藏运输、花色繁多的加工品。而营养是指食物在体内经过消化、吸收、代谢，促进机体生长发育、益智健体、抗衰防病、延年益寿的综合过程。因此，营养科学与国计民生的关系密切，它对于居民改善营养、预防疾病、增进体质、提高健康水平等方面有重要意义。

近年，随着农业的发展，食物供应充足，人民膳食营养水平有了极大提高，但由于存在营养不平衡及食品安全等一系列问题，使得我国居民肥胖症、高血压、高血脂、糖尿病、癌症等疾病的患病率迅速上升。这也突显了食品营养与卫生的重要性。

1.1 食品营养与卫生学的基本概念

营养(nutrition)：人类摄取食物满足自身生理需要的必要的生物学过程。在对人类此项生物学过程进行直接研究的过程中，便形成了营养学这一生物科学的分支。

营养学(nutriology)：研究人体营养规律及其改善措施的科学。所谓的人体营养规律，是指人类在一般生活条件下和在特殊生理条件下，或在特殊环境因素条件下的营养规律。改善措施包括生物科学的措施和社会性措施；既包括措施的根据也包括措施的效果评估。营养学分为许多分支学科，具体有：基础营养学、公共营养学、社会营养学、特殊营养学、妇幼营养学、老年营养学、临床营养学、营养流行病学、中医营养学、食品营养学、营养经济学等。

（1）人类（基础）营养学（human nutrition） 主要研究各种营养素的生理功能，缺乏与过量对健康的影响，营养素的体内过程及人体的营养需要，食物的营养价值等。

（2）临床（医学）营养学（clinical nutrition） 主要研究用不同的治疗膳食来治疗各种疾病或帮助病人恢复营养等。主要通过胃肠内营养或胃肠外营养等手段来实现。

（3）公共营养学（public nutrition） 是研究饮食与营养的社会动态的科学。主要工作是进行社会营养监测，组织营养调查和食品经济因素调查，制订膳食营养供给量标准，制订和修订以改善营养为目的的营养政策，对消费者和营养部门进行营养宣传和咨询，进行全社会规模的食物资源开发、利用和食物强化等，以使营养科学在社会实践中造福于人民。

（4）社区营养（community nutrition） 是以自由取食的人群为研究对象，从宏观上研究解决其合理营养与膳食的有关理论、实践和方法。

（5）营养流行病学（nutritional epidemiology） 利用流行病学对比的方法，分析和营养相关的疾病发生的原因。

（6）食品营养学（food nutrition） 主要研究食物、营养与人体生长发育和健康的关系，以及提高食品营养价值的措施。

营养素（nutrient）：一些能维持人体正常生长发育、新陈代谢和维持健康所必需的营养物质，目前已知的有 40~45 种人体必需的营养素，且存在于食品中（水、蛋白质、碳水化合物等七大营养素）。从化学性质分类，营养素可分为六大类，即蛋白质、脂肪、碳水化合物、矿物质、维生素和水，有人提出膳食纤维为第七大类。它们在体内均有一定的生理功能，某种营养素过多或不足都会影响人体正常的新陈代谢而损害健康。

营养价值：通常是指在特定食品中的营养素及质和量的关系。

营养标签：指在肉类、果蔬及其他各种加工食品上描述其热能及营养素含量的标志。如美国 FDA（Food and Drug Administration）根据每日 RDA（Recommended Dietary Allowance）设计用于食品标签，以成年男子推荐的 RDA 的营养素数量为标准。营养报道必须遵循 FDA 规定的标签形式，包括：

（1）每份食品的能量、蛋白质、碳水化合物和脂肪的含量。

（2）通常将蛋白质、7 种维生素、矿物质列出每 RDA 的百分数（维生素 A、维生素 C、维生素 B_1、维生素 B_2、维生素 PP、Ca、Fe 等）。

（3）可列出其他一些种营养素（不强求）：维生素 D、I、Cu、Na、胆固醇及多不饱和脂肪酸等。

膳食营养素参考摄入量的定义和概念：

膳食营养素参考摄入量（dietary reference intakes，DRIs）是一组每日平均膳食营养素摄入量的参考值，它是在"推荐的每日膳食营养素供给量（RDAs）"基础上发展起来的，包括四项内容：

1）平均需要量（estimated average requirement，EAR）

EAR 是群体中各个体需要量的平均值，是根据个体需要量的研究资料计算得到的。EAR 是能够满足群体中 50% 的成员需要的，不能满足另外 50% 的成员的需要水平。EAR 是制订 RNI 的基础。

2）推荐摄入量（recommended nutrient intake，RNI）

RNI 相当于传统使用的 RDA，是可以满足某一群体中绝大多数(97% ~98%)个体需要的营养素摄入量。

长期摄入 RNI 水平，可以满足身体对该营养素的需要，保持健康和维持组织中有适当的储备。

RNI 的主要用途是作为个体每日摄入该营养素的目标值。

RNI 是以 EAR 为基础制定的。若已知 EAR 的标准差，则 RNI 定为 EAR 加两个标准差，即 RNI = EAR + 2SD。

3)适宜摄入量(adequate intake，AI)

AI 不是通过研究营养素的个体需要量求出来的，而是通过对健康人群摄入量的观察或实验获得的。

当某种营养素的个体需要量的资料不足，没有办法计算出 EAR，因而不能求得 RNI 时，可设定适宜摄入量来代替 RNI。

AI 的主要用途是作为个体营养素摄入量的目标。AI 与 RNI 相似之处是二者都用作个体摄入量的目标，能够满足目标人群中几乎所有个体的需要。AI 与 RNI 的区别在于 AI 的准确性远不如 RNI，有时可能明显的高于 RNI。

4)可耐受最高摄入量(tolerable upper intake levels，UL)

UL 是平均每日可以摄入该营养素的最高量。"可耐受"的含义是指这一摄入水平一般是可以耐受的，对人群中的几乎所有个体大概都不至于损害健康。当摄入量超过 UL 仍进一步增加时，损害健康的危险性随之增大。UL 是日常摄入量的上限，并不是一个建议的摄入水平。

食品卫生学(food hygiene)是研究食品卫生质量，防止食品中可能出现的有害因素损害人体健康的科学。食品卫生学应用食品化学、微生物学、毒理学和流行病学方法研究食品中可能出现的有害物质及作用机理，为提高食品卫生质量，采取相应的预防措施，以及制定食品卫生质量标准提供依据。主要的内容为：食品添加剂及其卫生；食物污染物的来源、性质、对人体危害及其机理、有关的预防措施；食物中毒及其预防；食品卫生质量鉴定和制订食品卫生质量标准；主要食品和主要食品企业卫生管理等。

食品营养与卫生学是研究食物、营养与人体健康关系的一门学科。

1.2 营养学发展概况

食品营养学的发展可追溯到五千年以前，人类为了生存、繁衍后代，必须摄取食物，以维持身体需要。早在上古时代，人们在寻找食物过程中，不断品尝，逐渐分清药物和食物的区别，将有治疗作用的动植物均归于药物，能饱腹充饥，对身体有益的动植物均归于食物，因此在医学史上有"医(药)食同源"的说法。

钻木取火使古人用茹毛饮血的转变为熟食，为人类增进健康创造了条件，这是一大进步。商代，相传伊尹精通烹调，同时善于配制各种汤液治病，原料中就有"阳朴之姜，招摇之桂"，姜桂既是调料，又是发汗解表、宣通阳气、温胃止呕的佳品。此时中国传统营养学已经初具雏形。至周代，据《周礼·天官》所载，食医位居疾医、疡医、兽医之首，可见当时朝廷非常重视饮食养生和治疗问题。这标志着中国传统营养学已形成制度，比西方营养师早了

2000多年。

随着医学的发展，营养学在预防、保健、治疗方面积累了大量实践经验，在食养、食疗方面更突出，这些大多记载于医书和本草著作中。春秋战国时期出现了一部我国现存最早的重要医书——《黄帝内经》，它不仅奠定了中医学的理论基础，也奠定了中国传统营养学的理论基础，并提出了全面膳食观点。如《素问·脏气法时论》云："五谷为养，五果为助，五畜为益，五菜为充，气味合而服之，以补精益气。"这样配制的膳食才符合人体健康的需要。这可能是世界上全面膳食的最早记载。《神农本草经》成书于东汉之前，是我国现存最早的本草专著，共载药物365种。书中也记载了一些有药用价值的食物，如薏苡仁、胡麻（芝麻）、芡实、山药、龙眼、干姜、核桃仁、蜀椒等。东汉时期的医家张仲景在《伤寒论》、《金匮要略》中选用不少食物治病，如用于心神失养，精神抑郁的"百合鸡子黄汤"，就是典型的代表。晋代葛洪在其所著《肘后备急方》中，首次记载用海藻治瘿病（甲状腺肿），用猪胰治消渴病（即糖尿病）。唐代孟诜撰写了第一部食物本草专著《食疗本草》，共分三卷，收载食用本草241种，每味食物名下均载有数个处方，其配制合理，使用方便。唐代医家孙思邈在《千金要方》卷二十六食治篇中，指出"食能排邪而安脏腑，悦神，爽志，以资血气。若能用食平疴，释情遣疾者，可谓良工。……夫为医者，当须洞晓病源，知其所犯，以食治之。食疗不愈，然后命药。"书中论述用肝脏治夜盲；海藻、昆布治瘿瘤；谷皮防治脚气病等。《饮膳正要》是元代饮膳太医忽思慧所著，内容丰富全面。全书共三卷，卷一概述各种情况避忌，以及聚珍异馔。卷二介绍"诸般汤煎"和"食疗诸病"。卷三是食物本草，并附有图谱。书中还首次记载了用蒸馏法工艺制的药酒。明代医家李时珍勤求古训，博采诸家，共收集本草1892种，著成《本草纲目》一书。《本草纲目》不仅是明代以前本草的集大成者，也是食物本草的总结。其中食物约占全书本草总数的三分之一以上，均作了全面评述还增补了不少以前未记载或述之不详的食物。此外还记载了大量食疗方。清代章杏云的《调疾饮食辨》、王孟英的《随息居饮食谱》也各有特点。总之，中国传统营养学在上古时代与医药同时萌芽与发生，至商周渐成雏形，设"食医"专司此事，至秦汉、唐宋逐渐奠定基础，复经元明清充实发展，形成了较为系统的学说，积累了丰富的实践与临床经验。

现代营养学自18世纪中叶文艺复兴产业革命开始后，在自然科学的发展中由化学、生理学衍生出来的，整个19世纪到20世纪初是发现和研究各种营养素的鼎盛时期。在19世纪由Liebig，Rubner，Atwater师生三代进行了能量代谢的研究，为现代营养学奠定了基础。在20世纪初至20世纪30年代Hopkins，Osborne，Mendel等人肯定了蛋白质在营养上的重要性，Rose证明了必需氨基酸的价值。20世纪中叶Funk，Mccollum，St. Gyorgi等接连发现各种维生素及其缺乏病。20世纪后叶认识到各种微量元素的作用。1810年发现第一种氨基酸——亮氨酸，接着发现了血糖（1844年）和肝糖原（1856年），对蛋白质命名（1888年），发现维生素A和B族维生素（1913—1915年），发现维生素C（1917年），发现维生素D（1922年），证明亚油酸是人体必需脂肪酸（1929年），发现最后一种氨基酸——苏氨酸（1935年），提出成人有8种必需氨基酸（1983年），1947年发现目前认为的最后一种维生素——维生素B_{12}。对微量元素的研究始于20世纪30年代，当时人们认为世界各地出现的某些原因不明疾病可能与微量元素有关。如1931年发现氟牙症与饮水中氟的含量过多有关，1937年发现仔猪营养性软骨障碍与饲料中锰缺乏有关等，在以后的40年间又陆续发现了铜、硒、锌等为人体所必需的微量元素。70年代由于Dudrick开创了深静脉穿刺技术，于是开始有了肠外营养。这一系列科学发现均陆续传到中国，产生了中国的现代营养学。我国约在 20 世纪建立现代营养学，并于 1913 年前后首次报告了我国的食物营养成分分析和一些人群营养状况调查报告。1927 年中国生理学杂志创刊，营养学文献的论文绝大多数在该刊发表。1939 年中华医学会参照国际联盟建议提出了我国历史上第一个营养素供给量建议。自 1958 年开展了我国历史上第一次全国性营养调查以来，又进行了 4 次全国性的营养调查（1982 年、1992 年、2002 年和 2010 年）。1963 年中华医学会营养学会提出我国建国后第一个营养素供给量（RDA）建议，1988 年中国营养学会修订。2000 年针对 RDA，从预防慢性疾病的角度又提出了中国居民膳食营养素参考摄入量（DRIs）。近几十年来 营养学界又出现一个新的研究热点，即植物性食物中的生物活性物质，亦称植物化学物，如多酚、芥子油甙、皂甙、植物雌激素、硫化物等，它们对保护机体健康和防治慢性疾病有明显的有益作用。同时以分子营养学的研究手段阐述各种营养相关疾病的发病机制，探讨营养素与基因间的相互作用，并从分子水平利用营养素预防和控制这些营养相关疾病，已成为 21 世纪营养学的又一研究热点。

（1）基础营养　主要有膳食营养供给量和营养素功能两方面，膳食营养供给量研究，人类对健康的要求是要有正常的工作和活动能力并且没有生理缺陷，如儿童能健康成长，包括体力和智力发育、有健壮的身体、较高的机体抵抗力和免疫力，对成人而言要求维持正常的生理功能、有正常工作能力和长寿。要达到上述健康的目标，首先要了解人体都需要哪些营养素；这些营养素在体内发挥何种生物学作用；每种营养素的摄入达到什么水平才能满足机体的生理需要；营养素之间的适宜比例与平衡；据此才能制定出膳食营养参考摄入量（DRI）或建议的膳食营养供给量（RDA）。营养素功能研究，营养素的生理功能研究进展表明它已经不仅仅是具有预防营养缺乏病的作用。而营养素发挥这些新功能一般都需要比以往的人体需要量或推荐的供给量（RDA）更高的摄入量。因此，营养素新功能的发现对由来已久的 RDA 这一概念提出了挑战。因为，营养素 RDA 的定义是能使人群中绝大多数个体不发生营养缺乏的营养素摄入量，其目的很明确是为了指导预防营养缺乏病。这显然已不能满足当前消费者为了预防慢性病和延缓衰老，而增加营养素摄入量的需求。鉴于此，由美国学者首先提出了一个新的称之为每日参考摄入量（daily reference intake，DRI）的概念，在 RDA 的基础上，增加了适宜摄入量（adequate intake，AI）和摄入量高限（upper limit，UL）。前者包括与上述的新功能相适应的推荐摄入量；后者为不引起不良副反应的最高摄入量。近年来对基础营养的研究有许多新的进展，例如对膳食纤维的生理作用及其预防某些疾病的重要性逐渐被认识。对多不饱和脂肪酸特别是 $n-3$ 系列的 α 亚麻酸及其在体内形成的二十碳五烯酸（eicosapentaenoic acid，EPA）和二十二碳六烯酸（docosahexaenoic acid，PHA）的研究越来越受到重视，α 亚麻酸已被许多学者认为是人体必需的营养素。叶酸、维生素 B_{12}、B_6 与出生缺陷及心血管疾病病因关联的研究已深入到分子水平。维生素 E、维生素 C、β-胡萝卜素及微量元素硒、锌、铜等在体内的抗氧化作用及其机制的研究已成为当前十分普遍的热点。

（2）营养与健康　营养与一些重要慢性病（癌症、心脑血管病、糖尿病等）的关系已成为现代营养学的一项重要内容。越来越多的研究资料表明营养与膳食因素是这些疾病的重要病因或预防和治疗这些疾病的重要手段。如高盐可引起高血压，蔬菜和水果对多种癌症有预防作用；叶酸、维生素 B_6 和 B_{12}、同型半胱氨酸（homocystene）与冠心病的关系；食物的血糖生成指数（glycemic index）与糖尿病的关系等等，这些方面的研究还在不断发展。另外一些研究表明癌症、高血压、冠心病、糖尿病，乃至骨质疏松症等的发生和发展都与一些共同的膳食因素有关。尤其是由于营养不平衡而导致的肥胖，则是大多数慢性病的共同危险因素。所以世界卫生组织强调在社区中用改善膳食和适当体力活动为主的干预策略来防治多种主要慢性病这一措施是很有道理的。其次，营养学还要研究对每种营养素摄入过多或不足会对人体造成什么样的危害，以及营养摄入不平衡与营养相关疾病发病的关系。某些慢性疾病，如肿瘤、心脑血管疾病、糖尿病等多与某些特殊基因的异常表达有关，膳食因素可能会对这些特殊基因的表达有一定的调控作用。因此，研究营养因素与基因的相互作用，用分子营养学的手段预防和控制这些慢性疾病是当今营养学家十分关注的研究领域。此外，如何评价人体的营养水平，及时发现人体的营养缺陷并用合理膳食予以纠正也是营养学研究的主要目标，要做到此点还必须了解各种营养素及其他生物活性物质含量及其功能的检测方法。

(3)营养因素与遗传基因的相互作用　营养因素与遗传基因的相互作用是营养学研究的一个新的热点。从理论上讲，人类每一种慢性疾病都有其特异的易感基因。人体内特异性疾病基因的存在对于决定个体对某种疾病的易感性有重要的影响。包括膳食因素在内的环境因素则对于特异性疾病基因的表达有重要作用。

(4)食物中非营养素生物活性成分的研究　在食物成分方面，除了传统的营养素以外，近来食物中的非营养素生物活性成分成为热点研究课题。这是因为有些流行病学观察结果难以用营养素来解释，如蔬菜、水果对癌症的保护作用，难以用所含的维生素和矿物质来解释。同时，越来越多的动物实验和流行病学研究资料表明这些成分具有重要的功能。目前最受到重视的有：茶叶中的茶多酚、茶色素；大蒜中的含硫化物；蔬菜中的胡萝卜素及异硫氰酸盐；大豆中的异黄酮；蔬菜和水果中的酚酸类；魔芋中的甘露聚糖以及姜黄素、红曲等。如果再加上一些药食两用食品以及保健食品中的人参皂苷、枸杞多糖、灵芝多糖等，则已形成了一大类不同理化性质和生理、生化功能的成分。这些成分中的大多数具有不同强度的抗氧化作用和免疫调节作用。有较多动物实验和少数流行病学研究表明这些成分对心血管病和某些癌症患者具有保护作用。尽管目前还没有可靠的流行病学证据表明从一般膳食中摄入的这些成分的量确实对健康有促进作用或对某些慢性病患者有保护作用，但是，多数学者认为这一新领域无论在理论上，还是在实际应用上均具有广阔的前景。

1.3　食品卫生学的发展历程

食品卫生学经历了较长的历史发展过程。我国周朝即设置了"凌人"专司食品冷藏防腐。《唐律》规定了处理腐败食品的法律准则，如"脯肉有毒曾经病人，有余者速焚之，违者杖九十；若故与人食，并出卖令人病者徒一年；以故致死者，绞"。在古医籍中，对于鱼类引起的组胺中毒，也有深刻而准确的描述。"食鱼面肿烦乱，芦根水解"。均体现出预防食物中毒的思想。古代食品卫生的内容，限于科学尚不够发达，故只停留在感性认识阶段，未能构成一门学科。

现代食品卫生学源始于19世纪，其形成与当时医学、微生物学、化学等的发展分不开。从1837年Schwann首次提出了微生物引起食品腐败的看法，到1885年发现沙门菌，都对早期食品卫生学的建立，起到了里程碑的作用。这一时期随着商品经济的发展，食品掺假伪造相当严重，与此同时反映在食品卫生立法中，1851年法国颁布了《取缔食品伪造法》，1861年英国颁布了《防止饮品掺伪法》，1906 年美国颁布了《食品、药品、化妆品法》，均为食品卫生法规管理奠定了基础。

20 世纪中叶，由于现代食品的出现和环境污染的日趋严重，发现了各种来源不同、种类各异的食品污染因素，如黄曲霉毒素、单端孢霉烯族化合物、酵米面黄杆菌等食物中毒致病因子；化学农药广泛应用所造成的污染和残留；多环芳烃化合物、N - 亚硝基化合物、蛋白质热解产物等污染食品的诱变物和致癌物；食品容器包装材料中的污染物，如金属和塑料、橡胶、涂料等高分子物质的单体及加工中所用的助剂；有毒性可疑和有害禁用的食品添加剂的使用；另外，还有食品的放射性污染，它是 20 世纪 50 年代中期列入食品卫生学中的新内容，研究其特有来源、危害性质、检测手段和控制措施。

研究食品的污染因素的性质和作用以及检测其在食品中的含量水平，制订有害化学物质在食品中的残留限量、食品添加剂的人体每日容许摄入量、人群可接受危险水平(acceptable risk level)、食品安全性毒理学评价程序和食品卫生标准等一系列食品卫生技术规范，使食品毒理学理论与方法得到进一步发展。

食品卫生法制管理，逐步得到国际上普遍的重视。中国自 1949 年以来，先后颁布了食品卫生管理办法、规范、程序、规程、条例、规定等单项法规 100 多个，食品卫生标准近 500 个，以及一系列与之配套的地方法规。1995 年我国正式制定并颁布了《中华人民共和国食品卫生法》以后，进一步形成了较完善的食品卫生法律体系和食品卫生监督管理体系，从而使我国的食品卫生监督管理工作进入了一个依法行政的新的历史发展时期。2009 年 2 月 28 日，十一届全国人大常委会第七次会议通过了《中华人民共和国食品安全法》。食品安全法是适应新形势发展的需要，为了从制度上解决现实生活中存在的食品安全问题，更好地保证食品安全而制定的，其中确立了以食品安全风险监测和评估为基础的科学管理制度，明确食品安全风险评估结果作为制定、修订食品安全标准和对食品安全实施监督管理的科学依据。

随着科学的进步，社会的发展和人们生活的不断提高和丰富，食品的安全和卫生显得越来越重要。这主要是因为社会的不断变化给食品的安全和卫生提出了许多新的挑战。在政府监督管理部门、食品企业和学术界的共同努力下，食品卫生学作为一门应用科学在近 20 年内，在这些挑战中得到长足发展，从而在保障消费者的健康、促进国际食品贸易，以及发展国民经济方面发挥了重要的作用。

食品卫生学作为一门实用性很强的自然科学，最近 20 年的进步和发展是与多学科和多部门合作分不开的。在学科方面，化学、物理学、微生物学、毒理学、流行病学、统计学乃至法学等都是在取得食品卫生重大科研成果以及解决重大食品卫生问题中不可或缺的重要学科手段。例如，化学的发展使现代分析技术的检出限可达到 10^{-12} 的水平，而这正是研究污染物的先决条件。分子生物学技术在毒理学中的应用使科学家能在动物和人体的 DNA 和 RNA 水平上研究致癌作用。同时，大量事实表明，政府、企业和学术界的共同努力是解决任何一个重大食品卫生问题的关键。例如，在食品辐照作为一种有效的食品保藏方法的推广使用中，制定了辐照食品的有关规定和标准。

目前还有一些世界性的卫生问题还没能很好地解决，各国学者还在研究中。例如，用生物工程技术生产的转基因食品的安全性(包括致敏性)及评价方法。在奶牛中使用牛生长激素来增加牛奶产量对消费者的安全问题等。

食品卫生学的重要任务主要有：以现代食品卫生监督管理最新理论和技术成就，不断制定和修订各项食品卫生技术规范，并落实各项技术规范；不断完善法律法规，加强法制管理，明确执行机构人员的职责；研究食物中毒的新病原物质，提高食物中毒的科学管理水平，提高食品卫生合格率；进一步以危险性分析理论与方法和质量控制体系完善各种食品污染物、食品添加剂、保健食品等安全性评价及标准制订；进一步扩大研究新的食品污染因素，各种食物致癌原、新的食品及加工过程中食品卫生问题，提高食品毒理、食品微生物、食品化学等各种检测分析方法水平；不断用食品卫生科学和法制教育人民群众，提高自我保护意识，与国际接轨，执行 WTO 协议中所规定的食品安全与食品质量标准。

1.4 食品营养学的发展趋势

1.4.1 分子营养学的研究与进展

分子生物学理论与实验技术已渗透到包括营养科学在内的生命科学中的各个领域，产生了分子营养学新兴学科，分子营养学使我们懂得各种营养性疾病和营养治疗的分子水平的原理及作用机制，为 21 世纪的临床营养实践提供机遇和挑战。

分子营养学研究热点领域主要体现两个方面，一是各类营养素对基因调控机理研究，二是营养性疾病分子水平控制与治疗，为增进健康和防范与营养相关的疾病制订膳食干预方案。

1.4.1.1 营养素对基因表达的调控

基因表达的调控是分子生物学研究中最活跃领域，基因表达是指按照基因组中特定结构基因上所携带的遗传信息，经转录、翻译等步骤，指导合成具有特定氨基酸顺序的蛋白质的过程。基因表达的调控包括：基因组合、转录、转录后、翻译及翻译后等水平上的控制。营养素不仅在新陈代谢过程中作为底物、辅酶或辅助因子，而且还在调节各种编码蛋白质，如酶、载体、受体和生物体的结构成分的基因方面发挥作用。营养素作为一种调控物质，可通过激素、细胞因子和生长因子、第二信使或细胞信号传导系统与特定的转录因子相互作用，在基因表达的每个控制点上以某种方式进行调控。其主要途径有：①类固醇及类固醇样激素受体途径；②cAMP 或 cGMP 蛋白酶途径；③酪氨酸激酶系统；④离子通道的修饰和（或）磷酸肌醇介导的途径。

1. 氨基酸与蛋白质对基因表达的调控

蛋白质合成发生在转译过程中，在碱基序列的结构密码中存在信使核糖核酸（mRNA），它可以翻译特殊的氨基酸序列。核糖体是蛋白质合成的场所，活性蛋白质合成单位包括一个 mRNA 和几个核糖体或称为多核糖体，在多核糖体中 RNA 的总量提供总蛋白质合成的信息，通过少量组织活检标本能够判断机体蛋白质合成速率。外科手术创伤伴随着多核糖体的减少，而各种营养支持措施是否有效也可反映在多核糖体的 mRNA 中。肠外营养中加入谷氨酰胺及其双肽、鸟氨酸 α-酮戊二酸或 α-酮戊二酸均可增加肌肉多核糖体中的 RNA 量。同时，多核糖体数量的改变与氮平衡情况相一致，谷氨酰胺治疗能增加氮平衡和增加多核糖体表明，产生的部分省氮效应是由于增加了肌肉蛋白合成。相反，常规的氨基酸溶液或含支链氨基酸溶液并不影响多核糖体的病理性减少，表明含支链氨基酸溶液并不影响机体氮平衡和肌肉蛋白的合成。

血浆白蛋白浓度与机体营养状况明显相关，被作为营养评定指标之一。白蛋白的合成受多种因素的影响，动物实验表明，营养成分尤其是氨基酸可明显影响肝脏白蛋白的合成，其作用机制十分复杂，可发生在转录水平、翻译水平及翻译后水平。动物实验表明，氨基酸可通过改变转录速率、mRNA 降解速率以及 mRNA 的稳定性影响细胞内 mRNA 水平。无蛋白饮食喂养鼠的白蛋白合成减少，恢复蛋白饮食后白蛋白合成增加，这都是通过白蛋白 mRNA 水平变化引起的。此外，肝脏白蛋白合成还与个别氨基酸浓度直接相关，色氨酸可加快新合成的 mRNA 从核内向胞浆转移，使多核蛋白体解聚恢复，从而增强白蛋白的合成。

许多实验发现，糖皮质激素、甲状腺素及雌激素等能影响机体白蛋白基因表达。糖皮质激素能促进人肝细胞白蛋白 mRNA 的合成，其机制可能广泛存在于受体水平、转录、翻译及翻译后水平。胰岛素是维持内质网功能的必需物质，可提高白蛋白 mRNA 水平，使白蛋白合成增加。甲状腺素能促进白蛋白 mRNA，tRNA 合成，增加内质网膜与 mRNA 的结合，从而增加机体白蛋白的合成。

饮食中蛋白质的摄入量，通过调控尿素循环中酶转录所需要的 mRNA 数量，影响机体尿素的合成。高蛋白质饮食可使尿素循环中鸟氨酸甲酰转移酶、氨甲酰磷酸合成酶，胱氨酸及精氨酸酶等 mRNA 水平增高，活性增强，从而增加尿素合成。同样，饥饿状况也在转录水平对尿素合成酶基因进行调控，影响尿素合成。此外，体内尿素的生成量也与蛋白质的摄入量有关。在高蛋白质食物被生物体吸收后，可使尿素循环中鸟氨酸甲酰转移酶、氨甲酰磷酸合成酶、胱氨酸及精氨酸酶等的 mRNA 水平提高、活性增强，从而增加尿素合成。

2. 脂类对基因表达的调控

脂类是生物体中膜结构的主要成分。脂肪合成所需的脂肪酸合成酶的基因是协同表达的，它在转录和翻译的这两种水平均受营养素的调控。膳食中的脂肪酸的种类和质量可调控脂肪酸去饱和酶的活性，改变生物膜的组成和特性，继而影响镶嵌在膜中的蛋白质的结构和活性，改变细胞膜的流动性，改变炎性物质如前列腺素、白三烯、血小板活化因子等的释放，从而影响机体代谢和对感染、创伤等应激状态的反应。目前发现，$n-3$ 和 $n-6$ 多不饱和脂肪酸可直接调控细胞核内的生化过程，影响脂肪酸合成酶基因中启动基因区的核苷酸顺序，在基因转录水平上影响了该酶的合成，与多种疾病的病因、疾病发展和转归有关。如高胆固醇饮食可诱发灵长类动物的动脉粥样硬化。

近年来的许多研究表明，膳食中的脂肪酸尤其是多不饱和脂肪酸（polyunsaturated fatty acid，PUFA）不仅是生物膜的主要组成成分，还参与能量代谢与信号传导，与一些酶和蛋白质的表达有关。PUFA 是一种重要的基因调控表达因子，如对于编码脂肪合成酶基因和脂肪酸氧化酶的基因表达分别起抑制和诱导作用，此外，还有许多 PUFA 对编码糖酵解酶、L2 丙酮酸激酶和白细胞介素等的基因表达也有抑制作用。

迄今为止，人们发现了许多脂肪组织和肝脏的表达受 PUFA 的调控。Donald B Jump 等（1999）研究发现，PUFA 通过过氧化物酶体增生物激活受体（peroxisome proliferators activator receptors，PPAR）依赖途径和 1 个类前列腺素途径可对肝脏基因转录起到调控作用。William（1990）研究了含大量 PUFA 的鱼油和饱和脂肪酸对大鼠肝脏中的脂肪酸合成酶（fatty acid synthetase，FAS）基因表达的影响，结果表明，与鱼油相比，软脂酸甘油酯明显降低了 FAS 基因的表达。

3. 碳水化合物对基因表达的调控

研究表明，碳水化合物不仅是能源的提供者，还对基因的表达有调控作用。据 Guan

James Wu 等(2006)研究，在干扰素 γ 存在的条件下，壳寡糖可与巨噬细胞表面的 CD_{14}、TLR_4、CR_{13} 受体结合，开启细胞内的信号通路，最终诱导 NO 合成酶基因的表达，促使巨噬细胞大量合成 NO，能杀死肿瘤细胞和入侵机体的病原体。

磷酸烯醇式丙酮酸羧激酶(phosphoenolpyruvate carboxykinase，PEPCK)是糖代谢过程中一种十分重要的酶，也是肝和肾中糖原异生的关键酶。碳水化合物对于该酶的调节主要通过启动子来实现。Short 等(1992)通过对大鼠 PEPCK 基因的分析，表明该基因启动子位于 -460 ~ +73 之间的片断内，包含了大多数组织特异性和基因转录激素调控所必需的元件。当动物进食含大量糖类的粗粮时，肝中 PEPCK 水平大幅下降，反之，则可使其水平提高。

Swanson 等(2000)试验发现，饲喂高能量、高淀粉粗粮的羔羊产生更多、更具活性的胰腺 α-淀粉酶。此外，瘤胃液中短链脂肪酸浓度增高，血浆葡萄糖浓度升高，表明粗粮对反刍动物胰腺 α-淀粉酶的调控非常复杂，并且这种调控可能发生在转录和转录后水平。

4. 维生素对基因表达的调控

维生素参与体内各种生化代谢过程，在核酸代谢过程中起着非常重要的作用。如维生素 A 与其受体结合成活性复合物，促进基因表达、转录和翻译，合成特异蛋白，在抗癌、防癌中起着重要作用。维生素是动物体必需的营养物质，其进入动物体内可通过多种途径对动物的基因表达进行调控，影响动物的代谢、免疫、生长发育。维生素 D 是重要的骨代谢调节激素之一，其作用在于调节骨钙的内环境稳定。骨化三醇($C_{27}H_{44}O_3$)是维生素 D 的活性形式，通过作用于靶细胞核内高度特异性的维生素 D 受体蛋白而调节血钙和骨钙化。维生素 D 受体蛋白为类固醇激素受体超家族的成员，是已知调节骨钙素(OC)的基因。骨化三醇介导的骨钙素转化和表达是通过维生素 D 受体蛋白上的 DNA 结合区和靶基因启动子附近的反应元件，即维生素 D 反应元件相互作用，从而改变局部的超螺旋状态而调节基因的表达实现的。近年来，维生素 A 的衍生物维甲酸在治疗白血病上已取得了举世瞩目的成果。维生素 B_1、维生素 B_2、维生素 B_6 及维生素 PP 等水溶性维生素均以辅酶的形式参与机体一系列重要代谢过程，影响核酸代谢和碱基合成。叶酸作为一碳单位的载体参与生物合成。维生素 B_{12} 可促进甲基形成、转移及 DNA 的生物合成，从而促进红细胞的成熟。维生素 C 参与机体许多重要代谢过程，与蛋白质的合成密切相关，具有多方面防病和治病作用。

5. 矿物元素对基因表达的调控

矿物元素参与哺乳动物基因表达的调控，或通过第二信使发挥调控作用。如锌作为动物体的一种必需微量元素，其生物学作用已得到广泛研究，是构成许多金属酶的元素，参与体内众多代谢过程。矿物质和一些微量元素参与哺乳动物基因表达的调控，或通过第二信使发挥调控作用。铜、铁、锌、铬和锰等等金属元素是构成许多金属酶元素，参与体内众多代谢过程。但最新研究表明，缺锌主要是影响染色质结构和基因表达。锌对染色质结构的影响主要表现在以下几点：①改变组蛋白 X_1 的结构特性，使染色质脱去 H1，而组蛋白 H1 的磷酸化与基因活化和 DNA 合成有关；锌缺乏引起 DNA 的过氧化损伤；②防止发生细胞凋亡。总之，锌可稳定染色质结构，保护细胞染色质不受其他有害因子损伤，从而保护基因表达顺利进行。

基因表达的转录后调节是控制许多基因的下一个阶段。如转铁蛋白的合成需有一种铁蛋白反应要素与铁蛋白 mRNA 结合后才能被翻译，当铁存在时，其与铁蛋白反应要素结合，导致翻译起始点暴露，细胞会很快合成转铁蛋白。而当铁缺乏时，这一起始点被铁蛋白反应要素所覆盖,起负调控作用,转铁蛋白合成就很快停止。事实上,许多 mRNA 的翻译都以这种方式受到各种营养素的控制。一旦 mRNA 从细胞核转移到细胞质,并且附着在核糖体上,翻译就可开始。翻译后修饰包括许多变化,如凝血酶原合成就是一个例子。凝血酶原含有大量谷氨酸残基,在有维生素 K 时,这些残基被羧化,这种翻译后的改变导致此种合成的蛋白质结合钙的能力显著增加,这样有功能的凝血酶原得到表达。这是营养素如何影响基因表达的一个典型例子,在这个例子中,营养素的作用位点就是蛋白质翻译后修饰的位点。从这一点推理,可以认为营养素的过剩会通过改变基因产物发挥作用的周围环境来影响基因表达。

1.4.1.2 营养性疾病分子水平控制与治疗

营养性疾病有其遗传学基础,随着分子生物学知识及技术的发展,人们对这些疾病的诊断及治疗日趋成熟。

(1)糖尿病 是一种常见的具有遗传倾向的内分泌、代谢性疾病,其病因和发病机制至今尚未完全阐明。目前认为,遗传因素和环境因素及二者之间复杂的相互作用是发生糖尿病的主要病因,而且属于多基因遗传疾病范畴。胰岛素依赖性糖尿病(IDDM)的病因与遗传因素、环境因素及免疫机制有关。目前已发现,人类第 6 条染色体短臂上的 HLA－D 基因决定了此病人的遗传易感性。易感个体对环境因素,特别是对病毒感染(如柯萨奇 B4 病毒,腮腺炎病毒等)或化学毒性物质刺激的反应异常,直接或间接通过自身免疫反应,引起胰岛 β 细胞广泛破坏,以致胰岛素不足,最终导致 IDDM。非胰岛素依赖性糖尿病(NIDDM)也与遗传因素有关,近年来已发现多个与 NIDDM 相关的位点,但这方面的研究仍在起步阶段。

(2)肥胖 是一种营养素不平衡的表现,多余的食物被转化为脂肪后储存,而不用于能量消耗和代谢。随着生活水平的不断提高,肥胖症的发病率迅速上升。肥胖伴有较高病死率,是导致心血管疾病、糖尿病、结石等疾病的危险因素。肥胖的病因较复杂,除与饮食及生活习惯、神经系统功能等有关外,还与遗传因素密切相关。动物实验表明,肥胖与某些基因突变有关,鼠的肥胖基因(ob)可产生相应的蛋白质(op),由脂肪组织随血液向中枢神经系统发出饱食信号当基因突变时,导致 op 缺乏,引起肥胖。在人类,不少肥胖病人有家族史,单卵双胞胎的体重相似。如父母肥胖孩子自幼也肥胖。总之,在人类肥胖遗传传递中,涉及单基因和多基因的遗传,随着人们对肥胖基因研究的深入,为控制肥胖提供了一种有效的方法。

(3)高脂血症 近年来,随着分子生物学的迅速发展,人们对高脂血症的认识已逐步深入到基因水平。目前已发现有相当一部分高脂血症病人存在单一或多个遗传基因的缺陷,由基因缺陷所致的高脂血症多具有家族聚集性,有明显的遗传倾向,临床上通常称为家族性高脂血症。家族性高胆固醇血症是一种常见染色体显性遗传性疾病,本病的发病机制是细胞膜表面的低密度脂蛋白(LDL)受体缺乏或异常,导致体内 LDL 代谢异常,造成血浆总胆固醇水平和 LDL－胆固醇水平升高。目前研究发现,本病的发病是 LDL 受体基因的自然突变所致。

Golgstein 和 Brown 鉴定出 LDL 受体基因突变的不同类型,包括缺失、插入、无义突变和错义突变。迄今已发现数十种 LDL 受体基因突变。家族性异常 β－脂蛋白血症与载脂蛋白 E(ApoE)基因突变密切相关。由于 ApoE 的异常,造成含有 ApoE 的脂蛋白代谢障碍,而其他的遗传或环境因素则可能引起富含甘油三酯的脂蛋白合成增加。两者同时存在,则产生明显的高脂蛋白血症。家族性载脂蛋白 B100 缺陷是由于 Apo B100 中 3500 位上的精氨酸被谷氨酰胺所置换,造成含有这种缺陷 Apo B100 的 LDL 与受体结合障碍。除了上述的家族性高脂血症外,还有一些其他类似的家族性高脂血症,包括家族性多基因高胆固醇血症,家族性高甘油三酯血症，家族性胆固醇转运蛋白缺陷症等。家族性多基因高胆固醇血症是由于多基因异常所致，有研究提示可能的基因包括载脂蛋白 E 和载脂蛋白 B 基因，这些基因与环境因素相互作用，引起血浆胆固醇水平升高。

家族性高甘油三酯血症是一种常染色体显性遗传，至于具体是哪个基因缺乏，目前尚不清楚。家族性胆固醇转运蛋白缺陷症是一种罕见病症，是由于胆固醇酯转运蛋白基因突变所致，现已发现的基因突变是发生在其 14 号内含子中 5'-端的鸟苷（G）被腺苷（A）取代而引起。此外，目前能做出早期诊断的遗传性代谢疾病还有进行性肌营养不良症，苯丙酮尿症和鸟氨酸转氨酶缺乏症等。

检测基因及其表达的改变可对遗传性代谢疾病作出早期准确的诊断，这在产前诊断尤其重要，妊娠早期取绒毛或妊娠中期取羊水脱落细胞的 DNA 都可作出诊断，一旦遗传性代谢疾病诊断确立后，通过饮食控制、激素替代、基因治疗等手段有助于临床治疗。

1.4.2 应用营养学的研究

营养学是研究人体营养这一人类生物学过程及其在人们饮食生活中得到完满实现的理论、措施和方法的学科。对每个个体来说，营养关系到机能状况、智力水平、劳动能力、免疫功能、优生优育和预期寿命；对一个民族而言，营养关系到一代乃至几代人的健康水平，关系到民族的整体素质及国家的未来。人体营养规律，包括一般生理条件下和在疾病状态下的营养规律。应用营养学是营养学与医学交叉的新兴学科，是研究健康与疾病人群的营养需要，即营养保健（食养）与营养治疗（食疗）的一门科学。两次诺贝尔奖获得者莱纳斯·鲍林（Linus Pauling）预言：应用营养学将成为未来的医学。

研究表明，人均 GDP 由 1 000 美元增至 3 000 美元的时期是居民膳食结构发生迅速变化的关键时期，人们迫切地需要正确的营养指导。目前，我国人均 GDP 已经超过 1 000 美元，人们对待饮食已不再像过去那样只求吃饱，而是讲究科学、合理的膳食。由于缺乏科学的膳食指导机构和人员，造成国人营养状况不尽人意。人们在购买食品时"跟着广告走"，一些企业也抓住了人们的心态，以广告"开路"，打"印象"牌，尤其是保健食品和儿童食品，三鹿婴幼儿奶粉中三聚氰胺超标给无数个家庭造成悲剧就是一个活生生的例子，对市场上销售的食品进行营养与质量监督已经成为消费者十分关注的问题。

国外经验证明，要切实改善居民的营养状况，必须建立一支高素质的公共营养师队伍。许多国家法律规定了各公共服务企事业机构中营养师的机构编制和人员配备，并构建一个庞大的国民营养工作网络。如：日本的医院、全国基层保健所、托幼机构、学校、体育运动队、食品生产与销售企业都配置专职的营养师。发达国家每三四百人就有一名专业营养师，日本全国有 40 多万名大专以上学历的营养师，相当于各科医生总数的 2.4 倍。而目前我国仅有 3 000 名营养师，与人口之比为 60 万分之一，远不能适应社会发展的需要。不仅如此，据调查，近年来我国营养工作者培养工作处于萎缩状态，许多医学院取消了医学营养学专业。只有哈尔滨医科大学、中山大学医学院、浙江大学医学院等极少数院校开设医学营养学专业或相关课程，加强医学营养学教育是高等医学教育管理中亟待解决的一个问题。

随着医学科学的迅速发展，医学营养学受到各国医学教育界的广泛关注，并已经融合到临床医学的教学实践中。一些发达国家已将医学营养学作为医学教育不可分割的组成部分，并为医学学生开设该门课程。美国的《现代临床营养学》教科书（《Modern Nutrition in Health and Disease》）已再版了 10 余次。

我国首部《国民营养条例》中规定：所有的幼儿园、学校，包括社区都要配备专业营养师。2002 年我国卫生部、人事部已正式将营养师列入职称考试系列。劳动与社会保障部也十分重视我国公共营养师的培训工作，该部开展的"营养保健师"职业资格认证工作就是一个良好的开端。

据劳动与社会保障部职业技能鉴定中心的预测，公共营养师将成为新的人才需求热点。营养师工作的领域十分广泛，工作的内容多元化，既要懂得营养学专业理论，还要掌握中西医医疗保健知识。因此，医学教育必须与时俱进，要将公共营养师的培训工作列入教学计划，培养既是医师又是营养师的"双师型"人才。

1.5 食品营养卫生与其他学科的关系

当今科学技术发展突飞猛进，相关学科的发展给营养学增添了新鲜血液，使人们更加认清了合理膳食与健康的密切关系，如营养流行病学的发展，使人们认识到合理膳食与预防营养缺乏病、提高机体免疫力、预防各种慢性病的发生发展密切相关。因此，营养与食品卫生学不是一门独立的学科，它与其他学科相互交融，作为食品相关专业主干课程，是研究食物、营养与人体健康关系的一门学科，具有很强的科学性、社会性和应用性，与国计民生的关系密切，它在增进我国人民体质、预防疾病，保护和提高健康水平等方面起着重要作用。主要讲授食物、营养与人体生长发育和健康的关系，以及提高食品营养价值的具体措施，其实际包括相互密切联系的两门学科，即营养学与食品卫生学，前者是主要研究人体营养规律及其改善措施的科学，内容包括营养学基础，各类食物的营养价值、不同人群营养、营养与疾病、社区营养等；后者是主要研究食品中可能存在的、威胁人体健康的有害因素及其预防措施，提高食品卫生质量，保护食用者安全的科学，内容包括食品污染及其预防、各类食品的主要卫生问题、食品添加剂、食物中毒及其预防以及食品卫生监督管理等。

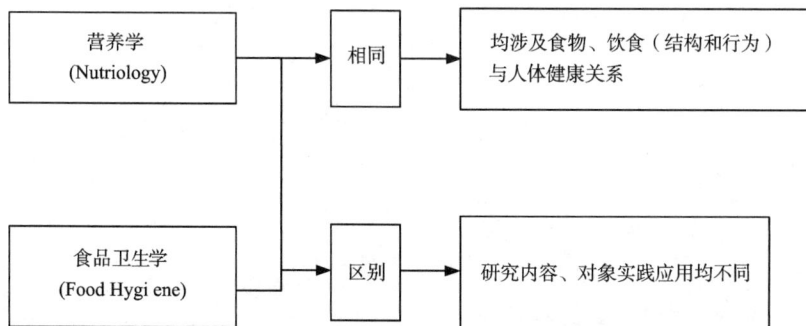

图 1-1 营养学与食品卫生学的区别和联系

通过本课程的教学，培养学生预防为主的观点，深入理解食物、营养与人体健康的关系，掌握营养学与食品卫生学的基本理论和基本技能，了解学科发展方向，结合生产、生活实际，合理利用食物资源，改善人民营养，预防食品污染、食物中毒和其他食源性疾病，以提高人民健康水平，增进人民体质。教学过程中要坚持理论结合实际的原则，对学生进行科学思维方法与基本技能训练，培养学生对该专业现实营养与食品卫生问题具有分析、解决问题及食品卫生监督管理的能力，为今后独立工作奠定坚实的基础。

本章关键词

营养　营养学　食品卫生　食品安全

本章小结

本章主要从食品营养与卫生学相关基本概念着手，概述了食品营养学和食品卫生学发展历程，分析了食品营养卫生与人体健康的关系，并探讨了食品营养与卫生学与其他学科的关系。

本章思考题

1. 何谓营养、营养素和营养学？
2. 简述食品营养与卫生学发展历程。
3. 简述食品营养卫生与健康的关系。
4. 营养学与食品卫生学的概念及二者之间的关系。
5. 营养学与食品卫生学主要包括哪些内容？
6. 试述营养学与食品卫生学的主要研究进展。

第 2 章

食物的消化吸收

本章学习目的与要求

1. 掌握人体消化系统的基本知识；

2. 了解食物的消化作用及其过程；

3. 了解各类营养物质的吸收过程；

4. 理解食物与人体消化系统的密切关系，以及消化吸收对于食品营养学的重要意义。

2.1 消化系统概述

千百万年的历史告诉我们，人类是他所存在的环境不断进化过程的产物。从一定的意义上来说，赖以取得营养物质的各种食物，是人类的重要环境；所以人类的机体可以说是他所赖以生存的环境尤其是营养物质环境的产物，并继续受这个环境的影响，包括正面或是负面的影响。

人体在生命活动过程中，必须不断地从外界摄取营养物质，以供新陈代谢的需要，这是由人体的消化系统完成的。营养物质主要来自食物，人体摄入的食物必须被分解成小分子物质后才能进入体内，这种将食物分解为小分子物质的过程称为消化。分解后所形成的小分子物质透过消化道黏膜进入血液或淋巴的过程称为吸收。消化和吸收是两个紧密联系的过程，不能被消化的物质残渣则由消化道末端排出体外。

2.1.1 人体消化系统的组成及功能

人体消化系统由消化道和消化腺两大部分组成，如图 2 - 1 所示。

1. 消化道

消化道是指由口腔至肛门粗细不等的弯曲管道，长约 6 ~ 8 m。据位置、形态、功能不同可分为口腔、咽、食管、胃、小肠(十二指肠、空肠、回肠)、大肠(盲肠、结肠、直肠)和肛门等部分。

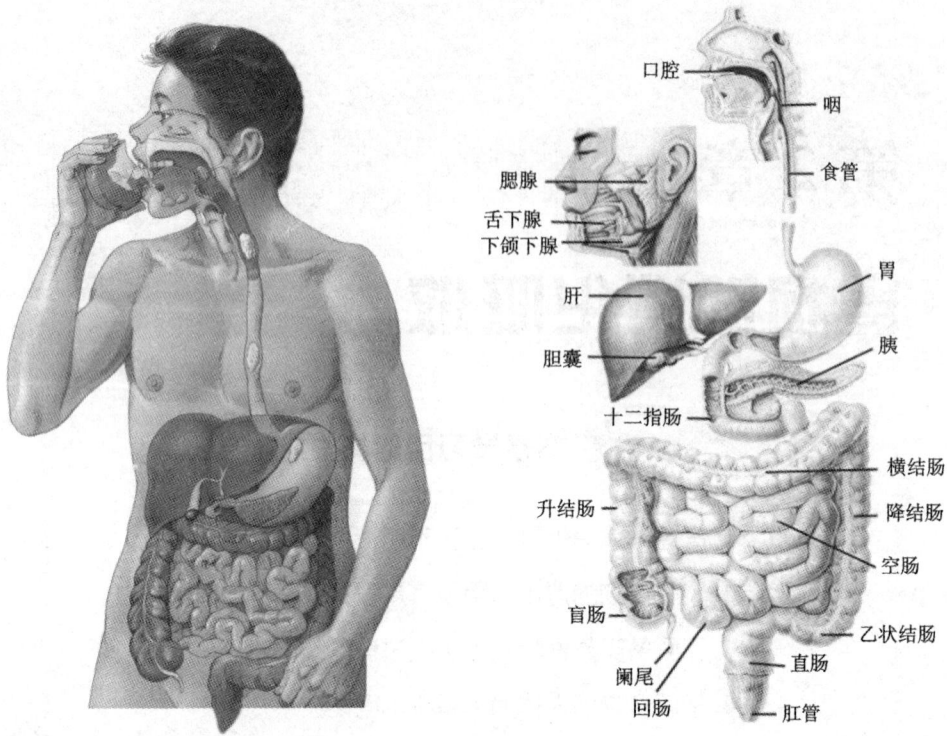

图 2-1 人体消化系统组成

口腔是整个消化道系统的起始部，由上下唇、咽喉、左右颊、硬腭和软腭、口腔底构成近封闭式空间。在口腔空间内有牙、舌，以及液腺的开口。咽喉是上宽下窄的肌性管道，是食物进入食道和空气进入呼吸道的通路，长约12 cm。在咽喉下面相接的为食道，食道表层有许多黏液分泌腺，所分泌的黏液可以保护食道黏膜。与食道直接相连接的消化道器官是胃。胃的形状以及位置不是固定的，它会随着胃的充盈程度、体形、紧张度等的不同而出现比较大的变化。胃体的大部分在机体的左侧肋部，小部分在腹部上边。

胃的下面是小肠，小肠分为3部分，即与胃的幽门相连接的十二指肠以及空肠和回肠。全部小肠总长约5 m，其中，十二指肠长约25 cm，空肠长约2 m，回肠长约3 m。小肠呈盘曲状，主要位于腹腔下部。大肠直接与小肠的回肠末端相连接，共分为盲肠、结肠和直肠3个部分，全长大约为1.5 m。盲肠是大肠的起始部分，在其下内侧有一蚓状的突起，称为阑尾。阑尾开口于盲肠，下端为游离态。与盲肠相连接的是结肠的升结肠部分。结肠还包括有横结肠、降结肠和乙状结肠，其中，乙状结肠部分将直接与直肠相连接。直肠是一上部比较膨大而下部却比较细小的管道，在其接近肛门处的环状光滑面就是痔环。

2. 消化腺

消化腺是分泌消化液的器官，有小消化腺和大消化腺两种。小消化腺存在于消化道的管壁内，如胃腺和小肠腺，其分泌物直接进入消化道内；大消化腺则存在于消化道外，如唾液腺、胰腺和肝，它们都经专门的腺导管将消化液送入消化道内。

人体消化系统的组成及功能可总结如下：

$$\text{结构}\begin{cases}\text{消化道:消化食物和吸收营养物质的场所}\\ \qquad\text{口腔}\rightarrow\text{咽}\rightarrow\text{食道}\rightarrow\text{胃}\rightarrow\text{小肠}\rightarrow\text{大肠}\rightarrow\text{肛门}\\ \text{消化腺:分泌消化液(含有消化酶),消化食物}\end{cases}$$

位于消化道外面的大消化腺			位于消化道壁内的小消化腺	
唾液腺	肝脏	胰腺	胃腺	肠腺
分泌唾液,进入口腔;唾液含有淀粉酶	分泌胆汁,进入小肠;胆汁不含消化酶	分泌胰液,进入小肠;胰液含有多种消化酶	分泌胃液,进入胃;胃液能初步消化蛋白质	分泌肠液,进入小肠;肠液含有多种消化酶

$$\text{功能}\begin{cases}\text{消化食物}\begin{cases}\text{淀粉}\rightarrow\text{麦芽糖}\rightarrow\text{葡萄糖}\\ \text{蛋白质}\rightarrow\text{氨基酸}\\ \text{脂肪}\rightarrow\text{脂肪微粒}\rightarrow\text{脂肪酸}+\text{甘油}\end{cases}\\ \text{吸收营养}\begin{cases}\text{方式:营养物质经消化道壁进入循环系统}\\ \text{部位}\begin{cases}\text{胃}\text{——吸收少量水}\\ \text{小肠}\text{——吸收葡萄糖、氨基酸、脂肪酸、甘油、水、维生素、无机盐}\\ \text{大肠}\text{——吸收少量水、无机盐和部分维生素}\end{cases}\end{cases}\end{cases}$$

2.1.2 各类消化液的成分及作用

1. 唾液

唾液是由唾液腺分泌的无色、无味液体,pH 为 6.5 ~ 7.1,其中水分约占 99%,有机物主要为黏蛋白,此外还含有唾液淀粉酶、溶菌酶、氨基酸、尿素等。唾液中的无机物有 Na^+、K^+、Ca^{2+}、HCO_3^- 和微量的 CNS^-。另外还含有少量的气体如 O_2、N_2、CO_2 等。正常人每天分泌唾液 1 ~ 1.5 L。

食物在口腔内经咀嚼后与唾液充分混合形成面团,唾液的作用为:润湿和溶解食物,以引起味觉;清洁和保护口腔,其中的溶菌酶可杀死进入口腔内的微生物;唾液中的黏蛋白可使食物黏合成团,便于吞咽;唾液中的淀粉酶可对淀粉进行简单的分解。

2. 胃液

胃液为透明、淡黄色的呈酸性液体,pH 为 0.5 ~ 0.9。正常人日分泌量为 1.5 ~ 2.5 L。胃液主要成分包括水、HCl、Na^+、K^+ 等无机物以及黏蛋白、胃蛋白酶等有机物。

(1)胃酸 胃酸由盐酸构成,由胃黏膜的壁细胞分泌。它能激活胃蛋白酶原使之转变为胃蛋白酶,以利于水解蛋白质;维持胃内的酸性环境,使钙、铁等矿质元素处于游离状态,有利于小肠对铁和钙等的吸收;盐酸还有抑制和杀灭胃内细菌的作用;胃酸进入小肠后能刺激胰腺和小肠液的分泌,并能引起胆囊收缩排出胆汁。胃酸分泌过少会引起消化不良,出现明显的食欲减退并有饱闷感等,胃酸过多对胃壁和十二指肠壁有损伤作用。

(2)胃蛋白酶 胃蛋白酶是由胃黏膜的主细胞以不具活性的胃蛋白酶原的形式所分泌,胃蛋白酶原在胃酸的作用下转变为具有活性的胃蛋白酶。胃蛋白酶可对食物中的蛋白质进行简单分解。

（3）黏液　由胃黏膜表面的上皮细胞和胃腺中的黏液细胞分泌。主成分是糖蛋白，其次为黏多糖等大分子。黏液覆盖在胃黏膜的表面，形成一个厚约 $500\ \mu m$ 的凝胶层。黏液具有润滑作用，可保护胃黏膜不受食物中粗糙成分的机械损伤；黏液为中性或弱碱性，可降低 HCl 酸度和减弱胃蛋白酶的活性，故可保护胃黏膜，使其免于受到 HCl 和蛋白酶对胃黏膜的消化作用。

（4）内因子　正常胃液中含有"内因子"，它是相对分子质量为 5 万左右的一种糖蛋白。由壁细胞分泌，可与维生素 B_{12} 结合，并促进回肠上皮细胞对维生素 B_{12} 的吸收。

3. 胆汁

胆汁是由肝细胞合成，储存于胆囊，经浓缩后由胆囊排出至十二指肠，成人每日分泌约 $0.8\sim1\ L$。胆汁是一种金黄色或橘棕色有苦味的浓稠液体，其中的有机物主要是胆汁酸盐、磷酸、胆固醇、胆色素、黏蛋白等，无机物除水外还有 Na^+、K^+、Ca^{2+}、HCO_3^-，胆汁 pH 为 7.4 左右。一般认为胆汁中不含消化酶。胆盐可激活胰脂肪酶，使其催化脂肪水解的作用加速；胆汁中的胆盐、胆固醇和卵磷脂可作乳化剂，使脂肪乳化成细小的微粒，增加了胰脂肪酶的作用面积，使其对脂肪的分解作用大大加速；胆盐还可与脂肪酸、甘油 – 酯结合形成水性复合物以促进这些物质的吸收；胆汁通过促进脂肪的吸收，间接帮助了脂溶性维生素的吸收。此外，胆汁还是胆固醇排出体外的主要途径。

4. 胰液

胰液是由胰腺的外分泌腺部分所分泌，之后进入胰管，再经与胆管合并成胆总管后又经位于十二指肠处的胆总管开口进入小肠。胰液是无色弱碱性液体，pH 为 $7.8\sim8.4$，成人每日分泌 $1\sim2\ L$。胰液中的无机物主要为碳酸氢盐，作用是中和十二指肠中的胃酸，同时也为小肠中的多种消化酶提供了最适 pH；有机物则为多种消化酶，如胰淀粉酶、胰脂肪酶、胰蛋白酶、糜蛋白酶等。

5. 小肠液

小肠液是由十二指肠腺细胞和肠腺细胞所分泌的一种弱碱性液体，pH 约为 7.6。成人每日分泌 $1\sim3\ L$，小肠液中的消化酶主要包括氨基肽酶、麦芽糖酶、乳糖酶、蔗糖酶、α – 糊精酶、磷酸酶、肠脂酶等；无机物主要为碳酸氢盐。小肠液的作用是进一步分解肽类、二糖和脂类使其成为可被吸收的物质。

6. 大肠液

大肠液为大肠黏膜分泌的少量碱性液体 pH 为 $8.3\sim8.4$，主要成分是黏液蛋白。大肠液含酶量很少，一般并不进行消化，主要起保护肠黏膜和润滑粪便的作用。大肠中的物质主要受细菌的分解作用。其中的糖类经细菌发酵后的产物有乳酸、醋酸、CO_2、CH_4 等；脂类分解产物有脂肪酸、甘油、胆碱等；蛋白质经细菌分解后产生氨基酸、氨、硫化氢、苯酚、吲哚等，其中有些成分是有毒的。细菌代谢产物中有少量维生素 K 和某些 B 族维生素，其中一部分可被人体吸收。

人体内各种消化液对营养物质的消化作用，如图 2 – 2 所示。

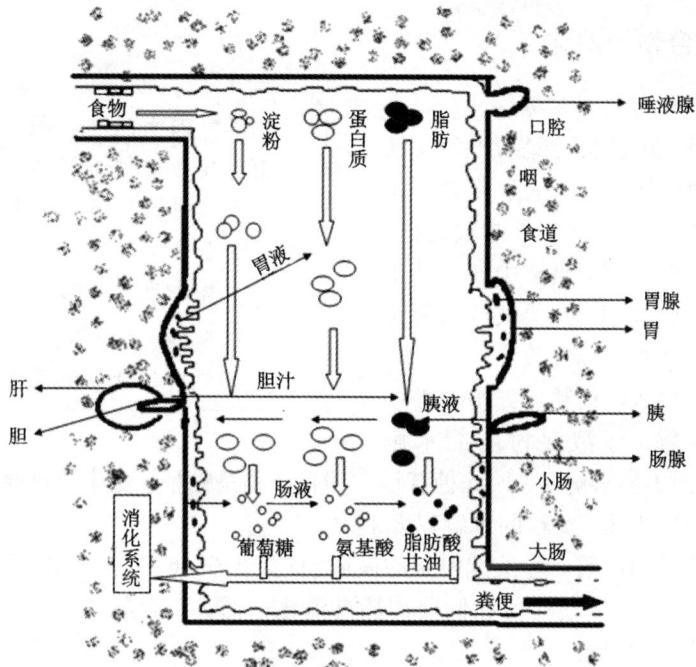

图2-2　各种消化液对营养物质的消化作用

2.2　食物的消化

人类在漫长的发展过程中，除人体细胞基因之外，人类身体的结构(composition)也在不断的变化，人体是在不断适应其环境和在生存中一直处于进步过程的。对于生活在各个领域和不同条件下的人们，在一定的时间内，其身体结构呈相对稳定状态并且是能够测量出来的。

构成人体的几类主要化学物质，在3大类组织中存在：①细胞群(cell mass)，是机体各种活性组织，执行机体各种活动的做功和生理功能。②细胞外支持组织(extracellular supporting tissue)，支持各种细胞的做功和维持细胞功能。其中包括细胞外液的支持作用，以及由矿物质、蛋白质纤维所构成的人体骨架的支持作用。细胞外液包括血浆、淋巴液、滑囊中的液体、脑脊液和其他诸如精液等使细胞在其中浸泡着的各种液体。相对稳定的支持组织，例如骨骼，也是一个活的细胞组织，只不过是含有大量的矿物质，这些物质仍然不断的代谢和更新。③脂类(lipid)，它以脂肪组织的形式贮备人体的能量。其中包括皮下组织、内脏周围的脂肪层等等。

人类从食物中摄取营养物质，并把它"化异为同"变成自身的化学物质，必须依赖食物的消化。消化包括物理性消化和化学性消化，物理性消化是指靠消化道的运动把大块食物磨碎的物理性消化过程；化学性消化是指通过消化液及消化酶的作用把食物中的大分子物质分解成可被吸收的小分子物质的消化过程。

2.2.1 碳水化合物的消化

食物中的碳水化合物以多糖为主，对多糖来说，通过口腔、胰腺及肠壁细胞消化液的作用，主要是酶的作用，使碳水化合物水解为较短的、但仍由葡萄糖分子构成的链，这是消化多糖的首要步骤。食物中的多糖不能够被人体直接吸收利用，必须被体内消化酶水解为单糖后才能被人体吸收。

人体从食物中摄入的淀粉首先被口腔中的唾液淀粉酶水解，唾液淀粉酶能水解

> **胀气因子：** 大豆及大豆制品中尚有一定量的棉子糖和水苏糖等糖类。水苏糖为四糖，由两分子半乳糖、一分子葡萄糖和一分子果糖组成。人体中没有分解它们的酶，故不能被消化。但它们可被肠道微生物发酵产气，特称胀气因子。

$\alpha-1,4$糖苷键，但不能水解$\alpha-1,6$糖苷键。消化产物是糊精、麦芽低聚糖和麦芽糖。食物在口腔中停留的时间很短，淀粉的水解程度不大。

胃里没有消化淀粉的酶。唾液淀粉酶的最适pH为$6.6\sim6.8$，在食糜没有被胃酸中和以前，能持续作用一段时间，使淀粉和低聚糖能再消化一部分。食物进入胃后因胃酸的作用，唾液淀粉酶很快失去活性。

小肠是淀粉消化的主要场所。淀粉在小肠中可被来自胰液中的$\alpha-$淀粉酶水解为$\alpha-$糊精和麦芽糖，其余少量淀粉被胃中的盐酸以及小肠中的肠淀粉酶消化水解，水解的产物为麦芽糖。之后，麦芽糖可被小肠中的麦芽糖酶水解为葡萄糖，它是人体可以利用的主要单糖。此外，在小肠中含有丰富的$\alpha-$糊精酶，可将$\alpha-$糊精水解为葡萄糖。人体摄入的乳糖可被小肠中的乳糖酶水解为半乳糖和葡萄糖，蔗糖可被蔗糖酶水解为果糖和葡萄糖。

2.2.2 脂类的消化

膳食中的脂类绝大多数为甘油三酯，以及少量的磷脂、胆固醇及胆固醇脂，它们的某些理化特性及代谢特点类似中性脂肪。由于脂肪酶的最适pH为$6.3\sim7.0$，而成人胃液的pH为1.5左右，所以，脂类在胃内几乎不发生消化作用，消化主要在小肠中进行，小肠中存在着小肠液以及由胰腺和胆囊分泌的胰液和胆汁。

脂类不溶于水，酶解只能在疏水的脂滴与溶解于水的酶蛋白界面之间进行。所以，在食糜的水环境中的分散程度对脂类的消化有重要意义，乳化或分散的脂肪易于消化。脂肪形成均匀乳浊液的能力受熔点限制。胆汁中的胆酸盐和胆固醇等都可乳化脂肪，此外，食品乳化剂如卵磷脂等也起着促进脂肪乳化和分散的重要作用。

胃首先对脂肪进行初步的乳化，脂肪在胃中被乳化后进入十二指肠，然后在胆汁中含有的胆酸盐的作用下，乳化分散为细小的乳胶粒，从而增加了与脂肪酶的接触面积。胰液中含有的胰脂肪酶可将脂肪分解为甘油和脂肪酸。首先食物中的三酰甘油酯受脂肪酶的作用分解为脂肪酸和二酰甘油酯，甘油二酯再分解为脂肪酸和单酰甘油酯，最终被分解为脂肪酸和甘油。脂肪的酶解速度与脂肪酸的长度有关。

2.2.3 蛋白质的消化

蛋白质的消化从胃液中胃蛋白酶的作用开始。膳食中的单纯蛋白质主要是在胃和小肠中

被消化。胃腺分泌的胃蛋白酶原，在胃酸或胃蛋白酶的作用下，活化成胃蛋白酶，胃蛋白酶经活化方能将各种水溶性蛋白质水解。胃蛋白酶主要水解由苯丙氨酸或酪氨酸组成的肽键，对亮氨酸或谷氨酸组成的肽键也有一定的作用。其主要产物为胨，产生的多肽和氨基酸较少。此外，它对乳中的酪蛋白有凝乳作用。

胰液中的蛋白酶分为内肽酶和外肽酶两大类。胰蛋白酶、糜蛋白酶属于内肽酶，通常以非活性的酶原形式存在于胰液中。无活性的胰蛋白酶原可被小肠液中的肠致活酶或已激活的胰蛋白酶、酸激活成具有活性的胰蛋白酶。具有活性的胰蛋白酶还可以将糜蛋白酶原活化成糜蛋白酶。酸和胰蛋白酶本身也具有活化胰蛋白酶原的作用。

胰蛋白酶、糜蛋白酶及弹性蛋白酶都可以专一性地水解蛋白质肽链中的肽键。胰蛋白酶主要水解由赖氨酸及精氨酸等碱性氨基酸残基的羧基组成的肽键，产生羧基端为碱性氨基酸的肽；糜蛋白酶主要作用于由苯丙氨酸、酪氨酸等芳香族氨基酸残基的羧基组成的肽键，产生羧基端为芳香族氨基酸的肽，有时也作用于由亮氨酸、谷氨酰胺及蛋氨酸残基的羧基组成的肽键；弹性蛋白酶可以水解各种脂肪族氨基酸，如缬氨酸、亮氨酸、丝氨酸等残基组成的肽键。

外肽酶主要是羧肽酶 A 和羧肽酶 B。前者可以水解羧基末端为中性氨基酸残基组成的肽键，后者主要水解羧基末端为碱性氨基酸残基组成的肽键。因此，胰蛋白酶作用后产生的肽可被羧肽酶 B 进一步水解，经糜蛋白酶及弹性蛋白酶水解生成的肽可被羧肽酶 A 进一步水解，而经胰蛋白酶水解产生的肽则可被羧肽酶 B 进一步水解。

蛋白质经胰酶水解所得的产物中仅有约 1/3 为氨基酸，其余为寡酶，它们可以被位于肠黏膜细胞的刷状缘及胞液中的寡肽酶所水解。寡肽酶中的氨基肽酶和羧基肽酶可以分别从肽链的氨基末端和羧基末端逐步水解肽键，水解的最终产物为氨基酸。刷状缘含多种寡肽酶，能水解各种 2~6 个氨基酸组成的寡肽。胞液肽酶主要水解二肽与三肽。

膳食中的结合蛋白质，如核蛋白、血红蛋白等，在消化道中酶的作用下首先进行辅基与蛋白质部分的分离，蛋白质按照部分上述过程逐步水解成氨基酸，而辅基部分则分别在相应的酶催化下进行分解。

> **注意：** 大豆、棉籽、花生、油菜籽、菜豆等，特别是豆类中含有抑制胰蛋白酶、糜蛋白酶等多种蛋白酶的物质，统称为蛋白酶抑制剂。
>
> 普遍存在并有代表性的是胰蛋白酶抑制剂，或称抗胰蛋白酶因子。这类食品需经适当加工后方可食用。其有效方法是常压蒸汽加热30 min。

2.2.4 维生素与矿物质的消化

人体消化道内没有分解维生素的酶。胃液的酸性、肠液的碱性等环境条件，其他食物成分，以及氧的存在都可能对不同维生素产生影响。某些脂溶性维生素，如维生素 A 消化过程中可能被分解破坏。摄入足量可作为抗氧化剂的维生素 E 能减少维生素在消化过程中的氧化分解。

维生素只有在一定的 pH 范围内，而且往往是在无氧的条件下才具有最大的稳定性，易氧化的维生素在消化过程中也可能会被破坏，供给充足的可作为抗氧化剂的维生素 E 可减少维生素 A 的氧化分解。

矿物质在食品中有些是呈离子状态存在的,即溶解状态,如饮料中的钾、钠、氯既不生成不溶性盐,也不生成难分解的复合物,它们可直接被机体吸收。

有些结合在食品有机成分上,例如乳酪蛋白中的钙结合在磷酸根上;铁多存在血红蛋白之中;许多微量元素存在酶中。人体肠胃道中没有能够将矿物质从有机成分中释放出来的酶,其可利用程度则与食品性质和其成分相互作用有关。

2.3 各类营养物质的吸收

吸收是指食物成分被分解后通过消化管壁进入血液循环的过程。食物经消化后,大分子物质变成小分子物质,其中多糖分解变成单糖,蛋白质分解成氨基酸,脂肪分解成脂肪酸和单酰甘油酯等,维生素和矿物质则在消化过程中从食物中释放出来,这些小分子物质透过肠壁进入血液,随血液循环到达身体各部分,被组织和细胞所利用。

2.3.1 主要吸收部位

消化道不同部位的吸收能力差异很大,这主要与消化道各部位的组织结构,以及食物在各部位被消化的程度和停留时间的长短有关。

一般认为,小肠上端的十二指肠和空肠是食物吸收的主要部位,碳水化合物、脂肪和蛋白质的消化产物大部分是在十二指肠和空肠中被吸收。回肠被认为是吸收机能的储备,但是它能主动吸收胆酸盐和维生素 B_{12}。而在口腔和食道内,食物基本上是不被吸收的。胃只吸收少量乙醇和水分,大肠主要吸收水、无机盐和部分未被小肠吸收的养分。

小肠长度约为 4 m,其内壁上布满了环状皱褶,并拥有大量指状突起的绒毛以及微绒毛,经过这些环状皱褶、绒毛和微绒毛的放大作用,使小肠的吸收面积达到 200 ~ 400 m^2。并且小肠的此类结构使其内径变细,延长了食物在小肠内的停留时间(3 ~ 8 h),使食物在小肠内能够充分地被吸收。同时小肠绒毛内平滑肌、神经、毛细血管和毛细淋巴管十分丰富,平滑肌运动可使绒毛作有节律的舒缩动作,促进食糜与黏膜的接触,并能加速绒毛内血液和淋巴的流动,从而有利于吸收;加之小肠内食物已被充分消化成可吸收的小分子物质,除吸收营养物质外,小肠每日分泌多达 6 ~ 7 L 的各种消化液的水量,小肠的这些结构和特点都为其成为食物吸收的主要部位提供了条件。

2.3.2 吸收形式

小肠黏膜对食物的吸收主要有被动转运和主动转运两种方式。被动转运过程主要包括扩散、滤过和渗透等作用。

(1)扩散 包括被动扩散和易化扩散两种形式。被动扩散是指物质不借助载体,不消耗能量,只是从浓度高的一侧向浓度低的一侧透过的过程;易化扩散是指非脂溶性物质或亲水物质需在细胞膜蛋白质的帮助下,由膜的高浓度一侧向低浓度一侧扩散或转运的过程。

(2)滤过 主要依靠膜两边的流体压力差来进行,如果肠腔内压力超过毛细血管压时,水分或其他物质可借压力差滤入毛细血管内。

(3)渗透 渗透作用可看做是特殊情况下的扩散,它有赖于半透膜两边存在的渗透压差。

当膜两侧的渗透压不相等时，水分从渗透压较低一侧进入较高一侧，从而达到平衡。

某些营养物质可以由浓度低的一侧向浓度高的一侧穿过细胞膜，此过程称为主动转运，这需要消耗能量并需要细胞上的载体协助。载体是一种运输营养物质进入细胞膜的脂蛋白，它首先在细胞膜同营养物质结合成复合物，然后通过细胞膜转运进入上皮细胞之后，营养物质与载体分离而释放入细胞中，而载体又回到细胞膜外表面。载体具有特异性，每一系统的载体只能运载某些特定的营养物质。主动转运所需的能量来自三磷酸腺苷的分解。

2.3.3 主要营养物质的吸收

1. 碳水化合物的吸收

碳水化合物必须经过消化变成单糖后才能被吸收，碳水化合物的吸收主要是在小肠的上段完成的，肠道内单糖主要有葡萄糖及少量的半乳糖和果糖等。单糖的吸收方式既有被动扩散又有主动吸收。

目前普遍认为，主动吸收过程依赖于肠黏膜上皮细胞刷状缘上特异的运糖载体蛋白，该载体蛋白分子中有两个结合部位，分别结合单糖分子和 Na^+。结合以后，将单糖分子从小肠肠黏膜上皮细胞刷状缘的肠腔面转到上皮细胞内。同时，载体蛋白与单糖及 Na^+ 结合后发生分子构型的变化，致使单糖与载体蛋白分离，载体蛋白重新恢复运载功能。

不同的载体蛋白对各种单糖结合的能力不同，有的单糖甚至完全不能与之结合，故各种单糖的相对吸收速度不同。若以葡萄糖的吸收速度为 100 计，则半乳糖为 110，果糖为 70，木糖醇为 36，山梨醇为 29，甘露醇则为 19。这主要是由于其吸收机制不同，一般地，戊糖和多元醇以被动扩散的方式被吸收，即由高浓度区经细胞膜渗透到低浓度区，吸收速度相对较慢；而己糖则靠借助载体的主动运转方式被吸收，是一个逆浓度梯度进行的耗能过程。由于载体运转有特异性，小肠黏膜细胞膜上运载的载体要求糖的结构为吡喃型单糖，并在其第二位碳上有自由羟基，所以葡萄糖、半乳糖等能与载体结合而迅速吸收；果糖可以在微绒毛载体的帮助下使达到扩散平衡的速度加快，以易化扩散的形式被吸收。糖类被吸收后进入血液，经门静脉入肝脏，在肝内贮存或参加全身循环。

有些人由于小肠肠黏膜上皮细胞刷状缘上的乳糖酶分泌减少或缺失，从而导致乳糖消化和吸收障碍，在摄入含有乳糖的奶类及其制品以后，会出现胃肠不适、胀气、腹痛、腹泻等消化道症状，称为乳糖不耐症（lactose intolerance）。如果仅有乳糖消化和吸收障碍而不出现临床症状，则称为乳糖吸收不良（lactose malabsorption）。大多数人都存在不同程度的乳糖不耐受的状况，亚洲人更为多见。轻度的乳糖不耐受往往被人忽视。有轻度乳糖不耐受的人，可以少量多次饮用牛奶或饮用低乳糖奶。症状较明显的，可以选用酸奶、低乳糖奶或先服用乳糖酶制品再饮奶。此外，应注意把乳糖不耐受与牛奶蛋白质所引起的过敏反应区分开来，详细分析见本章典型案例分析部分。

一些不能在小肠内消化的碳水化合物，如低聚糖、膳食纤维等，可在结肠被某些细菌，如双歧杆菌、乳酸杆菌等分解为氢气、甲烷、二氧化碳及短链脂肪酸等，并被这些细菌所利用以及被大肠黏膜上皮细胞所吸收。

2. 脂类的吸收

脂类吸收的部位主要在小肠，消化与吸收是同时进行的。脂类消化产物如脂肪酸、甘油一酯、胆固醇及溶血磷脂等，可与胆汁酸盐、磷脂等组成微团而被吸收。胆汁是较强的乳化剂，能降低油相与水相之间的界面张力，使疏水的三酰甘油、磷脂及胆固醇等乳化成细小的微团，增加消化酶与脂类的接触面而利于消化。胆汁由肝细胞合成，并在胆囊内加工、浓缩，故肝脏和胆囊功能不良均影响脂类的消化。

脂类消化后产生的游离脂肪酸、甘油和单酰甘油酯等具有较大极性，它们能够扩散到胆汁微团中形成微细的混合微团，这种混合微团体积很小且带有极性，可以通过覆盖在小肠绒毛表面的水层进入肠黏膜细胞。

长链脂肪酸和单酰甘油酯在小肠黏膜细胞内合成为三酰甘油酯，然后与载脂蛋白、磷脂、胆固醇等生成乳糜微粒，经淋巴进入血液循环；中、短链脂肪酸构成的三酰基甘油酯经胆盐乳化后被吸收，在肠黏膜细胞内的脂肪酶作用下，生成脂肪酸和甘油，通过门静脉进入血液循环；胆固醇的吸收较其他脂类慢且不完全，被吸收的胆固醇大部分被再酯化生成胆固醇酯，后者大部分参与乳糜颗粒，少量参与组成极低密度脂蛋白，经淋巴进入血液循环。

3. 蛋白质的吸收

蛋白质在小肠内分解，其水解产物大约为33%的氨基酸，67%的寡肽。这些产物的吸收主要在小肠的上段进行，吸收形式为主动转运过程，它们透过细胞膜的过程是个耗能需钠的生理过程。细胞壁上转运氨基酸或寡肽的载体蛋白与它们及钠离子形成三联体，将它们转运入细胞膜之内。之后 Na^+ 借助钠泵主动排出细胞膜外，使胞液的 Na^+ 浓度不致于升高，利于氨基酸或寡肽的不停吸收转运。

氨基酸的结构不同，其转运系统也不同。中性氨基酸转运系统对中性氨基酸有亲和力，可转运芳香族氨基酸（色氨酸、酪氨酸和苯丙氨酸）、脂肪族氨基酸（丙氨酸、丝氨酸、苏氨酸、缬氨酸、亮氨酸和异亮氨酸）、含硫氨基酸（蛋氨酸、半胱氨酸），以及组氨酸、胱氨酸、谷氨酰胺等，此类载体系统运转速度较快；碱性氨基酸运转系统可运转赖氨酸及精氨酸，运转速度较慢；酸性氨基酸运转系统主要运转天冬氨酸和谷氨酸；亚氨基酸和甘氨酸运转系统则转运脯氨酸、羟脯氨酸，转运速度较慢。吸收进入黏膜细胞后，小肽可被黏膜细胞中的肽酶再水解成游离氨基酸，然后进入血循环。

能进入肠黏膜细胞的不仅是氨基酸，还有寡肽。一般认为四肽以上的蛋白质水解物不能直接进入肠黏膜细胞，因此小肠黏膜细胞上还存在着吸收二肽和三肽的转运体系，用于二肽和三肽的吸收，吸收的二肽和三肽在胞浆中氨基酸肽酶的作用下彻底分解为游离氨基酸。吸收入肠黏膜细胞中的氨基酸，进入肠膜下的中心静脉而入血液，经门静脉进入肝脏。

4. 水分的吸收

水在胃中的停留时间极短，故其吸收主要在小肠，未被小肠吸收的水也可在大肠中被部分吸收。小肠对水的吸收主要取决于渗透压的差异，及小肠在吸收所消化的固体食物后导致肠壁的渗透压增高，从而促进小肠对水的吸收。由于体内缺水而导致的组织细胞水分含量降低，渗透压增高，也可使水的吸收增加。水亦可伴随钠离子和其他物质的主动转运过程而被同时吸收。

5. 维生素的吸收

水溶性维生素主要以简单扩散的方式被人体吸收，吸收的主要场所为小肠，维生素的相对分子质量越小越容易被吸收；而脂溶性维生素溶于脂类物质，它们随着脂类的吸收而被人体吸收，所以脂肪可促进脂溶性维生素的吸收。脂溶性维生素的吸收也可能是简单的扩散方式。吸收维生素 K、维生素 D 和胡萝卜素需有胆盐存在。

与其他维生素的吸收方式不同，维生素 B_{12} 需要与内因子结合成一个大分子物质才能够被吸收，此内因子是由胃黏膜壁细胞合成的一种糖蛋白。

6. 矿物质的吸收

人体从食物中摄入的矿物质可以通过单纯扩散被动吸收，也可通过特殊转运途径而主动吸收。以前一种方式吸收的矿物质主要包括钠、钾、氯等，它们的吸收主要取决于肠内容物与血液之间的渗透压差、浓度差和 pH 差等因素。而以后一种方式吸收的矿物质，它们的吸收则与矿物质的化学形式，其与食物中其他物质的相互作用，以及机体的机能作用等密切相关。

矿物质很容易在肠道被吸收，钠通过肠道上皮似乎是在肠细胞的有限的膜上通过一个"泵"系统和被动的"渗漏"进入的。钠和氯通常以氯化钠的形式摄入，根据电中性原则，溶液中的正负离子电荷必须相等，因此，在钠离子被吸收的同时，必须有等量电荷的阴离子朝同一方向，或有另一种阳离子朝相反方向运转，所以氯离子至少有一部分是随钠离子一同吸收的。钾离子的吸收是随着水的吸收而被动吸收的。

钙的吸收是通过主动运转途径进行的，并需要有维生素 D 的存在。钙离子在肠道中易与草酸、植酸及脂肪酸等形成不溶性钙盐，所以吸收率很低，只有 20% ~ 30%。机体缺钙时钙的吸收率会增大。

铁的主要吸收部位是大肠上段及十二指肠。食物中以化合态存在的铁需要在胃酸的作用下解离为 Fe^{2+} 才能被吸收，维生素 C 能将 Fe^{3+} 还原成 Fe^{2+} 而促进其吸收。铁经肠黏膜吸收后可暂时储存在细胞内，然后慢慢转移至血浆中。肠黏膜吸收铁的能力取决于黏膜细胞内的铁含量，当黏膜细胞吸收的铁尚未转移至血浆中，肠黏膜将暂时失去吸收铁的能力。

案例分析

乳糖不耐症

乳糖不耐症症状表现：

乳糖是奶中的重要营养成分对人体大脑智力、骨骼等的发育有至关重要的作用。特别是乳糖在乳糖酶作用下形成的半乳糖是宝宝大脑发育不可缺少的物质。如果乳糖吸收不良，有些婴儿会出现无法吸食母乳或吸食后即呕吐、腹泻、便秘等症状。乳糖不耐症长期危害为儿童易表现为钙吸收不良、肠道菌群失调、腹泻、体重低下及生长发育迟缓，先天性和继发性乳糖酶缺乏易导致小儿难治愈的慢性腹泻和习惯性便秘；在老年人尤其老年妇女表现为易患骨质疏松及老年性白内障。成人则容易出现胃肠胀气、腹痛、腹泻等胃肠不适症状。

机制分析：

人体不能直接利用乳糖。乳糖是奶类中特有的糖类，是一种双糖，摄入体内后，必须经过小肠上皮细胞刷状缘的 β - 半乳糖苷酶水解为单糖的半乳糖和葡萄糖，才能为人体吸收。有些人由于小肠肠黏膜上皮细胞刷状缘上的乳糖酶分泌减少或缺失，会导致乳糖消化和吸收障碍，在摄入含有乳糖的奶类及其制品以后，会出现胃肠不适、胀气、腹痛、腹泻等消化道症状。

造成乳糖不耐症的原因主要有以下 4 种：①原发性：占全部病例的约 70%，病因与乳糖酶表达时信使RNA的缺失有关。这种情况在不同地区所占比例和发病年龄差异很大，工业和商品乳制品不普遍的亚洲和非洲很多地区比较常见，在亚洲和美洲印第安人中约占100%。②继发性：如某种抗癌物质或肠道感染可使乳糖酶分泌减少，也多为环境因素导致。例如胃肠道的各种疾病。小肠中的寄生虫感染可以导致乳糖酶的合成被永久破坏。肠胃炎也是导致暂时性的乳糖不耐症的一个常见原因，尤其是轮状病毒(rotavirus)感染导致的肠胃炎(也有感染后不发病的报道)。婴幼儿严重营养不良也可能会导致继发性乳糖不耐症。③发育性的：(新生儿)乳糖酶缺乏症，此种类型最常见，一般在2岁以后发生。属于这种类型乳糖不耐受的人，随着年龄的增长，乳糖酶的分泌逐渐减少，至成年后乳糖酶的水平可降低到出生时的5%~10%。④先天性：即某种基因缺陷导致患者不能合成乳糖酶。在婴儿中比较罕见，但对于母乳喂养的患儿来说却是致命的，因为对他们而言母乳或牛奶是主要的能量来源；而这时他们却不能获得维持生存的足够能量。患有这种乳糖不耐症的婴儿只能依靠食用经过处理脱去了乳糖的商品奶制品。

除此之外，基因突变也是导致乳糖不耐症的一个原因。2002年，芬兰的研究人员发现了基因突变与成人乳糖不耐症之间的紧密联系。在接受调查的236个芬兰人中，编码乳糖水解酶的基因上游不远处的一个碱基的突变与乳糖不耐症有100%的正相关。同时，在这些受试者中，还发现另一处突变与229人的乳糖不耐症形成有关。

乳糖不耐症在不同地区的发病率差异显著(见图2-3)。亚洲人(包括北美印第安人)患乳糖酶缺失症的比例高于欧美人。例如，约10%到20%的中国人和25%的日本人患有该病；在泰国，大约97%的人不能耐受乳糖；而在丹麦只有3%；非洲某些地区的原住民也很少发生该病。

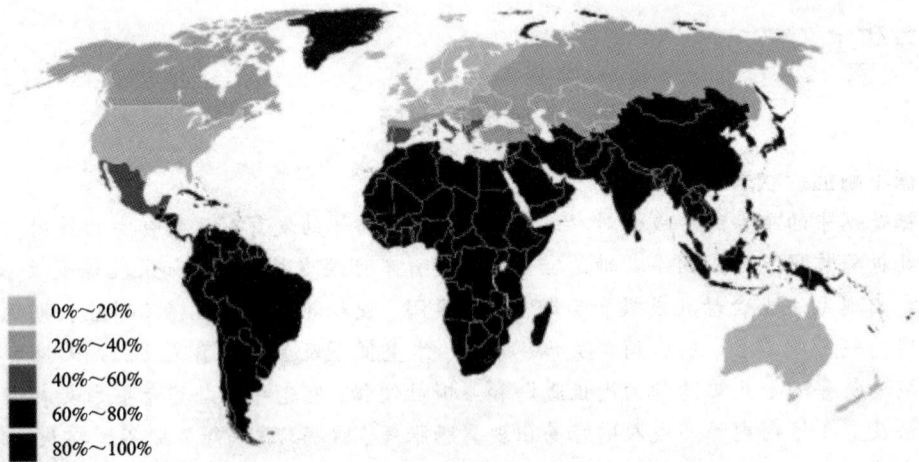

0%~20%
20%~40%
40%~60%
60%~80%
80%~100%

图2-3 全球乳糖不耐症发病率

预防保健

1. 注意饮食

遗传的乳糖不耐症无法避免，但我们可以努力留心避免症状。这就需要平常饮食有度，注意食品卫生，尽力避免后天感染导致的乳糖不耐症。毕竟，对任何一个喜欢喝牛奶的人来说，被宣判乳糖不耐都是一件十分不幸的事情。同时，如果有出现类似乳糖不耐症的症状，也千万不要简单地认为避免接触牛奶就行。因为乳糖也存在于许多其他食物之中，一旦出现症状，应及早确诊，以明确自己是否患有乳糖不耐症，然后注意避免接触各种富含乳糖的食物。

2. 避免食物过敏

值得一提的是，乳糖不耐症并不等同于牛奶过敏。"过敏"指的是免疫系统对过敏原作出了过于激烈、甚至完全不必要的反应；而乳糖不耐症则是指消化系统因为不能有效分解乳糖而产生的不良后果。如果牛奶过敏的患者过敏原是乳糖，那么可以用和对付乳糖不耐症相同的方法来避免过敏症状；如果过敏另有元凶，那么还应找出真凶，对症下药。有轻度乳糖不耐受的人，可以少量多次饮用牛奶或饮用低乳糖奶。症状较明显的，可以选用酸奶、低乳糖奶或先服用乳糖酶制品再饮奶。

3. 替代食品

目前，国内市场上已经出现乳糖酶处理过的乳制品，甚至有单独的酶制剂出售，例如：可口服专利产品"爱宝牛奶伴侣"乳糖酶片。同时，饮用酸奶也可以在一定程度上避免该症状，因为酸奶中的乳糖大部分都已被细菌分解。例如："养乐多"等功能性食品中添加乳糖酶和双歧杆菌，能产生 β-半乳糖酶，能把乳糖分解成小分子的半乳糖和葡萄糖，被人体吸收利用。低乳糖牛奶：在牛奶的加工过程中，预先用乳糖酶将乳糖分解成葡萄糖和半乳糖，降低牛奶中乳糖的含量，生产成低乳糖牛奶。低乳糖牛奶可以满足乳糖不耐受者、乳糖酶缺乏者、普通人群饮用牛奶、充分吸收牛奶营养的需要。

本章关键词

消化系统　消化腺　吸收　小肠　吸收形式

本章小结

本章主要从人体消化系统的基本概念着手，介绍了食物在人体消化道中的转移和变化，阐述了各类食物的消化原理，以及营养物质的吸收过程。最终表达出食物与人体消化系统的密切相关，体现了消化吸收对于食品营养与卫生学的重要意义。

本章思考题

1. 人体的消化系统由哪几部分组成？
2. 为什么说小肠是营养物质吸收的主要部位？
3. 简述蛋白质、矿物质的吸收过程？
4. 为什么胆汁能溶解和吸收膳食脂肪？

第3章

能量与营养

本章学习目的与要求

1. 掌握能量平衡概念，了解能量平衡方法及与能量失衡相关的疾病；
2. 掌握三种基础营养素及易缺维生素、矿物质的生理功能；
3. 掌握三种基础营养素及易缺维生素、矿物质的缺乏症，以及摄入过多对健康的影响；
4. 了解各种营养素的适宜摄入量及来源；
5. 认识功能性低聚糖、膳食纤维、活性多糖在膳食中的作用。

3.1 能量

3.1.1 能量的单位及体内存在的形式

"能量"在自然界中有多种形式，如太阳能、化学能、机械能、电能，它们之间可以相互转换。能量的单位，现国际上通用焦耳（J），营养学常用的是其1 000倍单位，即千焦（kJ），1 000 kJ等于1兆焦（MJ）。在我国人们习惯于用千卡（kcal），其换算关系如下：

1 kcal=4.184 kJ，1 kJ=0.239 kcal，1 000 kcal=4.184 MJ，1 MJ=239 kcal

肌肉中储藏着多种能源物质，主要有三磷酸腺苷、磷酸肌酸、肌糖原、脂肪等。

3.1.2 人体能量消耗

人体内消耗的能量必须从外界摄取食物才能得以补偿，使机体能量的消耗和摄入趋于相等，在营养学上称为能量的平衡。许多人不一定每天都能维持能量平衡，而是在一段时间内能量摄入与消耗是平衡的。人体能量转移、储存与利用情况如图3-1所示。

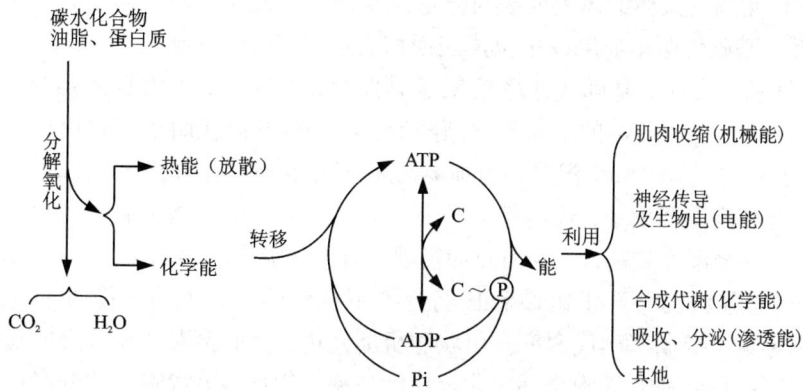

图3-1 人体能量转移、储存与利用

成人能量消耗包括基础代谢、体力活动和食物热效应。为达到能量平衡，人体每天摄入能量能满足需要即可，这样才能有良好的体质和工作效率。对于孕妇还需负担胎儿生长发育及胎盘和母体组织增长所需能量；乳母则需考虑合成乳汁能量需要；婴幼儿、儿童、青少年应包括生长发育能量需要；创伤患者康复期间也需要增加能量。

1. 基础代谢

基础代谢(basal metabolism，BEE)是指维持生命的最低能量消耗。即人体在安静和室温条件下，静卧、放松且清醒时的能量消耗。而单位时间内的基础代谢，称为基础代谢率(basal metabolic rate，BMR)，其含义是指在清醒且极端安静情况下，不受精神紧张、肌肉活动、食物和环境温度等因素影响时，室温维持18~25℃，禁食12 h后能量消耗率，根据能量消耗始终伴随着氧的消耗和二氧化碳的产生，利用仪器进行测定。目前已建立了用体重、身高和其他简易指标计算BMR的方法。基础代谢率的单位为 $kJ/(m^2 \cdot h)$，即每小时每平方米体表所散发的热量千焦数，或 $kcal/d$，即每天的基础代谢。

按以下公式可计算每天的BEE：

$$BEE = 体表面积 \times 基础代谢率$$

体表面积$(m^2) = 0.00659 \times 身高(cm) + 0.0126 \times 体重(kg) - 0.1603$

WHO于1985年推荐Schofield公式，用于计算1天(d)的BEE，见表3-1，W为体重(kg)。

表3-1 WHO建议的计算基础代谢计算公式/$kcal \cdot d^{-1}$

年龄(岁)	男性	女性
0~3	$60.9 \times W - 54$	$61.0 \times W - 51$
3~10	$22.7 \times W + 495$	$22.5 \times W + 499$
10~18	$17.5 \times W + 651$	$12.2 \times W + 746$
18~30	$15.3 \times W + 679$	$14.7 \times W + 496$
30~60	$11.6 \times W + 879$	$8.7 \times W + 829$
>60	$13.5 \times W + 487$	$10.5 \times W + 596$

影响基础代谢因素：

(1)体表面积　身材大小不同，人体的基础代谢总量显然不同，体表面积大者，散发能量也多，基础代谢高。人体的体表面积与体重及身高呈正相关，同等体重者，瘦高者基础代谢高于矮胖者。基础代谢率如果以单位体表面积表示，则比较恒定。

(2)年龄性别　女性的基础代谢率略低于男性。婴儿时期，因为身体组织生长旺盛，基础代谢率最高，以后随着年龄的增长而逐渐降低。孕妇的基础代谢率相对较高。

(3)环境温度与气候　环境温度对基础代谢有明显影响，在舒适环境(20~25℃)中，代谢最低；在低温和高温环境中，代谢都会升高。环境温度过低可能引起不同程度的颤抖而使代谢率升高；当环境温度较高，因为散热而需要出汗，呼吸及心跳加快，引起代谢率升高。

(4)营养及机能状况　严重饥饿和长期营养不良期间，身体基础代谢率的降低可多达50%。疾病和感染可提高基础代谢率。甲状腺机能亢进，肾上腺素升高可增加基础代谢率。

甲状腺素可以增强所有细胞全部生化反应的速率。因此，甲状腺素的升高即可引起基础代谢率的增加。基础代谢率的测定是临床上甲状腺机能亢进的重要诊断指征之一。甲状腺机能亢进者，基础代谢率可比正常平均值高40%~80%，甲状腺机能低下者，可比正常值低40%~50%。

(5)其他因素　影响人体基础代谢率的还有药物及交感神经活动等因素，如尼古丁、咖啡因等因素刺激时，也可使基础代谢率升高。

2.体力活动

除睡眠外，人还要进行各种活动或劳动，通常各种活动所耗能量占人体总能耗的15%~30%。这是人体能量除基础代谢外的最大的部分，也是人体控制能量消耗、保持能量平衡以维持健康最重要的部分。体力活动消耗能量与3个因素有关：肌肉越发达，活动时消耗能量越多；体重超重者，做相同运动所消耗能量较多；活动时间越长、强度越大，消耗能量越多。

现阶段，我国成人体力活动分级和能量消耗情况见下表。

表3-2　中国成人活动分级和能量消耗

级别	职业工作时间分配	工作内容举例
轻	75%时间坐或站立,25%时间站着活动	办公室，修理仪器钟表，售货员，酒店服务员，化学实验操作，讲课等。
中	25%时间坐或站立,75%时间特殊事业活动	学生日常活动，机动车驾驶，电工安装，车床操作，金工切割。
重	40%时间坐或站立,60%时间特殊事业活动	非机械化农业劳动、炼钢、舞蹈、体育运动、装卸、采矿等。

3.食物热效应

人体在摄食时，因要对食物中营养素进行消化、吸收、代谢转化等，需要额外消耗能量，同时致体温升高和热量散发，这种因摄食而引起的能量额外消耗称食物热效应(thermo effect of food，TEF)。

不同成分的食物热效应不同。脂肪的食物热效应为本身产生能量的4%~5%，糖类的为

5%~6%，蛋白质的高达30%。这种差异主要是因为各营养素吸收后转变成ATP储存量不同。食物脂肪经消化吸收后，变成脂肪组织的脂类，其消耗能量要低于消化吸收葡萄糖转变成糖原或脂肪。蛋白质的热效应为32%~34%，低于脂肪和糖类的38%~40%，其余的则转变成能量。这是因为由食物蛋白质消化吸收后的氨基酸用于合成人体蛋白质或代谢转化为脂肪，所以其消耗能量更多。由此可知，食物热效应与食物成分、进食量和进食频率有关，其顺序是：含蛋白质丰富的食物，富含糖类的食物，富含脂肪的食物。一般混合膳食的食物热效应约占每日基础代谢的10%，为150~200 kcal。进食速度快比慢的食物热效应高，进食速度快，可使人体中枢神经系统更活跃，激素和酶分泌速度更快、量更多，吸收和贮存速率更高，其能量消耗也更多。

4. 生长发育能量消耗

正在生长发育的机体还要额外消耗能量维持机体的生长发育。婴幼儿、儿童、青少年生长发育所需的能量主要用于形成新的组织及新组织的新陈代谢，3~6个月的婴儿每天有15%~23%的能量贮存于机体建立的新组织。婴儿每增加1 g体重约需要20.9 kJ(5 kcal)能量。孕妇的生长发育能量消耗主要用于子宫、乳房、胎盘、胎儿的生长发育及体脂储备，乳母的生长发育能量消耗用于乳汁合成与分泌。

5. 脑力劳动等其他因素

人体能量消耗还受情绪和精神状态影响。脑的重量只占体重的2%，但脑组织代谢水平却是很高的。例如，精神紧张地工作，可使大脑活动加剧，能量代谢约增加3%~4%，当然与体力劳动的能量消耗相比仍然相对较少。

3.1.3 能量的食物来源及比例

1. 人体能量来源

人体能量主要来源于食物中碳水化合物、脂肪和蛋白质。在三大基础营养素的化学键中贮存着人体所需要的化学能。摄入食物后，三大基础营养素经消化吸收进入体内，在糖酵解、三羧酸循环或氧化磷酸化过程中释放出能量，最终以ATP的形式满足机体需要。在人体内，能量转换和物质代谢密不可分。人体只有通过降解3大基础营养素才能获得能量，并且只有利用这些能量才能实现物质合成。

2. 三大产能营养素适宜比例

碳水化合物、脂肪和蛋白质这三大产能营养素在体内各有其独特的生理作用，且与身体健康密切相关。同时，它们又相互影响，例如：碳水化合物与脂肪可相互转化，并具对蛋白质的节约作用。三大营养素总能的供给中控制在适宜比例，可保证营养合理利用。适宜的比例是碳水化合物所供热量占总热量的55%~65%，蛋白质所供热量占总热量的10%~15%，脂肪所供热量占总热量的20%~25%。其具体数值也要因具体情况而选择，如糖尿病患者食物中碳水化合物、蛋白质、脂肪各占总热量的50%~60%，15%~20%，20%~30%才较合理。

3. 每日的合理餐次及热能分配

合理的饮食，不仅能保持身体健康、延年益寿，也具有防病治病的作用。饮食要有规律，即定时定量，不宜过饱，以防消化不良，通常可采用早、中、晚三餐的比例3:4:3；如果晚上9点以前睡觉，早、中、晚餐的比例定为4:4:2。这样做既能保证活动时能量的供给，又能在睡眠中让胃肠得到休息，使你睡得更香。如果你想减肥的话，就可以把三餐的比例调整到

4∶4∶2，同时晚间 11 点左右睡觉。睡前可能有少许饥饿感，不必介意，也不要进食。这样，体重就会慢慢减轻，而无任何副作用。

4. 能量的食物来源

碳水化合物、脂肪和蛋白质这三种产能营养素普遍存在于各种食物中。但是动物性食物一般比植物性食物含有较多的脂肪和蛋白质，能值较高；而植物性食物中，粮食以碳水化合物和蛋白质为主；油料作物则含有丰富的脂肪，其中大豆含有大量优质蛋白质与油脂；水果、蔬菜类一般能值相对较低，但坚果类例外，如花生、核桃等含大量油脂，具有很高的能值。

工业食品能值高低是营养学方面的一项重要指标。为了满足人们的不同需要，在许多的食品中有"低热能食品"与"高热能食品"之不同。前者主要由能值低的食物原料（包括人类不能消化、吸收的膳食纤维等）所制成，用以满足肥胖症、糖尿病等患者的需要。后者则是由能值高的食物，特别是含脂肪量高而含水量少的食品，如奶油、干酪、巧克力制品及其他含有高比例的脂肪和糖的食品。他们的能量密度高，可以满足热能消耗大、持续时间长的情形，特别是在高寒地区工作和进行考察、探险、运动时的需要。

3.1.4　能量的参考摄入量

3.1.4.1　能量需要量的确定

能量需要量是指维持人体正常生理功能所需要的能量，低于这个值将会对人体产生不利影响。世界卫生组织（WHO）将能量需要量定义为个体在维持长期良好健康状况相适应的体重、身体成分和体力活动强度时，达到与能量消耗相平衡的摄入水平；能量需要量与身体从事相关社会活动与体力劳动强度所必需的能量消耗相适应，如儿童、孕妇和乳母等的能量还需要包括与良好健康相适应的组织储备、分泌乳汁等有关的能量需要。确定各类人群或每个人的能量需要量，对于指导人们改善自身饮食结构、饮食规律、维持能量平衡，提高健康水平非常重要，也是营养学研究的经常性课题。现采用以下两种方法测算：

1. 要因加算法

能量消耗量或需要量 = BMR × PAL（体力活动水平），表 3 – 3 介绍了各种强度体力活动及能量消耗。对于确定个体或群体的能量需要均可行，被广为使用。健康人在食物供应充足、体重不发生明显变化时，其能量摄入基本可反映出其能量需要量，故要详细记录某段时间摄入食物种类和数量，计算出平均每天食物总能量含量，就可以认为是其 1 d 的需要量。不过这种饮食调查通常至少进行 5 ~ 7 d，如确定一类人群的能量需要，还应注意调查对象应有一定数量，才相对地可信和可靠。

表 3 – 3　各种强度的体力活动及能量消耗

活动强度	休息	极轻	轻	中等	重
能量消耗	BMR × 1.0	BMR × 1.5	BMR × 2.5	BMR × 5.0	BMR × 7.0

2. 测量法

这是比较准确但复杂而昂贵的方法，通常用于某些特殊人群或研究工作需要。

1）直接测热法

直接测热法原理是人体释放能量多少，可反映人体能量代谢，进而可计算出人体能量需要。测定时,将受试者放入四周被水包围的小室,人体释放能量可全部被水吸收而使水温升高,根据水温变化和水量,可计算出释放的总能量,此法实用价值不大,很少采用。

2)间接测热法

间接测热法原理是生热营养素在体内氧化产生 CO_2 和 H_2O 并释放能量满足机体需要,故测氧气消耗量或水产生量的多少。

①测定氧气消耗量的方法:测定氧气消耗的特殊设备,可准确记录吸入空气和呼出气体的量,并根据两种气体中含氧量差,计算出氧气消耗量。按每消耗 1 L 氧气可产生能量 20.3 kJ(4.85 kcal),即可计算出能量消耗。

②测定产水量采用稳定核素的方法即"双标记水法":受试者在自由活动状态下进行,测试者饮入一定量用稳定核素——同位素氘(^2H)和氧(^{18}O)标记水,一定时间内(10 d)间断采集尿液,测定氘(^2H)和氧(^{18}O)代谢率,氘(^2H)参与水代谢,氧(^{18}O)参与水和 CO_2 代谢。这是目前较为精确,易行的最新方法,但需专门测试仪器。

3)心率监测法

用心率监测器和 Douglas 袋法同时测量各种活动的心率和能量消耗量,推算出心率——能量消耗的多元回归方程,通过连续一段时间(3 ~ 7 d)监测实际生活中的心率,可参照回归方程推算受试者每天能量消耗的平均值,用仪器记录心率,数据用软件进行处理。

3.1.4.2 膳食能量参考摄入量(DRIs)

能量的推荐摄入量与各类营养素的推荐摄入量(RNI)不同,它是以平均需要量(EAR)为基础,不增加安全量。中国营养学会根据我国经济水平、食物水平、膳食特点及人群体力活动的特点,结合国内外已有的研究资料,制定了中国居民膳食能量推荐摄入量(RNI)。

一般来说,按照轻体力活动、中体力活动、重体力活动分级,成年男性能量 RNI 分别为 2400、2700、3200 kcal/d,成年妇性为 2100、2300、2700 kcal/d。

3.1.5 能量代谢失衡

人体能量代谢的最佳状态是达到能量消耗与能量摄入的平衡。这种能量平衡(energy balance)能使人体保持健康并能胜任必要的社会生活。能量代谢失衡,即能量缺乏或过量都对健康不利。长期能量摄入不足,会动用机体储存的糖原及脂肪,发生蛋白质——能量营养不良,临床主要表现消瘦、贫血、神经衰弱、皮肤干燥、脉搏缓慢、工作能力下降、体温低、抵抗力低,儿童出现生长停顿等。

长期能量摄入过多或能量消耗过少,会造成人体超重或肥胖,血糖升高,脂肪沉积,肝脂增加,肝功能下降,过度肥胖还会造成肺功能下降,易造成组织缺氧。肥胖并发症主要有脂肪肝、高血压、心脑血管疾病、糖尿病、胆结石及某些种类癌症。

3.2 蛋白质

氨基酸是组成蛋白质的基本单位,氨基酸通过脱水缩合形成肽链。蛋白质是由一条或多条多肽链组成的生物大分子,每一条多肽链有二十至数百个氨基酸残基不等;各种氨基酸残基按一定的顺序排列。

3.2.1 蛋白质的生理功能

1. 构成人体组织成分

蛋白质是生命的物质基础,与生命及与各种形式的生命活动紧密联系在一起。蛋白质占人体重量的16%～19%,一个60 kg的成年人体内约有蛋白质9.8 kg。人体任何组织和器官,包括血液、细胞液中都以蛋白质为重要组成成分,所以人体在生长时,蛋白质不断增加。人体器官组织中,如肌肉、心、肝、肾等各器官含大量蛋白质;骨骼和牙齿含大量胶原蛋白,指(趾)甲含角蛋白;细胞从细胞膜到细胞内各种结构均含蛋白质。可见蛋白质是机体不能缺少的构成成分。

2. 催化作用

生命的基本特征之一是不断进行新陈代谢。生命活动即新陈代谢中的消化、吸收、呼吸、运动和生殖都是酶促反应过程。酶是细胞赖以生存的基础,大部分酶是蛋白质,细胞新陈代谢包括所有化学反应几乎都是在酶催化下进行的。酶催化效率极高,如每分子过氧化氢酶在0℃时,每分钟可催化2 640 000个分子H_2O_2分解而不致使机体发生H_2O_2蓄积中毒。

3. 调节生理机理

激素中有许多是蛋白质或肽,如胰岛素就是由51个氨基酸分子组成的分子量较小的蛋白质。激素是人体内分泌细胞制造的一类化学物质。这些物质随血液循环流遍全身,调节人体的正常活动,对人体的繁殖、生长、发育和适应内外环境的变化具有重要作用(若某一激素的内分泌失去平衡就会引发疾病,如甲状腺素分泌不足或过多都会引起一定的疾病)。胃肠道分泌十余种肽类激素,用以调节胃、肠、肝、胆和胰脏的生理活动。

此外,蛋白质对维护神经系统的功能和智力发育也有重要作用。

4. 氧的运输

生物从不需氧转变成需氧以获得能量是进化过程的一大飞跃。它从环境中摄取氧、在细胞内氧化能源物质(碳水化合物、脂肪、蛋白质),产生CO_2和H_2O,这种供能代谢使生物能够更多地获取贮存于能源物质中的能量。例如,葡萄糖有氧氧化所获得的能量为无氧酵解的18倍。这种将氧输送到全身组织细胞的作用是由血红蛋白完成的。

5. 肌肉收缩

肌肉是占人体百分比最大的组织,通常为体重的40%～45%。人体的一切机械运动及各种脏器的重要生理功能,例如肢体的运动、心脏的搏动、血管的舒缩、胃肠的蠕动、肺的呼吸,以及泌尿、生殖过程都是通过肌肉的收缩与松弛来实现的。这种肌肉的收缩活动是由肌动球蛋白来完成的。

6. 支架作用

结缔组织分布广泛,组成各种器官包膜及组织间隔,散布于细胞之间。正是由它们维持各种器官的一定形态,并将人体的各部分联成一个统一的整体。这种作用主要是由胶原蛋白来实现的。

7. 免疫作用

人体对外界细菌、病毒等有害因素有抵抗力,其中起作用的是免疫球蛋白(一种由血浆细胞产生的一类具有免疫作用的球状蛋白)。血液中淋巴细胞、巨噬细胞、粒细胞等免疫细胞七天更新一次。当蛋白质充足时,在需要时,数小时内可以增加100倍。

8.遗传调控

核蛋白及其相应的核酸是基因的物质基础,蛋白质是基因表达的重要调控者。

9.其他功能

体内酸碱平衡的维持、水分的正常分布,以及许多物质的转运、视觉形成等都与蛋白质有关。

10.供能

尽管蛋白质在体内的主要功能并非供给能量,但它也是一种能源物质。特别在碳水化合物和脂肪供给不足时,蛋白质可以进行分解代谢,释放出能量,1 g 食物蛋白质在体内约产生16.7 kJ(4.0 kcal)能量。

3.2.2 人体对氨基酸的需求

3.2.2.1 氨基酸和肽

氨基酸(amino acid)是含有氨基和羧基的一类有机化合物的通称。蛋白质是由许多氨基酸以肽键连接,并形成一定的空间结构的大分子。因氨基酸种类、数量、排列次序和空间结构千差万别,就构成无数种功能各异的蛋白质,才有丰富多彩、奥妙无穷的生物世界。构成人体蛋白质氨基酸有20种,不包括胱氨酸(cystine),见表3-4。

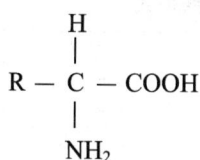
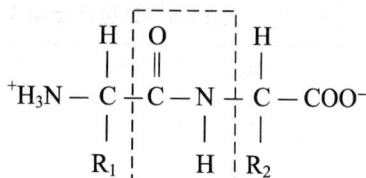

氨基酸　　　　　　　　　　　　　　肽键

含10个以上氨基酸称多肽(polypeptide),含4~6个氨基酸称寡肽,含3个或2个氨基酸分别称三肽(tripeptide)和二肽(dipeptide),蛋白质属多肽。

3.2.2.2 必需氨基酸与非必需氨基酸

必需氨基酸(essential amino acid,EAA)是指人体不能自己合成,或合成速度不能满足人体需要,必须由食物蛋白供给的氨基酸。非必需氨基酸(non-essential amino acid,NEAA)并非人体不需要,它们都是蛋白质构成材料,并且必须以某种方式提供,只是因为体内能自行合成,称为非必需氨基酸。构成人体蛋白质20种氨基酸中,有8种必需氨基酸(对儿童而言,组氨酸也是),还有11种非必需氨基酸,见表3-4。

表3-4 20种必需氨基酸与非必需氨基酸

必需氨基酸	非必需氨基酸	必需氨基酸	非必需氨基酸
组氨酸(His)	甘氨酸(Gly)	缬氨酸(Val)	谷氨酰胺(Gln)
赖氨酸(Lys)	丙氨酸(Ala)	色氨酸(Try)	脯氨酸(Pro)
蛋氨酸(Met)	丝氨酸(Ser)	苯丙氨酸(Phe)	精氨酸(Arg)
亮氨酸(Leu)	天冬氨酸(Asp)		酪氨酸(Tyr)
异亮氨酸(Ile)	天冬酰胺(Asn)		半胱氨酸(Cys)
苏氨酸(Thr)	谷氨酸(Glu)		

　　组氨酸是婴儿必需氨基酸，但世界粮农组织（FAO）、世界卫生组织（WHO）在1985年首次提出成人对组氨酸的需要量为 8～12 mg/(kg·d)，同时许多报道证实组氨酸是成人体内的必需氨基酸，但因组氨酸在人体肌肉和血红蛋白中大量储存，而人体对其需要量相对较少，给直接证实人体内无合成组氨酸能力的研究带来很大困难，故尚难确定组氨酸是否为人体必需氨基酸。

　　半胱氨酸和酪氨酸在体内分别由蛋氨酸和苯丙氨酸转变而成，如饮食能直接提供这两种氨基酸，则人体对蛋氨酸和苯丙氨酸的需要分别减少30%和50%，所以半胱氨酸和酪氨酸为条件必需氨基酸（conditionally essential amino acid），或半必需氨基酸（semi - essential amino acid）。在计算食物必需氨基酸组成时，常将蛋氨酸和半胱氨酸，苯丙氨酸和酪氨酸分别计算。

3.2.2.3　氨基酸模式和限制氨基酸

　　人体蛋白质及食物蛋白质必需氨基酸种类和含量有差异，营养学常用氨基酸模式（amino acid pattern）来表示这种差异。所谓氨基酸模式，是指某种蛋白质各种氨基酸构成比例。其中一种计算方法是定该种蛋白质的色氨酸含量为1，分别计算出其他必需氨基酸对色氨酸的比值，这些比值就是该种蛋白质的氨基酸模式，见表3-5。

表3-5　常见食物和人体蛋白质氨基酸模式

氨基酸	人体	全鸡蛋	牛奶	牛肉	大豆	面粉	大米
异亮氨酸	4.0	3.2	3.4	4.4	4.3	3.8	4.0
亮氨酸	7.0	5.1	6.8	6.8	5.7	6.4	6.3
赖氨酸	5.5	4.1	5.6	7.2	4.9	1.8	2.3
蛋氨酸 + 半胱氨酸	3.5	3.4	2.4	3.2	1.2	2.8	2.3
苯丙氨酸 + 酪氨酸	6.0	5.5	7.3	6.2	3.2	7.2	3.8
苏氨酸	4.5	2.8	3.1	3.6	2.8	2.5	2.9
缬氨酸	5.0	3.9	4.6	4.6	3.2	3.8	4.8
色氨酸	1.0	1.0	1.0	1.0	1.0	1.0	1.0

　　通常，人体在蛋白质代谢过程中，对每种必需氨基酸的需要和利用都处在一定范围内，这种氨基酸之间相互搭配的比例关系，称为人体必需氨基酸需要量模式。人体氨基酸模式在不同年龄、性别又有差异，见表3-6。

　　食物蛋白质氨基酸模式或组成与人体蛋白质越接近时，必需氨基酸被人体利用率越高，食物蛋白质营养价值也相对较高，如动物蛋白中的蛋类、奶类、肉类、鱼类等及大豆等植物蛋白，故这些蛋白质统称为优质蛋白质。其中鸡蛋蛋白质与人体氨基酸模式最接近，在实验中常以其作为参考蛋白（reference protein）。反之，食物蛋白质中一种或几种必需氨基酸相对含量较低，使其他氨基酸不能利用，蛋白质营养价值就较低。

　　食物蛋白质中，按照人体需要及其比例关系，相对缺少的必需氨基酸称为限制氨基酸。限制氨基酸中缺乏最多的称为第一限制氨基酸，余者以此类推。通常赖氨酸是谷类蛋白的第一限制氨基酸。而蛋氨酸（含硫氨基酸）则是大多数非谷类植物蛋白的第一限制氨基酸。正因为如此，在一些焙烤制品，特别是以谷类为基础的婴幼儿食品中常添加适量的赖氨酸予以强化。此外，小麦、大麦、燕麦和大米还缺乏苏氨酸，玉米缺乏色氨酸，并且分别是它们的第二限制氨基酸，有的食物还有第三限制氨基酸。常见食用植物蛋白中的限制氨基酸如表3-7所示。

表3-6 必需氨基酸需要量模式

名称	婴儿（Holt）	10~12岁儿童（Nakagawa）	成年男（Rose）	成年女（Hegsted）	成人，1985年（FAO/WHO）	成人，2007年（FAO/WHO）
组氨酸	25	—	—	—	—	10
异亮氨酸	111(5.8)	28(7.0)	10(3.3)	10(3.3)	10(2.9)	20
亮氨酸	153(8.1)	49(12.3)	11(3.7)	13(4.3)	14(4.0)	39
赖氨酸	96(5.1)	59(14.8)	9(3.0)	10(3.3)	12(3.4)	30
蛋氨酸+胱氨酸	50(2.6)	27(6.8)	14(4.7)	13(4.3)	13(3.7)	15
苯丙氨酸+酪氨酸	90(4.7)	27(6.8)	14(4.7)	13(4.3)	14(4.0)	25
苏氨酸	66(3.5)	34(8.5)	6(2.0)	7(2.3)	7(2.0)	15
色氨酸	19(1.0)	4(1.0)	3(1.0)	3(1.0)	3.5(1.0)	4
缬氨酸	95(5.0)	33(8.3)	14(4.7)	11(3.7)	10(2.9)	26
总计（除去组氨酸）	680	261	81	80	83.5	174

注：这只是一种比例关系，括号内显示的是以色氨酸量为1，其他必需氨基酸需要量对色氨酸的比值

表3-7 几种常见食物蛋白限制氨基酸

食物名称	第一限制氨基酸	第二限制氨基酸	第三限制氨基酸	食物名称	第一限制氨基酸	第二限制氨基酸	第三限制氨基酸
小麦	赖氨酸	苏氨酸	缬氨酸	玉米	赖氨酸	色氨酸	苏氨酸
大麦	赖氨酸	苏氨酸	蛋氨酸	花生	蛋氨酸	—	—
燕麦	赖氨酸	苏氨酸	蛋氨酸	大豆	蛋氨酸	—	—
大米	赖氨酸	苏氨酸	—	棉籽	赖氨酸	—	—

3.2.2.4 特殊氨基酸

1. 牛磺酸

牛磺酸是动物细胞含硫氨基酸代谢的终产物。通常认为主要是通过半胱亚硫酸脱羧酶将半胱氨酸氧化转变而成。牛磺酸可与胆酸结合，对脂肪的溶解和吸收具有十分重要的作用。在低钙的情况下，牛磺酸可增加心肌收缩力，钙过高时又可保护心肌免于受损。牛磺酸在初乳中含量非常丰富，而新生儿及婴儿合成牛磺酸的能力很低。牛磺酸缺乏可使婴儿生长减慢，因而有人认为它是婴儿的条件必需氨基酸。植物性食物不含牛磺酸，动物性食物如肉类

则含量丰富，尤其是蛤类、贝壳类食物。

2. 谷氨酰胺

谷氨酰胺对肠黏膜细胞、淋巴细胞及纤维细胞具有特殊作用，现认为是条件必需氨基酸。在肠内营养及口服营养液中适量加入谷氨酰胺，对重病患者十分重要。因为谷氨酰胺在维持肠代谢与功能中有十分重要意义。谷氨酰胺还可减少肠黏膜绒毛萎缩，刺激肠黏膜生长，增加绒毛长度与氮含量，还可减少细菌扩散。

3. 精氨酸

精氨酸为非必需氨基酸，在肌酸合成时起重要作用，现认为是条件必需氨基酸。在肌酸代谢中产生的一氧化氮，能调节血管张力，调整血压和血流量。含精氨酸的食物有鳝鱼、黑鱼、海参、蹄筋、豆制品、瘦肉、南瓜、花卉等。

3.2.3 食用蛋白质的来源和推荐膳食摄入量

3.2.3.1 食物来源

食物蛋白质的来源分为植物性蛋白质和动物性蛋白质，其中动物性蛋白质和植物大豆蛋白是优质蛋白的主要来源，包括蛋、乳、大豆及其制品，动物的肉、内脏等。合理膳食要求动物蛋白应占每天需要量的30%，或动物蛋白和大豆蛋白占每天需要量的50%以上。

1. 动物性食物及其制品

动物性食物如奶蛋类，各种肉类如猪肉、牛肉、羊肉以及家禽、鱼贝类等的蛋白质中必需氨基酸种类和含量都接近人体必需氨基酸。贝类蛋白质也可与肉、禽、鱼类相媲美。它们都是人类膳食蛋白质的良好来源，其蛋白质含量一般为10%～20%。乳类和蛋类的蛋白质含量较低，前者为1.5%～3.8%，后者为11%～14%，其营养价值很高，必需氨基酸的含量类似人体必需氨基酸需要量模式。配方奶粉则更进一步按照母乳的成分进行调配，用以满足婴幼儿的需要，具有更高的营养价值。

2. 植物性食物及其制品

植物性食物所含蛋白质尽管一般不如动物性蛋白质好，但仍是人类膳食蛋白质的重要来源。谷类一般含蛋白质6%～10%，不过其必需氨基酸中有一种或多种含量低(限制氨基酸)。薯类含蛋白质2%～3%。某些坚果类如花生、核桃、杏仁和莲子等则含有较高的蛋白质(15%～30%)。豆科植物如某些干豆类的蛋白质含量高达40%。特别是大豆在豆类中更为突出。它不仅蛋白质含量高，而且质量亦较高，是人类食物蛋白质的良好来源。其蛋白质在食品加工中常作为肉类的替代物。此外，苜蓿等牧草常用来提取蛋白质、维生素、矿物质。

组织化植物蛋白制品(textured vegetable protein product)是用棉籽、花生、芝麻、大豆等，将其所含蛋白质提取出来，再经过一系列的处理后所制成的食品。它可模仿鸡、肉、鱼、海味、干酪，以及碎牛肉、火腿、培根等的外观、风味和质地，并且可作成片、块、丁等作为肉的代用品。

3. 关于非传统食物蛋白质来源

人类在大量食用上述传统的动、植物性食物及其制品外，现正在积极开发非传统的新食物蛋白质资源，如单细胞蛋白质。单细胞蛋白质多由微生物培养制成，其产量高，蛋白质含量也高，一般蛋白质含量可在50%以上。

此外，人类采食菌类由来已久，许多食用菌如蘑菇、木耳等的蛋白质含量颇高，其作为蛋白质食物来源已引起人们的重视，且产量不断增长。

研究表明，昆虫的蛋白质含量丰富、通常比牛肉、猪肉、鱼类等的蛋白质含量都高。其干制品中蛋白质含量多在50%以上，且富含人体所需各种氨基酸。某些昆虫蛋白质的含量如下：蝗虫58.4%，蝉72%，胡蜂81%，蝇蝉65%，蚕52%。更引人注意的是，昆虫蛋白质含量高，但脂肪和胆固醇低、有的昆虫蛋白质还含有有益人体营养保健的功能成分。

3.2.3.2 氮平衡与蛋白质的需要量

食物蛋白质必须经过消化、分解成氨基酸后方能被人体吸收、利用。体内蛋白质的合成与分解之间存在着动态平衡。通常，成人体内蛋白质含量稳定不变。尽管体内蛋白质不断的分解与合成，组织细胞不断更新。但是蛋白质总量却维持动态平衡。成人体内每天约有3%的蛋白质更新，这些蛋白质分解成氨基酸后大部分又重新合成蛋白质，此即蛋白质的周转，只有一小部分蛋白质分解成尿素及其他代谢产物被排出体外。因此，成人只需通过食物补充被分解、排出体外的那部分蛋白质即可。

1. 氮平衡

通常以氮平衡来测试人体蛋白质需要量和评价人体蛋白质的营养状况，实际上是指蛋白质摄取量与排出量之间的对比关系。因为食物中的含氮物质主要是蛋白质，所以氮平衡是考察人体组织蛋白质分解与摄入蛋白质之间关系的重要指标，也是研究蛋白质营养价值和需要量以及判断机体组织生长情况的重要参数之一。氮平衡可用下式表示：

$$摄入氮(I) = 尿氮(U) + 粪氮(F) + 皮肤及其他途径排出的氮(S)$$

总氮平衡即摄入的氮量与排出的氮量相等时的氮平衡状态。总氮平衡说明组织蛋白质的分解与合成处于动态平衡状态。健康成人每日进食的蛋白质主要用来维持组织的修补和更新。当膳食蛋白质供应适当时，其氮的摄入量和排出量相等。摄入机体的蛋白质除了用于补充分解了的组织蛋白以外，余下的部分，或氧化分解提供能量，或经过各种途径排出体外。

正氮平衡即摄入的氮量大于排出的氮量时的氮平衡状态。一般说来，成人氮的摄入量等于排出量。而儿童、孕妇以及初愈病人体内正在生长新组织，其摄入的蛋白质有一部分变成新组织。这说明摄入的蛋白质，除用于补充分解的组织蛋白外，还有新的合成组织蛋白出现，并被保留在人体中。此时，氮的摄食量必定大于排出量。

负氮平衡即摄入的氮量少于排出的氮量时的氮平衡状态。即人体内蛋白质的分解量多于合成量。一般在慢性消耗性病变、组织损伤以及蛋白摄入量过少时，往往会出现这种负氮平衡状态。

实际上，氮平衡不是绝对的平衡。一天内，在进食时氮平衡是正的，晚上不进食则是负的，超过24 h这种波动就比较平稳。此外，人体在一定范围内对氮平衡具有调节作用。健康成人每日进食蛋白质有所增减时，其体内蛋白质的分解速度及随尿排出的氮量也随之增减。如进食高蛋白膳食时尿中排出的氮量增加，反之则减少。但若长期进食低蛋白质膳食，因体内蛋白质仍要分解，故易出现氮的负平衡；若摄食蛋白质的量太大，机体利用不了，反而可能加重消化器官及肾脏等的负担。

2. 必然丢失氮(obligatory nitrogen losses)

健康成人当给予无蛋白膳食时，体内蛋白质的合成与分解仍继续进行。被分解的氨基酸可再用于合成，并且此过程很有效。但是也有少部分氨基酸被分解代谢成尿氮化合物(尿内源氮)，另外，粪中也有一定的损失(粪代谢氮)。大量研究表明，食用无氮膳食10~14 d后平均每天尿氮排出量为37 mg/kg体重；粪氮约为12 mg/kg体重；由皮肤及其他次要途径损失的氮量，根据1985年WHO的估算：成人每天为8 mg/kg体重，12岁以下的儿童每天为10 mg/kg体重。因此，成人每日氮的损失总量约为57 mg/kg体重，12岁下儿童每日氮损失为59 mg/kg体重。这种在无蛋白膳食时所丢失的氮量称为必然丢失氮(或必要的氮损失)。

3.蛋白质需要量测定

目前研究蛋白质需要量估计方法常见为要因加算法、氮平衡法及在幼儿中根据生长发育情况而定的观察法，还有从氨基酸的需要量来推算蛋白质的需要量。

1)要因加算法

要因加算法的基本原理是以补偿从尿、粪便、皮肤，以及其他方面不可避免或必要氮的损失(obligatory nitrogen loss)为基础，再加上诸多因素来确定蛋白质需要量的方法。

例如：

成人不可避免丢失氮：57 mg/kg体重

成人对鸡蛋蛋白质利用率：90%

应激因素安全率：10%

混合膳食蛋白质利用率相对于卵蛋白的百分比：70%

个体差异：30%

氮的损失 = 57 × 100/90 × 100/70 × 1.1 × 1.3 ≈ 129.38 mg/kg体重

蛋白质需要量 = 129.38 × 6.25 ≈ 808.625 mg/kg体重 = 0.81 g/kg体重

2)氮平衡法

该法通常以健康人为实验对象，给予不同水平的蛋白质膳食，收集每日排出氮；根据摄入氮和排出氮数据，求出直线回归方程；该回归方程式的斜率与氮平衡为零时的交叉点(截距)即为蛋白质需要量。此法常用于蛋白质代谢、人体蛋白质营养状况评价和蛋白质需要量的研究。

3.2.3.3 蛋白质的推荐摄入量

蛋白质的推荐摄入量通常是在需要量的基础上根据特定时间内的需要而提出一个比较高的数值，一般是对群体而言。按照人体蛋白质的代谢率，成人蛋白质的需要量为0.8 g/(kg·d)，但由于我国膳食以植物性食物为主，成人蛋白质的推荐摄入量为1.16 g/(kg·d)，老年人为1.27 g/(kg·d)，也可按老年人蛋白质占总能量的15%作为推荐摄入量。一般成人蛋白质推荐摄入量占总能量的10%～12%，儿童、青少年占总能量的12%～15%为宜。我国膳食蛋白质参考摄入量见表3-8。

表3-8 中国居民膳食蛋白质推荐摄入量

年龄(岁)	RNI/g·d⁻¹		年龄(岁)	RNI/g·d⁻¹	
	男	女		男	女
0 ~	1.5 ~ 3 g/(kg·d)		11 ~	75	75
1 ~	35	35	14 ~	80	80

年龄(岁)	RNI/g·d⁻¹		年龄(岁)		RNI/g·d⁻¹	
	男	女			男	女
2 ~	40	40	18 ~	轻体力活动	75	65
3 ~	45	45		中体力活动	80	70
4 ~	50	50		重体力活动	90	80
5 ~	55	55	孕妇	早期	—	+5
6 ~	55	55		中期	—	+15
7 ~	60	60		晚期	—	+20
8 ~	65	65	乳母		—	+20
9 ~	65	65	60 ~		75	65
10 ~	70	70				

3.2.4 蛋白质缺乏与过量

人体对蛋白质的需要量在一定范围,蛋白质缺乏或过量都会给机体造成损害。

3.2.4.1 蛋白质缺乏

蛋白质缺乏在成人和儿童中都有发生,但处于生长发育阶段的儿童更为敏感。据 WHO 估计,目前世界上大约有 500 万儿童属蛋白质能量营养不良(protein energy malnutrition, PEM),其中有因疾病和营养不当引起的,但大多数则是因贫穷和饥饿引起的。蛋白质缺乏与能量缺乏是孪生兄弟,是膳食中蛋白质和热能摄入不足引起的营养缺乏病,是世界范围内最常见的营养缺乏病之一。

蛋白质能量营养不良分为 3 种:一种为干瘦型,患者全身骨瘦如柴;另一种是为水肿型,患者腹部肿胀;第三种就是介于两者之间的复合型。蛋白质能量营养不良严重时会影响大脑发育,新陈代谢变得十分缓慢,还会有贫血症状。

消瘦型,是由于食物摄入量长期不足,以及随之而来的能量、维生素、矿物质和蛋白质均不足而造成的。因皮下脂肪减少,患病者外观消瘦,严重时呈"皮包骨"状,颊部深陷、眼大而似小猴面容。皮肤干松、多皱、失去弹性和光泽。头发纤细、干燥,稀疏易脱落而无光。体弱无力,表情淡漠或哭闹。脉搏缓慢、低血压或低体温。食欲不佳、便秘或饥饿性腹泻(即多次排少量含黏液的粪便)。体重下降明显,身高增长不良。肌肉萎缩晚于脂肪消失。

水肿型,与消瘦型不同,主要原因为蛋白质缺乏,患病者皮下脂肪不减甚至增多,外观呈虚胖。严重时出现下肢或全身可凹性水肿。皮肤干燥、脱屑或大片色素沉着,色素沉着部位与糙皮病不同,多在易受刺激部位而非阳光暴露部位。头发脆,易折断和脱落,可呈灰色或红色。指甲脆弱有横沟。表情淡漠,肝肿大常见。多数体重下降,少数可正常。身高正常。肌肉萎缩明显,常因肌张力低下而不能站立行走。本型常见于以蛋白质含量低的米面糊喂养的婴儿。

复合型则介于消瘦型与水肿型之间,患此病者体重较轻,但体脂比消瘦型多。

蛋白质缺乏的原因：

(1)由于饥饿或食用劣质奶粉等，使膳食中蛋白质和热能供给不足。食物中蛋白质含量不足，合成蛋白质需要的各种必需氨基酸和非必需氨基酸数量不足且比例不当，易造成蛋白质营养不良。如果所摄入热量不足，一部分蛋白质还必须转变为葡萄糖，以供给热能，从而造成蛋白质进一步缺乏。

(2)消化吸收不良。由于肠道疾病，影响食物的摄入及蛋白质的消化吸收。如慢性痢疾、肠结核、溃疡性结肠炎等肠道疾病，不但食欲降低，而且肠蠕动加速，阻碍营养物质吸收，造成蛋白质缺乏。

(3)蛋白质合成障碍。肝脏是合成蛋白质的重要器官，肝脏发生病变，如肝硬化、肝癌、肝炎等，会使肝脏合成蛋白质的能力降低，出现负氮平衡及低蛋白血症，成为腹水和浮肿的原因之一。

(4)蛋白质损失过多，分解过甚。如肾炎患者尿中失去大量蛋白质，每日可达 10～20 g，体内合成的难以补偿；肝脏疾病形成腹水时，会使蛋白质损失严重；创伤、手术、甲状腺功能亢进等能加速组织蛋白质的分解、破坏，造成负氮平衡。

3.2.4.2　蛋白质过量

蛋白质过量，尤其是动物性蛋白质摄入过多时，对人体同样有害。首先，过多动物蛋白质的摄入意味着摄入较多的动物脂肪和胆固醇。其次，蛋白质过多本身也会产生有害影响。正常情况下，机体不储存蛋白质，所以必须将过多的蛋白质脱氨分解，氮则由尿液排出体外，这一过程需要大量水分，加重了肾脏的负荷，若肾功能不好则危害更大。蛋白质的酸性代谢产物会增加肝、肾的负担，造成肝、肾肥大并容易疲劳。过多摄入动物蛋白质，也造成含硫氨基酸摄入过多，这样会加速骨骼中钙质的流失，易导致骨质疏松症。

3.2.5　食物蛋白质的营养价值评价

评价一种食物蛋白质的营养价值，一方面要从"量"的角度评价，即食物中含量的多少，另一方面则要从"质"的角度即根据其必需氨基酸的含量及模式来评价。此外，还应考虑人体对该食物蛋白质的消化、吸收、利用的程度。尽管食物蛋白质的营养价值可以通过人体代谢来观察，但是为了慎重和方便，往往采用动物试验的方法并以此进行估计。

3.2.5.1　蛋白质的质与量

1.完全蛋白质与不完全蛋白质

含有 8 种必需氨基酸的蛋白质称为完全蛋白质。常见的含此类蛋白质的食物有：蛋黄、鲜奶、肝脏、瘦肉类以及酵母、核果、黄豆、胚芽等；缺乏某种必需氨基酸的蛋白质称为不完全蛋白质，如大麦、小麦、谷类、豌豆、玉米等中的所含的蛋白质。此外，还有介于完全蛋白与不完全蛋白之间的半完全蛋白。

2.食物中蛋白质含量

食物蛋白质含量的测定通常用凯氏定氮法测定其含氮量，然后再换算成蛋白质含量。此总氮量内可包含有嘧啶、嘌呤、游离氨基酸、维生素、肌酸、肌酐和氨基糖等中的氮。食物蛋白质的含氮量取决于其氨基酸的组成，可变动于 15%～18% 之间。因平均含氮量为 16%，故常以含氮量乘以换算系数 6.25 测得其粗蛋白含量。若要比较准确计算某种食物蛋白质含量则可以乘以相应的换算系数求得。表 3-9 是一些食物蛋白质的换算系数。

表 3-9　常见食物蛋白质换算系数

食物类型			换算成食物成分表中蛋白质含量时所用换算系数	将食物成分表中蛋白质含量换算为"粗蛋白"的换算系数
谷类	小麦	全麦	5.83	1.07
		面粉(中或低出粉率)	5.70	1.10
		通心粉、面条、面糊	5.70	1.10
		麦麸	6.31	0.99
	大米(各种大米)		5.95	1.05
	裸麦、大麦和燕麦		5.83	1.07
豆类、坚果、种子	花生		5.46	1.14
	黄豆		5.71	1.09
	木本坚果	杏	5.18	1.21
		椰子、粟子	5.30	1.18
	种子:芝麻、红花、向日葵		5.30	1.18
乳类与干酪			6.38	0.98
其他食物			6.25	1.00

　　食物中蛋白质含量是否丰富是评定蛋白质食物营养价值的一个重要标准。单纯考虑质量,即使其营养价值很高,若含量太低亦不能满足机体需要,无法发挥优质蛋白质的作用。在日常食物中,蛋白质含量以大豆最高(36.3%),肉类次之。对中国乃至亚洲人而言,谷物类食物蛋白质亦很重要,如我国传统膳食结构中来自主食的蛋白质占日摄入总蛋白量的60%～70%;而且豆制品、花生、核桃、杏仁等蛋白质含量较高,植物类食品亦是人体蛋白质的良好来源。但蔬菜、水果中的蛋白质含量很少,故不宜作为主食。

3.2.5.2　蛋白质的消化率

　　蛋白质的消化率是指食物蛋白质被消化酶分解、吸收的情况。消化率越高,被机体利用的可能性越大。食物蛋白质的消化率用该蛋白质中被消化、吸收的氮量与其蛋白质的含氮总量的比值的百分数表示。有表观消化率和真消化率之不同。

　　其计算公式为:

$$\text{蛋白质表观消化率}(\%) = \frac{\text{食物氮} - \text{粪氮}}{\text{食物氮}} \times 100$$

$$\text{蛋白质真消化率}(\%) = \frac{\text{食物氮} - (\text{粪氮} - \text{粪代谢氮})}{\text{食物氮}} \times 100$$

　　粪代谢氮是受试者在完全不吃含蛋白质食物时粪便中的含氮量。显然,表观消化率要比真消化率(即消化率)低。世界卫生组织指出,当膳食中仅含少量纤维时不必测定粪代谢氮,对成人可采用 12 mg/(kg·d)。

　　影响蛋白质消化率的因素很多。通常,动物性蛋白质的消化率比植物性的高。这是因为植物蛋白质被纤维素包围不易被消化酶作用。经过加工烹调后,包裹植物蛋白质的纤维素可被去除、破坏或软化，从而提高其蛋白质的消化率。例如食用整粒大豆时，其蛋白质消化率仅约60%，若将其加工成豆腐，可提高到90%。

此外，其他的膳食因素如食物纤维、多酚化合物（包括单宁），以及改变蛋白质酶促水解释放氨基酸的化学反应等均可影响蛋白质的消化率。表3-10是人体对不同食物和膳食蛋白质的消化率。若大量摄取食物纤维，尤其是半纤维和糠可增加粪氮的排泄，降低表观消化率约10%。

表3-10　人体对不同食物蛋白质的消化率

蛋白质来源	真消化率平均值±标准差/%	相当于参考蛋白质的消化率/%	蛋白质来源	真消化率平均值±标准差/%	相当于参考蛋白质的消化率/%
蛋	97±3		大豆粉	86±7	90
乳、干酪	95±3	95　100	菜豆	78	82
肉、鱼	94±3		玉米+菜豆	78	82
玉米	85±6	89	玉米+菜豆+乳	84	86
精白米	88±4	93	印度大米膳	77	81
整粒小麦	86±5	90	印度大米膳+乳	87	92
精制小麦	96±4	101	中国混合膳	96	98
燕麦粉	86±7	90	巴西混合膳	78	82
小米	79	83	菲律宾混合膳	86	93
老豌豆	86	93	美国混合膳	96	101
花生酱	95	100	印度大米+豆膳	78	82

3.2.5.3　蛋白质的利用率

蛋白质的利用率是指食物蛋白质被消化、吸收后在体内利用的程度。食物蛋白质在消化过程中，其消化率可能在各种因素的影响下发生变化，故营养学中常采用蛋白质的利用率来表示食物蛋白质实际被利用的程度。蛋白质的利用率是将食物蛋白的生物价与其消化率综合起来评定。

1. 蛋白质的生物价（biological value，BV）

蛋白质的生物价是用来评定食物蛋白质在体内被消化、吸收后的利用程度的营养学指标。通常，生物价是以氮贮留量对氮吸收量的百分比来表示的。

尿内源氮是机体在无氮膳食条件下尿中所含有的氮。它们来自体内组织蛋白质的分解。一些常见食物蛋白质的生物价如表3-11所示。

表 3 - 11　常见食物蛋白质生物价

食物蛋白质	生物价	食物蛋白质	生物价	食物蛋白质	生物价
鸡蛋蛋白质	94	大米	77	白面粉	52
鸡蛋白	83	小麦	67	小米	57
鸡蛋黄	96	生大豆	57	玉米	60
脱脂牛奶	85	熟大豆	64	白菜	76
鱼	83	扁豆	72	红薯	72
牛肉	76	蚕豆	58	马铃薯	67
猪肉	74	绿豆	58	花生	59

$$BV(\%) = \frac{氮贮留量}{氮吸收量} \times 100 = \frac{食物氮 - (粪氮 - 粪代谢氮) - (尿氮 - 尿内源氮)}{食物氮 - (粪氮 - 粪代谢氮)} \times 100$$

蛋白质的生物价可受很多因素影响,同一食物蛋白质可因实验条件不同而有不同的结果。故对不同蛋白质的生物价进行比较时应将实验条件统一。此外,在测定时多用刚断乳的大鼠,饲料蛋白质的含量为 100 g/kg(10%)。将饲料蛋白质的含量固定在 10% ,目的是便于对不同蛋白质进行比较。因为饲料蛋白质含量低时,蛋白质的利用率较高。

食物蛋白质中所含的必需氨基酸种类齐全、比例适当,与机体组织蛋白质相近似,少量即可维持氮平衡。故表明这种食物蛋白质的品质优良,生物价高。若其所含必需氨基酸的种类不全或含量不足,或含量尚可但比例不当等,均表示其生物价偏低,品质较差。

在临床上,食物蛋白质的生物价对指导肝、肾病人的膳食尤为重要。生物价高的食物蛋白质中必需氨基酸都被用来合成机体蛋白,极少有过多的氨基酸需经肝、肾代谢而释放能量,或由尿排出多余的氮,故可大大减轻肝、肾的负担。

2.蛋白质的净利用率(net protein utilization,NPU)

蛋白质的净利用率是机体氮储留量与氮摄入量之比。这是考虑到蛋白质在消化过程中可能受到各种因素作用而影响其消化率,故以此表示蛋白质实际被利用的程度。

$$NPU(\%) = \frac{氮贮留量}{氮摄入量} \times 100 = 生物价 \times 消化率$$

除上述用氮平衡法进行动物试验外,还可以分别用含受试蛋白质(占热能的 10%)和无蛋白质的饲料喂养动物 7～10 d,记录其摄食的总氮量。试验结束时测定动物体内总氮量,以试验前动物尸体总氮量作为对照进行计算。

$$NPU(\%) = \frac{受试动物尸体增加氮量 + 无蛋白质饲料组动物尸体减少氮量}{摄取食物氮量} \times 100$$

3.蛋白质净效比

蛋白质净效比(net protein ratio,NPR)与蛋白质贮留率(protein retention efficiency,PRE),是将大鼠分成两组,分别饲以受试食物蛋白质和等热量的无蛋白质膳食 7～10 d,分别记录其增加体重和降低体重的克数,求出蛋白质净效比后,再求得蛋白质存留率。

$$NPR = \frac{平均增加体重(g) + 平均降低体重(g)}{摄入的食物蛋白质(g)}$$

$$PRE(\%) = 蛋白质净效比 \times \frac{100}{6.25}$$

4. 相对蛋白质价值(relative protein value, RPV)

相对蛋白质价值是生长反应与氮摄入量相关线直线部分的斜率与摄食标准蛋白质的剂量—反应曲线斜率的比较。

$$RPV(\%) = \frac{受试蛋白的斜率}{标准乳清蛋白的斜率} \times 100$$

这是将受试蛋白质以不同的摄食水平分组饲养正在生长的大鼠,将每只大鼠的蛋白质进食量(g/d)与每只大鼠的体重增长数(g/d)绘成回归线,求出其斜率。蛋白质利用率越高,斜率越大。同时用乳清蛋白作为蛋白质的参考标准进行测定并加以比较。值得注意的是,这只有在每一例的剂量—反应曲线基本上是直线时才可靠。此法对蛋白质的质量鉴别能力较大。如以乳清蛋白的相对蛋白质价值为100,则酪蛋白为69.2,大豆蛋白为43.3,而麸蛋白为16.5。

5. 蛋白质功效比值(protein efficiency ratio, PER)

蛋白质功效比值是指实验期内,幼小动物每摄食1 g蛋白质所增加体重克数。

$$PER = \frac{动物增加体重(g)}{摄入食物蛋白质(g)}$$

实验结果以酪蛋白为对照组,按以下公式校正:

$$被测蛋白质功效比值 = \frac{实验组功效比值}{对照组功效比值} \times 2.5$$

此法通常用出生后21～28 d刚断乳的雄性大白鼠(体重50～60 g),以含受试蛋白质10%的合成饲料喂养28 d,计算动物每摄食1 g蛋白质所增加体重的克数。此法简便,被美国分析化学家协会(AOAC)推荐为评价食物蛋白质营养价值的必测指标,并且是美国常用于食品标签法规和确定其蛋白质推荐的膳食营养素供给量的方法。由于所测蛋白质主要被用来提供生长之需要,所以在我国该指标被广泛用来对婴幼儿食品中蛋白质的评价。

然而,近年科学家发现用蛋白质功效比值来评价蛋白质质量可能亦有不当之处。其原因是大鼠所需的蛋白质与人类有所不同,尤其是生长的大鼠对含硫氨基酸有更大的需要。用以产生覆盖全身毛发中的角蛋白,而人类则不具有这种情况。此外,此方法还高估了许多动物蛋白的营养价值而低估了许多植物蛋白如大豆蛋白的营养价值。

6. 氨基酸评分(AAS)和蛋白质消化率修正的氨基酸分(protein digestibility corrected amino acid score, PDCAAS)

蛋白质营养价值的高低也可根据其必需氨基酸的含量及它们之间的相互关系来评价。这也就是说可以通过该蛋白质中氨基酸组成的化学分析结果来评价。也可称之为蛋白质分(protein score)或化学分(chemical score)。

氨基酸评分又叫蛋白质化学评分,是用被测食物蛋白质的必需氨基酸评分模式和推荐的理想的模式或参考蛋白的模式进行比较,因此能反映蛋白质构成和利用率的关系。不同年龄的人群,其氨基酸评分模式不同,不同的食物其氨基酸评分模式也不相同。氨基酸评分分值为食物蛋白质中的必需氨基酸含量与参考蛋白或理想模式中相应的必需氨基酸含量的比值。

1981年FAO/WHO/UNU联合专家会议,分别对婴儿、学龄前儿童(2～5岁)、学龄儿童(10～12岁)和成人提出了新的必需氨基酸需要量模式,同时修订氨基酸计分模式如下:

$$AAS(\%) = \frac{被测蛋白质每克中限制性氨基酸的量(mg)}{需要量模式或参考蛋白质每克中该氨基酸量(mg)} \times 100$$

确定某种食物蛋白质氨基酸评分,分为2个步骤。第1步计算每种被测蛋白质中必需氨基酸评分;第2步是在上述计算结果中,找出最低必需氨基酸(第1限制氨基酸)评分值,即为该蛋白质氨基酸评分。

氨基酸评分通常是指受试蛋白质中第一限制氢基酸的得分。若此限制氢基酸是需要量模式的80%,则其氨基酸分为80。一种食物蛋白质的氨基酸评分越接近100,则其越接近人体需要,营养价值也越高。经蛋白质消化率修正的氨基酸评分(PDCAAS)是1990年由FAO/WHO蛋白质评价联合专家委员会推荐的方法。此法可替代蛋白质功效比值PER,对除孕妇和1岁以下婴儿以外所有人群的食物蛋白质进行评价。其计算公式为:

PDCAAS = AAS × 蛋白质真消化率

常见几种食物蛋白质修正的氨基酸评分如表3-12所示。

表3-12 常见几种食物蛋白质修正的氨基酸评分

食物蛋白质	PDCAAS	食物蛋白质	PDCAAS	食物蛋白质	PDCAAS
酪蛋白	1.00	豌豆粉	0.69	花生粉	0.52
鸡蛋	1.00	菜豆	0.68	小扁豆	0.52
大豆分离蛋白	0.99	斑豆	0.63	全麦	0.40
牛肉	0.92	燕麦粉	0.57	面筋	0.25

值得提出的是采用蛋白质消化率修正的氨基酸评分(PDCAAS)对大豆分离蛋白(isolated soy protein)的评价可与酪蛋白和鸡卵蛋白相媲美。可以看出从经济和营养价值方面考虑,使用大豆分离蛋白或大豆浓缩蛋白来替代或补充动物蛋白质,或者将其与其他植物蛋白质混合使用可有效提高蛋白质质量。

3.2.6 蛋白质的互补作用

两种或两种以上蛋白质食物混合食用,使它们之间相对不足的氨基酸互相补充,而能更接近人体的氨基酸需要量模式,提高蛋白质营养价值,称为蛋白质互补作用。

谷类食物的蛋白质含赖氨酸较少,但其蛋氨酸和胱氨酸含量高;而大豆蛋白质正好相反,赖氨酸含量高,而蛋氨酸和胱氨酸含量低。谷类和大豆配合食用,则两者的缺陷都可得到弥补。玉米面加大豆粉做成的窝窝头,五谷杂粮煮成的腊八粥,米粉加奶粉和蛋黄粉做成的"代乳粉"等都是利用蛋白质互补作用原理以改善蛋白质营养价值的例子。例如,小麦、小米、牛肉、大豆各自单独食用时,其蛋白质生物价分别为67、57、76、64,而混合食用的生物价可高达89。不同食物的蛋白质互补作用如表3-13所示。

表 3 – 13　混合食物蛋白质生物价

蛋白质来源	混合物中比例/%	单独食用 BV	混合食用 BV	近似动物蛋白
玉米	23	60		
小麦	25	67	73	猪肉(74)
大豆	52	64		
小麦	25	67		
小米	19	57	74	牛心(74)
大豆	34	64		
豌豆	22	48		
小麦	39	67		
小米	13	57	89	牛奶(85)
牛肉	26	76		
大豆	22	64		

蛋白质互补在实践中的应用如下：

1. 荤素搭配——动植物食品原料间蛋白质的互补

动物蛋白质中所含的氨基酸,其种类、数量和比例与人体所需要的基本接近,尤其是必须氨基酸的种类、含量较为丰富,为优质蛋白质,是人体生长发育所必需的,但动物蛋白质的成本较高,动物性原料中的碳水化合物含量较低。植物蛋白质中必需氨基酸的种类、数量都较低,是营养价值较低的蛋白质,而植物性原料中碳水化合物含量较高,是人体所需热能的主要来源。将动、植物性原料相互搭配制作食品,优点较为突出。如白菜猪肉包、萝卜牛肉包等,是营养搭配较合理的食品。

2. 植物蛋白食物相互搭配

杂合面、豆沙包子、八宝粥等都是植物蛋白食物搭配食用的例子。如掺粉是将两种或两种以上不同的"五谷"粉料,按一定比例配合在一起制作食物的过程。从表 3 – 13 中可看出,粮谷类经过掺粉或同时食用,蛋白质的生物价会有所提高。在缺乏动物蛋白质食物时,采取掺粉形式制作食物,无疑是满足人体生长发育对某些蛋白质需求的有效途径。民间传统食品杂面(用小麦面粉、豆面、玉米面等按一定比例掺在一起擀制的面条)、金银卷(用小麦面团和小米面、豆面面团层层间隔蒸制的花卷)、裹面饼、菜团子及用小米面、豆面熬制的豆米粥、菜粥等,都是利用粮谷类掺粉原理,有效提高蛋白质利用率的良好方法。

案例分析

问题奶粉事件

劣质奶粉事件：国务院调查组通过卫生学调查证实,不法分子用淀粉、蔗糖等价格低廉的食品原料全部或部分替代乳粉,再用奶香精等添加剂进行调香调味,制造出劣质奶粉,婴儿生长发育所必需的蛋白质、脂肪以及维生素和矿物质含量远低于国家相关标准。经初步调查，2003 年阜阳市查获的 55 种不合格奶粉共涉及 10 个省（自治区、直辖市）的 40 家企业，既有无厂名、厂址的黑窝点，也有的是盗用其他厂名，还有证照齐全的企业。这些劣质奶粉主要通过郑州万客来市场、合肥长江批发市场、蚌埠市太平街新市场、阜阳元丰市场等批发市场和生产厂家批量购进并批发到各县（市）、区的奶粉经销商、超市、百货商店、日杂店和行政村的小卖部，销售范围主要是阜阳市各区县的乡镇和农村市场。

在国务院调查组的统一组织下，阜阳市对制售劣质奶粉违法犯罪行为依法进行了严厉打击。截至目前，共抽检各类奶粉 586 组，扣留、封存、暂停销售奶粉 10 多万袋；立案查处涉嫌销售不合格奶粉案件 39 起，打掉生产及分装窝点 4 个，刑事拘留 47 人，留置审查 59 人，宣布正式逮捕 31 人，依法传讯 203 人（据央视国际 2004 年 5 月 16 日报道）。

劣质奶粉导致婴儿营养不良症状：

危害对象为以哺食奶粉为主的新生婴幼儿，症状表现为"头大、嘴小、浮肿、低烧"，由于以没有营养的劣质奶粉作为主食，出现造血功能障碍、内脏功能衰竭、免疫力低下等情况，还有的表现为脸肿大、腿很细、屁股红肿、皮肤溃烂和其他的婴幼儿严重发育不良特征；由于症状最明显的特征表现为婴儿"头大"，因此又称为"大头娃"。

机制分析：

此次在阜阳查出的劣质奶粉所存在主要问题是蛋白质含量极低，在 3% 以下，而婴儿配方奶粉的国家标准是 12% ~ 20%。因此，以这些劣质奶粉喂养的婴儿，吃进去的蛋白质极少，因而出现了低蛋白血症，导致婴儿全身水肿。当然，婴儿蛋白质营养不良的发生，也可能与奶粉的冲调方法、过渡期食物添加不当等因素有关。由于面部组织松软，水分容易聚集，特别是面颊部水肿后向下坠而显得脸特别大。

实际上，除了上面的这些外在表现外，婴儿体内各脏器，如心、肺、肝、肾等也存在水肿和功能障碍，免疫系统也会受到影响，造成免疫力下降，容易发生各种感染性疾病。同时，大脑的发育也会受到不同程度的损害。0 ~ 3 岁是出生后大脑发育最快的时候，在这段时期大脑的重量、体积将增加 3 倍，达到成人的 80%，大脑神经网络的发育趋于成熟。如果这时营养素摄入不够或者不均衡，对大脑的发育会造成严重的危害，过了这个阶段，即使再补也补不回来了。

大量的研究发现，生命早期的营养状况对成年后的健康会产生深远的影响。胎儿期和婴幼儿期发生营养不良或肥胖，会增加成年后肥胖、心脑血管病、糖尿病、癌症等慢性非感染性疾病发生的几率。因为生命早期营养的不正常，会影响各脏器的发育、代谢过程以及基因表达，为成年后这些疾病的发生埋下隐患，寿命就会缩短。这就好比盖楼一样，地基没有打好，楼就容易坍塌。

预防保健：

1. 严格控制婴儿配方奶粉质量　按国家标准生产，做到不合格的产品不生产、不销售，婴儿配方奶粉国家标准是蛋白质含量为 12% ~ 20%。

2. 正确的奶粉调配和喂养方法　除奶粉质量问题外，引起小儿蛋白质营养不良的主要原因是父母奶粉调配不当或喂养不当，人工喂养调配不当，如牛奶或奶粉浓度太低，或谷物（米粉、麦乳精）吃得太多，从而因长期蛋白质和脂肪摄入不足而发生营养不良。喂养不当主要是"太过"和"不及"。"太过"是指没有良好的饮食习惯，饥饱无规律，过分食用肥腻的食物、冷食,导致食积内停,形成疳症;"不及"指母乳喂养不足。

3.3 碳水化合物

3.3.1 碳水化合物的功能

人体内碳水化合物有3种存在形式,即葡萄糖、糖原和含糖复合物,碳水化合物的功能主要与摄入食物碳水化合物的种类及其在人体内存在形式有关。

1. 储存和提供能量

膳食中的碳水化合物是人类获得能量最经济、最主要的来源。中国人以米面为主食,55%以上能量来源于糖类。这种饮食结构经济、科学,有利于健康。1 g 糖类在体内完全氧化可提供16.7 kJ(4.0 kcal)的能量。糖原是肌肉和肝内糖类储存形式,肝脏约储存人体内33%的糖原。机体需要时,肝糖原分解为葡萄糖进入血液循环,提供机体,尤其是红细胞、脑和神经组织的能量。肌肉糖原只供自身能量需要。体内糖原储存只能维持数小时,必须从饮食中不断得到补充。母体内合成乳糖是乳汁中主要的糖类。

2. 节约蛋白质

当体内碳水化合物供给不足时,机体为满足自身对葡萄糖的需要,则会通过糖原异生作用产生葡萄糖。如摄入足够的碳水化合物,能预防体内和饮食中蛋白质进入糖原异生旁路转变为葡萄糖,即节约蛋白质作用。因脂肪不能转变为葡萄糖,所以主要动用体内蛋白质,甚至是器官中蛋白质,如肌肉、肝、肾、心脏中的蛋白质。如时间过长,则会造成对人体各器官的损害。过度节食减肥的危害性也与此有关。

3. 抗生酮作用

脂肪在体内彻底被代谢分解,需要葡萄糖协同作用。脂肪酸被分解产生乙酰基须与草酰乙酸结合,进入三羧酸循环最终被氧化,产生能量。若碳水化合物不足,草酰乙酸不足,脂肪酸不能被彻底氧化而产生酮体。尽管肌肉和其他组织可利用酮体产生能量,但过多的酮体则可致酮血症(ketosis)产生。如果碳水化合物供应充足,则不会致使脂肪在体内大量氧化,产生过多的酮体(乙酰乙酸、丙酮、α-羟丁酸),引起酮尿症和酮血症。

4. 构成人体成分

碳水化合物也是机体重要的构成成分之一。如糖脂是细胞膜与神经组织的组成成分,糖蛋白是一些具有重要生理功能的物质如某些抗体、酶和激素的组成部分,核糖和脱氧核糖是核酸的重要的组成成分。

5. 维持神经系统的功能与解毒作用

碳水化合物对维持神经系统功能有很重要作用。尽管大多数体细胞可由脂肪和蛋白质代替糖作为能源,但是,脑、神经和肺组织却需要葡萄糖作为能源物质,若血中葡萄糖水平下降(低血糖),脑缺乏葡萄糖会产生不良反应。

碳水化合物有解毒作用。机体肝糖原缺乏则对某些细菌毒素、酒精、砷、四氯化碳的解毒作用显著下降。肝脏的部分解毒机能,又是通过葡萄糖的氧化产物葡萄糖醛酸与毒物的结合,或依靠糖代谢的中间产物乙酰基的乙酰化作用而使毒物失效。6-磷酸葡萄糖经糖醛酸途径生成的葡萄糖醛酸是体内一种重要的解毒剂，在肝中能与许多有害物质如细菌毒素、吗啡、水杨酸、磺胺类等结合，以消除这些物质的毒性或生物活性，起解毒作用。

6. 有益肠道功能

摄食含碳水化合物的食物，尤其是吸收缓慢和不易消化吸收的碳水化合物易产生饱腹感。乳糖可促进肠道中有益菌生长，也可加强钙的吸收。非淀粉多糖如纤维素、半纤维素、果胶、树胶，以及功能性多聚糖如低聚麦芽糖、低聚果糖等虽不能被人体消化吸收，但可刺激肠道蠕动，有利于排便。与此同时，它们还可促进结肠菌发酵，产生短链脂肪酸和使肠道内双歧杆菌、乳酸菌等有益菌增殖。

3.3.2 食品中重要的碳水化合物

营养学将碳水化合物分为4类：单糖（monosaccharide）、双糖（disaccharide）、寡糖（oligo-saccharide）和多糖（polysaccharide）。糖的结合物有糖脂、糖蛋白、蛋白多糖。

3.3.2.1 单糖

单糖含 3~7 个碳原子，不能水解为更简单的糖。食物单糖主要有葡萄糖（glucose）、果糖（fructose）和半乳糖（galactose）。

1. 葡萄糖

葡萄糖存在于一些水果中，且可由淀粉、蔗糖、乳糖水解而来。它是人体吸收、利用最好的单糖。有些器官实际上完全依靠葡萄糖供能。如大脑每日需 100~120 g 葡萄糖。饥饿时机体糖原贮存的糖类很快耗净，脂肪组织解脂作用增加，尽管心脏和肌肉等可利用脂肪酸，也可利用由肝脏产生的酮体，但是大脑所需葡萄糖则必须由可转变为糖的氨基酸（生糖氨基酸）提供。此外，骨髓质、肺组织和红细胞等也必须依靠葡萄糖供能。人体血糖（血中葡萄糖）含量相对稳定对于保证上述组织能源的供应具有重要意义。

2. 果糖

主要存在于蜂蜜和水果中，可由蔗糖水解而来。人工制作的玉米糖浆含果糖可达40%~90%，是饮料、冷冻食品、糖果蜜饯生产的重要原料，美国人因这类消费而使果糖占总能量消费摄入达 8%~10%。吸收时部分果糖被肠黏膜细胞转变成葡萄糖和乳酸。肝脏是实际利用果糖的唯一器官，它可将果糖迅速转化，所以在整个循环血液中的果糖含量很低。

3. 半乳糖

在自然界中很少以单糖形式存在，而只存在于乳中的乳糖中直到被消化。半乳糖在人体中也是转变成葡萄糖后再才被利用，母乳中半乳糖是在体内重新合成的，而非食物中直接获得。

4. 其他单糖

除上述 3 种重要己糖外，甘露糖（mannose）是许多糖和树胶的组成成分。食物中还有少量的戊糖，如核糖（ribose）、脱氧核糖（deoxyribose）、阿拉伯糖（arabinose）和木糖（xylose）。核糖和脱氧核糖人体自己可以合成，其他几种主要存在于根、水果和蔬菜中。

5. 糖醇类

天然水果、蔬菜中，还存在有少量糖醇类物质。因这些糖醇类物质在体内消化、吸收速度慢，提供能量较葡萄糖少，已被用于食品加工。目前常使用的有山梨醇（sorbitol）、甘露醇

(mannitol)、木糖醇(xylitol)等。山梨糖醇具有吸湿作用，可用作糕点的保湿剂。木糖醇不受胰岛素调节，可被糖尿病人接受，同时它不为口腔细菌发酵，是理想的抗龋甜味剂。天然食物如谷胚中有种环状肌醇(inositol)，可与磷酸结合形成植酸(phytic acid)，不利于营养素的吸收。

3.3.2.2 双糖

天然存在于食品中的双糖，常见的有蔗糖(sucrose)、乳糖(lactose)和麦芽糖(maltose)等。

1. 蔗糖

蔗糖由1分子葡萄糖和1分子果糖，以$\alpha-1,4$糖苷键连接而成。甘蔗、甜菜和蜂蜜中含量较多，日常食用的白糖即蔗糖，是从甘蔗、甜菜中提取加工的。

2. 异构蔗糖

异构蔗糖，是1分子葡萄糖和1分子果糖以$\alpha-1,6$糖苷键构成。它在蜂蜜和蔗汁中微量存在，也可用$\alpha-$葡萄糖转移酶(或称蔗糖变位酶)将蔗糖转化制取，异构蔗糖与蔗糖性质相似，但耐酸性强。甜味、品质极似蔗糖，味感纯正，但甜度比蔗糖低，约为蔗糖的42%。异构蔗糖参与正常代谢，但不被口腔中的细菌、酵母发酵、产酸，也不被用来产生强黏着力的不溶性葡聚糖，故不致龋。

3. 麦芽糖

麦芽糖由两分子葡萄糖，以$\alpha-1,4$糖苷键连接而成。淀粉在酶的作用下可降解形成大量麦芽糖，制糖、制酒工业中大量使用麦芽中淀粉酶就是这个目的。

4. 乳糖

乳糖由1分子葡萄糖和1分子半乳糖以$\beta-1,4$糖苷键构成，主要存在于乳类及乳制品中。通常牛乳约含乳糖5%，人乳约含7%。实际上，乳糖是婴儿主要利用的碳水合物，对婴儿的重要意义在于它能促进肠道中有益菌如乳酸菌的生长，并能促进钙的吸收，故在配方奶粉中添加乳糖。随着年龄的增加，特别是不经常食用乳类及乳制品的成人，肠道中乳糖酶的活力急剧下降，甚至不能消化乳糖，导致腹泻，即乳糖不耐症。

5. 异构乳糖

异构化乳糖，是1分子吡喃葡萄糖和1分子呋喃半乳糖以$\beta-1,4$糖苷键构成，外观为白色结晶，甜度是蔗糖的0.6倍，是黏度低、热值低、易溶于水、性能稳定、安全性高、使用方便的一种新型低聚糖，也是一种有特殊保健功能的还原性二糖。

异构化乳糖对人体健康功能显著。①促进肠道有益菌—双歧杆菌的增殖，抑制腐败菌的生长；②促进肠中双歧杆菌自行合成维生素 B_1、B_2、B_6、B_{12}，烟酸，泛酸以及维生素 E、K 等，尤以维生素 B_1 的合成更显著。

6. 海藻糖

海藻糖(trehalose)是由2分子葡萄糖以$\alpha-1,1$糖苷键组成，自身性质稳定，并对多种生物活性物质具有保护作用。海藻糖存在于真菌及细菌中，食用蘑菇、海藻、发酵食品中含量较多。海藻糖在高温、高寒、高渗透压及干燥失水等恶劣环境条件下在细胞表面能形成独特的保护膜，有效地保护蛋白质分子不变性失活，从而维持生命体的生命过程和生物特征。这一独特的功能特性，使得海藻糖除了可以作为蛋白质药物、酶、疫苗和其他生物制品的优良活性保护剂以外，还是保持细胞活性、保湿类化妆品的重要成分，更可作为防止食品劣化、保持食品新鲜风味、提升食品品质的独特食品配料。

7. 糖醇类

有麦芽糖醇(maltol)和乳糖醇(lactitol)。它们由相应的糖氢化制得。

麦芽糖醇在小肠内的分解量是同量麦芽糖的 1/40，为非能量物质，不升高血糖，也不增加胆固醇和中性脂肪的含量，可作为心血管疾病、糖尿病等患者疗效食品的甜味剂。它不能被微生物利用，故也有防龋作用。

乳糖醇几乎不被人体消化、吸收、能值很低，通常摄入量多少不会引起血糖和胰岛素的明显变化，可供糖尿病人和肥症病人食用，也有防龋齿作用。

3.3.2.3 低聚糖

1. 低聚糖的种类

低聚糖(oligosaccharide)或称寡糖是由 3~10 个单糖分子构成的小分子多糖。功能性低聚糖是指很难或不能被人体消化吸收，对人体具有特殊生理作用的低聚糖。它的甜度一般只有蔗糖的 30%~50%，具有低热量、抗龋齿、防治糖尿病、改善肠道菌落结构等生理作用。

比较重要的低聚糖是半乳糖基蔗糖和低聚果糖(fructo-oligosaccharide)。

半乳糖基蔗糖有棉子糖(raffinose，三糖)、水苏糖(starch，四糖)和毛蕊花糖(verbascose，五糖)。它们在豌豆、菜豆、小扁豆等中的含量占干重的 5%~8%，有"胀气因子"之称。目前商业上可用酶制剂促使这些低聚糖水解成其成单体，降低胀气并被吸收。

低聚果糖是由 1~3 个果糖基通过 $\beta-2,1$ 糖苷键与蔗糖中的果糖基结合生成的蔗果三糖、蔗果四糖和蔗果五糖等的混合物。它在某些谷物(如小麦、燕麦)、蔬菜(如菊芋、芦笋、洋葱)和水果(如香蕉)中可有存在。

低聚乳果糖是将蔗糖分解产生的果糖转移到乳糖还原性末端 C_1 羟基上生成半乳基蔗糖而成。它是由半乳糖、葡萄糖和果糖 3 个单糖所构成的三糖。此外，还有低聚异麦芽糖、低聚木糖等。它们由于不被人体消化酶分解、吸收、利用，故又称之为抗性低聚糖。

2. 功能性低聚糖的生理功能

1)促进双歧杆菌的增殖，抑制有害菌生长，改善人体内微生态环境，增强免疫力。双歧杆菌通过肠道中的磷酸与肠黏膜上皮细胞密切结合，与其他厌氧菌共同占据肠黏膜表面，形成生物学屏障，并通过经代谢产生有机酸使肠内 pH 值降低，抑制肠内沙门氏菌和腐败菌的生长，调节和恢复肠道内微生态菌群的平衡，调节胃肠功能，并增加维生素合成。

有研究表明一些人乳低聚糖由于含有和肠道表皮细胞表面受体类似的结构，通过竞争性抑制，直接结合于病原微生物和毒素表面，阻止其与肠道上皮细胞的结合，从而使病原菌因得不到生长所需的养分而失去致病能力。

2)防癌

由于人体胃肠道内缺少一些使低聚糖代谢的酶，低聚糖食用后难以在消化道中酶解，因而可抑制肠道内有害物质生成的酶如 β-葡萄糖醛酸苷酶的活性，同时也可以影响与致癌物质相关的酶如偶氮还原酶的活性而具防癌作用，如 β-葡萄糖醛酸酶、偶氮还原酶、硝基还原酶等具有催化前致癌原转化成致癌物的作用。

3)改善排便功能、防止便秘

由于低聚糖类是双歧杆菌的活化增殖因子,摄入后会使双歧杆菌快速增殖,相应增加了乙酸、乳酸的分泌量,使肠道 pH 值降低,促进肠道蠕动同时可抑制氨、吲哚、氨类等腐败物质的生成,改善肠道环境,通过调节渗透压增加粪便水分,故有防止便秘的作用。

4)防动脉粥样硬化

低聚糖类似水溶性植物纤维,能改善血脂代谢,降低血液中胆固醇和甘油三酯的含量。

5)防糖尿病

低聚糖属非胰岛素所依赖,不会使血糖升高,适合于高血糖人群和糖尿病人食用。因此,低聚糖作为一种食物配料被广泛应用于乳制品、乳酸菌饮料、双歧杆菌酸奶、谷物食品和保健食品中。

3.功能性低聚糖的应用

在焙烤食品中,活性低聚糖一方面可作为寡糖双歧因子引入,增加焙烤食品的营养保健作用;另一方面,具有一定的保湿作用,可以防止月饼等焙烤食品变硬,使其可口性增加,并具有延迟淀粉老化,延长货架期等作用。另外,低聚糖有利于肠道微生态平衡,可以有效缓解"上火"症状。在乳酸发酵食品中,活性低聚糖还有利于提高乳酸菌的数量和活力,增进乳酸发酵食品的风味,缩短发酵周期。低聚果糖还可用于低脂低糖冰淇淋生产。

3.3.2.4 多糖

多糖(polysaccharide)是由 10 个或 10 个以上单糖组成的大分子糖,可用通式 $(C_6H_{10}O_5)_n$ 表示。由相同的单糖组成的多糖称为同多糖或均一性多糖,如淀粉、纤维素和糖原;以不同单糖组成的多糖称为杂多糖或非均一性多糖,如阿拉伯胶是由戊糖和半乳糖等组成。

1.均一性多糖

自然界中最丰富的均一性多糖是淀粉和糖原、纤维素。它们都是由葡萄糖组成。淀粉和糖原分别是植物和动物中葡萄糖的储存形式,纤维素是植物细胞主要的结构组分。

1)淀粉

(1)淀粉的种类和结构 淀粉是植物根、茎、叶、种子、水果和许多高等植物花粉中储存的多糖。商品淀粉则多从谷物种子如玉米、小麦等,以及块根类如甘薯、木薯、莲藕、葛根等制成。它们是仅由葡萄糖单位组成的同质多糖,分为直链淀粉和支链淀粉。

直链淀粉是由葡萄糖以 $\alpha-1,4$ 糖苷键连接而成。典型情况下由一千至数千个葡萄糖残基组成,相对分子量从 150 000~600 000。其结构为长而紧密的螺旋管形,这种紧实的结构是与其贮藏功能相适应的,它遇碘显蓝色。现已知许多直链淀粉中可含有少量 $\alpha-1,6$ 分支点的糖苷键(占总糖苷键的 0.3%~0.5%)。由于其支点少,距离又远,且其支链有的又很长,故其物理性质基本与直链淀粉相同。

支链淀粉是由葡萄糖单位通过 $\alpha-1,4$ 糖苷键连接构成主链,而支链通过 $\alpha-1,6$ 糖苷键与主链相连,每隔 20~25 个葡萄糖残基就形成一个支链,它不能形成螺旋管形,遇碘显紫色。

(2)抗性淀粉 1992 年世界粮农组织根据专家建议,将其定义为"健康者小肠中不吸收的淀粉及其降解产物"。它在结肠中可被细菌发酵,产生短链脂肪酸和气体,刺激有益菌群生长,其有益作用与膳食纤维相似,被认为属于膳食纤维的一种。"抗性淀粉"目前已成为欧美国家食品、营养研究的热点。

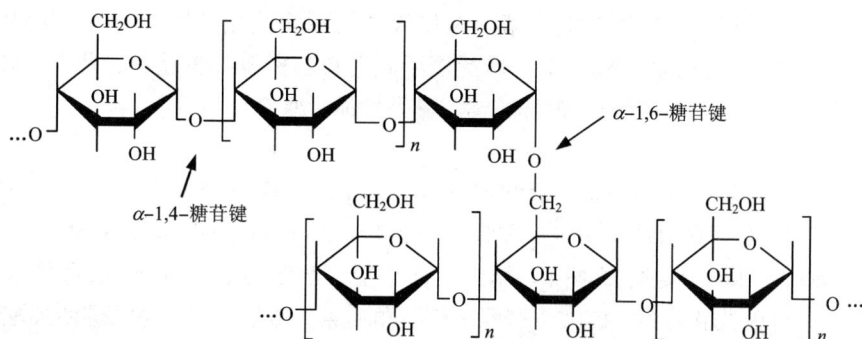

图 3-2 淀粉结构

食物中存在的抗性淀粉分 3 类：一是物理包埋淀粉、如部分碾磨过的谷类、种子或外皮破裂后，淀粉才溢出；二是抗性淀粉颗粒，如青香蕉、未煮过的土豆、豌豆等的淀粉；三是已老化的淀粉。

2）糖原

与支链淀粉类似，只是分支程度更高，每隔 4 个葡萄糖残基便有一个分支。结构更紧密，更适应其贮藏功能，这是动物将其作为能量储藏形式的一个重要原因，另一个原因是它含有大量的非还原性端，可以被迅速动员水解。糖原遇碘显红褐色。

3）纤维素

纤维素是由 8 000 ~ 10 000 个葡萄糖残基以 $\beta-1,4$ 糖苷键相连而成直链。纤维素是植物细胞壁的主要结构成分，占植物体总重量的 1/3 左右，也是自然界最丰富的有机物。完整的细胞壁是以纤维素为主，并粘连有半纤维素、果胶和木质素。约 40 条纤维素链相互间以氢键相连成纤维细丝，无数纤维细丝构成细胞壁完整的纤维骨架。

降解纤维素的纤维素酶主要存在于微生物中，一些反刍动物可以利用其消化道内的微生物消化纤维素，产生的葡萄糖供自身和微生物共同利用。虽大多数的动物（包括人）不能消化纤维素，但是含有纤维素的食物对于健康是必需和有益的。

4）几丁质（壳多糖）

由 N-乙酰葡糖胺通过 $\beta-1,4-$ 糖苷键连接而成的多糖，链长可达几百个 N-乙酰葡糖胺单位，分布于昆虫、甲壳类动物的外骨骼和真菌细胞壁中。国际医学营养食品学会将这种物质命名为除糖、蛋白质、脂肪、维生素和矿物质五大生命要素后的第六大生命要素。具有杀菌、防癌、防高血压、防糖尿病作用及强化肝功能、活化免疫机能的作用。

5）菊糖

是由 D-呋喃果糖以 $\beta-2,1-$ 键连接的一种多聚果糖，存在于菊科植物根部。它具有高甜度、低热能的特点，其甜度是蔗糖的 200 ~ 300 倍，热值仅为蔗糖的 1/300。经大量药物实验证明，甜菊糖无毒副作用，无致癌作用，食用安全，经常食用可预防高血压、糖尿病、肥胖症、心脏病、龋齿等病症，是一种可替代蔗糖非常理想的甜味剂。

6)琼脂

多聚半乳糖,是某些海藻所含的多糖。人和微生物不能消化琼脂,可用作增稠剂,凝固剂,悬浮剂,乳化剂,保鲜剂和稳定剂。广泛用于制造粒粒橙等各种饮料,果冻,冰淇淋,糕点,软糖,罐头,肉制品,八宝粥,银耳燕窝,羹类食品,凉拌食品等。

2. 不均一性多糖

常见的不均一多糖有透明质酸、硫酸软骨素等。不均一性多糖种类繁多。有一些不均一性多糖由含糖胺的重复双糖系列组成,称为糖胺聚糖(glyeosaminoglycans,GAGs),又称黏多糖(mucopolysaccharides)、氨基多糖等。糖胺聚糖是蛋白聚糖的主要组分,按重复双糖单位的不同,糖胺聚糖有硫酸软骨素、硫酸皮肤素、硫酸角质素、硫酸乙酰肝素、透明质酸等5类。

3. 活性多糖的生理功能

活性多糖(active polysaccharide)是指具有某种特殊生理活性的多糖化合物,如真菌多糖、植物多糖等。其生理功能如下:

1)免疫调节

真菌多糖可提高肝脏解毒力,抗辐射、抗化学药害,消除自由基,加速血液循环,提高细胞内酶活性,抗疲劳;提高免疫细胞活性,促进、诱生免疫因子;配合抗生素应用,可消除抗生素的副反应和提高药效;配合放、化疗治疗肿瘤,能大大降低放化疗的副反应。从双歧杆菌属细菌提取出的多糖具有免疫增强活性的作用。从紫苏(perilla)中分离得到的多糖具有抗变态反应作用。从蘑菇的子实体中提取出的多糖具有免疫抑制作用。

2)抗病毒及抗癌

大多数多糖的抗病毒机制是抑制病毒对细胞的吸附,如多糖大分子机械性或化学性地结合到 HIV-I 的包膜蛋白 Gp120 分子上,遮盖了病毒与细胞的结合位点,从而竞争性地封锁了病毒感染细胞。茶叶多糖、蘑菇多糖;小球藻和螺旋藻中分离出的多糖,可抑制肿瘤转移,安全性优于传统的手术治疗和化疗;从美洲山核桃、杜仲中提取出的一种抗氧化酸性多糖,不仅能抑制艾滋病病毒等逆转录酶病毒的复制,而且能起到免疫调节作用。

3)降血糖

一些银耳酸性多糖、藻类多糖具有降血糖、提高免疫功能作用。

4)治疗肝肾疾病及消炎镇痛

丹参多糖能够抑制尿蛋白的分泌,缓解肝肾疾病症状,减少由于长期服用类固醇或血小板抑制剂造成的不良反应。含有硫酸化岩藻依聚糖活性成分的多糖制剂,能减少诸如消炎痛、阿司匹林等非甾体消炎镇痛剂的副作用。

5)美容

雪莲多糖有清除自由基及抗疲劳作用。从西洋樱草属(polyanthus)植物中获得一种酸性杂多糖具有良好的保湿、抗皱等作用。

3.3.3　血糖生成指数

3.3.3.1　血糖水平调节

1. 血糖

血糖指血液中的葡萄糖。血糖水平相当恒定,维持在 3.89 ~ 6.11 mmol/L。血糖来源为肠内吸收、肝糖原分解、肝内糖异生成的葡萄糖释放入血液。

2.血糖水平调节

①胰岛素：胰岛素是体内唯一降低血糖的激素，也是唯一促进糖原、脂肪、蛋白质合成的激素。胰岛素的分泌受血糖控制，血糖升高立即致胰岛素分泌；血糖下降，分泌即减少。胰岛素能促进糖有氧氧化，也能促进糖原合成，抑制糖原分解和糖异生，使血糖水平下降。②胰高血糖素：胰高血糖素是体内主要升高血糖的激素。血糖降低或血内氨基酸升高刺激胰高血糖素的分泌。胰高血糖素可抑制糖原合成酶和激活磷酸化酶，使肝糖原分解加强，还抑制糖酵解，促进糖异生，从而升高血糖。③糖皮质激素：糖皮质激素可以促进蛋白质分解，分解产生的氨基酸转移到肝进行糖异生，还抑制肝外组织摄取和利用葡萄糖，故可致血糖升高。糖皮质激素本身并不促进脂肪分解和脂肪动员，但其存在时，其他促脂肪动员的激素才能发挥最大效果。④肾上腺素：肾上腺素有强力升高血糖的作用。通过肝和肌肉的细胞膜受体、cAMP、蛋白激酶激活磷酸化酶，加速糖原分解。主要在应激状态下发挥调节作用。

3.3.3.2　血糖生成指数

血糖生成指数（glycemic index，GI）是衡量糖类对血糖反应的有效指标。所谓血糖生成指数是指含 50 g 碳水化合物的食物与相当量的葡萄糖或白面包在一定时间内（一般为 2 h）体内血糖反应水平的百分比值。GI 反映食物升高血糖的速度和能力，通常把葡萄糖的血糖生成指数定为 100。GI > 70 为高血糖食物，GI < 55 为低血糖食物。具体而言，通常豆类、乳类、蔬菜是低或较低 GI 食物，馒头、米饭是高 GI 食物。谷类、薯类、水果常因品种和加工方式不同而引起血糖生成指数的变化，特别是令其中的膳食纤维的含量发生变化。其实不论哪一类的食品都有低或高食物血糖生成指数的不同品种，主要的区别在于碳水化合物的含量以及食物加工、品牌以及配方的不同，单从种类上说属高、属低是困难的。

3.3.4　膳食纤维

3.3.4.1　膳食纤维定义

凡是不能被人体内源酶消化吸收的可食用植物细胞多糖、木质素及相关物质的总和。包括纤维素、半纤维素，果胶、树胶、海藻多糖等组分及抗性淀粉、糖醇、低聚糖、木质素、氨基多糖（甲壳素）等。

3.3.4.2　膳食纤维分类

膳食纤维是一种不能被人体消化的碳水化合物，以是否溶解于水中可分为两个基本类型：水溶性纤维与非水溶性纤维。纤维素、半纤维素和木质素是 3 种常见的非水溶性纤维，存在于植物细胞壁中。水溶性纤维指既可溶于水又可吸水膨胀，并能被大气中微生物酵解的一类纤维。果胶和树胶及半纤维素中水溶性的一部分属于水溶性纤维，常存在于植物细胞液相间质中。常见的食物中的大麦、豆类、胡萝卜、柑橘、亚麻、燕麦和燕麦糠等食物都含有丰富的水溶性纤维。

3.3.4.3　膳食纤维功能

1.增强肠胃蠕动功能，防便秘、憩室病

（1）膳食纤维的吸水作用　吸水溶胀性能有利于增加食糜的体积，刺激胃肠道的蠕动，使肠肌肉保持健康和张力，还使粪便含水较多而体积增加和变软，有利于粪便排出。反之，肠蠕动缓慢，粪便减少而硬，造成便秘。长期便秘使肠内压增加，易患憩室病（dive‐rticulo‐sis）和痔疮。一些西方国家憩室病发生率达 50%。

（2）膳食纤维的润肠作用 有些膳食纤维组分具有很强的黏滞性，能形成黏液型溶液，包括果胶、树胶、海藻多糖等，起到保护胃肠道作用。

（3）缩短食物在肠内停留时间 食物纤维中的多糖组分在大肠内被细菌酵解而产生低碳链的脂肪酸如丁酸，可作为大肠细胞的能源。发酵作用使肠内容物的 pH 降低至 4.8~5.0，有益于减少毒素和致癌物的产生。此外，食物纤维实际上能稀释进入肠内的毒素，也加快了毒素排出。

膳食纤维对结肠运动和转移时间有影响。因其有缓泻作用，起到促进肠道蠕动和减少肠内容物通过肠管的时间，也就缩短排便间隔时间。

2. 增加免疫功能，防结肠癌

膳食纤维可改善肠内细菌群，发挥免疫作用，产生能起免疫抑癌剂作用的各种非消化性多糖。

膳食纤维有防结肠癌作用。研究表明，摄入抗性淀粉会增加粪便量，通便可及时稀释致癌物，防止结肠癌发生。已知膳食纤维很多功能，是与其大肠内被微生物降解生成短链脂肪酸相关。抗性淀粉在大肠内也能产生短链脂肪酸。体外实验证实丁酸与结肠癌呈明显负相关关系。流行病学调查发现，大量摄入抗性淀粉会减少结肠癌发病率，主要原因是抗性淀粉在大肠产生大量丁酸。已证实丁酸在减少癌症发生时有重要作用：一是抑制体内肿瘤细胞系 G_1 阶段生长与增殖；二是诱导肿瘤细胞分化产生与正常细胞相似的表型；三是为改变某些癌基因或其产物的表达。

3. 控制体重和减肥

膳食纤维有一定的容量和体积，特别是可溶性膳食纤维，可减缓食物由胃进入肠内速度，再加上其吸水作用，可增加饱腹感而减少能量摄入，达到控制体重和减肥作用。

4. 降低血糖和血脂，防糖尿病、心血管疾病

大多数可溶性膳食纤维，如果胶、树胶及羧甲基纤维等可降低血浆胆固醇水平，尤其是可降低低密度脂蛋白胆固醇。可溶性纤维可减少小肠对糖的吸收，使血糖不致因进食而快速升高，故也可减少体内胰岛素释放，而胰岛素可刺激肝合成胆固醇，故胰岛素释放减少可以使血浆胆固醇水平受到影响。各种膳食纤维因为可吸附胆汁酸、脂肪等成分，使其吸收率下降，也有降血脂作用。另外，可溶性纤维在大肠被细菌代谢分解而产生短链脂肪酸（short - chain fatty acids，SCFAs），如乙酸、丁酸、丙酸等，这些短链脂肪酸一旦进入肝，可减弱肝内胆固醇合成。

抗性淀粉对降低血糖有明显效果。对糖尿病患者，特别是非胰岛素依赖者，抗性淀粉最主要作用是对饭后血糖的影响。

5. 保护口腔

现代人由于进食的食物越来越精，越来越软，使口腔肌肉、牙齿的活动相应减少。而增加膳食中的纤维素，则可以增加使用口腔肌肉、牙齿咀嚼的机会，涮除牙缝内的污垢，并可锻炼牙床，长期下去，会使口腔得到保健，功能得以改善。

6. 螯合作用，减少维生素和微量元素及基础营养素的吸收

膳食纤维可在胃肠内结合无机盐，如钾、钠、铁等阳离子形成膳食纤维复合物，影响其吸收。膳食纤维的螯合作用能够延缓和减少重金属等有害物质的吸收，减少和预防有害化学物质对人体的毒害作用；但也同样减少人体对需要的蛋白质、维生素和微量元素的吸收。如

摄入抗性淀粉会减少对脂肪的吸收，对某些脂溶性维生素的吸收有影响。

3.3.4.4 膳食纤维吸收、代谢和需要量

1. 膳食纤维吸收和代谢

膳食纤维在肠内受到细菌产生的酶所酵解而先分解为单糖，然后又生成短链脂肪酸，主要是乙酸、丙酸和丁酸及气体如 CO_2，H_2 和 CH_4，少部分未被酵解的膳食纤维成为粪便的一部分。某些可溶性膳食纤维易被水解，然而有些可溶性纤维，如藻酸盐或鹿角菜聚糖就难以被酵解。各种膳食纤维在肠内降解度如表 3 – 14。

表 3 – 14　各种膳食纤维在肠内降解度

膳食纤维组分	纤维素	半纤维素	果胶	瓜尔豆胶	麦麸	抗性淀粉	菊粉，低聚糖
降解度	20~80	60~90	100	100	50		

膳食纤维酵解分解产物部分为细菌提供能量。碳是细菌生长所必需的元素，但主要产物短链脂肪酸为大肠细胞用作能量。短链脂肪酸被当作能量利用后，在肠内产生 CO_2，使肠内酸度值增加。氢和甲烷部分由呼吸道排出，而大部分被肠内细菌所利用，剩余气体由肛门排出。细菌生长使粪便量增加且加速肠内容物在结肠内转移，而使粪便易于排出。以上作用起到预防便秘的效果。

2. 膳食纤维摄入量

美国儿童膳食纤维摄入量为自 2 岁以上，按其年龄适当增加，此数值基于保持通便和有助于预防某些慢性病而提出，即 2 岁儿童 5 g/d，3 岁以上儿童 8 g/d，20 岁以上成年人 25~35 g/d。澳大利亚人每天平均摄入膳食纤维 25 g，可明显地减少冠心病的发病率和死亡率。美国膳食纤维专家小组委员会提出的 20~35 g，与 10~13 g/1 000 kcal 接近。

中国营养学会则提出中国居民摄入的膳食纤维量为：低能量饮食 7.52 MJ（1 800 kcal）摄入量为 25 g/d，中等能量饮食 10.03 MJ（2 400 kcal）摄入量为 30 g/d，高能量饮食 11.70 MJ（2 800 kcal）摄入量为 35 g/d。

3. 膳食纤维来源及其应用

膳食纤维的主要来源和种类包括谷类纤维如燕麦纤维，果蔬纤维如番茄纤维、苹果纤维、魔芋葡聚糖纤维、抗性淀粉等等。主要用于润肠通便、增加肠益生菌群及降血脂等。日本依据抗性淀粉每天摄入量 17~20 g，已开发出包括面包系列、面条系列、饼干系列等含抗性淀粉食品，这些食品不仅具有抗性淀粉的生理活性，而且对食品感官无不良影响，因而较易为消费者接受，具有广阔的市场前景。

3.3.5　碳水化合物的食物来源和推荐膳食摄入量

3.3.5.1　食物来源

我国居民平时摄入的碳水化合物主要是多糖，如谷类、薯类、豆类富含淀粉，摄入碳水化合物的同时，能获得蛋白质、脂类、维生素、矿物质、膳食纤维等其他营养物质，是碳水化合物的主要来源。而摄入食糖（白糖、红糖、砂糖）几乎 100% 是碳水化合物，除能补充热量外，不能补充其他营养素。蔬菜水果除含少量单双糖类外，还含丰富纤维素、半纤维素和果

胶等膳食纤维。

表 3 − 15　碳水化合物食物来源

食物种类	含量/g·(100 g)$^{-1}$	食物种类	含量/g·(100 g)$^{-1}$
大米	77.2	大豆	18.6
白面	75.7	芋头	17.1
高粱	70.4	莲子	64.2
黄玉米	66.6	栗子(鲜)	40.5
豌豆	55.4	花生仁	16

1. 粮谷类

粮谷类富含淀粉，是碳水化合物的主要食物来源，如水稻、小麦、玉米、大麦、燕麦、荞麦、高粱等，除淀粉外，糙米、燕麦、荞麦、红薯、薏苡仁和全麦面包含一定量膳食纤维。稻米含淀粉高达 77.2%，小麦标准粉含淀粉 73.6%。

2. 豆类

豆类，包括大豆、赤小豆、虹豆、绿豆、白豆、豌豆、蚕豆，大豆除含淀粉和膳食纤维外，还富含蛋白质、油脂等，是重要的食品加工原料。

3. 坚果、干果

莲子、花生、板栗、瓜子等都富含淀粉，还含有一定量的膳食纤维，同时含蛋白质较高。

4. 果蔬

根菜类包括薯类、淮山、马蹄、莲藕等也富含淀粉和膳食纤维。蔬菜中叶菜、茎菜类含可消化吸收的碳水化合物在 1%～4% 左右，蔬菜如花菜、小白菜、莴笋，除可摄取丰富的膳食纤维，还可补充多种维生素、矿物质，具降血脂、延缓葡萄糖吸收作用，可帮助血糖保持稳定。水果如甘蔗、甜瓜、西瓜、香蕉、葡萄等都含有单、双糖类及膳食纤维、维生素、矿物质等，水果含碳水化合物一般在 10%～20%。

3.3.5.2　碳水化合物推荐摄入量

我国营养专家认为，从 2～80 岁，碳水化合物摄入量占总热量的 55%～65% 为宜，其中精制糖摄入量占总能量 10% 以下。轻体力劳动的成年男性、女性可消化吸收碳水化合物适宜摄入量分别为 360～390 g/d，285～340 g/d。

3.3.6　碳水化合物的缺乏和过量

3.3.6.1　碳水化合物缺乏

膳食中可消化吸收碳水化合物过少，可造成膳食蛋白质浪费，组织蛋白质和脂肪分解增强以及阳离子的丢失等。基础营养素全面缺乏或膳食中严重缺乏碳水化合物将导致全身无力，疲乏、血糖含量降低，产生头晕、心悸、脑功能障碍等。严重者会导致低血糖昏迷。

膳食纤维摄入量不足，会发生便秘、消化不良、内分泌失调，导致高血脂、高血压、心脏病、癌症等慢性病发病率增加，严重影响着人的健康。

3.3.6.2 碳水化合物过量

碳水化合物摄入过量,即膳食中碳水化合物比例过高,会引起蛋白质和脂肪的摄入减少,也能对人体造成不良后果,包括蛋白质缺乏出现的消瘦、浮肿及骨质疏松、小孩智力发育受到影响等。热量的过多摄入,引起肥胖而导致各类疾病如高血脂、糖尿病等发病率增加。膳食纤维摄入过量,还会妨碍食物消化与营养素的吸收。

案例分析

低血糖症

低血糖症是糖尿病治疗过程中最常见,也是最重要的并发症,低血糖症出现时静脉血浆葡萄糖浓度常低于 2.8 mmol/L(50 mg/L)。低血糖发作时可出现一系列交感神经兴奋和中枢神经系统功能紊乱的症状,如虚弱、多汗、心悸、震颤、饥饿感、注意力不集中、视力障碍、意识模糊,甚至抽搐、昏迷。持续性严重低血糖将导致不可逆性脑损害,甚至致死。其病理变化过程是,低血糖症时脑细胞能量来源减少,很快出现神经症状或称神经低血糖。最初表现为心智、精神活动轻度受损,继之出现大脑皮质受抑制症状,随后皮层下中枢神经和脑干受累。最终累及延髓而致呼吸循环功能改变。若低血糖不能逆转常致死亡。中枢神经系统受损顺序与脑部发育进化过程有关,细胞愈进化则对低血糖愈敏感。当补充葡萄糖后中枢神经系统功能的恢复按次序逆行恢复。低血糖除直接影响中枢神经系统功能外,尚通过中枢神经系统影响交感神经系统功能活动,引发交感神经兴奋的一系列症状,如心悸、震颤、苍白、出汗等。该组症状由 β_2 肾上腺能受体受刺激而介导,无察觉性低血糖患者往往伴有 β_2 肾上腺能信号通路功能异常。

机制分析:

1)空腹低血糖症

(1)胰岛素分泌过多 ①胰岛疾病:包括胰岛 β 细胞增生或肿瘤,伴胰岛素瘤的多发性内分泌腺瘤。②胰外恶性肿瘤:最常见是起源于间皮的巨大肿瘤,包括纤维瘤、肉瘤,其次是胃肠道恶性肿瘤,偶见于肾癌、肺癌等。这些肿瘤诱发低血糖的机制还不清楚,可能与肿瘤细胞产生高浓度的类胰岛素样生长因子(IGF)和过多的葡萄糖摄取有关。③胰岛素自身免疫综合症:由于自身免疫、自身抗体作用而引起的低血糖症。

(2)拮抗胰岛素的激素分泌过少 包括垂体前叶功能低下、甲状腺功能低下、肾上腺皮质功能低下、高血糖素缺乏均易产生低血糖症。

(3)肝源性 ①严重肝病:肝脏组织弥漫性严重破坏,可引起肝糖原储备严重不足,糖异生能力减弱。②肝细胞酶系功能异常或不足:如糖原累积病、糖原合成酶缺乏等。

(4)葡萄糖供应不足、消耗过多 如长期饥饿,剧烈运动、厌食、严重呕吐、腹泻、大量的肾性糖尿等。

2)餐后低血糖症

(1)营养性(又称滋养性)低血糖症 ①胃大部切除后低血糖症;②胃肠运动功能异常综合症。

(2)特发性(功能性)低血糖症 精神刺激、焦虑常诱发,可有忧虑、血管舒缩不稳定、结肠激惹综合症等表现。

（3）先天性酶缺乏　如半乳糖血症、果糖耐受不良症、亮氨酸敏感症等。

（4）偶见于糖尿病早期，大量饮酒及摄入荔枝后，这些物质能抑制糖原分解而产生低血糖。

3）药源性

（1）降糖药物使用过量，包括 OHA 和胰岛素。

（2）磺脲类口服降糖药过量。

（3）其他药物如水杨酸、抗组胺制剂、单胺氧化酶抑制药、普萘洛尔（心得安）等，这些药物或促进胰岛素释放，抑制高血糖素的分泌和释放，或延长加强降糖药的作用，减少糖原异生和分解而引起低血糖。

预防保健

（1）及时处理　了解低血糖的病因与症状，对症治疗，对轻度低血糖应及时处理，防止低血糖由轻度发展为低血糖昏迷。

（2）糖尿病患者低血糖时及时补充营养　糖尿病人要做到定期检查血糖、尿糖，发现有低血糖倾向时与医师密切合作，以确定低血糖原因，或者及时口服糖水或遵医嘱治疗；注射胰岛素或口服降糖药剂量要合理，避免过大剂量或自行增加剂量以防低血糖发生；胰岛素注射后要按规定进餐，禁止胰岛素注射后拒食或空腹。

（3）饮食结构要合理，防治因癌症导致低血糖　饮食结构应合理，防止偏食导致蛋白质和脂肪摄入过多而糖类过少，这是一种错误的饮食方法，应该避免；经常在早餐前发生空腹性低血糖要排除胰岛 β 细胞瘤。

3.4　脂类

脂类是脂肪（fats）和类脂（lipid）的总称。营养学上重要脂类主要有三酰甘油酯（triglycerides）、磷脂（phospholipids）和固醇类（sterols）。脂肪是由 1 分子甘油和 3 分子脂肪酸组成的三酰甘油酯；类脂包括磷脂、糖脂（glycolipid）、固醇类和脂蛋白（lipoprotein）等。类脂组成元素除 C、H、O 外还有 N、S、P，如磷脂。磷脂主要有卵磷脂（phosphatidylcholine）、神经鞘磷脂（sphingomyeline）及脑磷脂（cephalin）。食物中脂类95%是三酰甘油酯，5% 为其他脂类。正常人体按体重计算含脂类14%～19%，肥胖者在30%以上。

3.4.1　脂类的生理功能

3.4.1.1　人体重要构成成分

脂类是人体的重要组成部分。体内储存的脂类中，绝大部分是以三酰甘油酯的形式存在于脂肪组织内。尽管体脂过多会影响身体健康，但适量的体脂却是必需的，一个体重65 kg的成人含脂肪约9 kg，肥胖者可高达100 kg以上，绝大部分以三酰甘油酯形式存在。类脂是多种组织和细胞的组成成分，如类脂质中的磷脂类，胆固醇等是构成生物膜的不可缺少的成分；脑髓和神经组织含有磷脂和糖脂；固醇还是机体合成胆汁酸和固醇类激素如睾酮、肾上腺素、维生素 D 等的必需物质。7-脱氢胆固醇存在于毛发，经阳光和紫外线照射后转变为维生素 D。脂蛋白则直接参与血液成分的构成。

3.4.1.2　供能与保护机体

脂肪能值高，每克脂肪供能可高达38 kJ/g(9.0 kcal)，比碳水化合物和蛋白质高约一倍。当机体摄入能量不能及时被利用或过多时，就被转变为脂肪而储存起来称为储存脂肪(stored fat)，如皮下脂肪等。这类脂肪因受营养状况和人体活动影响而增减，变动较大，故称为动脂(variable fat)。当机体需要时，脂肪细胞中脂酶立即分解三酰甘油酯释放出甘油和脂肪酸进入血液中，和食物中被吸收的脂肪一起，分解释放出能量以满足机体的需要。人体在休息状态下，60%的能源来源于体内脂肪，而在运动或长时间饥饿时，体脂提供的能量更多。若摄食能量过多，体内储存脂肪增多，人就会发胖。若机体3 d不进食，则能量的80%来自脂肪。若长期摄食能量不足则贮存脂肪可耗竭，使人消瘦。但是，人体不能利用脂肪酸分解合成葡萄糖以及供脑和神经细胞能量需要。在饥饿、供能不足时就必须消耗肌肉组织中的糖原和蛋白质。这正是"节食减肥"的危害之一。

此外，脂肪还有隔热、保温，保持身体不受温度变化的影响或热量过多的损失。脂肪在人体器官周围起着支持、缓冲作用，减轻外力对人体的震动，从而具有保护机体的作用。

3.4.1.3　提供必需脂肪酸与促进脂溶性维生素的吸收

脂肪所含多不饱和脂肪酸中，有的是人体的必需脂肪酸。它们除了是组织细胞，特别是细胞膜的结构成分之外，还具有很重要的生理功能。必需脂肪酸只能由膳食供给，它是组织细胞的组成成分，对线粒体和细胞膜特别重要。

此外，食物脂肪有助于脂溶性维生素的吸收。如黄油、鱼肝油、麦胚油、豆油等含有维生素 D、E、视黄醇(维生素 A)或类胡萝卜素等。此外，脂类可刺激胆汁的分泌，提高脂溶性维生素在消化道的消化吸收率。

3.4.1.4　节约蛋白质作用

脂肪可帮助机体更有效地利用糖类，以减少蛋白质的消耗。脂肪在体内代谢分解的产物，可以促进糖类能量代谢，使其更有效地释放能量。充足的脂肪还可以保护体内蛋白质，包括食物蛋白质不被用来作为能源物质，而更有效地发挥其他重要生理功能。

3.4.1.5　其他功能

磷脂和胆固醇与神经兴奋及神经冲动的传导有关。

脂类在胃中停留时间较长。一次进食含50 g脂肪的高脂膳食，需4~6 h才能在胃中排空，因为脂肪进入十二指肠，刺激产生肠抑胃素并能延长食物在胃中停留时间，因而使人有高度饱腹感。烹调油脂可改善食物的感官特性，赋予食品特殊风味，提高食欲，如油炸食品等特有的美味感，没有脂肪是不会有的。

3.4.2　脂肪酸

3.4.2.1　脂肪酸的分类、命名

脂肪酸(fatty acid，FA)是构成三酰甘油酯的基本单位。自然界中绝大多数脂肪酸都是偶数碳原子的脂肪酸，奇数碳原子的脂肪酸为数很少，只有微生物产生的脂肪酸为奇数碳原子。此外，也还可有少数带侧链的脂肪酸和含环脂肪酸。例如棉籽油中的萍婆酸(sterculic acid)是环丙烷脂肪酸。不过能被人体吸收、利用的都是偶数碳原子的脂肪酸。这些脂肪酸可含有0~6个间隔的顺式双键。即：

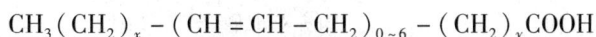

$$CH_3(CH_2)_x-(CH=CH-CH_2)_{0~6}-(CH_2)_yCOOH$$

脂肪酸可按碳链长短不同分成3类：

(1)短链脂肪酸　$C_4 \sim C_6$，主要存在乳脂和棕榈油中。

(2)中链脂肪酸　$C_8 \sim C_{12}$，主要存在于某些种子如椰子油中。

(3)长链脂肪酸　C_{14}以上，脂类中主要的脂肪酸。如软脂酸、硬脂酸、亚油酸、亚麻酸等。

按其空间结构不同，可分为顺式脂肪酸(cis - fatty acid)和反式脂肪酸(trans - fatty acid)。顺式结构是指连接到双键两端碳原子上的两个氢原子都在同侧，而反式脂肪酸双键两端的两个氢原子在链的不同侧。天然食物油中大多数常见脂肪酸是顺式脂肪酸，只有反油酸为反式结构，油脂氢化时会产生部分反式脂肪酸。

此外，脂肪酸还可根据碳链中双键数的多少分成以下3类：

(1)饱和脂肪酸(SFA)　分子中不含双键，多存在于动物脂肪中。

(2)单不饱和脂肪酸(MUFA)　分子中含有一个双键，油酸是最普通的单不饱和脂肪酸。

(3)多不饱和脂肪酸(PUFA)　分子中含两个以上双键，在植物种子和鱼油中含量较多。

饱和脂肪酸中碳原子数小于10在常温下为液态，称低级脂肪酸或挥发性脂肪酸。碳原子数大于10在常温下为固态，称固体脂肪酸。随脂肪酸碳链加长脂肪熔点增高，不饱和脂肪酸由于引入双键可大大降低熔点。

关于脂肪酸的命名，除常用系统名和俗称外，在国际上常有△编号系统和n或ω系统命名法。△编号从羧基端碳原子算起，用阿拉伯数字对脂肪酸分子上碳原子定位，而n或ω编号从离羧基端最远碳原子定位。例如，癸酸的化学结构编位为：

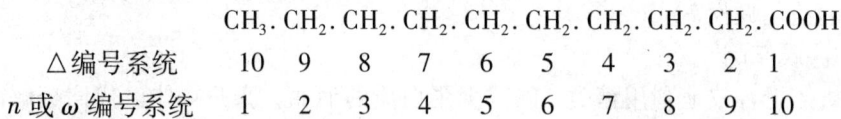

$$CH_3 . CH_2 . CH_2 . CH_2 . CH_2 . CH_2 . CH_2 . CH_2 . CH_2 . COOH$$

△编号系统　　　10　9　8　7　6　5　4　3　2　1

n或ω编号系统　　1　2　3　4　5　6　7　8　9　10

亚油酸按△编号系统可表示为△9，12C18，即亚油酸由18个碳原子组成，在第9和12碳原子上有两个双键。若按n或ω编号系统则表示为$C_{18:2}$，$n-6$，9或$C_{18:2}$，$\omega-6$，9。即亚油酸为十八碳二烯酸，两个双键分别在第6和9个碳原子上。

不饱和脂肪酸按照其距离羧基端最远的不饱和双键所在碳原子数的不同，可分为$n-3$，$n-6$，$n-7$和$n-9$系列或$\omega-3$，$\omega-6$，$\omega-7$，$\omega-9$系列，即距离羧基端最远的双键分别位于甲基端数起第3、6、7、9位碳原子上，并以此将不饱和脂肪酸分成4类。关于不饱和脂肪酸的类别及其母体脂肪如表3-16。

表3-16　母体脂肪酸

系列类别	$n-3$	$n-6$	$n-7$	$n-9$
母体脂肪酸	亚麻酸	亚油酸	棕榈油酸	油酸

每一类都由一系列脂肪酸组成。该系列各个脂肪酸都能在生物体内由母体脂肪酸合成。例如，花生四烯酸($C_{20:4}$，$n-6$)为$n-6$系列二十碳脂肪酸，它可由$n-6$系列的母体脂肪酸亚油酸($C_{18:2}$，$n-6$)在体内经去饱和后与羧基端延长合成。$n-3$系列的亚麻酸($C_{18:3}$，$n-3$)在体内即可同样去饱和与羧基端延长转变成二十碳五烯酸(EPA，$C_{20:5}$，$n-3$)和二十二碳

六烯酸（DHA，$C_{22:6}$，$n-3$）。但生物体不能将某系列脂肪酸转变成另一系列脂肪酸，即不能将油酸（$n-9$）转变亚油酸（$n-6$）或其他系列的任何一种脂肪酸。

图 3-3 表示由亚油酸和 α-亚麻酸在体内合成 $n-6$ 和 $n-3$ 类脂肪酸的过程。人体在利用这两种必需脂肪酸时，使用同一种酶，使体内合成速度较慢，故从食物中直接获得是最有效的途径。

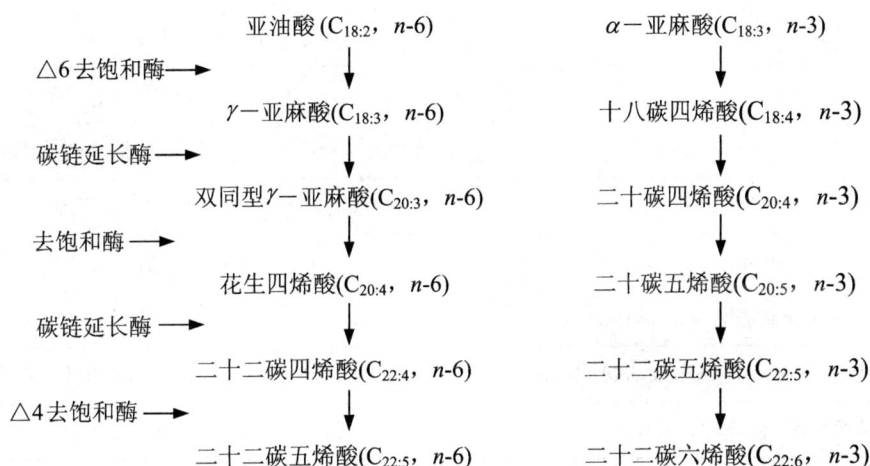

	亚油酸($C_{18:2}$，$n-6$)	α-亚麻酸($C_{18:3}$，$n-3$)
$\triangle$6去饱和酶 →	↓	↓
	γ-亚麻酸($C_{18:3}$，$n-6$)	十八碳四烯酸($C_{18:4}$，$n-3$)
碳链延长酶 →	↓	↓
	双同型γ-亚麻酸($C_{20:3}$，$n-6$)	二十碳四烯酸($C_{20:4}$，$n-3$)
去饱和酶 →	↓	↓
	花生四烯酸($C_{20:4}$，$n-6$)	二十碳五烯酸($C_{20:5}$，$n-3$)
碳链延长酶 →	↓	↓
	二十二碳四烯酸($C_{22:4}$，$n-6$)	二十二碳五烯酸($C_{22:5}$，$n-3$)
$\triangle$4去饱和酶 →	↓	↓
	二十二碳五烯酸($C_{22:5}$，$n-6$)	二十二碳六烯酸($C_{22:6}$，$n-3$)

图 3-3 体内不饱和脂肪酸合成途径

食物中常见脂肪酸的分类、组成及来源如表 3-17。

表 3-17 常见的脂肪酸

名称	代号、来源
丁酸（butyric acid）	$C_{4:0}$奶油
己酸（caproic acid）	$C_{6:0}$奶油
辛酸（caprylic acid）	$C_{8:0}$椰子油、奶油
癸酸（capric acid）	$C_{10:0}$棕榈油、奶油、椰子油
月桂酸（lauric acid）	$C_{12:0}$椰子油、奶油
肉豆蔻酸（myristic acid）	$C_{14:0}$奶油、椰子油、肉豆蔻脂肪
棕榈酸（palmitic acid）	$C_{16:0}$牛肉、羊肉、猪肉、大部分植物油
硬脂酸（stearic acid）	$C_{18:0}$牛肉、羊肉、猪肉、大部分植物油
花生酸（arachidic acid）	$C_{20:0}$花生油、猪油
山嵛酸（behenic acid）	$C_{22:0}$猪油、花生油
豆蔻油酸（myristoleic acid）	$C_{14:1}$，$n-5$ 黄油
棕榈油酸（palmitic acid）	$C_{16:1}$，$n-7$ 棕榈油、茶油

名称	代号、来源
油酸(oleic acid)	$C_{18:1}$，$n-9$ 茶油、氢化植物油
反油酸(elaidic acid)	$C_{18:1}$，$n-9$，trans 大多数油脂
亚油酸(1inoleic acid)	$C_{18:2}$，$n-6$，9 植物油
α – 亚麻酸(α – 1inolenic acid)	$C_{18:3}$，$n-3$，6，9 植物油
γ – 亚麻酸(γ – 1inolenic acid)	$C_{18:3}$，$n-6$，9，12 微生物发酵
花生四烯酸(arachidonic acid)	$C_{20:4}$，$n-6$，9，12，15 植物油、微生物发酵
二十碳五烯酸(timnodonic acid, EPA)	$C_{20:5}$，$n-3$，6，9，12，15 鱼油
芥子酸(erucic acid)	$C_{22:1}$，$n-9$ cis 菜子油
二十二碳五烯酸(鱼酸)(clupanodonic acid)	$C_{22:5}$，$n-4$，8，12，15，18 鱼油
二十二碳六烯酸(docosahexenoic acid, DHA)	$C_{22:6}$，$n-3$，6，9，12，15，18 鱼油、鱼脑
二十四碳单烯酸(神经酸)(nervonic acid)	$C_{24:1}$，$n-9$ 鲨鱼脑及鲨鱼油

目前认为，不饱和脂肪酸摄食与控制心脑血管疾病等慢性疾病的发病有关，而应控制或降低饱和脂肪酸的摄食。多不饱和脂肪酸尤其是 $n-3$ 和 $n-6$ 系列多不饱和脂肪酸对人体有很重要的生物学意义，其中亚油酸和亚麻酸是人体必需脂肪酸。

3.4.2.2　必需脂肪酸

必需脂肪酸(essential fatty acid, EFA)是指人体不能自行合成，必须由食物中获得供给的脂肪酸。

人体可以合成多种脂肪酸，包括饱和脂肪酸、单不饱和脂肪酸和多不饱和脂肪酸。但是，$n-6$ 系列中亚油酸和 $n-3$ 系列中 α – 亚麻酸却不能自行合成，必须由食物中获得供给，是人体必需脂肪酸。事实上，$n-6$ 和 $n-3$ 系列中许多脂肪酸，如花生四烯酸、EPA、DHA 等都是人体不可缺少脂肪酸，但人体可以利用亚油酸和 α – 亚麻酸来合成这些脂肪酸。如果合成数量不足时，应由食物供给。

人们对必需脂肪酸的研究已经历了半个多世纪，但它的生理作用，尚未完全知晓，已知的作用有：

1)是细胞膜的结构成分

磷脂是细胞膜的主要结构成分，必需脂肪酸是磷脂构成成分，所以必需脂肪酸与细胞膜的结构和功能直接相关。必需脂肪酸缺乏可以导致线粒体肿胀、细胞膜结构和功能改变及膜透性和脆性增加。因而必需脂肪酸对于生长发育是必需的。

2)可保护皮肤

必需脂肪酸可抵抗 X – 射线所致的皮肤损害，防这一类皮炎。

3)能改善血管功能，增强免疫力

必需脂肪酸与胆固醇代谢有关，体内约70%的胆固醇与脂肪酸酯化成酯。在低密度脂蛋白(LDL,主要携带胆固醇)和高密度脂蛋白(HDL,主要携带不饱和脂肪酸)中,胆固醇和亚油酸形成固醇酯,然后被转运和代谢。如 HDL 就可将胆固醇运往肝而被代谢分解。具有这种降血脂作用的还包括 $n-3$ 和 $n-6$ 系列的其他多不饱和脂肪酸如 EPA 和 DHA 等。阿拉斯居民,尽管饮食中富含高能量、高脂肪和高胆固醇,但心脏病患病率很低,原因是他们经常食用的海产品食物中富含这些多不饱和脂肪酸。另外,少量必需脂肪酸对免疫系统有促进作用。

4)为调控物质提供原料

亚油酸是前列腺素(prostaglandins)的合成原料,前列腺素存在于许多器官中,有着多种多样的生理功能,如使血管扩张和收缩、参与神经刺激传导、作用于肾影响水排泄,奶中的前列腺素可以防止婴儿消化系统损伤等。

$n-6$ 和 $n-3$ 系列多不和脂肪酸(PUFA)对脂肪酸的生物合成和氧化有独特的调控作用,PUFA 可以调控一些编码代谢关键酶的基因表达。目前已发现多种基因受到 PUFA 的调节,对编码脂肪酸合成酶、糖酵解酶、L-丙酮酸激酶和细胞白介素等基因表达的抑制,以及对编码脂肪酸氧化酶的基因的诱导。

5)与精子形成有关

饮食中如果长期缺乏必需脂肪酸,动物可出现不孕症,授乳过程也会发生障碍,动物实验表明,必需脂肪酸缺乏会使动物生长发育受阻。

6)保护视力

人体内由 α-亚麻酸衍生的 DHA 是视网膜受体中最丰富的多不饱和脂肪酸,为维持视紫红质正常功能所必需,对增强视力有良好作用。

3.4.3 脂类的食物来源及推荐膳食参考摄入量

3.4.3.1 脂类的食物来源

1.动物性食物及其制品

动物性食物如猪肉、牛肉、羊肉,以及它们的制品如各种肉类罐头等都含有大量脂肪。即使是除去可见脂肪的瘦肉也都含有一定量的"隐藏"脂肪。禽蛋类和鱼类脂肪含量稍低(蛋黄及蛋黄粉含量甚高)。尽管乳本身含脂肪量不高,但乳粉(全脂)的脂肪含量可约占30%,而黄油的脂肪含量可高达80%以上。此外,一些动物组织特别是皮下脂肪和腹腔脂肪组织可以炼制成动物脂肪,以供烹调和食品加工用。通常,畜类脂肪含饱和脂肪酸较多,而禽类和鱼类脂肪含多不饱和脂肪酸较多。鱼类,尤其是海鱼脂肪更是 EPA 和 DHA 的良好来源。

2.植物性食物及其制品

植物性食物以油料作物如大豆、花生、芝麻等含油量丰富。大豆含油量约20%,花生可在40%以上,而芝麻更可高达60%。它们本身既可直接加工成各种含油量不同的食品食用,又可以提制成不同的植物油供人们烹调和在食品加工时使用。植物油含不饱和脂肪酸多,并且是人体必需脂肪酸的良好来源。某些坚果类含油量也很高,如核桃、松子的含油量可高达60%,但它们在人们日常的食物中所占比例不大。至于谷类食物含脂肪量较少,水果、蔬菜的脂肪含量则更少。

3.4.3.2 脂类的推荐摄入量

脂肪的摄入受民族、地区、饮食习惯,以及季节、气候条件等所影响,变动范围很大。对于脂肪的摄入量各国大都以脂肪供能所占总能摄取量的百分比计算,并多限制在30%以下。

欧美国家由于食用动物性食物较多,脂肪摄入量很高,其膳食脂肪供能可高达总能摄入量的40%以上。随着人们对脂肪摄入量,尤其是饱和脂肪酸摄入量过高与心血管疾病和癌症的关系认识的深入,认为必须降低脂肪的摄食量。中国营养学会推荐每日膳食中脂肪能量所占总能量的百分比值为儿童和青少年为25%~30%,成人为20%~25%。我国部分城市中老年人的脂肪供能占总能摄入量的百分比已超过30%,这不利于心血管疾病等慢性病的防治。对于轻体力劳动的成人,膳食脂肪推荐值约为男65 g,女55 g,其中饱和脂肪控制在男20~22 g,女17 g左右。中国居民膳食脂肪适宜摄入量参见表3-18。总的来说,以一个身高1.70 m的健康男性为例,膳食脂肪参考摄入量为65 g,饱和脂肪20 g,胆固醇摄入控制在300 mg以下。

表3-18 中国居民膳食脂肪适宜摄入量

年龄/岁	脂肪/%	饱和脂肪酸/%	单不饱和脂肪酸/%	多不饱和脂肪酸/%	$n-6/n-3$	胆固醇/mg·d^{-1}
0~	45~50				4:1	
0.5~	35~40				4:1	
2~	30~35				(4~6):1	
7~	25~30				(4~6):1	
14~	25~30	<10	8	10	(4~6):1	
成人	20~30	<10	10	10	(4~6):1	<300
老年	20~30	6~8	10	8~10	4:1	<300

3.4.3.3 脂肪酸的比例

关于脂肪推荐摄入量中不同脂肪酸的组成比例问题,各国均很重视。不同脂肪酸的组成比例包括两个方面:一方面是饱和脂肪酸(SFA)、单不饱和脂肪酸(MUFA)与多不饱和脂肪酸(PUFA)之间的比例;另一方面是多不饱和脂肪酸中$n-6$和$n-3$多不饱和脂肪酸之间的比例。

对正常人体,目前理想的膳食脂肪构成推荐的SFA:MUFA:PUFA=1:1:1,($n-6$)系列与($n-3$)系列适宜比例为(4~6):1。常见食用油中各系列脂肪酸比例见表3-19。

表 3 – 19 常见食用油中脂肪酸比例/%

食用油种类	饱和脂肪酸	单不饱和脂肪酸	多不饱和脂肪酸		其他
		油 酸	亚油酸($n-6$)	亚麻酸($n-3$)	
大豆油	16	22	52	7	3
菜籽油	13	20	16	9	42
花生油	19	42	38	0	1
玉米油	15	27	56	1	1
葵花籽油	13	19	63	5	0
芝麻油	15	38	46	0	1
亚麻籽油	10	25	16	49	0
棕榈油	44	44	12	0	0
棉籽油	26	26	45	0	3
橄榄油	10	83	7	0	0
茶 油	10	79	10	1	0
椰子油	92	0	6	2	0
可可油	93	6	1	0	0
大麻油	15	39	45	0	1
米糠油	21	43	33	3	0
文冠果油	8	31	48	0	13
猪油	43	44	9	0	4
牛油	62	29	2	1	6
羊油	57	33	4	2	4
黄油	58	32	4	2	4

3.4.3.4 控制饱和脂肪酸及胆固醇的摄入

高膳食脂肪的摄入伴随着肥胖等疾病发生。肥胖给健康带来很大危险，因脂肪的能量密度使食用高脂肪食物的人更多地摄入能量，从而使体重增加。另外，食物中脂肪在人体储存效率高得惊人。食物中脂肪转变成体内脂肪只消耗少量的代谢能量。而食物中的糖类、蛋白质与脂肪不同，它们最终转变为体内储存脂肪之前必须经过许多代谢步骤。那些食用高脂肪食物的人体内脂肪含量往往比预想的多。摄食低脂高糖食物是控制体重的有效方法。

高膳食脂肪，主要是含饱和脂肪酸过多的油脂摄入，易诱发心血管疾病(cardiovascular disease，CVD)。认识脂类对 CVD 发生率的影响是进行血脂测量的基础，测试结果能够提供许多有关一个人患 CVD 的危险性的信息。

血液中胆固醇是 CVD 发作的最主要的 3 个危险因素之一(其他两个原因是吸烟与高血压)。食物中胆固醇越高，被吸收的可能就越高。含胆固醇高的食物包括畜类的脑髓，动物的肝、肾，虾皮，蟹黄，蛋黄，鱼卵。其次是红肉，也含有一定量的胆固醇。表 3 – 20 是一些常见食物的胆固醇含量。

表 3 – 20　常见食物中胆固醇含量/mg · (100 g)$^{-1}$

食物名称	含量	食物名称	含量	食物名称	含量
猪肉(瘦)	94	脱脂奶粉	15	鲮鱼(罐头)	162
猪肉(肥)	109	全脂奶粉	110	海蟹	125
猪心	158	鱿鱼(枪乌贼)	871	河虾	242
猪肚	159	墨鱼(干)	316	龙虾	121
猪肝	288	鸭蛋	565	明虾	273
猪肾	354	松花蛋	608	虾皮	428
猪脑	2571	鸡蛋	585	虾米	525
牛肉(瘦)	58	鲳鱼	77	海参	62
牛肉(肥)	84	大黄鱼、草鱼	86	海蜇头	10
羊肉(瘦)	60	鲫鱼	130	海蜇皮	8
羊肉(肥)	92	黄鳝	126	猪油	93
鸭肉	94 ~ 143	大马哈鱼	10	牛油	135
鸡肉	106	带鱼	76	奶油	168
牛奶	15	海鳗	71	黄油	395

遗传因素在某种程度上决定了每个人处理食物中胆固醇的能力。大约 10% 的人即使摄入了大量的胆固醇,他们的血液中胆固醇增加很少。还约有 10% 的人对同样量胆固醇的食物反应很强烈,他们血液中的胆固醇会大幅度提高。少数人由于遗传的原因没有能力从血液中清除他们所食用与吸收的胆固醇,这种情况很少见,但它却很重要,一是从中发现了胆固醇运输机制,二是对高血液胆固醇有遗传倾向的人,应严格限制脂肪摄入,并且控制高胆固醇食物的摄入。对于大多数人来说,摄入合理量的鸡蛋、肝以及其他含胆固醇的食物不必担心血液中胆固醇含量会增加,胆固醇在体内参与细胞膜的组成,并维持和营养细胞膜,保持细胞膜的稳定性。若血液内胆固醇水平过低,会使细胞膜的稳定性减弱,导致细胞膜弹性降低,致使血管壁脆性增加。专家建议成人应限制胆固醇摄入,每天摄入 50 ~ 300 mg 胆固醇为佳。

3.4.3.5　磷脂和多不饱和脂肪酸的摄入

1. 磷脂

磷脂(phospholipid)是指含磷酸的脂类,是三酰甘油酯中 1 个或 2 个脂肪酸被含磷酸的其他基团所取代的一类物质。依照氨基醇的不同可分以下几类:

(1)磷脂酰胆碱(phosphatidyl choline,PC),也称卵磷脂(lecithin)存在于大豆、动物脑、肾上腺、红细胞,蛋黄(8% ~ 10%)。有控制肝脂代谢,防止脂肪肝的形成的作用。

(2)磷脂酰乙醇胺(phosphatidyl ethanolamine,PE),也称脑磷脂(cephalin),参与血液凝结。

（3）磷脂酰丝氨酸（phosphatidylserine，PS），是血小板膜带负电荷的酸性磷脂（即血小板第三因子）。当血小板因组织受损而被激活时，其膜的这些磷脂转向外侧，作为表面催化制与其他凝血因子一起导致凝血酶原的活化。

（4）磷脂酰肌醇（phosphatidylinositol，PI），存在于哺乳动物的细胞膜，在血小板聚集中起重要作用。

（5）双磷脂酰甘油（phosphatidyl glycerol，PG），也称心磷脂，在动物细胞膜、心肌中含量丰富。

其中最重要的磷脂是卵磷脂（lecithin），是由 1 个含磷酸胆碱基团取代三酰甘油酯中 1 个脂肪酸而构成的。这种结构使其具有亲水又亲油的双重特性。

磷脂不仅与脂肪酸相似，可提供能量，更重要的是它是细胞膜的构成成分。生物膜按重量计，通常含蛋白质约 20%，含磷脂 50% ~70%，含胆固醇 20% ~30%，糖脂和三酰甘油酯的含量甚低或无。因功能不同，各种膜的脂类含量也有差别。因其具有极性和非极性双重特性，可以帮助脂类和脂溶性物质如脂溶性维生素、激素等顺利通过细胞膜，促进细胞内外物质交流。此外，磷脂作为乳化剂，可以使脂肪悬浮在体液中，有利于其吸收、转运和代谢。

磷脂缺乏会造成细胞膜结构受损，出现毛细管脆性增加和通透性增加，皮肤细胞对水通透性增高致水代谢紊乱，发生皮疹等。磷脂还是血浆脂蛋白的重要组成成分，有稳定脂蛋白的作用，故组织脂类如脂肪和胆固醇在血液中运输时，都需要足够磷脂才能顺利进行。在胆汁中磷脂与胆盐、胆固醇一起形成胶粒，以利于胆固醇的溶解和排泄，故磷脂有防动脉硬化，从而防心脑血管疾病的作用，有防胆结石作用。磷脂还有益智健脑、防脂肪肝、保护胰岛功能的功效。含磷脂较多的食物有蛋黄、牛奶、大豆、肝脏、麦胚和花生等。

3.4.4　脂肪与健康有关的两个问题

3.4.4.1　血液脂蛋白

脂蛋白存在于血液、线粒体、微粒体、细胞膜中，是由脂类和蛋白质结合而成。

根据血液脂蛋白的相对密度或电泳速度可分为 α - 脂蛋白亦称高密度脂蛋白（high density lipoprotein，HDL）、β - 脂蛋白亦称低密度脂蛋白（low density lipoprotein，LDL）、前 β - 脂蛋白亦称极低密度脂蛋白（very low density lipoprotein，VLDL）和乳糜微粒（chylomicron，CM）4 部分。

各种密度的脂蛋白的主要作用是在血液中运送甘油三酯到肌肉与脂肪组织中。

1.血液中的脂蛋白

（1）CM 是由小肠上皮细胞合成，主要成分为膳食脂肪，其作用在于运输外源性甘油三酯到肝和脂肪组织代谢。

（2）VLDL 主要由甘油三酯构成，但磷脂和胆固醇含量比 CM 多，主要由肝合成，负责将甘油三酯从肝脏送往全身脂肪组织或其他组织储存。

（3）LDL 来自肝脏，其主要成分为胆固醇的一类脂蛋白，将胆固醇由肝脏达到各个组织中作为制造细胞膜和某些激素的原料。

（4）HDL 主要由大量蛋白质、磷脂和少量胆固醇、甘油三酯等组成，肝脏和小肠都能合成 HDL，它在血浆中的浓度比较恒定。不受膳食中 SFA 和胆固醇的影响，主要作用是从组织中清除不需要的胆固醇，并送往肝脏代谢处理，然后排出，因此 HDL 可防止脂质在动脉壁沉积而引起动脉硬化,保护心血管系统。

2．血脂正常值

(1)总胆固醇(TC):200 mL/L 以下或 3～5.2 mmol/L 左右;

(2)甘油三酯(TG):150 mg/L 以下或 1.7 mmol/L 左右;

(3)低密度脂蛋白(LDL－C):120 mg/L 或 3.12 mmol/L 以下;

(4)高密度脂蛋白(HDL－C):40 mg/L 或 1.04 mmol/L 以上。

3.4.4.2 氢化植物油与反式脂肪酸

氢化植物油是将植物油中通入氢气氢化得到的产品,通过氢化增加了油脂的稳定性,可防止不饱和脂肪酸氧化。

氢化油的一个重要问题是产生反式脂肪酸。一些不饱和脂肪酸在氢化后并没有变成饱和和脂肪酸,而是结构的形状发生了改变。如图 3－4,顺式键看起来像 U 型,反式键看起来像线形。顺式键形成的不饱和脂肪酸室温下是液态如植物油,反式键形成的不饱和脂肪酸室温下是固态。

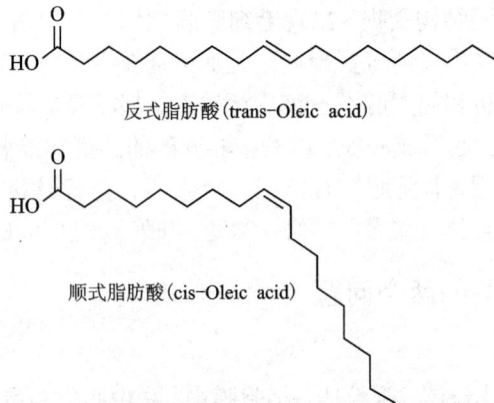

反式脂肪酸(trans-Oleic acid)

顺式脂肪酸(cis-Oleic acid)

图 3－4 反式脂肪酸与顺式脂肪酸结构式的差别

反式脂肪酸对身体健康影响有:①使人更易发胖。②增加人体 LDL 含量而降低 HDL 含量,增加血液黏度和凝聚力,导致血栓形成及心血管疾病发病率增加。③增加Ⅱ型糖尿病发病率。

3.4.5 膳食脂肪营养价值评价

膳食脂肪的营养价值主要取决于脂肪酸的种类与含量,脂肪的消化率及脂溶性维生素的含量。

3.4.5.1 脂肪酸的种类与含量

脂肪的营养价值与脂肪酸的种类,含量和相互比例有关,一般不饱和脂肪酸含量较高的油脂,其营养价值相对较高,对于正常人体,目前理想的膳食脂肪构成推荐值仍然是:多不饱和脂肪酸:单不饱和脂肪酸:饱和脂肪酸 ＝1:1:1,n－3 系列和 n－6 系列多不饱和脂肪酸的比例适宜[1:(4～6)]。

3.4.5.2 消化率

1）脂肪酸在甘油三酯分子上的分布

肠道中脂肪酶有选择地水解在甘油1、3碳位上酯键，而脂肪酸在甘油分子上3个羟基上的分布并不是随机的，而是特定的脂肪酸位于特定的位置，植物中SFA几乎全部在1、3位置上酯化，动物脂肪则不具备这种规律性。带短链脂肪酸的甘油三酯如黄油较易消化。含不饱和脂肪酸的甘油酯的酯解速度快于含饱和脂肪酸甘油酯者。

2）脂肪的熔点

含不饱和双键较多以及熔点接近或低于人体温度，其消化率高，而熔点在50℃以上者则不易被消化。含不饱和脂肪酸和短链脂肪酸越多，其熔点越低越易消化，一般植物油中不饱和脂肪酸含量高，熔点大多低于室温，故消化率越高。黄油和奶油虽含不饱和脂肪酸不多，但是因熔点低脂肪所占比例大，消化率也较高。

3.4.5.3 脂溶性维生素含量

维生素含量愈多的脂肪其营养价值越高。动物储存脂肪中几乎不含维生素，一般器官脂肪中含量亦不多，而肝脏中则富含维生素A、D；乳与蛋黄中含有维生素A、D；植物油中含丰富的维生素E。

3.4.5.4 脂类的稳定性

营养价值高的油脂必需有一定的稳定性。稳定性的大小与饱和脂肪酸的多少及维生素E的含量有关，不饱和脂肪酸是不稳定的。维生素E有抗氧化作用，可防止脂类的酸败。

3.4.6 油脂氧化对食品营养价值的影响

脂类氧化对食品营养价值的影响主要是由于氧化对营养素作用所致。食品中脂类任何明显自动氧化或催化氧化都会降低必需脂肪酸含量。与此同时它可破坏其他脂类营养素如胡萝卜素、维生素和生育酚等，从而降低食品的营养价值。此外，由脂类氧化所产生的过氧化物和其他氧化产物还可进一步与食品中的其他营养素如蛋白质等相互作用，形成有如氧化脂蛋白等从而降低蛋白质等的利用率。

3.5 维生素

维生素是维持人体正常生理功能而必须从食物中获得供给的一类微量有机物质。它们种类繁多、性质各异，但具有以下共同特点：

（1）它们在体内不提供热能，一般也不是机体的组成成分。

（2）它们需要量极少，通常以毫克、甚至微克计量，但在维持机体正常生理功能或物质代谢时有十分重要的作用，不能缺少。

（3）大多数是人体中酶或辅酶的组成部分，在体内起催化作用，促进基础营养素的合成和降解，从而控制代谢。

（4）人体自己不能合成或合成量很少，必须从食物中摄取。

（5）在天然食物中存在，但没有一种天然食物中含有所有的维生素。

维生素的命名可以按照字母命名，也可按照化学结构或功能命名，如表3-21。

表 3-21 维生素命名

字母命名	化学结构或功能命名	英文名称
维生素 A	视黄醇，抗干眼病维生素	vitamine A, retinol
维生素 D	钙化醇，抗佝偻病维生素	vitamine D, calciferol
维生素 E	生育酚	vitamine E, tocopherol
维生素 K	叶绿醌，凝血维生素	vitamine K, phylloquinone
维生素 B_1	硫胺酸，抗脚气病维生素	vitamine B_1, thiamine
维生素 B_2	核黄素	vitamine B_2, riboflavin
维生素 B_3	泛酸	vitamine B_3, pantothenic acid
维生素 B_5（维生素 PP）	尼克酸、烟酸，抗癞皮病维生素	niacin, nicotinic acid, nicotinamide
维生素 B_6	吡哆素	vitamine B_6, pyridoxine
维生素 M	叶酸	vitamine M, folacin
维生素 H	生物素	vitamine H, biotin
维生素 B_{12}	钴胺素，抗恶性贫血病维生素	vitamine B_{12}, cobalamin
维生素 C	抗坏血酸	vitamine C, ascorbic acid

按其溶解性质可将维生素分为水溶性和脂溶性两大类：

（1）水溶性维生素：能在水中溶解。包括维生素 C 和 B 族维生素（维生素 B_1，维生素 B_2，维生素 PP，维生素 B_6，泛酸，生物素，叶酸，维生素 B_{12}）。水溶性维生素及其代谢产物易自尿中排出，体内无非功能性的单纯储存形式。当机体饱和后，摄入的维生素必然从尿中排出；反之，若组织中维生素耗竭，则给予的维生素将大量被组织取用，故从尿中排出量少，故可利用负荷试验对水溶性维生素营养水平进行鉴定。

（2）脂溶性维生素：不溶于水而溶于脂肪及有机溶剂（如苯、乙醚及氯仿等）。常见的有维生素 A、维生素 D、维生素 E、维生素 K；在食物中常与脂类共存，在酸败的脂肪中容易破坏；其吸收与肠内的脂肪密切相关；主要存在于肝内，具有蓄积性，如摄入过多，易致中毒。

有些化合物，其活性与维生素相似，曾被列入维生素类，通常称为类维生素，也有人建议称为其他微量有机营养素，如生物类黄酮、肉碱（carnitine）、辅酶 Q（泛醌）、肌醇、硫辛酸、对氨基苯甲酸等。肉碱在能量代谢特别是在长链脂肪酸 β - 氧化中起关键作用；新生儿，尤其是早产儿合成肉碱能力很低，故婴儿配方食品及需要肠外营养的病人的营养液中需要补充肉碱。

应注意，有些商业上所称的维生素，按其性质功能来说并不是维生素，比如临床上用于治疗溃疡的维生素 U，实际上是 L - 蛋氨酸的衍生物，不属于营养学范畴的维生素。维生素 T 在一些自然医学的资料中被用来指代从芝麻中提取的物质，它没有单一而固定的成分，因此不可能成为维生素。而且它的功能和效果也没有明确的判断。在某些场合，维生素 T 作为睾丸酮（testosterone）的俚语称呼。维生素 V 是对治疗勃起功能障碍（erectile dysfunction, ED）的药物万艾可（viagra）的口语称呼。

按缺乏原因可将维生素缺乏分为原发性和继发性两种。原发性维生素缺乏是指饮食中维生素供给不足，或其生物利用率过低；继发性指因生理或病理原因，妨碍维生素的消化、吸收、利用，或因需要量增加，排泄或破坏增多，而致条件性维生素缺乏。

按缺乏程度又可分为临床缺乏和亚临床缺乏两种。维生素临床缺乏即维生素缺乏症，是食物中某种或某几种维生素长期缺乏或不足引起的代谢紊乱和出现病理状态。亚临床缺乏又称维生素边缘缺乏（marginal deficiency），是营养缺乏的主要问题之一；亚临床营养缺乏者无明显维生素缺乏症状，但因体内维生素营养水平及生理功能处于低下状态，对疾病的抵抗力降低，降低工作效率和生活质量。有时也可出现某些症状，如食欲差、视力降低、容易疲乏等，但这些症状不明显，不特异，常被人们忽略，应高度警惕。

3.5.1 水溶性维生素

3.5.1.1 维生素 C

1. 理化性质及稳定性

维生素 C 又名抗坏血酸（ascorbic acid），是一个含有 6 个碳原子的酸性多羟基化合物，由于其分子中第 2、3 位碳原子上的两个烯醇式羟基极易游离而释放出 H^+，故具有有机酸的性质。天然的抗坏血酸是 L – 型。其异构体 D – 抗坏血酸的生物活性大约是 L – 型的 10%，常用于非维生素目的，例如在食品加工中作为抗氧化剂。维生素 C 的烯醇式结构也使它非常容易释放氢原子，并使许多物质还原，因此维生素 C 具有还原剂的性质，在有氧化剂存在时，抗坏血酸可脱氢变成脱氢抗坏血酸。此反应是可逆的，因而脱氢抗坏血酸具有和抗坏血酸相同的生理活性。但如果继续被氧化，就生成 2，3 – 二酮古洛糖酸而完全失去生理活性。

纯净维生素 C 为无色无臭的片状结晶，熔点为 190 ~ 192℃，味酸，溶于水及乙醇，具有很强的还原性。水溶液不稳定，极易氧化及受热破坏，在中性或碱性溶液中破坏尤其迅速。光、微量重金属（特别是 Fe^{3+} 和 Cu^{2+}）或荧光物质（如核黄素）更能加速其氧化。因而食品原料中维生素 C 在加工、储藏过程中被大量破坏，如常温储藏或缓冻时，特别是在 –8 ~ –7℃ 冻藏时维生素 C 有大量损失，烫漂时有沥滤损失。维生素 C 在低温（冷藏或快速冷冻）、干燥、酸性条件相对稳定。

2. 生理功能

1）参与体内多种羟化反应，预防坏血病

维生素 C 可预防坏血病（scurvy）的作用与其激活羟化酶，促进组织胶原蛋白形成密切有关。脯氨酸和赖氨酸分别在胶原脯氨酸羟化酶和赖氨酸羟化酶的作用下羟化生成羟脯氨酸和羟赖氨酸。肝细胞能利用维生素 C 使胆固醇羟化生成 7 – α – 羟基胆醇，它是形成胆汁酸的重要中间代谢产物。此外，维生素 C 参与皮质类固醇合成中的羟化反应。苯丙氨酸羟化为酪氨酸的反应，酪氨酸转变为对羟基苯丙酮酸后的羟化，移位等步骤以及转变为酪氨酸的反应，均需维生素 C 参与。维生素 C 作为羟化酶的辅助因子，能影响 1，25 – $(OH)_2$ – D – α – 羟化酶的活性。添加维生素 C 可刺激 1，25 – $(OH)_2$ – D_3 及钙结合蛋白的合成，因而可以提高骨强度，可预防胫骨软骨发育不良。肉碱合成、儿茶酚胺、肽激素酰胺化都需维生素 C 作为辅酶参与羟化反应。

2）参与体内的生物氧化反应

维生素 C 既可以氧化型存在，又可以还原型存在，作为受氢体和供氢体，参与体内的许多生物氧化还原反应，是体内重要的抗氧化剂，能够清除自由基。

（1）解毒作用 维生素 C 能使巯基酶分子中的 –SH 维持在还原状态，从而使酶保持活性。重金属离子能与体内的巯基类酶的 –SH 结合，使其失去活性以致发生代谢障碍而中毒。维生素 C 能使 G–S–S–G 还原为 G–SH，后者与金属离子结合排出体外而发挥解毒作用。

（2）维护造血功能 维生素 C 还通过保护维生素 E，间接起到抗氧化剂的作用。同时，维生素 C 本身被烟酰胺腺嘌呤二核苷酸体系酶（NADH）所还原。维生素 C 能使难以吸收的 3 价铁（Fe^{3+}）还原为易于吸收的 2 价铁（Fe^{2+}），还能促进叶酸转变为有生理活性的四氢叶酸，这些都可维护造血功能。因而维生素 C 缺乏时，红细胞的发育成熟受到影响而发生贫血。维生素 C 还能使红细胞中高铁血红蛋白还原为血红蛋白，恢复其运输氧的能力。

3）参与抗体形成

抗体（免疫球蛋白）中含有许多二硫键，它是由 2 个半胱氨酸分子连接而成，而半胱氨酸是由胱氨酸还原生成的，此反应也需要维生素 C 参与，同时在该还原反应过程中，维生素 C 被氧化成为脱氢维生素 C，又可使新合成的免疫球蛋白肽链上的巯基（–SH）连接成为二硫键（–S–S），促使抗体的形成。

4）提高抵抗力

维生素 C 与免疫系统之间存在着明显的交互作用。维生素 C 维持和加强胸腺淋巴细胞的功能，嗜中性白细胞起作用也需要维生素 C。维生素 C 直接参与体液免疫反应。

5）参与体内的其他代谢反应

在细胞内氨基酸中赖氨酸和蛋氨酸通过维生素 C 的作用生成肉碱，肉碱与脂肪代谢有密切联系。此外维生素 C 与糖代谢也有关。

6）与其他维生素及微量元素的相互关系

维生素 C 能减轻因维生素 A，维生素 E，维生素 B_1，维生素 B_2，维生素 B_{12} 和泛酸不足时出现的症状，增强维生素 B_1 在体内的贮存量。维生素 B_6 缺乏时，血中维生素 C 水平下降，补加维生素 B_6 后恢复正常水平。维生素 A，维生素 E 不足时会影响体内维生素 C 的作用。维生素 C 能促进肠道内铁的吸收，提高血铁含量，维生素 C 可促进硒的吸收从而节省硒的需要。

3. 缺乏和过量

如维生素 C 不能满足肌体需要，可致维生素 C 不足或缺乏，维生素 C 缺乏症叫坏血病。坏血病的早期症状是倦怠、疲劳、皮肤出现瘀点或瘀斑、毛囊过度角化，其中毛囊周围轮状出血具有特异性，常出现在臀部和下肢。继而出现牙龈疼痛出血、伤口愈合不良、关节肌肉短暂性疼痛，易骨折等。典型症状是牙龈肿胀出血、牙床溃烂、牙齿松动，毛细血管脆性增加。严重者可导致皮下、肌肉和关节出血及血肿形成，贫血，肌肉纤维衰退（包括心肌），心脏衰竭，严重内出血，而有致猝死的危险。

摄入过量的维生素 C 可能会引起草酸及尿酸结石的形成（摄取钙、维生素 B_6 及每天喝水可以予以调整）。长期大剂量摄入维生素 C 可促进铁的吸收，能引起高铁红细胞贫血；长期大剂量服用后突然停药，可造成反跳性坏血病；有研究指出，过量地服用维生素 C 会提高血液的凝结度，增加形成血栓的机会。

我国营养学会 2000 年推荐成人维生素 C RNI 为 100 mg/d，安全摄入量上限为 1 000 mg/d，吸烟者对维生素 C 的需要量比不吸烟者高40%，某些药物如阿司匹林和避孕药及心理紧张和高温环境,都可使人体对维生素 C 的需要量增加。

维生素 C 主要存在于蔬菜和水果中,蔬菜如辣椒、西红柿及各种深色叶菜类,水果如柑橘、柠檬、青枣、山楂、猕猴桃等维生素 C 含量很丰富。植物种子(粮谷类、豆类)不含维生素 C,动物性食物除肝、肾、血液外含量甚微。

3.5.1.2 维生素 B_1

1. 理化性质及稳定性

维生素 B_1 又称硫胺素,是最早被提纯的维生素。1896 年荷兰科学家伊克曼首先发现维生素 B_1,1910 年波兰化学家丰克从米糠中提取到维生素 B_1 并进行了提纯,1936 年人类成功合成维生素 B_1。维生素 B_1 在人体中以多种形式存在于组织细胞内,如血液中主要以焦磷酸硫胺素(thiamine pyrophosphate,TPP)形式由红细胞完成体内转运;在脑组织细胞内,焦磷酸硫胺素形式的占 79%,单磷酸硫氨素(thiamine monophosphate,TMP)形式的占 11%,三磷酸硫氨素(three thiamine phosphate,TTP)形式的及游离维生素 B_1 各占 5%。

游离纯维生素 B_1 为白色粉末状;提取到的维生素 B_1 盐酸盐为单斜片晶,维生素 B_1 硝酸盐则为无色三斜晶体。维生素 B_1 略带酵母气味,易溶于水,微溶于乙醇,以盐酸盐的形式,在酸性溶液(pH $<$ 5 时)和干燥环境中均稳定;在碱性条件下,特别是在加热时易分解破坏。维生素 B_1 对亚硫酸盐极为敏感,在有亚硫酸盐存在时,迅速分解成嘧啶和噻唑,并丧失其活性。

2. 生理功能

1)脱羧酶和转酮醇酶辅酶

TPP 是维生素 B_1 主要辅酶形式,在体内参与两个重要反应,即 α - 酮酸氧化脱羧反应和磷酸戊糖途径转酮醇酶反应。

2)改善食欲,维持神经系统正常功能

维生素 B_1 在维持神经、肌肉特别是心肌正常功能及在维持食欲、肠胃蠕动和消化液分泌等起重要作用。近来已证实维生素 B_1 此种功能属非酶功能,可能与 TPP 直接激活神经细胞氯通道,控制神经传导、启动有关。

3. 缺乏与过量

缺少它会得脚气病(beriberi),主要损害神经血管系统。维生素 B_1 不足和乙醇中毒是其主病因。发病早期可能有疲倦、烦躁、头痛、食欲缺乏、便秘和工作能力下降等。脚气病根据临床症状可分为 3 型:湿型、干型、混合型。

此外,少数患者可出现韦尼克 - 科尔萨科综合症(wernicke - korsakoff syndrome),也称为脑型脚气病,其表现有精神错乱、共济失调、眼肌麻痹、假记忆和逆行性健忘,甚至昏迷。婴儿脚气病多发生于 2~5 个月龄,缺乏维生素 B_1 母乳喂养婴儿。主要表现为发绀、失声症、水肿、心界扩大和心动过速,婴儿脚气病病情凶险,而且病程进展迅速,常于症状出现后,1~2 d 内突然死于心力衰竭。

维生素 B_1 没有毒性,少见中毒症状。

维生素 B_1 需要量与能量摄入有密切关系。推荐饮食供给量为 0.5 mg/4.18 MJ(1 000 kcal)。成人每天需摄入 1~2 mg 维生素 B_1。它广泛存在于动物肝、肾、心脏、瘦肉、豆类、坚果(种皮中含量较高)、全谷类、蛋黄、牛奶、番茄等食物中。大米过度加工则造成维生素

B₁ 大量流失。

3.5.1.3 维生素 B₂

1. 理化性质及稳定性

维生素 B₂ 又名核黄素。1879 年英国化学家布鲁斯首先从乳清中发现，1933 美国化学家哥尔倍格从牛奶中提取，1935 年德国化学家柯恩合成了它。维生素 B₂ 是橙黄色针状晶体，味微苦，水溶液有黄绿色荧光，在酸性溶液中对热稳定，在碱性条件下易分解破坏，为保证营养，熬粥不放碱就是这个道理。游离型维生素 B₂ 对紫外线高度敏感，在碱性条件下可光解为光黄素(lumiflavin)，在酸性、中性条件下光解为蓝色荧光物质光色素(lumichrome)及光黄素而丧失生物活性。

2. 生理功能

(1) 黄酶的辅酶。维生素 B₂ 是黄酶的辅酶，以黄素单核苷酸(FMN)和黄素腺嘌呤二核苷酸(FAD)形式为多种黄酶的辅酶，在体内催化广泛的氧化 – 还原反应。参与碳水化合物代谢，还在氨基酸和脂肪氧化、嘌呤碱转化成尿酸、芳香族化合物的羟化、蛋白质与某些激素合成及体内铁转运时发挥重要作用。所有这些功能都与维生素 B₂ 在异咯嗪上 1，5 氮位上的两个氮原子存在活泼共轭双键有关。

(2) 抗氧化性。近年来发现维生素 B₂ 有抗氧化活性。缺乏时脂质过氧化作用增强。人体缺少它易患口腔炎、皮炎、微血管增生症等。

(3) 参与维生素 B₅、维生素 B₆、叶酸的代谢。

3. 缺乏与过量

维生素 B₁ 摄入不足和酗酒是维生素 B₂ 缺乏最常见原因。某些药物如治疗精神病药丙嗪、丙咪嗪，抗疟疾药阿的平，抗癌药阿霉素等，可抑制维生素 B₂ 转化为活性辅酶的形式，长期服用也会造成缺乏症。

维生素 B₂ 缺乏会导致口角裂纹、口腔溃疡及游走性舌炎(地图舌)及脂溢性皮炎、湿疹等。

维生素 B₂ 溶解性较小，一般不易导致中毒，但大量服用亦有害。对癌症患者来说，过量服用还会减低氨甲喋呤(methotrexate)等抗癌剂的效用。

我国维生素 B₂ 供给量按 0.5 mg/1 000 kcal 制定，孕妇在原来基础上增加 0.3 mg，2000 年我国制定的维生素 B₂ RNI 为成年人每天应摄入 1.2 ~ 1.4 mg。维生素 B₂ 主要来源是动物性食物，以肝、肾、心、蛋黄、乳类较为丰富。植物性食物则以绿叶蔬菜、豆类含量较多，粮谷类含量较低。

3.5.1.4 维生素 B₃

1. 理化性质及稳定性

维生素 B₃，又称为维生素 PP、烟酸、尼克酸等，是吡啶 3 – 羧酸衍生物的总称，包括烟酸、烟酰胺等。二者皆溶于水和乙醇，烟酰胺溶解性明显好于烟酸，但都不溶于乙醚。维生素 B₃ 对酸、碱、光、热稳定，烹调时损失较小。

2. 生理功能

维生素 B₃ 以呼吸链中脱氢酶辅酶 I(NAD)、辅酶 II(NADP)。作为氢受体或供体，与其他酶同时参与细胞内氧化还原全过程。此外，它还是葡萄糖耐量因子(glucose tolerance fator,

GTF)重要组成分,具有增加胰岛素效能的作用。

3. 缺乏与过量

维生素 B₃ 缺乏易导致癞皮病(pellagra),主要损害皮肤、口、舌、胃肠黏膜及神经系统。其典型症状有皮炎、腹泻和痴呆等。其中皮肤症状最具特征,主要表现为皮肤湿疹,易摩擦部位出现对称性晒斑样损伤,湿疹逐渐结痂、脱屑,出现暗红色或棕色,也可因感染而糜烂。神经症状可表现为失眠、衰弱、乏力、抑郁、淡漠、记忆力丧失,甚至发展成木僵或痴呆症。

过量摄入维生素 B₃ 的不良反应有皮肤发红、眼部感觉异常、高尿酸血症,偶见高血糖。

我国推荐维生素 B₃ 日摄取量为 5 mg/1 000 kcal,成人每日摄取量为 12~15 mg。孕妇为 15~20 mg;哺乳期妇女则为 22 mg。维生素 B₃ 除从食物中获取外,还可在体内由色氨酸转化而来。平均每 60 mg 色氨酸转化产生 1 mg 维生素 B₃,烟酸及其酰胺广泛存在于动、植物食品中,但含量较少。含量较多的是蘑菇、酵母及发酵食品。

3.5.1.5 维生素 B₆

1. 理化性质及稳定性

维生素 B₆ 又名吡哆素,是吡哆醇、吡哆醛、吡哆胺的总称。它们在生物体内可相互转化且都具有维生素 B₆ 的活性。维生素 B₆ 的盐酸盐(盐酸吡哆醇)为白色或类白色的结晶或结晶性粉末,无臭,味酸苦,易受热分解;有氧时遇光照分解,在碱性条件下加剧;在加工中吡哆醛和吡哆胺可相互转化,在转化过程中稳定性下降。易溶于水,微溶于酒精,不溶于氯仿或乙醚。维生素 B₆ 的形式和数量都会受到加工的影响,如鸡蛋脱水时吡哆醛增加,吡哆胺下降;乳及乳制品、猪排中主要是吡哆醛,而熟火腿中主要是吡哆胺。罐头制造时维生素 B₆ 损失 57%~77%,海味和肉类罐头损失约 45%,冷冻蔬菜损失 37%~56%,冷冻水果和果汁平均损失 15%。

2. 生理功能

维生素 B₆ 是能量产生、氨基酸和脂肪代谢、中枢神经系统活动等必不可少的一种重要物质。

(1)主要是作为辅酶,通常以磷酸吡哆醛的形式,有时以磷酸吡哆胺的形式参与 100 多种酶的反应,包括蛋白质、脂肪以及碳水化合物的代谢。其中最重要的是蛋白质的代谢。在蛋白质代谢中,以磷酸吡哆醛为辅酶的不同酶类催化氨基酸的不同反应,包括转氨基、脱羧、脱胺作用,β-羟氨酸的脱水、α-D-氨基酸的消旋、半胱氨酸的脱硫基作用以及色氨酸转变为烟酸的作用等。

(2)参与辅酶 A 的生物合成、抗体的形成和信使核酸的合成,并与核酸代谢和内分泌腺有关。同时,维生素 B₆ 也在中枢神经系统代谢过程中起作用,它被认为有助于脑和神经组织中的能量转化,而与中枢神经系统的功能有关。

(3)促进色氨酸合成维生素 B₃,与维生素 B₁、维生素 B₂ 合作共同完成食物的消化分解及对皮肤的帮助;与铁合作治疗贫血;它能促进人体合成胰岛素等。

3. 缺乏与过量

除饮食摄入不足外,某些药物如异烟肼、雌激素、环丝氨酸和青霉素等均能与吡哆醛、吡哆胺、吡哆醇形成复合物而导致维生素 B₆ 缺乏症。单纯性维生素 B₆ 缺乏症较罕见,常伴有多种 B 族维生素缺乏的表现,缺乏会引起氨基酸和蛋白质的代谢异常,其临床症状主要表现为湿疹、口炎、口唇干裂、舌炎，易激怒、抑郁及性格改变等。体液和细胞正常的免疫功能受损，迟发型过敏反应减弱；可伴有高同型半胱氨酸血症和黄尿酸尿症，偶见低色素性贫血，还可出现肌肉抽搐，严重时出现惊厥。

维生素 B_6 相对无毒。但长期过量服用可致严重的周围神经炎，出现神经感觉异常，步态不稳，手足麻木，曾报道若每天服用 200 mg 或以上持续 30 天以上，可产生维生素 B_6 依赖综合症，引起嗜眠、成癖等症。

目前美国关于维生素 B_6 的 RDA 基本上是依据 0.016 mg/g 蛋白质而制定的。妊娠期和哺乳期妇女应在原来基础上每天分别增加 0.6 mg 和 0.5 mg，中国营养学会 2000 年制订的成人 AI 为 1.2 mg/d。

维生素 B_6 广泛存在于各种食物中，动物肝、瘦肉、鱼、蛋黄、乳及谷类、种子外皮，深绿果蔬含量较高。

3.5.1.6 叶酸

1. 理化性质

叶酸(维生素 B_{11})是 1941 年由菠菜中分离出来而命名的。叶酸是含有蝶酰谷氨酸结构的一类化合物的总称。纯叶酸为鲜黄色粉末状晶体，微溶于热水，不溶于乙醇、乙醚及其他有机溶剂。叶酸钠盐易溶于水。叶酸对热、光、酸性溶液不稳定，可被阳光和高温分解，光解破坏产生蝶呤 6 - 羧酸和对氨基苯甲酰谷氨酸。叶酸在无氧条件下在中性和碱性环境中对热稳定，但在有氧时水解产生 6 - 甲基蝶呤。叶酸的谷氨酸衍生物在空气中可在碱性条件水解产生叶酸和谷氨酸。二氢叶酸和四氢叶酸在空气中易氧化。

2. 生理功能

叶酸在体内活性形式为四氢叶酸，在体内许多重要的生物合成中参与一碳单位的转移，是体内一碳单位转移酶系统中的辅酶。此一碳单位可来自组氨酸、蛋氨酸、丝氨酸、甘氨酸等。它在氨基酸代谢，嘌呤、嘧啶的合成，进而对 DNA、蛋白质生物合成都有重要作用，且通过蛋氨酸代谢影响磷脂、肌酸、神经介质的合成，参与 tRNA 甲基化过程，故叶酸为细胞增殖、分化和组织生长所必需，缺乏产生的损害广泛而深远。

3. 缺乏与过量

饮食摄入不足、酗酒、使用抗惊厥和避孕药等是叶酸缺乏的原因。叶酸缺乏可产生如下缺乏症：

1)贫血

叶酸缺乏时 DNA 合成受阻，导致细胞周期停止在 S 期，从而使细胞增大。更新速度较快的造血系统首先受累，叶酸缺乏的典型症状为巨红细胞性贫血，类似细胞形态变化也可见于胃肠、呼吸系统黏膜细胞和宫颈上皮细胞癌前病变。补充叶酸可使这些细胞形态学的改变发生逆转。

2)导致动脉粥样硬化，胎儿神经管畸形

叶酸缺乏可使同型半胱氨酸向蛋氨酸转化出现障碍，进而导致同型半胱氨酸血症。同型半胱氨酸对血管内皮细胞有损害。血清高浓度半胱氨酸是动脉硬化及心血管疾病重要致病因素之一。此外，同型半胱氨酸还具备胚胎毒性，患同型半胱氨酸血症母亲所生子女中，神经管畸形发生率明显较高。临床干预实验证实，叶酸能有效地降低婴儿神经管畸形发生率。

3）其他症状

叶酸缺乏的其他临床表现，可有神经衰弱、精神萎靡、健忘、失眠、阵发性欣快症、胃肠功能紊乱和舌炎等，儿童可见有生长发育不良。

叶酸在一般剂量范围没有毒性，但大剂量服用制剂时可导致一定的毒副作用，如影响锌吸收、导致锌缺乏及掩盖维生素 B_{12} 缺乏的早期表现而导致神经系统受损。

美国第 10 版 RDA 叶酸规定为，成年男子 200 μg/d，女子为 180 μg/d，其理论依据是每天饮食叶酸 3.6 μg/kg，可保持外周血液正常浓度和肝有适当储备（>3 μg/kg），妊娠和哺乳期间，叶酸需要量明显增加。妊娠期叶酸 RDA 规定为 400 μg/d，哺乳期头 6 个月规定为 280 μg/d。出生 1 周岁婴儿规定为每天 3.6 μg/kg 体重，这是根据母乳叶酸含量为 50~60 μg/L 而定。我国 2000 年制定的 RNI 中，14 岁以上者为叶酸 400 μg/d。

叶酸广泛存在于植物食物中，其良好来源有动物肝、肾、绿叶蔬菜、土豆、豆类、麦胚等。

3.5.1.7　维生素 B_{12}

1. 理化性质与稳定性

维生素 B_{12} 又名钴胺素、氰钴素，是唯一含金属元素的维生素。化学结构比较复杂，包含咕啉环、5，6 - 甲基苯并咪唑核苷酸、丙酰胺及钴元素。钴与核苷酸的 N 以配价键相联系，与钴元素共价结合的基团有多种，故存在多种形式的维生素 B_{12}，主要有 5′ - 脱氧腺苷钴胺素、甲基钴胺素、氰钴胺素、羟基钴胺素。维生素 B_{12} 为浅红色结晶，易溶于水和乙醇，在强酸、强碱和光照下不稳定。易受重金属、强氧化剂或还原剂作用而破坏，但一般烹调如短时间120℃加热不受影响。大量维生素 C 或亚硫酸盐可破坏维生素 B_{12}，但还原剂如硫醇化物在低浓度时对它有保护作用。

2. 生理功能

维生素 B_{12} 参与体内一碳单位的代谢，主要生理功能有两个：

（1）作为甲基转移酶的辅因子，参与蛋氨酸、胸腺嘧啶等的合成，如使甲基四氢叶酸转变为四氢叶酸而将甲基转移给甲基受体（如同型半胱氨酸），使甲基受体成为甲基衍生物（如甲硫氨酸即甲基同型半胱氨酸）。因此维生素 B_{12} 可促进蛋白质的生物合成，缺乏时影响婴幼儿的生长发育。

（2）保护叶酸在细胞内的转移和贮存。维生素 B_{12} 缺乏时，人类红细胞叶酸含量低，肝脏贮存的叶酸降低，这可能与维生素 B_{12} 缺乏，造成甲基从同型半胱氨酸向甲硫氨酸转移困难有关，甲基在细胞内聚集，损害了四氢叶酸在细胞内的贮存，因为四氢叶酸同甲基结合成甲基四氢叶酸的倾向强，后者合成多聚谷氨酸。

3. 缺乏与过量

维生素 B_{12} 缺乏导致恶性贫血（红血球蛋白不足），另外还有神经系统症状，神经结构受到损害，可致斑状、弥漫性神经脱髓鞘，初为四肢末端麻木刺痛，以后可发展至脊髓侧索及大脑功能异常，如嗅觉、味觉失常，精神抑郁，记忆力减退，运动障碍，四肢震颤等。此外，还可致高同型半胱氨酸血症。

使用维生素 B_{12} 制剂时有些病人会有过敏反应，甚至过敏性休克，会促进肿瘤生长等，使用时应注意。

正常生理情况下，维生素 B_{12} 需要量很小，有轻度缺乏维生素 B_{12} 患者如给予维生素 B_{12} 0.5～1 μg/d，可见血象迅速改善并维持正常水平。1989 年美国 RDA 提出，6～12 个月婴儿摄入量为 0.3～0.5 μg/d，3～7 岁儿童摄入量为 1.0 μg/d，成人摄入量为 2 μg/d，孕妇摄入量为 2.2 μg/d，乳母摄入量为 2.6 μg/d。

自然界中维生素 B_{12} 均由微生物产生，通常植物性食物基本不含维生素 B_{12}，动物食入能产生维生素 B_{12} 的微生物，其生成量足以被吸收与储存于体内，所以肉类(包括内脏)、鱼类、贝类、禽蛋类及乳类是维生素 B_{12} 日常食物来源，其中牛、羊的肝、肾，蛤、蚝等含量较高。发酵豆制品也是维生素 B_{12} 良好来源。

3.5.1.8　生物素与泛酸

1. 理化性质

生物素又名维生素 H、辅酶 R，即维生素 B_7，纯品为无色长针状结晶，具有尿素与噻吩相结合的骈环，并带有戊酸侧链；较易溶于热水，极微溶于水和乙醇。它对热、光、空气稳定，中性及中等强度的酸液中(pH 5～8)稳定，遇强碱、强酸可导致失活，高锰酸钾或过氧化氢可使生物素中硫氧化产生亚砜或砜，而亚硝酸盐能与生物素作用生成亚硝基衍生物，破坏其生物活性。

泛酸(pantothenic acid)即维生素维生素 B_5，其结构为丙氨酸经肽键与 $\alpha、\gamma$-二羟-$\beta、\beta'$-二甲基丁酸综合而成，为淡黄色黏性油状物，溶于水和醋酸。酸、碱和干热条件下可分解为 β-丙氨酸及其他氧化物。

2. 生理功能

生物素可防食用生蛋白产生的脱发、体重减轻、皮炎等症。其原理是生物素是机体内多种酶的辅酶，参与体内的脂肪酸和碳水化合物的代谢；促进蛋白质的合成；还参与维生素 B_{12}、叶酸、泛酸的代谢；促进尿素合成与排泄。

泛酸有抗应激、抗寒冷、抗感染、防止某些抗生素的毒性，消除术后腹胀作用。其原理是泛酸与辅酶 A 及酰基载体蛋白结合起作用，为乙酰基或脂酰基载体。

3. 缺乏与过量

生物素和泛酸广泛存在于天然动、植物食品中。生物素含量相对丰富的有乳类、蛋黄、酵母和绿叶蔬菜。泛酸含量丰富的有肉类(心、肝、肾特别丰富)、蘑菇、蛋黄、花茎甘蓝和某些酵母。

人和动物罕有生物素缺乏，但长期服用抗生素或食用生鸡蛋会导致生物素缺乏症。因抗生素可杀灭肠道微生物，生鸡蛋有抗代谢物质。缺乏生物素可出现生长延迟、皮炎、食欲减退，高胆固醇血症等。

单纯泛酸缺乏症很少见，多种营养素不足时可伴有，其拮抗条件有高温加工、咖啡因、磺胺药剂、安眠药、雌激素、酒精。以泛酸拮抗剂试验，可出现呕吐、腹痛、全身不适、疲乏、四肢麻木等症。

生物素需要量为 10～300 μg/d，泛酸需要量为 4～7 mg/d。

3.5.2　脂溶性维生素

3.5.2.1　维生素 A

1. 理化性质

维生素 A 又称抗干眼病维生素，是一类含有 β-白芷酮环的多烯基结构，并具有视黄醇生物活性的一类化合物的总称。狭义的维生素 A 指视黄醇,广义上包括维生素 A 和维生素 A 原。维生素 A 在自然界中主要以脂肪酸酯的形式存在,常见的是维生素 A 乙酸酯和维生素 A 棕榈酸酯。维生素 A 可分为维生素 A_1(视黄醇)与维生素 A_2(3 – 脱氢视黄醇),前者主要存在于哺乳动物及海产鱼中,后者主要在淡水鱼中。维生素 A_2 生物活性为维生素 A_1 的 40%,维生素 A 纯品为黄色片状结晶,不纯品一般是无色或淡黄色油状物。维生素 A 不溶于水,在乙醇中微溶,易溶于油及其他有机溶剂中。遇光或氧化剂则分解失效,在无氧条件下可耐热至 120 ~ 130℃,但在有氧条件下受热或受紫外线照射时,均可使其破坏失效。在低 pH 条件下异构化作用也会损失部分维生素 A。当食物中含有磷脂、维生素 E、维生素 C 或其他抗氧化剂时,视黄醇和番茄红素较为稳定,脂肪酸败可致其严重破坏。天然维生素 A 只存在动物体中,除动物肝、肾外,食物来源还有蛋黄、鱼卵、蟹黄、鸡等。

植物和真菌中有许多类胡萝卜素被人和动物摄食后可转变为维生素 A,并具有维生素 A 活性。目前已发现的类胡萝卜素约 600 种,仅约 10% 是维生素 A 原,其中最重要的是 β – 胡萝卜素,其常与叶绿素并存。除 β – 胡萝卜素外,还有 α – 胡萝卜素、γ – 胡萝卜素和隐黄素基 β – 胡萝卜素(cryptoxanthin),也属于维生素 A 原;还有些类胡萝卜素,如玉米黄质、辣椒红素、叶黄素和番茄红素在体内不能转化为维生素 A,但有抗氧化、增强免疫力,防心血管疾病等作用,如玉米黄质及叶黄素可防老年性黄斑眼、白内障。

2. 生理功能

维生素 A 对于维持上皮细胞的完整性,维持正常视觉功能、基因调节、动物繁殖和免疫功能都是必不可少的。近年研究还发现,维生素 A 能增强机体抗感染能力,参与蛋白质的合成,维持骨骼的正常生长代谢。维生素 A 在胚胎发育中也起重要作用。

1)视觉细胞感觉物质的组成成分

人体的视网膜内有两种感觉细胞:视锥细胞和视杆细胞,后者对弱光敏感,与暗视觉有关。视杆细胞内的感光物质由视蛋白和 11 – 顺视黄醛构成,感光后变为反型结构,维生素 A 中的视黄醛是顺视黄醛的组成部分,因此具有治疗夜盲症的作用。

2)维持上皮组织的正常结构

维生素 A 对上皮组织的生长和分化是必需的,可参与间质组织粘多糖的合成,促进基底上皮细胞分泌粘蛋白,抑制表皮角化。同时,维生素 A 也为骨骼生长、生殖和胚胎发育所必需,可促进骨骼生长、促进胚胎和胎儿发育。

3)促进生长发育

视黄醇和视黄酸对于胚胎发育是必需的,视黄酸可维持正常生长和健康,但对视觉和生殖功能无作用,对于视觉起作用的是视黄醛,对生殖过程起作用的是视黄醇。

4)增强机体的抵抗力和免疫力

维生素 A 由于其还原性,可清除体内自由基,增强机体对感染的抵抗力,可促进胸腺增生,提高免疫力,使血液中的白细胞数增加。

5)阻止癌的形成

维生素 A 对致癌原引发癌症具有预防作用,可促进上皮细胞正常分化,也有阻止肿瘤形成抗启动基因活性。类胡萝卜素的抑癌性则可能与其抗氧化性能有关。能诱导 T 细胞,增强抗癌免疫,同时可减少由吸烟所致癌症的发生率。

3. 缺乏与过量

1) 维生素 A 摄入不足症状

(1) 夜盲症 人眼中对暗光敏感的视杆细胞中视紫红质不能及时合成,暗适应能力降低,进一步发展可形成夜盲症。

(2) 上皮细胞增生和过度角化 在眼部表现为干眼病,其症状是眼结膜、角膜上皮组织变性,泪腺分泌减少,可出现结膜皱纹、失去正常光泽、浑浊、变厚、变硬,角膜基质水肿、表面粗糙浑浊、软化、溃疡、糜烂、穿孔;患者常感眼睛干燥,畏光、流泪、发炎、疼痛,发展下去可致失明。儿童维生素 A 缺乏典型临床症状是毕脱氏斑(bitot spots),眼结膜上有脱落细胞白色泡沫状堆积物,角化细胞取代了正常结膜细胞和杯状细胞。

在机体其他部位上皮组织角化,还会致机体不同组织上皮干燥、增生及角化,出现各种症状。如皮脂腺及汗腺角化,出现皮肤干燥、在毛囊周围角化过度,发生毛囊丘疹与毛发脱落,多见于上、下肢伸侧,以后向腹部、背部、颈部蔓延;呼吸、消化、泌尿、生殖上皮细胞角化变性,完整性被破坏,容易导致细菌入侵,致感染。特别是儿童、老人易患呼吸系统炎症,严重时可致死亡。

(3) 免疫功能降低 表现为血红蛋白合成代谢障碍,免疫功能低下,儿童生长发育迟缓。

2) 维生素 A 过多症

脂溶性维生素可在体内蓄积,摄入大剂量维生素 A 可在肝脏蓄积,致急性、慢性及致畸毒性。急性毒性发生于 1 次或多次连续摄入成人参考摄入量(RNI)100 倍,或者儿童大于其 120 倍 RNI 时,其早期症状为恶心、呕吐、头晕、晕眩、视觉模糊、肌肉僵硬、婴儿囟门突起。当剂量很大时,可有嗜睡、厌食、少动、反复呕吐。慢性中毒比急性中毒常见,在使用剂量为 RNI 10 倍以上时可发生,常见症状是头痛、脱发、肝肿大、长骨末端外局部疼痛、肌肉僵硬、皮肤瘙痒等。动物实验表明,维生素 A 摄入过量可导致胚胎吸收、流产、出生缺陷。孕妇在妊娠早期每天大剂量摄入,娩出畸形儿概率为 25.6%。摄入普通食物不会致维生素 A 过多,绝大多数为摄入维生素 A 浓缩制剂所致,也有食用狗肝、熊肝中毒的报道。

大量摄入类胡萝卜素可出现高胡萝卜素血症,易出现类似黄疸的皮肤,但停止使用类胡萝卜素症状消失,未发现其他毒性。

中国营养学会 DRIs 中 RNIs 提出成年男性每人每天摄入维生素 A 800 μgRE,成年女性 700 μgRE,其中 67% 左右为植物性食物提供。建议饮食中已形成维生素 A 和维生素 A 原比为 1:2。

视黄醇当量(RE)表示食物中全部具有视黄醇活性物质,包括已形成的维生素 A 和维生素 A 原相当于视黄醇的量的总和。

1 μg 视黄醇 = 0.003 μmol 视黄醇 = 1 μg 视黄醇当量(RE)

1 μg β - 胡萝卜素 = 0.167 μgRE

1 μg 其他维生 A 原类胡萝卜素 = 0.084 μgRE

1IU 维生素 A = 0.3 μg 视黄醇 = 0.344 μg 醋酸维生素 A 酯

食物中总视黄醇当量(μgRE) = 视黄醇(μg) + β - 胡萝卜素(μg) × 0.167 + 其他维生素 A 原类胡萝卜素(μg) × 0.084。

3.5.2.2　维生素 D

1. 理化性质

维生素 D 是能呈现胆钙化醇生物活性的所有类固醇的总称。维生素 D 是类固醇的衍生物，是脂溶性维生素，影响钙、磷的吸收和储存，有预防和治疗佝偻病的功效。它在自然界中以多种形式存在，如维生素 D 至少有 10 种，其中维生素 D_2 和维生素 D_3 最为重要。维生素 D 储存于肌体所有组织中，以肝脏和脂肪组织中储量较大。维生素 D_3 为无色针状结晶或白色结晶粉末；无臭、无味、耐高温、不易氧化，但易受紫外线照射而分解。

2. 生理功能

维生素 D 通过类似于类固醇激素的作用机理对动物的许多生物学功能进行调节，包括细胞生长、分化及机体的免疫功能、生殖和繁殖、矿物质代谢等功能的调节。

无论是通过小肠吸收的维生素 D_3，还是皮肤光合作用合成的维生素 D_3，首先必须通过特异的维生素 D 结合蛋白转运至肝脏中，在肝细胞微粒体和线粒体中维生素 D_3 在它的 25 - 羟化酶的作用下，维生素 D_3 脱氢生成 25 - OH - D_3。随后进入肾脏，在肾小管细胞线粒体的维生素 D_3 的 1 - 羟化酶催化下，25 - OH - D_3 转化成维生素 D 的最终活性形式 1, 25 - $(OH)_2$ - D_3，然后转运到肠道、肾脏或其他靶组织中，同激素一样调节钙和磷的代谢。维生素 D 实质上是通过 1, 25 - $(OH)_2$ - D_3 发挥其生理功能的。

1）对钙、磷的调节作用

维生素 D 的重要生理功能为调节人体钙、磷的代谢，特别是促进肠道黏膜上皮细胞内钙结合蛋白的形成，促进肠道对钙、磷吸收和骨骼、牙齿的钙化，保持血液钙、磷浓度的稳定，因而起促进儿童生长发育，防佝偻病作用。

2）对免疫系统功能的调节

绝大多数与免疫系统有关的细胞都含有 1, 25 - $(OH)_2$ - D_3 受体，如正常人单核细胞、激活的 T 细胞和 B 细胞，以及恶性白血病细胞等。1, 25 - $(OH)_2$ - D_3 很有可能通过免疫活性细胞中的受体影响免疫系统功能。

3）调节细胞的分化、增殖和生长

1, 25 - $(OH)_2$ - D_3 主要通过调节基因转录和独立的信息转导途径来发挥生物学作用。可抑制许多肿瘤细胞的分化，如白血病、乳腺癌、前列腺癌、直肠癌等。

3. 缺乏与过量

1）维生素 D 缺乏症

维生素 D 是钙平衡和骨代谢的主要调节因子。维生素 D 缺乏引起钙、磷的吸收和代谢机制紊乱，导致骨骼钙化不全。维生素 D 缺乏的典型症状为：

(1) 婴幼儿佝偻病　因骨骼不能正常钙化，易致骨骼变软和弯曲变形，如幼儿刚学会走路时身体重量使下肢骨弯曲，形成"X"或"O"形；胸骨外突为鸡胸，肋骨与软骨连接处形成肋骨串珠。囟门闭合延迟、盆骨变窄和脊柱弯曲。因腹部肌肉发育不好，使腹部明显膨出。出牙推迟，恒牙凹陷，易发生龋齿。

(2) 骨质软化症　成年人，尤其是孕妇、乳母，老人在缺乏维生素 D 和钙时，易发生软骨症。钙盐不能在软骨基质上沉积；软骨细胞不能发育成熟，造成骨细胞堆积；增生性软骨细胞减少；增生性软骨及毛细血管异常侵入骨质。表现为骨质软化、易变形，孕妇盆骨变形可致难产。

（3）骨质疏松症　老年人因肝、肾功能降低、肠胃吸收欠佳、户外活动减少，故体内维生素 D 水平低于年轻人；易导致骨质密度下降，导致骨质疏松症。

2）维生素 D 过多症

大剂量摄入维生素 D 的主要影响是软组织普遍钙化。影响的组织器官包括关节、骨膜、心脏、心肌、肺泡、甲状旁腺、胰腺、淋巴结、动脉、结膜和角膜等，持续时间过长会干扰软骨生长。使上述组织发生炎症，细胞退化和钙化，可能产生厌食，体重急剧下降，血钙升高和血磷酸盐降低，还可出现肾功能衰竭、高血压等症状。

经常晒太阳是人体廉价获得维生素 D_3 最好来源，维生素 D 的食物来源主要是牛奶、海鱼（沙丁鱼、鲨鱼），动物肝、肾、鱼卵、蟹黄、蛋黄。

中国营养学会 2000 年制订的中国居民膳食维生素 D 的推荐摄入量为 10 岁以内，50 岁以上人群和孕妇、乳母为 10 μg/d，其他人为 5 μg/d。

3.5.2.3　维生素 E

1. 理化性质

维生素 E 是一组有生物活性的、化学结构相近似的酚类化合物的总称，目前已知的至少有 8 种，而以 α - 生育酚分布最广，效价最高，最具代表性，维生素 E 不稳定，经酯化后可提高其稳定性，最常用的是维生素 E 乙酸酯，维生素 E 在自然界分布很广，主要存在于植物中，动物体内不能合成维生素 E，仅在人和牛的初乳及蛋类中有一定含量。维生素 E 为微黄色或黄色透明的黏稠液体，遇光颜色渐变深。不溶于水，易溶于无水乙醇、丙酮、乙醚或石油醚。酸碱氢化过程及高温均不会破坏维生素 E，但它在空气中会缓慢氧化，紫外线照射下分解。可以保护其他易被氧化的物质使其不被破坏，所以是极有效的抗氧化剂。

2. 生理功能

维生素 E 被认为是一种必需的营养物质，它可以保护烯脂酸（PuAF）免于氧化，增加人体对维生素 A 的利用。

1）抗氧化、抗衰老、保护细胞结构的完整性

维生素 E 是作为自由基的清除剂而保护细胞免受自由基损害。因其可防止自由基或氧化剂对细胞膜中的多不饱和脂肪酸、膜的富含巯基的蛋白质成分以及细胞骨架和核酸的氧化损伤。因此，补充维生素 E 可减少脂褐质形成，改善皮肤弹性，增加免疫力。

在体内，过氧化物会造成组织损伤并破坏细胞结构的完整性，因而会干扰细胞的代谢。α - 生育酚作为生物抗氧化剂，在预防细胞内膜和细胞间膜的氧化中具有重要作用。

2）保持生物膜的稳定性

维生素 E 对于保持生物膜的稳定性具有重要作用。维生素 E 可通过中和自由基而预防生物膜脂肪层的氧化，因而也可预防膜内脂化。脂肪必须流入具有高度活性的细胞以提供细胞活动所需的能量，因而很容易被氧化。组织中还贮存有维生素 A 和胡萝卜素，所以维生素 E 也能保护其不被氧化。

3）影响繁殖力

维生素 E 在雄性和雌性的繁殖器官中有很高的浓度，作用于这些器官影响繁殖力。维生素 E 还可通过预防精子被氧化而直接对精子起到保护作用。此外，维生素 E 还可通过脑垂体和其他控制繁殖激素而对动物的繁殖施加影响。

4）解毒作用

α-生育酚可减轻因摄入砷和铅等重金属而发生的中毒，维生素 E 有助于减轻霉菌毒素的免疫抑制作用。

5）其他功能

维生素 E 参与许多其他生物化学反应，如磷酸化反应、抗坏血酸的合成，以及辅酶 Q、含硫氨基酸和维生素 B_{12} 的代谢。

3. 缺乏与过量

1）维生素 E 缺乏症

（1）脊髓小脑病　维生素 E 缺乏的征兆包括食欲减退，行动迟缓，例如，常感恶心，视力障碍，如视网膜炎，这是维生素 E 等抗氧化剂缺乏，大量损害了小脑和脑干。

（2）机体某些细胞氧化　一是溶血性贫血，这是由于维生素 E 缺乏，红细胞膜被氧化破坏，致使红细胞寿命缩短；二是生殖系统破坏，雌性动物缺少维生素 E 则失去正常生育能力；三是组织病变，缺少维生素 E 则体内脂肪组织中的不饱和脂肪酸易于被过氧化物氧化而聚合，此种过氧化物聚合物一方面使得皮下脂肪熔点升高，刺激组织引起病变，可以产生骨骼肌萎缩。

2）维生素 E 摄入过量的影响

维生素 E 在一定剂量下，相对无毒性。大剂量长期服用维生素 E 会引起血小板聚集，形成血栓，还可导致胃肠功能紊乱、眩晕、视力模糊，引起妇女月经过多或闭经。

维生素 E 在自然界分布甚广，通常不会缺乏，维生素 E 含量丰富的食品有植物油、麦胚、坚果、豆类、薏米；蛋类、鸡、鸭肫，绿叶蔬菜也含有一定数量；肉类、鱼类等动物性食品，水果及其他蔬菜含量较少。

中国营养学会制定的 DRIs 中适宜摄入量（AI）为成年男女 14 mg/d。

3.5.2.4　维生素 K

1. 理化性质

维生素 K 又称凝血维生素，是所有具有叶绿醌生活物活性的 α-甲基1,4 萘醌衍生物的总称。主要化学结构式为 α-甲基-1,4-萘醌，侧链各不相同，共分两大类：一类是天然存在的，即绿色植物中的维生素 K_1 和来自微生物的代谢产物维生素 K_2。另一类是人工合成的，如 α-甲基1,4 萘醌，称为维生素 K_3；二乙酰甲萘醌，称维生素 K_4。维生素 K 对热、酸、水稳定，但易被光和碱破坏。可被空气中的氧缓慢地氧化而分解，遇光（特别是紫外光）则很快被破坏。

2. 生理功能

（1）促进血液凝固，参与骨钙代谢　维生素 K 能促进凝血酶前体转变为凝血酶原。主要的维生素 K 依赖性蛋白质是第二凝血因子（凝血酶原）、第七凝血因子、第九凝血因子和第十凝血因子，以及骨钙素等主要骨蛋白质和骨基质蛋白质。凝血酶原参与血液凝固机制。骨钙素在钙代谢中起重要作用，在骨、蛋壳和蛋中都发现有骨钙素。骨钙素还发现于钙化前的鸡胚骨骼中。

（2）增加肠道蠕动和分泌功能，参与体内氧化还原过程。

3. 缺乏与过量

人体对维生素 K 的需求量为 1 μg/(kg·d)。缺乏维生素 K 会减少人体中凝血酶原的合成，从而导致凝血功能异常和出血型疾病，即便是轻微的创伤或挫伤也可能引起血管破裂。出现皮下出血以及肌肉、脑、胃肠道、腹腔、泌尿生殖系统等器官或组织的出血或血尿、贫血甚至死亡。可在孕妇缺乏维生素 K 所生新生儿和长期服用抗生素患者中发生。

人体对维生素 K 的需要量较小，使用也较少，因而所产生的过多症也更为罕见。过多补充维生素 K，孕妇也可产生溶血性贫血，且其新生儿会出现高胆红素血症，甚至核黄疸。有特异性体质的老人，过量服入维生素 K 后，可诱发溶血性贫血、过敏性皮炎等。

每 100 g 绿叶蔬菜可提供 50 ~ 800 μg 维生素 K，显然是其最好的食物来源。维生素 K 广泛存在于果蔬、发酵食品、牛奶、肉类、蛋类、谷类食物中，缺乏症在健康人群中不常见。制剂型维生素 K 常用于以下几类人群：①经常流鼻血者；②近期有严重灼伤或外伤者；③正服用抗生素者；④早产婴儿；⑤缺乏足够胆汁吸收脂肪者（需经由注射补充）；⑥慢性胆囊炎患者。

3.6 无机盐

3.6.1 概述

人体以重量计，96% 是有机物和水分，4% 为无机元素组成。人体内约有 50 多种元素，已发现有 20 种左右元素是构成机体组织、维持生理功能、生化代谢所必需的，除 C、H、O、N 构成机体有机物质和水分（约占全重的 95% 左右）外，其余各种元素无论存在形式如何，含量多少，都称为矿物质。自然界存在的各种元素机体组织中几乎都有，而且与地球表层元素组成基本保持一致。

机体需要的矿物质按其在机体中含量可分为常量元素和微量元素两大类。机体含量大于体重 0.01% 或需要量在 100 mg/d 以上者称为常量元素，有钙、镁、钾、钠、硫、磷、氯 7 种；而机体含量小于 0.01% 者称为微量元素，目前的技术水平在机体内可检出约 70 种，1973 年 WHO 专家委员会认为有 14 种必需微量元素，即铁、锌、铜、碘、锰、钼、钴、硒、铬、镍、氟、锡、硅、矾等；另有一类具有潜在毒性但在低剂量下对机体又是可能的必需微量元素，这些微量元素主要有：砷、锶、硼、铝、铅、镉、汞等。

3.6.1.1 矿物质的共同特点

(1) 体内不能合成，必须从食物和饮用水中摄取；

(2) 矿物质在体内组织器官中的分布不均匀；

(3) 矿物质元素相互之间存在协同或拮抗效应；

(4) 部分矿物质需要量很少，生理需要量与中毒剂量的范围较窄，过量摄入易引起中毒。

3.6.1.2 矿物质的生理功能

1) 构成人体组织的重要成分

体内矿物质主要存在于骨骼、牙齿中，并起着维持骨骼刚性的作用。它集中了 99% 的钙与大量的磷和镁。硫和磷还是蛋白质的组成成分。细胞中普遍含有钾，体液中普遍含有钠。

2) 维持机体的酸碱平衡及组织细胞渗透压

酸性元素（氯、硫、磷）和碱性元素（钾、钠、镁）适当配合，加上重碳酸盐和蛋白质的缓冲作用，维持着机体的酸碱平衡；无机盐与蛋白质一起维持组织细胞的渗透压；缺乏铁、钠、碘、磷可能会引起疲劳等。

3）维持神经、肌肉兴奋性和细胞膜的通透性

在组织液中的各种矿物元素，特别是保持一定比例的 K^+、Na^+、Ca^{2+}、Mg^{2+} 是维持神经、肌肉兴奋性，细胞膜通透性以及所有细胞正常功能的必要条件。K^+、Na^+ 可提高神经、肌肉的兴奋性，而 Ca^{2+}、Mg^{2+} 可降低神经、肌肉的兴奋性。

4）为多种酶的活化剂、辅因子或组成成分

钙、镁、铁、锌、磺、硒等为酶的活化剂、辅因子。如钙为凝血酶的活化剂，锌是 100 多种酶的组成成分。

5）构成某些具有特殊生理功能物质的重要成分

如血红蛋白和细胞色素系统中的铁，甲状腺素中的碘和谷胱甘肽过氧化物酶中的硒。缺乏某种矿物质，就会引起某种生理障碍。血液凝固时，必须有钙的存在。

6）改善食品感官性状与营养价值

Ca^{2+} 是豆腐凝固剂，还可防止果蔬制品软化。此外，还可将铁盐、钙盐等矿物质用于食品强化，借以提高食品营养价值，防止儿童、孕妇、老年人矿物质缺乏。

3.6.1.3 食品的成酸与成碱作用

食品的成酸与成碱作用是指摄入的食物经机体代谢成为体内的酸性物质或碱性物质。体内的成碱物质只能直接从食物中摄取，而成酸物质，则既可来自食物，也可以通过食物在体内代谢的中间产物和终产物形式提供。

成酸食物通常含有丰富的蛋白质、脂肪和糖类。它们含有成酸元素（Cl、P、S）较多，在体内代谢后形成酸性物质，肉类、鱼类、蛋类及其制品即为成酸食物，可降低机体 pH 值。蔬菜、水果等含丰富的 K、Na、Ca、Mg 等元素，在体内代谢后则生成碱性物质，能阻止机体向酸性方面变化，为成碱食物。机体若摄取过多动物性食物等成酸食物，可导致体内酸性物质过多，引起酸过剩，并大量消耗体内的固定碱。若摄入蔬菜、水果、甘薯、马铃薯，由于它们的成碱作用，可以消除机体中过剩的酸，降低尿的酸度，增加尿酸的溶解度，因而减少尿酸形成结石的可能。

应当指出，并非具有酸味食物都是成酸食物，如水果中的柠檬酸及其钾盐，虽离解度低，但在体内可彻底氧化，柠檬酸最后生成 CO_2 和 H_2O，而在体内留下碱性元素。

3.6.2 常量元素

3.6.2.1 钙

钙是人体含量最多的无机元素，出生时体内含钙总量约为 28 g，成年时达 850～1 200 g，为体重的 1.5%～2%，以羟磷灰石结晶形式 $[3Ca_3(PO_4)_2 \cdot Ca(OH)_2]$ 形式存在于骨骼与牙齿中；全身软组织含钙量总共占 0.6%～0.9%，大部分被隔绝在细胞内的钙储存小囊内；细胞外液中只有 0.1% 的钙，在软组织和体液的钙以游离或结合形式存在，这部分钙统称为混溶钙池，其中有一半与柠檬酸螯合或与蛋白质结合，另一半以离子状态存在于软组织、细胞外液和血液中，并与骨骼钙保持动态平衡。

1. 生理功能

1）构成骨骼、牙齿

骨骼、牙齿是人体含钙最多的组织。正常情况下，骨骼钙在破骨细胞作用下不断释放，

进入混溶钙池，而混溶钙池中钙不断沉积于成骨细胞中，如此循环，使骨骼不断更新。老年人则易出现骨质流失，骨质流失在成年人相当普遍，故在成年之前就应防止缺钙。

2）维持神经肌肉兴奋性

钙离子参与骨骼肌、心肌的收缩，平滑肌及非肌肉细胞活动兴奋性的维持。当钙离子浓度低于 45 ~ 55 mg/L 时，神经肌肉兴奋性增强，引起手足抽搐，而浓度过高时，则可损害肌肉收缩功能，引起心脏和呼吸衰竭。

3）促进某些酶的活性

钙对许多参与代谢的大分子合成、转运的酶都有调节作用，如三磷酸腺苷酶、琥珀酸脱氢酶、脂肪酶及某些蛋白质分解酶等。

4）降低血压

食品中丰富的钙具有降低血压和预防高血压的作用。

5）其他作用

钙参与血细胞凝集过程、调节激素、消化酶和神经递质的分泌、调节离子的跨膜运输、维持体液酸碱平衡及细胞内胶质稳定性。

2. 吸收与代谢

人体对钙的吸收，在机体对钙摄入量多时，大部分通过被动离子扩散吸收。而当机体需要量大或摄入量少时，肠道对钙的吸收是逆浓度梯度主动进行的。但钙的摄入与吸收并不成比例。通常摄入量增大时钙吸收率降低，且吸收还很不完全，有 70% ~ 80% 不被吸收而由粪便排出。钙的吸收受饮食中草酸、植酸等影响，因其可与钙形成不溶性钙盐。粮食含植酸较多，某些蔬菜如菠菜、苋菜、竹笋等草酸较多，可使钙的吸收率降低。食物纤维干扰钙的吸收。高钠摄入可降低钙在骨骼中储存，并降低骨密度。碳酸盐、四环素等妨碍钙的吸收，氟骨症、糖尿病均对钙吸收有抑制作用。

对钙吸收的有利因素如维生素 D，其作用形式是 $1,25-(OH)_2-D_3$，可使血钙升高并促进骨中钙的沉积，某些氨基酸(赖氨酸、色氨酸)、乳糖可与钙形成可溶性络合物而有利于钙的吸收。饮食蛋白质充足，也因其消化时产生氨基酸而促进钙的吸收，酸性物质有利于钙的吸收。

3. 钙的需要量

1）缺钙症状

(1)儿童佝偻病　儿童缺钙时常伴随蛋白质和维生素 D 缺乏，可引起生长迟缓，新骨结构异常，骨钙化不良，骨骼变形，发生佝偻病。该病多见于 2 岁以下婴幼儿，特别是早产儿和孪生儿。故应对孕妇、乳母以及婴幼儿补充足量的钙与维生素 D，并要求钙、磷比例适宜。婴儿钙：磷以(1.6 ~ 1.8):1 为宜。

(2)成人骨质疏松症　成年人膳食缺钙时，骨骼逐渐脱钙，可发生骨质软化，特别是随年龄增加而钙质丢失现象普遍存在，女性 45 岁以后，男性 60 岁以后都易发生，妇女绝经以后，由于雌激素分泌减少，骨质丢失速度加快，骨密度降低到一定程度时就不能保持骨骼结构的完整，甚至压缩变形，在很小外力下即可发生骨折。需要注意的是，持续的骨丢失必然为骨质疏松症，补救措施只能减缓骨丢失而不能达到骨质的复原。因此根本的问题是预防，特别是青春发育期到 45 岁前后的妇女，即形成骨密度高峰期的妇女，要摄入足够的钙。

2）钙过量的危害

随着强化钙的食品越来越普遍，钙补充剂越来越多，钙过量的危害也越来越需要重视和强调。主要有：①增加肾结石的危险性。资料表明，随着营养改善，钙摄入增多，尿钙增加，高尿钙是肾结石的一个危险因素。过量钙摄入只是肾结石发病中的一个因素，对此还有争议，认为钙在肾结石发病中只起很小的作用。一般认为中等剂量的膳食钙摄入（850 mg/d）与肾结石形成危险性的降低有关。②钙和其他矿物质的相互干扰作用。钙和其他一些矿物质之间存在着不良的相互作用，高钙膳食能够影响一些必需元素的生物利用率，如可明显抑制铁吸收；高钙膳食可降低锌的生物利用率；高钙膳食对镁代谢有潜在副作用等。

3）人体对钙的需要量与食物来源

钙的需要量与蛋白质摄入水平有关，为每100 g蛋白质需要1 g钙，高磷饮食使钙的需要量增加，钙的摄入量达正钙平衡即可。中国营养学会提出我国居民饮食钙的适宜摄入量（AI）为成年男女800~1 000 mg/d，老人、孕妇、乳母1 000~1 200 mg/d，可观察到钙无不良反应水平为1 500 mg/d。

阅读材料

科学补钙的方法

1. 食补　食补是预防缺钙的根本措施，是一种既经济又安全的补钙方法。

高钙饮食　WHO指定钙的预防用量：500 mg/d，治疗用量为：1000 mg/d。通常食物中的钙吸收率只有30%。牛奶是钙的最佳来源，其中钙的吸收率可在50%以上。据第3届奶业大会报道，从1997年至2011年间，我国奶类产量从601万吨，增加到3 810万吨，但目前，国人人均奶类年消费量只有32.4 kg，不到全球平均水平的1/3。

增加奶类消耗可改善居民钙缺乏情况，含高钙的食物还有：大豆及豆制品、虾皮、海带、紫菜、酥鱼、牡蛎、海藻、芝麻酱等，动物骨头汤含钙也很丰富，但需在烹调过程中加些醋，可促进钙的溶出，有利于钙的吸收。

适量蛋白质　最好选用优质蛋白质如：蛋类、瘦肉、鱼、虾、鸡、豆制品等食物。过量的蛋白质在体内代谢中产生酸性物质，增加尿钙的排出量，导致体内钙的丢失。

多食含维生素C丰富的食物　如新鲜的蔬菜和水果，能促进钙的吸收，对骨质基质形成有利。但需提醒注意的是：一些蔬菜（如：菠菜、茭白、冬笋等）含草酸较多，能与钙结合形成不溶解的草酸钙，影响和阻止机体对钙的吸收。因此在食用它们之前，先用开水烫一下，以去除蔬菜中的草酸。

碳酸饮料、高磷食物控制及合理的钙摄入量　食物中钙磷合理比值为（1.6~1.8）:1，当血磷增高时，为了维持钙和磷离子乘积的恒定，血钙即减低，同时钙从肠道吸收也差。故而要注意大量摄入高磷食物如汽水、可乐等时，在非饮用时间，比他人多补充一些维生素D和钙，如增加20%，不应在服用钙品时同时饮用汽水、碳酸饮料等，以免降低吸收率。另外，儿童过量服用钙品，会抑制对锌元素的吸收，因此对缺锌儿童进行补钙时应以食补为主。

低盐低糖饮食　养成良好的生活方式和习惯，戒烟、限酒、少喝咖啡，以消除钙吸收过程中的障碍因素。

2. 药补　老年人缺钙是引起骨质疏松症的重要原因,应从改善饮食结构和服用钙品两方面加强钙的摄入量,同时注意维生素 D 的供给。另有一些人,如长期素食的人、不喝牛奶的人、患有易缺钙疾病的人应该补钙。

选择钙片时不应只看广告,应当多听专科医生的意见。现在市场上的补钙片剂品种繁多,主要是碳酸钙、乳酸钙、葡萄糖酸钙等,其吸收率为 30% ~38%,口服钙的吸收要比静脉注射效果好,碳酸钙的最佳服用时间是饭后半小时,分次服比一次服好,这样可达到最好的吸收效果。钙在酸性环境中容易被吸收,胃酸含量高者吸收较好,胃酸含量低者可口服有机钙,如柠檬酸钙等。另外,补钙后不宜大量饮水,以免冲淡钙质。

3. 适量运动　运动减少,骨骼内血液循环减少,使骨骼的钙质容易被吸收和移出,而导致骨钙的丢失,可引起骨质疏松。因此经常参加体育锻炼,如:散步、游泳、打太极拳等,持之以恒,就可促进机体的新陈代谢,使骨的韧性增加,骨质增长,抗骨折的能力提高。

4. 日光浴　无论摄入多少钙质,如果没有维生素 D,钙无法吸收。人类皮肤中含有 7 - 脱氢胆固醇,只有通过紫外线的照射后,才能转化为维生素 D_3。因此接受阳光照射,可促进维生素 D_3 的合成,从而增加钙从小肠的吸收。由于玻璃、衣服、尘埃、烟雾等都能阻碍紫外线的通过,因此,晒太阳要尽量使皮肤直接与阳光接触,不能隔着玻璃"晒太阳",只有这样,才能收到良好的效果。

注意:饮食、服用钙、晒太阳、运动结合!

3.6.2.2　镁

成人体内约含镁 20 ~30 g,约占人体质量的 0.05%。其中 60% ~65% 以磷酸盐和碳酸盐的形式存在于骨骼和牙齿中。27% 的镁存在于软组织中。肌肉、心、肝、胰的含量相近,约为 200 mg/kg(湿重)。镁主要存在于细胞内,细胞外液中镁不超过 1%。

1. 生理功能

镁的生理功能主要有:①镁与钙共同作用,维护骨质密度与神经和肌肉的活动。②镁是心血管系统的保护因子,镁作用于周围血管系统会引起血管扩张,剂量大时会引起血压下降。软水地区居民心血管疾病发病率要比硬水地区居民高,这与硬水中含镁量高有关。③镁是体内多种酶的激活剂,可参与 300 多种酶促反应,对葡萄糖酵解、脂肪、蛋白质、核酸的生物合成等起重要调节作用。④镁是男性保健不可少的成分,可提高男性生育能力,防高血压、高血脂、糖尿病。⑤其他功能,镁有调节人体酸碱平衡的作用,镁是氧化磷酸化的重要辅助因子,与能量代谢关系密切。

2. 吸收与代谢

食物中镁主要在空肠末端和回肠吸收,吸收率一般为 30% ~50%。人体对镁的吸收可受多种因素影响。例如,氨基酸、乳糖可促进镁的吸收,而磷、草酸、植酸、膳食纤维等可抑制镁的吸收,当摄入量少时,吸收率增加,而摄入量多时则吸收率下降。成人镁被机体吸收、代谢后大量从胆汁、胰液、肠液分泌到肠道,其中约 60% 从粪便排出,有些从汗液和脱落的皮肤细胞排出,其余从尿排出。每天排出 50 ~120 mg,占摄入量的 1/3 ~1/2。肾脏是维持体内镁稳定的重要器官。在细胞中有一个特殊的钙的通路,其形成的主要元素是镁。所以人体缺镁会影响钙的代谢。

3. 镁的需要量

1)缺镁症状

镁缺乏可致血清钙下降，神经肌肉兴奋性亢进；缺镁对血管功能可能有潜在的影响，据报道低镁血症患者可有房室性早搏、房颤，半数有血压升高；镁对骨矿物质的内稳态有重要作用，镁缺乏可能是绝经后骨质疏松症的一种危险因素；婴儿饮食营养不当、长期腹泻等致严重吸收不良、慢性乙醇中毒致营养不良、长期静脉营养而忽视镁的供给，烧伤、急慢性肾病等可致镁的缺乏。

2）镁过量危害

镁摄入过量，血清镁在 1.5～2.5 mmol/L 时，常伴有恶心、胃肠痉挛等胃肠道反应；当血清镁增高到 2.5～3.5 mmol/L 时则出现嗜睡、肌无力、膝腱反射弱、肌麻痹；当血清镁增至 5 mmol/L 时，深腱反射消失；血清镁超过 5 mmol/L 时可发生随意肌或呼吸肌麻痹；血清镁 7.5 mmol/L 或更高时可以发生心脏完全传导阻滞或心搏停止。高镁血症可引起低血钙，其部分机制可能是由于甲状旁腺素分泌降低或靶器官对激素的反应性降低。高镁血症可影响骨和血液凝固。在尿毒症时，骨中镁含量显著增高，可致骨异常。镁过多可干扰血小板粘附和凝血酶原生成。尿毒症时凝血障碍部分原因可能是由于慢性高镁血症所致。

3）人体对镁的需要量与食物来源

中国营养学会根据我国实际情况，提出中国居民膳食中镁的摄入量适宜值（AI）为：1 岁以内婴幼儿 30～70 mg/d，11 岁以上青少年及成人 350 mg/d，孕妇、乳母 450 mg/d。成人可耐受最高摄入量（UL）为 700 mg/d。

镁广泛存在于各种食物中。叶绿素是镁卟啉的螯合物，所以绿叶蔬菜富含镁。食物中诸如粗粮、坚果也含有丰富的镁，而肉类食物及牛奶中的镁含量属中等。约45%的膳食镁来自蔬菜、水果、谷物和坚果，约29%来自奶、肉、蛋。精制食品的镁含量一般是很低的。随着精制和加工食品消耗量的增加，膳食镁的摄入量呈减少趋势。

3.6.2.3 其他常量矿物质

其他一些常量元素的营养生理功能如表 3–22。

表 3–22　其他常量元素的生理功能

矿物质	生理功能	食物来源
磷	构成骨骼、牙齿和软组织的重要成分，调节能量代谢，组成酶的重要成分，参与物质的活化及调节酸碱平衡等	各类动、植物食物，蛋白质食物是磷的最佳来源
钠	构成细胞外液，维持渗透压，调节机体酸碱平衡，维持正常血压，参与维持神经、肌肉兴奋性	食盐、海产品、肉类、奶类、蛋类、部分蔬菜等
钾	构成细胞内液，维持体液电解质平衡和酸碱平衡，参与维持正常血压，维持神经、肌肉兴奋性，参与体内碳水化合物和蛋白质的代谢	豆类、蔬菜、水果
氯	构成细胞外液，维持正常渗透压，维持机体酸碱平衡和水平衡，激活消化酶，有利于消化	食盐、酱油，各类动、植物食物
硫	构成蛋白质，某些激素、维生素的重要组分，参与代谢酶的活性等	各类动物性食物及大豆

3.6.3　微量元素

3.6.3.1　铁

成人体内铁的总量约为 4～5 g，其中72%以血红蛋白、3%以肌红蛋白、0.2%以其他化合物形式存在；其余则为储备铁，以铁蛋白的形式储存于肝脏、脾脏和骨髓中，约占总铁量的25%，并及时运送到血红蛋白，肌红蛋白与各种酶系统中去，各种形式的铁都与蛋白质结合在一起。

1. 生理功能

1）组成血红蛋白与肌红蛋白，参与氧的运输。

2）是细胞色素酶，过氧化氢酶与过氧化物酶等的重要成分，参与组织呼吸过程，促进生物氧化还原反应。

2. 吸收与代谢

人体对铁的吸收率依血红素铁和非血红素铁有所不同，对主要来自肉、禽、鱼类血红蛋白和肌红蛋白中的血红素铁，机体吸收率一般为 10%～25%，粮谷类中铁吸收率为5%，豆类、鸡蛋中铁吸收率为3%。植物性食物中的铁及肉类中非血红素铁主要以 $Fe(OH)_3$ 络合物的形式存在，在胃酸作用下，还原成亚铁离子，再与肠内容物中的维生素 C、某些糖及氨基酸形成络合物，在十二指肠及空肠吸收。膳食中存在的磷酸盐、碳酸盐、植酸、草酸、鞣酸等可与非血红素铁形成不溶性铁盐而阻止铁的吸收，胃酸分泌减少也影响铁的吸收。铁的平衡是指一种稳定的状态，即从膳食中吸收的铁既可能补充人体实际丢失的铁又可满足人体生长（如怀孕）的需要。

运铁蛋白将铁化合物转运到骨髓用于新的红细胞生成或其他组织，自身变成不携带铁的运铁蛋白回到血浆中。最重要的铁储化合物是铁蛋白和血铁蛋白。人体血清铁蛋白与总储量呈正相关。铁的平衡依赖于铁吸收、铁转运和铁储存的共同协调，体内铁的丢失是因皮肤及呼吸系统、胃肠和泌尿系统黏膜细胞脱落所致。

3. 铁的需要量

1）缺铁症状

如果吸收的铁低于损耗的铁或者铁的摄入量过低，人体内铁就有可能被过度消耗，先是体内铁含量降低，严重时引起缺铁性贫血。这是常见营养缺乏病，4 岁以内婴幼儿、孕妇及乳母更易发生。

严重缺铁时人体不能合成足够的血红蛋白供新生红细胞使用，进而发生贫血。将缺铁的血样置于显微镜下观察会发现，这时红细胞与正常红细胞相比体积较小、颜色较浅，出现皱缩。这种皱缩的红细胞只含有少量的血红蛋白，因此只能给各个组织器官运送很少的氧。由于氧供应量下降限制了细胞的能量代谢，因此缺铁性贫血的人表现为缺少活力。疲惫、冷淡以及怕冷等，这些都是缺铁性贫血引起的能量不足的表现。

不过当红细胞尚未受到影响时，人们的行为可能就已经受到影响。即使铁含量稍微降低，也会影响到人的体力和工作效率。由于身体的能量减少，人们进行各种活动时活动量都将减少，随之而来的是体质变弱。缺铁表现出来的症状很容易被误认为是行为或心理方面的问题。小孩缺铁时，会变得骚动不安、脾气暴躁、注意力不集中。但是一旦铁的状况得到改善，这些症状也随之消失。

有些人缺铁表现出异食癖，如吃冰块、黏土，不过异食癖更常发生在缺锌患者。

2）铁过量危害

过量的铁有毒，一旦进入体内就很难排出来。人体存在一个控制系统来防止铁中毒：肠道细胞俘获部分铁，并将之固定在细胞膜外部，当细胞膜脱落时，它们就会带着收集的多余铁一起排出体外。某些人群，特别是男性，对铁中毒的抵抗力最小。铁过载以前极为罕见，而近来却成为铁代谢失调的一种主要病情，而且发展势头有增无减。铁超载原因包括基因缺陷、盲目过量的补铁。铁过量的危害包括：①会影响对其他微量元素（如铜、锌、镁）的吸收，特别容易造成缺锌症。②铁实际上是一种强氧化剂，如果不加控制。会引发多种自由基反应破坏细胞结构，蛋白质载体控制着体内的铁原子，防止它们靠近并破坏那些稳定性较差的化合物。过量吸收铁以后，会通过血液循环运送到心、肝、肺等重要器官，沉积后会引起血色素沉着症，损害这些脏器的功能，血清中铁含量的过度升高会使心脏病发病率增加到原来的两倍。③过量的铁吸收后还会沉积于胰腺，导致胰腺功能异常，可引起"青铜色糖尿病"。④有些铁剂食品中含有二价铁离子，当一次大量摄入后，可使血清中铁浓度明显增高，超过血浆蛋白质的结合能力时，血液中的游离铁离子便会增加，导致小儿心肌受损、心力衰竭甚至休克死亡。⑤服用过量的铁后，还会引起维生素的缺乏，造成体内氧化剂和抗氧化剂的机制失调，最后导致毛细血管膜广泛损害，从而引起淬死。对于确诊为缺铁性贫血的孩子，家长也不要随意给孩子滥补铁剂，必须根据医生指导服用含铁药物。

3）人体对铁的需要量

铁在体内代谢中可反复被机体利用，一般情况下，除肠道分泌和皮肤、消化道及尿道上皮脱落可损失一定数量外，几乎不存在其他途径损失。在新陈代谢过程中每日约损失 1 mg 铁，只要每日从膳食中摄入的铁能弥补这个损失，就可以满足机体的需要。

中国营养学会提出中国居民膳食铁的 AI 值，成年男性为 15 mg/d，成年女性为 20 mg/d，50 岁以后则均为 15 mg/d。其 UL 对青少年和成人均为 50 mg/d。

铁的食物来源很广，普遍存在于动、植物中，但食物铁含量通常不高。但是，肝脏、鸡胗、大豆、黑木耳、芝麻酱等含量丰富，瘦肉、蛋黄等含量较多，而蔬菜、水果等含量较少。一般来说，为了提高铁的利用率，最好同时食用一定量的畜禽类、水产类食品。

3.6.3.2 锌

锌是人体必需的微量元素，人体内锌含量为 1.5～2.5 g，是含量仅次于铁的微量元素。广泛分布于各组织器官中，主要集中于肝脏、肌肉、骨骼、皮肤和毛发中。血液中的锌75%～88%分布在红血球蛋白中，血浆 12%～22%，白细胞 3%，红细胞中锌主要以碱性磷酸酶的组分形式存在，血浆中主要与蛋白质结合。头发锌含量可以反映膳食锌的长期供应水平和人体锌的营养状况。

1. 生理功能

1）组成酶的成分和酶的激活剂

锌是人体内许多酶的组成分，已知的含锌酶有 200 多种。①催化作用：直接参与一些生化反应。如碳酸酐酶，羧肽酶等，锌是催化作用的中心；②结构作用：稳定酶蛋白的四级结构，如超氧化物歧化酶(superoxide dismutase, SOD)，乙醇脱氢酶等；③调节作用：调节酶活力，可以使酶激活，也可以抑制，如果 RNA 聚合酶、糖二磷酸酶等。

2）促进人体的发育和组织再生

锌是调节 DNA 复制、转译和转录的 DNA 聚合酶的必需组成部分,锌不仅对于蛋白质和核酸的合成而且对于细胞的生长、分裂和分化都是必需的。锌对胎儿生长发育非常重要,是性器官和性功能正常发育的所需成分。

3)促进食欲

锌可以通过参加构成一种含锌蛋白(唾液蛋白)对味觉与食欲起促进作用。

4)促进维生素 A 的正常代谢和生理功能

锌可参与维生素 A 还原酶和视黄醇结合蛋白的合成,促进视黄醛的合成与变构,促进肝中维生素 A 的动员,维持血浆维生素 A 浓度的恒定,对于维持视力和皮肤健康有重要作用。

5)参与免疫功能

锌对于保证免疫系统完整性是必需的。锌能直接影响胸腺细胞增殖,使胸腺素分泌正常,以维持机体正常的免疫功能。

2. 吸收与代谢

锌的吸收与铁相似,可受多种因素的影响。植酸、草酸、多酚、大豆蛋白及摄入铁、钙过多时对锌的吸收有抑制作用,当食物中有大量钙存在时,因可形成不溶性的锌钙—植酸盐复合物,对锌的吸收干扰极大。过量食物纤维也会影响锌的吸收。面粉经发酵可破坏植酸,有利于锌的吸收。

此外,体内锌营养状况也影响锌吸收。锌吸收率为20% ~ 30%。小肠内吸收锌在门静脉与清蛋白结合,进入肝。进入肝静脉的锌部分被肝摄取,随后释放入血。循环血的锌进入肝外各种组织,骨骼锌不易被人体代谢利用。锌在体内代谢后,主要通过胰腺分泌排出,仅小部分从尿中排出,汗液也可排出锌。

3. 锌的需要量

1)缺锌症状

(1)厌食症和异食癖 许多疾病都可产生厌食症,但因缺锌引起的厌食常形成一种恶性循环。由于体内缺锌,口腔黏膜上皮细胞易于脱落而阻塞舌头上味蕾小孔,所以食物难以接触到味蕾,加上缺锌可使味蕾细胞再生障碍,味觉素分泌减少,引起味觉减退,食欲不振,继而使进食减退,将导致进一步缺锌。严重缺锌的另一个表现是异食癖,常发生在 10 岁以内的儿童,表现为不喜欢吃正常食物,嗜好吃些非食物性物质,如泥土、沙石等。

(2)缺锌影响智力发育 人的智力取决于大脑发育,孕妇与婴儿缺锌将使婴儿大脑细胞的正常分裂发育受到阻碍,既可使大脑总细胞数低于正常值,又可抑制脑细胞发育,导致孩子智力低下。

(3)缺锌影响生长发育 缺锌将使各种营养吸收不足,细胞的分裂和增长受阻,生长激素的合成与分泌减少,最终导致生长发育迟缓。锌还可以抗缺维生素 A 而引起的夜盲症。

(4)缺锌导致免疫力低下 微量元素中,锌对免疫力的影响最为明显。儿童缺锌会使免疫器官发育不完善,免疫细胞分裂、生长和再生受阻,巨噬细胞吞噬病菌的能力减弱,导致免疫力低下,更容易感染流行性呼吸道和胃肠道疾病。

(5)缺锌导致肠原性肢端皮炎等 肠原性肢端皮炎是家族遗传病,是先天性锌吸收不良所致,经锌制剂治疗可治愈,表现以顽固性腹泻、口腔或肛门周围皮肤损害及脱落三大症状为特征。一般每日腹泻3 ~ 5 次,水样便,有泡沫;皮肤黏膜损害表现为丘疹、丘疱疹,继发感染后为脓疱伴有口腔溃疡及舌炎、脱发、头顶脂溢性皮炎、毛发枯焦、灰黄稀疏和脱落。

常有烦躁、哭闹。缺锌还会导致伤口愈合缓慢。

2）锌过量危害

锌过量危害主要有：①人体内含有的元素硒具有抗癌功能，但锌与硒有拮抗性，能减弱硒的生理作用，如果体内锌量高，将会使人体抗癌能力降低，甚至刺激肿瘤生长；②硒对有害金属（如铝、镉、汞、铬、砷、铊等）具有解毒作用，因为它与这些金属有很强的亲和力，可结合成复合物排出体外。硒还可以降低黄曲霉素、苯并（a）芘、亚硝胺等致癌物的毒性，尤其在环境污染情况下，这种作用更为重要。如果人体大量摄入锌后降低了硒的解毒作用，就容易引起某些有害元素的慢性中毒或诱发某些疾病；③锌是参与免疫功能的一种重要元素，但是大量的锌能抑制吞噬细胞的活性和杀菌力，从而降低人体的免疫功能，使抗病能力减弱，而对疾病易感性增加；④人体内的锌/铜比值有一个正常范围。由于大量补锌导致锌/铜比值增大，从而使体内胆固醇代谢紊乱，产生高胆固醇血症，继而引起高血压及冠心病；⑤过量的锌能抑制铁的利用，致使铁参与造血机制发生障碍，从而使人体发生顽固性缺铁性贫血，并且在体内高锌情况下，即使服用铁制剂，也很难使贫血治愈。所以，孩子服用无机锌和有机锌来补锌必须定期化验血锌及发锌；⑥长期大剂量锌摄入可诱发人体的铜缺乏，从而引起心肌细胞氧化代谢紊乱、单纯性骨质疏松、脑组织萎缩、低色素小细胞性贫血等一系列生理功能障碍；⑦长期口服硫酸锌可引起恶心呕吐、上腹部不适等消化道反应，重者可致胃溃疡、出血、甚至穿孔。这是因为胃中的盐酸与硫酸锌反应，生成了具有强烈腐蚀作用的氯化锌。孩子长期服用硫酸锌引起的轻度消化道反应更是多见。

3）人体对锌的需要量

关于锌的每日需要量，成人每日进食 11～15 mg 锌即可处于零平衡或微弱的正平衡状态。中国营养学会提出中国居民饮食锌平均需要量（EARs），成年男性为 15.5 mg/d，成年女性 11.5 mg/d。锌的 UL 则为 45 mg/d。

锌的来源广泛，但动、植物食物锌含量与吸收率有很大差异。许多植物性食品，如豆类、小麦锌含量可达 15～20 mg/kg，但因其可与植酸结合而不易吸收。谷类碾磨后，可食部分含锌量显著减少，蔬菜、水果含锌很少（约 2 mg/kg）。

动物性食品是锌的良好来源，如猪肉、牛肉、羊肉等含锌 20～60 mg/kg，鱼类和其他海产品含锌也在 15 mg/kg 以上，且吸收率高。

3.6.3.3 碘

1. 存在与生理功能

成人体内含碘总量为 20～50 mg，其中 20% 存在于甲状腺中，其重要生理功能也是通过甲状腺素的生理作用显示出来的。

碘是维持人体正常生理功能不可缺少的微量元素，它参与甲状腺素的合成。甲状腺素主要起调节基础代谢及促进儿童生长发育作用，具体如下：①促进生物氧化，协调氧化磷酸化过程，调节能量转化；②促进蛋白质合成，调节蛋白质代谢；③促进糖类和脂肪代谢；④调节组织水、电解质代谢；⑤促进维生素吸收和利用；⑥活化酶包括细胞色素酶系、琥珀酸氧化酶等 100 多种酶，对生物氧化和代谢都有促进作用；⑦促进神经系统发育、组织分化。

2. 吸收与代谢

食物中碘有无机碘与有机碘两种。前者如碘化物可在胃和小肠中几乎 100% 被吸收；后者则通常需要在消化道消化脱碘后，以无机碘的形式被吸收。与氨基酸结合的碘可直接被吸收。只有与脂肪酸结合的有机碘可不经肝脏而由乳糜管吸收。胃肠道内的钙、氟、镁可阻碍碘的吸收。人体蛋白质、能量摄入不足时,亦可妨碍碘的吸收。

碘在正常情况下主要通过肾脏排出。尿碘占碘总排出量的80%以上。粪中也可有部分碘排出,主要是未被吸收的有机碘。此外,肺及皮肤也可排出少量。

3.碘的需要量

1)缺碘症状

(1)地方性甲状腺肿　主要易发生在青春期、妊娠期和哺乳期,甲状腺机能减退,出现厚皮病,心搏减慢,基础代谢降低,性机能低下。

(2)呆小病　又称克汀病,胚胎期碘缺乏导致生长发育受阻、智力低下、身材矮小,以致痴呆、聋哑。小儿胚胎4个月后,甲状腺已能合成甲状腺素。但是母亲缺碘,供给胎儿的碘不足,势必使胎儿期甲状腺素合成不足,严重影响胎儿中枢神经系统,尤其是大脑的发育。若不及时补充碘,将造成神经系统不可逆的损害。

2)碘过量危害

摄入碘过量可致高碘甲状腺肿及甲状腺功能亢进。高碘甲状腺肿呈弥漫型,易与缺碘而致甲状腺肿相区别。

3)人体对碘的需要量

人体对碘的需要量受年龄、性别、体重、发育及营养状况等因素影响。中国营养学会建议成人 RNI 值为150 μg/d,孕妇、乳母加50 μg/d。碘最大无作用剂量(NOAEL,指化学物质在一定时间内,按一定方式与机体接触,用现代的检测方法和最灵敏的观察指标不能发现任何损害作用的最高剂量)为1 000 μg/d, UL 为850 μg/d。

海产品碘含量高于陆地食品,其中海带含量最高,盐含碘极微;动物性食物含量高于植物性食物。海带含碘量为24 000 μg/100 g,干紫菜1 800 μg/100 g,干海参600 μg/100 g,海盐多在30 μg/kg 以上。

3.6.3.4　硒

硒在人体总量为14～20 mg,广泛分布于所有组织器官中,以肝、肾、心、脾、牙釉质及指甲浓度较高,脂肪最低。硒蛋氨酸和硒半胱氨酸是体内硒存在的主要形式,血硒与头发中硒可以反映体内硒的营养水平。

1.生理功能

1)以谷胱甘肽过氧化物酶的形式发挥抗氧化作用

硒是谷胱甘肽过氧化物酶(GSH－Px)的必需组成成分,每摩尔的酶含有4毫摩尔的硒,该酶催化的反应为:

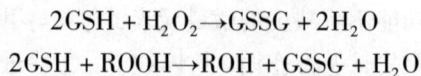

$$2GSH + H_2O_2 \rightarrow GSSG + 2H_2O$$

$$2GSH + ROOH \rightarrow ROH + GSSG + H_2O$$

通过 GSH－Px 的作用,清除自由基,分解过多的 H_2O_2,减少过氧化物从而保护细胞膜免受损害,保护细胞敏感分子(DNA、RNA)中占有重要地位。

2)促进生长与保护视觉器官作用

硒是生长与繁殖必需的营养素,硒参与辅酶 A 和辅酶 Q 的合成,促进 α－酮酸脱氢酶系的活性,在三羧酸循环及呼吸链电子传递过程中发挥重要作用。

硒与视力和神经传导有密切关系,虹膜及晶状体含硒丰富,视力与视网膜含硒量有关。

白内障患者及糖尿病性失明者补硒后可有所改善。

3)解毒作用

硒能拮抗某些有毒元素及物质的毒性，与金属有很强亲和力，在体内与重金属如汞、甲基汞、镉及铅等形成铅蛋白复合物而解毒。动物实验发现硒还可降低黄曲霉毒素对肝的急性损伤。

4)保护心血管功能

硒可防止镉引起的实验性高血压，并可防止冠心病及心肌梗死。硒参与保护细胞膜的稳定性及正常通透性，抑制脂质的过氧化反应，消除自由基的毒害作用，从而保护心肌的正常结构、代谢和功能。服用亚硒酸(每周 0.5 ~ 1 mg)可有效地防治克山病的发生。

5)抗肿瘤作用

动物致癌试验中观察到硒对动物的实验性皮肤癌、肝癌、结肠癌、乳腺癌、肺癌等均有显著的抑制作用，且此种抑癌效果还受食物中维生素 A、C、E 等含量的影响。关于硒化合物的抗癌作用机制尚未阐明，可能与硒能抑制致癌物质的致突变性，或改变致癌物的代谢，或通过抗氧化作用而抗癌。如硒化合物能促进肝癌细胞及白血病细胞的再分化，通过促分化而抗癌。

2. 吸收与代谢

硒在小肠吸收，无机硒与有机硒都易被吸收，其吸收率通常都在50%以上。硒吸收率高低，与硒的存在形式、溶解度有关。如蛋氨酸硒吸收率大于无机硒，溶解度大者吸收率也高。

硒被吸收后，通过与血浆蛋白结合，转运至各个器官与组织中，代谢后大部分硒经尿液排出，粪硒大多数为未被吸收的食物硒，少量随胆汁、胰液、肠液分泌到肠内。此外，硒也可从汗中排出。当硒摄入量较高时，还可从肺排出挥发性二甲基硒化合物。动物体内缺硒，红细胞中谷胱甘肽过氧化物酶的活力明显下降，我国已证实硒缺乏是引起克山病、大骨节病的一个重要原因。

3. 硒的需要量

1)缺硒症状

人体内缺硒，红细胞中谷胱甘肽过氧化物酶的活性明显下降，会引起以下疾病：①克山病即地方性心肌病，多发生在缺硒地区；②大骨节病病，即发育中儿童的关节透明软骨的变形与坏死继发的骨关节炎，大骨节病病因与低硒环境、水中有机物、真菌毒素等因素有关。

2)硒过量危害

硒摄入过量可致中毒，主要表现为头发变干、变脆、易断裂及脱落，其他部位毛发如眉毛、胡须及腋毛也有上述现象。并有指甲变形、肢端麻木、抽搐，甚至偏瘫，严重者可致死亡。与水和土中硒含量过高，致粮食、蔬菜、水果中高硒有关。

3)人体对硒的需要量

根据动物与人群实验结果，许多国家提出硒供给量，我国根据饮食调查结果确定预防克山病所需的"硒最低日需要量"为男 19 $\mu g/d$，女 14 $\mu g/d$，而根据血浆 CSH – Px 活力达最高值估计"生理需要量"为 >40 $\mu g/d$。2000 年中国营养学会提出 RNIs 为 14 岁以上 50 $\mu g/d$，硒的 NOAEL 为 200 $\mu g/d$，UL 为 400 $\mu g/d$。

硒的食物来源受地球构造影响，即使同一品种的食物，因产地不同含硒量差别很大。例如：低硒地区的大米含硒量 <0.2 $\mu g/100\ g$，而高硒地区大米的含硒量高达 2 000 $\mu g/100\ g$，

二者相差万倍。动物性食品的含硒量也受产地影响，但差别比植物性食品小。这是因为动物体内有"缓和作用"，即在缺硒时可储留硒，过多时则排出增多。含硒较多的食物有内脏和海产品，肉类，谷物等。

3.6.3.5 其他微量元素

其他微量元素中国居民不易缺乏，其具体情况如表3－23。

表3－23 其他微量元素

名称	主要生理功能	缺乏症状	食物来源	AI	UL
铜	为多种含铜酶（胺氧化酶、细胞色素氧化酶、SOD 酶等）和铜结合蛋白（金属硫蛋白、转酮蛋白等）的组成分。参与铁代谢，维持造血机能和促进结缔组织形成，对中枢神经系统的健康有一定意义	人类铜缺乏很少见，如营养不良可能引起铜缺乏而致人体出现骨骼缺损、腹泻、肝脾肿大及心血管疾病等	可可、动物的肝、肾、黑胡椒含铜丰富，其次为虾、坚果、大豆粉	2.0 mg/d	8.0 mg/d
氟	为人体骨骼、牙齿的组成分，对防治龋齿和骨质疏松有重要意义	人类氟缺乏很少见，低氟供水地区龋齿及老年人骨质疏松发病率增高	茶叶含氟丰富，饮水是人们氟的主要来源	1.5 mg/d	2.8 mg/d
铬	为葡萄糖耐量因子（GTF）的组成分，对DNA 合成、增强免疫功能及预防动脉硬化等有一定影响	人类铬缺乏极少见	原粮、豆类含铬丰富，其次为畜禽的肝、肾	50 μg/d	500 μg/d
锰	为体内多种酶的组成分或酶的激活剂，参与骨骼形成、结缔组织生长及基础营养素的能量代谢	人类锰缺乏极少见	茶叶含锰丰富，其次为坚果、糙糖、豆类等	3.5 mg/d	10 mg/d
钼	为黄嘌呤氧化酶、醛氧化酶和亚硫酸盐氧化酶的辅基，因而参与体内相应的氧化反应	人类钼缺乏极少见	动物的肝、肾含钼丰富，其次为干豆和谷物	60 μg/d	350 μg/d

3.7 水

人体对水的需要量与体重、热能消耗成正比，消耗每卡热能需要1 mL的水分，每天每1 kg 体重需要 30 ~ 40 mL 的水分，一个体重70 kg 的人每天需要 2 100 ~ 2 800 mL 水。正常情况下，人体内水分的出入量是平衡的。一个健康的成年人每天需 2 000 ~ 2 700 mL 水（包括饮水、食物中的水，代谢中产生的水）。若饮水过少，会使血液浓缩，黏稠度增高，不利于血液循环及营养的吸收，也会导致人体需要排出的毒素不能及时排出。人一旦失去体内水分的10%，生理功能即发生严重紊乱，人体若丧失 20% 的水分就会有生命危险。在炎热、高温、发烧和体力劳动量大的情况下，饮水量应相应增加。

运动期间和前后。体重因流汗而减少2% ~ 3%时，血液量下降，会明显影响人体的运动能力等，所以要及时饮水，并以少量多次为原则，同时应饮接近血浆渗透压的淡盐水或饮料，以保持体内电解质的平衡。

体内水不断的补充，又不断的排出，处于动态平衡。水的排泄途径有肾、皮肤（汗）、肺、肠等，其中肾的排出最为重要，对水平衡起重要作用。

3.7.1　水的生理功能

1. 人体的重要组成成分

水是人体含量最大和最重要的组成部分。是维持生命、保持体细胞外形、构成各种体液所必需的。年龄越小含水量越高，3月大胎儿体内水的含量约为90%，婴儿体内含水约75%，成人体内含水为55%~65%。

水是机体内每一个细胞和组织的基本组成成分，细胞和组织的含水量不同：肌肉与薄组织器官（肝、肾、脑等）中含水为70%~80%，皮肤为60%~70%，骨骼中为12%~15%，血液中含水为90%。人体内肌肉组织约占体重的40%，所以肌肉的含水量约占全身总水量的一半。通常当机体内脂肪含量增加，含水量下降。

2. 作为各种营养物质及其代谢产物的载体和溶剂参加物质代谢

水是许多有机物与无机物的良好溶剂。脂肪和蛋白质也能在适当条件下分散在水中构成乳浊液或胶体溶液。以利营养素的消化、吸收、代谢和排泄。

由于水的流动性强，可以作为人体各种物质的载体，对于各种营养素的运输与吸收，气体的运输与交换，代谢产物的运输与排泄起到了极其重要的作用。

直接参与物质代谢，促进各种生理活动和生化反应。水是体内生化反应的媒介，同时水本身也参与体内的化学反应。水是各种化学物质在体内正常代谢的保证。

3. 调节体温

水可调节体温，汗水是人体的冷却剂。水对体温的调节是由它的3个特性所决定的：①水的比热高。由于体内含有大量的水，所以在代谢过程中所产生的热能多被水吸收，保持体温的恒定。②水的蒸发热大。当人体在37℃时，每毫升水的蒸发热为2 424.6焦（579.5卡），因此蒸发少量水，即可散发体内贮存的大量的热。③水的导热性强。水为非金属中最良好的导热体，虽然机体各组织代谢强度不一样，产热量不一样，但可通过水的导热作用来保证机体各组织和器官间的温度趋于一致。

4. 抵抗压缩，滋润皮肤，保护关节等

水的一个重要特性是不可压缩性，且水的黏度小，因而水在关节中起着润滑和缓冲作用。体内关节、韧带、肌肉、膜等处的活动都由水作为润滑剂；同时水还可以滋润身体细胞，使其经常保持湿润状态；水可以保持肌肤柔软，有弹性；水还可以维持腺体器官的正常分泌。水还为那些比较敏感的组织提供防震保护，眼睛内的房水能保持视网膜和晶状体正常压力。胎儿就是在羊水的缓冲呵护下发育成婴儿的。

5. 食品的重要组成成分

水本身就属于广义上食品的范畴，水是动植物食品的重要成分，水对食品的性质起着很重要的作用。水分对食品的鲜度、硬度、流动性、呈味性、保藏和加工等方面都具有重要影响。

水的沸点、冰点及水分活度等理化性质对食品加工有重要意义。

3.7.2　水的需要量及来源

1. 水缺乏症

水摄入不足或丢失过多，可引起机体失水，重度缺水可使细胞外液电解质浓度增加，形成高渗透压，细胞内水分外流，引起脱水。一般情况下。失水占体重2%时，可感到口渴、尿少；失水达体重10%以上时，可出现烦躁、眼球内陷、皮肤失去弹性、全身无力、体温及脉搏增加、血压下降；失水超过体重的20%时，会引起死亡。

2. 水过量对人体的影响

水过量稀释了消化液，影响食欲，不利健康。夏天特别是运动后饮水过多，加上矿物质从汗中排出，会导致电解质失衡甚至脱水。

3. 水的需要量

人体对水的需要量主要受代谢、年龄、体力活动、气温、膳食等因素的影响。

婴儿和儿童对水的需求量相对比成人高。成人每天水的正常流通约为体重的6%，而婴儿大约为15%。一个体重60 kg的健康成人每天与外界交换的水约2 500 mL，即相当于每千克体重约40 g水，人体对水的需要量与年龄、气候、职业因素等密切相关。婴儿每千克体重需水量是成人的2~4倍。婴儿和儿童体表面积较大，身体中水分的百分比和代谢率较高，肾脏对调节因生长所需摄入高蛋白时的溶质负荷的能力有限，易发生严重失水，因此水的摄入量以0.34 mL~0.9 mL/kJ(1.5 mL~4 mL/kcal)为宜。

孕妇因怀孕时细胞外液间隙增加，加上胎儿和羊水的需要，水需要量增多，哺乳期妇女乳汁中87%是水，产后6个月内平均乳汁的分泌量约750 mL/d，故需额外增加1 000 mL/d。

其次，体力活动、温度、膳食、疾病等也影响水的需求。体力活动增加，水蒸气的排出量增加，如果水的丢失超过体重的3%，不及时补充水，体重会明显下降。

在炎热干燥环境中，皮肤和肺排水量提高50%~100%，如果出汗失水不及时补充即会发生中暑。

高蛋白膳食可增加尿中氮的含量，需保证尿的正常排泄而补水。尤其要注意婴儿高蛋白膳食对水的需求。

连续呕吐，长期腹泻、高烧引起水的大量丢失；手术后、渗出液、烧伤等所引起的机体损伤也都会致大量失水，如不及时补充会发生一系列病理变化甚至引起死亡。

我国尚无制定水DRIs依据，可将美国RDA作为参考。正常饮食和环境条件下按每消耗4.18 kJ(1.0 kcal)热量补充1~1.5 mL的水计算，按此计算，如果一人每天消耗2 000 kcal热量(十岁儿童或极轻体力活动成年女性消耗的热量)，那么他每天需要摄入2~3 L水(包括饮入水、食物中水和代谢水)，如果加上出汗则更多。

4. 水的来源

补充人体失水可通过3个途径：①饮水和其他饮料，占人体水分总来源的一半以上；②固体食物，通过食物同时摄入的水分(如饭、菜、水果等)，占人体水分总来源的30%~40%；③代谢水(内生水)约10%，来自机体内的物质的生物氧化过程。

1) 饮用水

饮用水分硬水和软水两种。水的硬度是由水中所含的碳酸钙、碳酸镁所引起的，它们可通过加热除去，也称暂时硬度。由硫酸钙、硫酸镁在水中含量过高所引起的称永久硬度。某些硬水中含足量的钙,但由于不是以离子状态存在,在体内吸收量很小。通常每人每日饮水约 1 200 mL。从水的商品种类来说,可有地下水、自来水、纯净水、矿泉水、矿物质水、磁化水、活性水茶及其他饮料等,其中瓶装水包括饮料又归于食物。

2)食物水

许多固体食物含有大量的水分可供人体利用。它们主要存在于各种食品中,其中有的水分以游离的形式存在,有一部分则以结合水的形式存在,都可以被人体吸收。通常食物中含水约 1000 mL。

表 3 – 24　部分食物含水量

食物	水分/g·(100 g)$^{-1}$	食物	水分/g·(100 g)$^{-1}$
水果、蔬菜	70 ~ 95	熟豆	69
乳	87	干酪	39
熟谷物	70 ~ 77	面包	36
鱼贝类	60 ~ 76	奶油	16
肉禽	40 ~ 75	饼干	2 ~ 6
蛋	74	坚果	2 ~ 6

3)代谢水(内生水)

代谢水是由营养素在体内氧化降解以后生成的。如 100 克碳水化合物在机体内完全氧化可以产生 60 克代谢水,100 克蛋白质氧化后可产生 42 克水,100 克脂肪氧化产生 107 克水。但是脂肪和蛋白质在氧化过程中还要消耗一部分水分。蛋白质在脱氨基时必须有水参加,从而降低了水的净值。脂肪氧化需要增强生物氧化,这种生物氧化的增强使水在肺中损失。成年男性内生水约 300 mL/d。

5. 饮用水水质标准

饮用水水质标准是为维持人体正常的生理功能,对饮用水中有害元素的限量、感官性状、细菌学指标以及制水过程中投加的物质含量等所做的规定。2012 年 7 月 1 日实施的《生活饮用水卫生标准》检测指标达到 106 项,砷、铅指标检测更严格。

本章关键词

能量　蛋白质　碳水化合物　脂类　维生素　矿物质　活性多糖　水

本章小结

本章从能量及营养素的基本概念入手,介绍了能量及七大营养素的生理功能、人体的需要情况、参考供给量、食物来源,分析了能量失衡及各种营养素缺乏和过量对人体的影响,探讨能量消耗的构成,食品加工对营养素的影响。

本章思考题

1. 比较必需脂肪酸、必需氨基酸概念，说一说常见食物蛋白质的限制氨基酸种类。

2. 糖类和脂肪在功能、供能上有什么相同和不同？蛋白质也可供能，能不能代替糖类和脂肪？

3. 说说活性多糖、低聚糖、膳食纤维的生理功能，比较他们在增加免疫力、防心血管疾病原理和作用上有什么不同. 。

4. 了解维生素 A、D、E、C、B_1、B_2、B_5、B_6 和 Ca、Mg、Fe、I、Se、Zn 等矿物质的生理功能、缺乏症。

5. 如何评价食物蛋白、油脂营养价值。

6. 食品加工对蛋白质营养价值的影响有哪些？

7. 什么是蛋白质的互补作用？蛋白质食物合理搭配的原则有哪些，为什么？

第 4 章

各类食品的营养价值

本章学习目的与要求

1. 理解食物营养价值的相对性；

2. 了解贮藏、加工、烹调对营养价值的影响；

3. 熟悉各类食物的营养价值。

食品营养价值通常是指食品中所含营养素和热能能够满足人体营养需要的程度，食品营养价值的高低取决于食品所含营养素种类是否齐全、数量是否充足、相互比例是否合理以及能被人体消化、吸收及利用的程度。由于食品种类众多，其营养素组成和含量千差万别，所以食品的营养价值是相对的，除了母乳，没有一种天然食物含有人类所需的全部营养素，所以人们在选择食物的时候一定要注意合理搭配，正所谓"没有不好的食物，只有不好的膳食结构"，不宜片面夸大某一单个食物品种的功能。此外，食品营养价值还受其中天然存在的一些抗营养因素的影响以及很大程度上还受加工、贮藏和烹调的影响。了解各类食品的营养价值，对合理营养促进健康具有重要作用。

食物种类繁多，我国一般根据食物的营养价值以及日常膳食习惯，把食物分为 5 大类：粮谷类、动物性食物、大豆及豆制品、蔬菜水果、纯热能食物。同时考虑到现阶段我国居民膳食指南，故从以下 6 个方面阐述各类食品的营养价值。

4.1 粮食类的营养价值

我国对粮食类作物根据化学成分与用途分为以下 3 大类：

（1）谷类作物 谷类作物属于单子叶的禾本科植物，其特点是种子含有发达的胚乳，主要由淀粉（70% ~ 80%）、蛋白质（10% ~ 16%）和脂肪（2% ~ 5%）构成，例如小麦（wheat）、大麦（barley）、黑麦（rye）、燕麦（oat）、水稻（rice）、玉米（corn）、高粱（sorghum）、黍（proso millet）、粟（millet）等。荞麦（buckwheat）虽然属于双子叶蓼科植物，因种子中以淀粉为主要储藏养分，所以习惯上也包括在内。

　　(2)豆类作物　豆类作物包括一些双子叶的豆科植物,其特点是种子无胚乳,却有两片发达的子叶,子叶中含有丰富的蛋白质(20%～40%)和脂肪,例如花生(peanut)与大豆(soybean);有的含脂肪不多,却含有较多的淀粉,例如豌豆(garden pea)、蚕豆(broad bean)、绿豆(mung bean)与赤豆(red bean)等。

　　(3)薯类作物　薯类作物也称为根茎类作物,由属于不同科属的双子叶植物组成,其特点是在块根或块茎中含有大量的淀粉,例如旋花科中的甘薯(sweet potato)、大戟科中的木薯(cassava)、茄科中的马铃薯(potato)。我国人民食用的主要谷类有稻米和小麦,其次是被称为杂粮的玉米、高粱、小米和莜麦等。目前我国人民膳食中的热能和蛋白质主要来自谷物类食物。

4.1.1　谷类营养价值

　　1.谷类谷粒的结构和营养素分布情况

　　各种谷粒,尽管形态、大小有所不同,但其结构基本相似,都是由谷皮、糊粉层,胚乳和谷胚四部分组成。

　　1)谷皮

　　谷皮位于谷粒最外层,占全粒的13%～15%,主要由纤维素和半纤维素组成,并含有较多的矿物质、B族维生素及其他营养素,但加工过程中大多已去除。

　　2)糊粉层

　　糊粉层是位于谷皮与胚乳之间的一层厚壁细胞,占谷粒的6%～7%。除纤维素外,还含有丰富的矿物质及B族维生素,但在碾磨加工过程中也大部分丢失在糠、麸中。

　　3)胚乳

　　胚乳占谷粒80%～90%,主要组成为淀粉、相对较多的蛋白质及少量的油脂、矿物质和维生素。

　　4)谷胚

　　谷胚位于谷粒的一端,仅占全谷粒2%～3%,但各种营养素含量却很丰富,富含蛋白质、维生素和脂肪。谷胚因含脂肪和纤维素,质地比较松软而有韧性,不易粉碎,因而在加工碾磨过程中容易与胚乳分离而转入糠麸中,加工精度越高,丢失越多。

　　2.主要谷类的营养价值

　　1)蛋白质

　　谷类食物的蛋白质含量一般在7%～16%之间。大米一般蛋白质为7%～8%,小麦的蛋白质含量在谷类中是较高的,约为12%。不同谷类其各种蛋白质组成比例不同。谷物蛋白质主要是醇溶蛋白和谷蛋白,约占蛋白质总量的80%以上。醇溶蛋白中赖氨酸含量极少,亮氨酸含量高,所以谷类蛋白质一般都缺乏赖氨酸而富含亮氨酸。故谷类蛋白质一般都程度不等地以赖氨酸为第一限制氨基酸。这是造成谷类食品氨基酸不平衡,蛋白质营养价值不高的主要原因。它们的生物价较动物蛋白和大豆蛋白低,一般在50%～60%之间,只有莜麦和荞麦达70%以上。

　　为改善谷类食物的营养价值,可利用赖氨酸进行强化或根据食物蛋白质互补的原理与富含赖氨酸的食物混合食用,还可以利用基因工程方法,培育出高赖氨酸的谷类新品种。

2)碳水化合物

谷类食物中的碳水化合物约占谷物总量的70%以上，是人类最经济的热能来源。其中主要为淀粉，此外还含有糊精、戊聚糖及少量葡萄糖等。籼米中含直链淀粉多，米饭膨胀性大而黏性差，较易消化吸收；糯米中绝大部分是支链淀粉，膨胀性小而黏性强，不易消化吸收，幼儿及老人不宜多食；粳米居二者之间。另外谷类中还含有2%~3%纤维素，它们和半纤维素是良好的膳食纤维来源。

3)脂肪

谷类食物中的油脂含量仅为1%~2%，主要存在于糊粉层和胚芽中，其油脂成分中约80%以上为不饱和脂肪酸，其中亚油酸含量比较丰富，脂类物质中除甘油三酯外还含有植物固醇和卵磷脂，谷物胚芽中还含有维生素E，所以米糠油和胚芽油有防止动脉硬化和抗衰老的功效。完整的糙米不易酸败，但组织破坏之后，由米糠或胚芽直接压榨出来的油则易氧化酸败、不耐久贮。

4)维生素

谷类食物中的维生素主要是B族维生素，特别是维生素B_1和烟酸，维生素大部分存在于胚芽、糊粉层及谷皮中，如100g标准面粉中维生素B_1、维生素B_2及烟酸的含量分别为0.28 mg、0 08 mg和2.0 mg，而100 g小麦胚粉中上述3种维生素的含量分别为3.5 mg、0.79 mg和3.7 mg。此外谷物还含有泛酸及维生素B_6等，仅小米和黄玉米含有少量的胡萝卜素，谷胚含有维生素E。一般不含有维生素C、维生素D和维生素A。

5)矿物质

谷类食物灰分为1.5%~3%，大部分集中在谷皮、糊粉层和谷胚中，胚乳含量相对较低，所以糙米、标准面粉的矿物质含量都分别高于精白米、面。如100g糙米、精白米的灰分分别为1.3g和0.7g，不同出粉率的面粉中的灰分也有变化(见表4-1)。

表4-1 不同出粉率的面粉中营养素含量变化(100 g)

营养素	出粉率/%					
	50	72	75	80	85	95~100
蛋白质/g	10	11	11.2	11.4	11.6	12
铁/mg	0.9	1	1.1	1.8	2.2	2.7
钙/mg	15	18	22	37	50	
维生素B_1/mg	0.08	0.11	0.15	0.26	0.31	0.4
维生素B_2/mg	0.03	0.035	0.04	0.05	0.07	0.12
烟酸/mg	0.07	0.72	0.77	1.2	1.6	6
泛酸/mg	0.4	0.6	0.75	0.9	1.1	1.5
维生素B_6/mg	0.1	0.15	0.2	0.25	0.3	0.5

谷类食物中磷含量丰富，占谷类灰分的50%~60%。钾镁次之，钙含量较低，仅为磷含量的1/10，以米、面等谷物为主食的地区的人群应辅以含钙丰富的食品如乳类和豆类等，以

保持合理的钙磷比例。谷物中的磷、钙、镁有一部分是以植酸钙、镁盐的形式存在，难以被人体吸收利用，谷物中含有植酸酶可分解植酸盐，该酶在55℃时活性最强，米面经过蒸煮或焙烤约有60%的植酸被水解，此外谷物发酵如制成面包后大部分的植酸盐也可被水解，有利于矿物质的吸收利用。其他微量元素含量很低。

3. 主要杂粮的营养价值

除了具有作为谷类的相似的营养成分外，杂粮还具有各自的营养特点。

1）玉米

玉米除含有较多淀粉外，最大特点是脂肪含量高于一般谷类，约占籽粒重量的4%～5%。玉米脂肪含有50%以上的亚油酸，具有很高的营养保健价值。另外，玉米含有较多的膳食纤维，黄玉米中还含有胡萝卜素。

玉米蛋白质含量约为籽粒重量的8%～10%，玉米蛋白质缺乏赖氨酸和色氨酸。玉米中尼克酸含量较多，但主要是以结合态形式存在，不能被人体吸收利用。长期以玉米为主食的人群，如果在玉米食品加工制作中加入相当于玉米重量0.6%的碳酸氢钠（小苏打），可以在蒸煮过程中使结合型尼克酸分解成游离型，游离型尼克酸能为人体吸收利用，因而这一方法可以有效地防止因缺乏尼克酸而导致的"癞皮病"。

2）小米

小米分粳、糯两种，含蛋白质10%左右，其色氨酸含量较一般谷物多，蛋白质质量优于小麦和大米。脂肪和铁的含量都高于大米，维生素 B_1、维生素 B_2 也略高于大米，还含有少量胡萝卜素，因此小米是营养价值较高的谷物食品。

3）莜麦

莜麦又称夏燕麦、裸燕麦。蛋白质含量15%左右，高于大米、小麦、玉米及小米等主要谷类，而且氨基酸组成比较平衡，各种必需氨基酸的含量接近或略高于世界卫生组织推荐值，尤其是赖氨酸的含量较高。莜麦的脂肪含量约为5.5%。因此，莜麦的营养价值高于其他谷类。

4）荞麦

荞麦含有70%的淀粉和7%～13%的蛋白质，且氨基酸组成比较平衡，赖氨酸、苏氨酸的含量较丰富。荞麦面蛋白质生物价高达80%，是谷类中的姣姣者。荞麦面还含有丰富的维生素 B_1、维生素 B_2、尼克酸和各种矿物质。其中维生素 B_1、维生素 B_2 是小麦的3倍，尼克酸是小麦的4倍。而铁的含量是小麦的3～20倍，为一般谷类所罕见。荞麦的最大营养特点是含有特殊成分芦丁。芦丁具有降低血脂和血清胆固醇的效果，对高血压和心脏病有防治作用。

4.1.2　豆类的营养价值

豆类品种繁多，常见的有大豆及蚕豆、豌豆、赤小豆、绿豆、芸豆、豇豆等其他豆类，大豆含有较高蛋白质和脂肪，而碳水化合物则相对较少，其他豆类含有较多碳水化合物，中等量蛋白质及少量脂肪。

1. 大豆

大豆一般是指黄豆、青豆、黑豆等。

1）蛋白质

干大豆中蛋白质约为35%，主要是球蛋白，少量白蛋白。大豆蛋白必需氨基酸组成除含硫氨基酸略偏低外，其他几乎与动物蛋白相似，与 WHO 氨基酸推荐值相近。大豆中赖氨酸含量是谷类中的2.5倍，因此大豆与谷类一起制作食品或搭配食用可以达到蛋白质互补作用。

2）脂肪

大豆脂肪为16%～18%，其饱和脂肪酸仅为15%，亚油酸为51%、亚麻酸为7%，其余为油酸等不饱和脂肪酸，大豆油易于消化吸收，是我国重要的食用油之一，有利于降低血液胆固醇和软化血管，适宜老年人食用。大豆磷脂含量丰富，达1.5%左右，在预防和改善心脑血管疾病、健脑益智、防止脂肪肝和肝硬化等方面具有重要作用。此外，由"中国食物成分表2004"可知大豆中含有相当量的DHA，为少数陆上植物含DHA的典型案例。

3）碳水化合物

大豆中碳水化合物的含量为20%～30%，有纤维素、半纤维素、果胶、甘露聚糖以及蔗糖、棉籽糖、水苏糖等。其中，后两者占了约一半，它们存在于大豆细胞壁中，为"胀气因子"。目前发现这些低聚糖是肠道双歧杆菌的增殖因子，国内外已从大豆中提取该类低聚糖作为商品出售，添加在其他食品中。

4）维生素

大豆含有丰富的B族维生素。其中维生素 B_1、B_2 的含量约为米、面的3～4倍。此外，大豆中还含有维生素 E、K 和胡萝卜素等。

5）矿物质

大豆含有丰富的矿物质，钙、磷、钾较其他大多数植物性食品高，铁、铜、锌、锰、硒等微量元素也很丰富。

6）其他物质

大豆中还有大量皂苷、大豆黄酮等物质。过去认为这些物质有碍健康，但20世纪90年代的研究认为它们具有某些特殊的生理功能，如大豆皂苷具有抗炎症，抗溃疡，防止体内生成过氧化脂质以及降低血清胆固醇等作用；大豆黄酮具有降低血脂及抗氧化、抗溶血、抗真菌等作用，其中的大豆异黄酮还具有调整女性体内雌激素水平，减少女性心血管疾病的发生及改善骨质疏松等作用。

2. 其他豆类

其他豆类包括蚕豆、豌豆、绿豆、赤小豆、豇豆、芸豆等，其碳水化合物含量为55%～60%，蛋白质为20%～25%，蛋白质组成中赖氨酸丰富，但含硫氨基酸偏低；脂肪仅含0.5%～2.0%；微量元素、B族维生素都大大高于谷类。

绿豆是我国人们夏季常食的豆类，它具有某些特殊的保健作用。《本草纲目》中就曾有"绿豆煮食，可消肿下气、清热解毒、消暑止渴"之说，近代医学研究也证实绿豆皮有抗菌作用，绿豆确有利尿、促进机体代谢从而促进体内毒物排泄的功效。

菜豆又称四季豆、刀豆。主要用来烹调菜肴。菜豆中含凝集素，刀豆氨酸。食用烹调不充分的菜豆易引起中毒。动物试验结果表明，当大白鼠饲料中含0.5%的菜豆凝集素时，会明显影响白鼠生长，剂量再高时会引起死亡。用油炒或沸水加热15～45 min，可使菜豆凝集素失去活性。

蚕豆又称胡豆、南豆、罗汉豆。蚕豆的营养素含量与豌豆相似，蚕豆中含有毒氨基酸 β

－氰基丙氨酸和 L－3，4－二羟基丙氨酸。β－氰基丙氨酸是一种神经毒素，中毒后会出现肌肉无力、腿脚麻痹等症状。L－3，4－二羟基苯丙氨酸是"蚕豆病"的致病因子，病症表现为急性溶血性贫血，患者多为儿童，食后 5~24 h 发病。通常加热烹调可消除其毒性。

3. 豆类中的抗营养因子

1）蛋白酶抑制剂

豆科植物种子都含有抑制胰蛋白酶、糜蛋白酶、胃蛋白酶等的物质，称为蛋白酶抑制物。有代表性的是胰蛋白酶抑制剂（TI），动物实验证实 TI 可抑制动物体重增加，并使动物胰腺增重。钝化 TI 的方法是常压加热 30 min，或大豆用水浸胀使含水量达 60% 时水煮 5 min，因此豆类食品应彻底煮熟，忌食半生不熟的豆类及其制品。

2）植物红细胞凝集素

植物红细胞凝集素是一种存在于豆类中含量很少的有毒蛋白质，它与人体红细胞上的某些糖分子有特殊的亲合力，它们一旦结合将引起红细胞凝集，造成生长缓慢，豆类经浸泡后加热处理，即可消除其对人体的不利影响。

3）抗维生素因子

生大豆中所含抗维生素因子具有破坏多种维生素的作用，但加热可以除去这些有害因素。此外豆类还含有植酸，对人体无机盐的吸收不利。

4.1.3 薯类的营养价值

薯类包括马铃薯、甘薯、木薯、凉薯、山药、芋头等。薯类的单位面积产量高于稻米、小麦。鲜薯中水分含 70% ~80%，其余主要是包括淀粉和多糖类在内的碳水化合物，占干物质量的 80% 左右。薯类蛋白质大多是完全蛋白，营养价值高于谷物。如将薯类与其他谷物混合食用，可使营养互补，提高蛋白质的营养价值，薯类中维生素含量丰富，特别是鲜薯中含较多的维生素 C。

1. 甘薯

又称红薯、白薯、番薯、地瓜。主要营养成分是碳水化合物，其蛋白质氨基酸组成与大米相似，维生素 C、胡萝卜素及钙、镁含量丰富。甘薯中含大量胶质和黏多糖。这些物质具有保持血管壁弹性的作用，并能防止肝、肾中的结缔组织萎缩，预防心脏病、关节炎等疾病。甘薯中所含脱氢表雄甾酮（dehydroepiandrosterone，DHEA）是一种与肾上腺所分泌的激素相似的类固醇，能有效抑制乳腺癌和结肠癌的发生，很可能有助于预防高胆固醇者患心脏疾病。WHO 曾于"最佳食品排行榜"中将甘薯作为排名居首的最佳蔬菜。

2. 马铃薯

又称土豆、洋芋、山药蛋等，与小麦、玉米、稻谷、高粱并称为世界五大作物。马铃薯中碳水化合物占 14.6% ~25.8%，主要由淀粉和糖分组成，淀粉中支链淀粉约占 80%，糖分主要是葡萄糖、果糖和蔗糖，约含 1.7%。新收获的马铃薯含糖量较低，贮藏一段时间后糖分增加，尤其是 0℃ 贮藏时，对还原糖蓄积特别有利。糖分最高时可达鲜重的 7% 左右。

鲜马铃薯的脂肪含量较低，平均为 0.1% 左右，马铃薯的蛋白质含量平均为 2.3% 左右，主要由球蛋白和白蛋白组成，其中球蛋白约占 2/3，属完全蛋白。

马铃薯中维生素 C 含量丰富，每 100 g 马铃薯中含维生素 C 16 ~20 mg。刚收获的马铃薯维生素 C 含量高达 26 mg，可与柑橘类媲美。此外马铃薯中还含少量 B 族维生素。

马铃薯中的矿物质含量稍高于小麦、玉米、水稻等谷物。

马铃薯中含有少量有毒成分茄碱(又称龙葵素)。在一般情况下,每 100 g 鲜马铃薯中的茄碱含量为 0.5 ~ 0.7 mg。低剂量茄碱对人体无害,且可防止胃液分泌过量,缓解胃痉挛。但当马铃薯发芽经光照后,茄碱含量可达 10 ~ 20 mg,高茄碱含量会引起人、畜中毒。茄碱中毒潜伏期为数十分钟至数小时。中毒症状轻者感到舌、喉麻痒,恶心、呕吐、腹痛、腹泻、体温升高,严重者抽搐、丧失意志,甚至死亡。

食用轻度发芽的马铃薯时,应挖去发芽部分,做菜时先切成丝、片放入水中浸泡 30 min 左右,使茄碱溶于水中;发芽严重的马铃薯,茄碱含量过高,不宜食用。

3. 木薯

又称南洋薯、木番薯、树薯。木薯的营养成分与甘薯相似,鲜品淀粉约为 28%,蛋白质 1.0%,脂肪 0.2%。每 100g 木薯中含钙 85 mg、磷 30 mg、铁 1.3 mg、维生素 B_1 0.08 mg、维生素 B_2 0.9 mg 以及维生素 C 22 mg。木薯中含有毒成分主要为木薯苷,它在木薯苷酶作用下水解生成具有剧毒的氢氰酸,因此木薯不能生食。

3. 凉薯

又称豆薯、葛薯。鲜凉薯含蛋白质 0.6% ~ 1.4%,脂肪 0.2% 左右,淀粉 11.9% 左右,此外还含有多种维生素和矿物质。

未成熟的凉薯脆嫩多汁,味甜如梨,可作为水果或蔬菜生食,充分成熟的凉薯糖分转化为淀粉,水分减少,粗纤维含量增加。

5. 山药

又称薯蓣、薯药、长薯。山药含水分 75% 左右,碳水化合物 14.4% ~ 19.9%,以淀粉为主,蛋白质 1.5% ~ 2.2%,脂肪 0.1% ~ 0.2%。山药中的黏性物质是由甘露聚糖与球蛋白结合而成的黏蛋白。山药中含多种酶,尤其是淀粉酶含量较高。

6. 芋头

又称芋、芋艿。形状肉质因品种而异,通常食用的为小芋头。水分含量是薯类中最高的,所含碳水化合物为 10% 左右,其中主要是淀粉,约占干物质重的 70%。此外,还含聚半乳糖、多缩戊糖、还原糖和非还原糖。芋头的黏性物质是多聚半乳糖的复合物,芋头中维生素 C 含量很少,煮 30 min 约损失一半。灰分中 70 ~ 80% 是钾,有益于需高钾饮食的人群。

4.2 果蔬类的营养价值

4.2.1 一般蔬菜、水果的营养成分

新鲜的蔬菜、水果水分含量都很高,碳水化合物含量不高,蛋白质、脂肪含量很低,但它们含有多种维生素,并含丰富的矿物质,因而在膳食中具有重要意义。

1. 碳水化合物

蔬菜、水果所含碳水化合物包括可溶性糖、淀粉及膳食纤维。可溶性糖主要有果糖、葡萄糖、蔗糖,其次为甘露糖、甘露醇和阿拉伯糖等,随着水果成熟度提高,可溶性糖增高、甜味增加,如香蕉在成熟过程中淀粉由 20% 降到 5%,而可溶性糖由 8% 增至 17%。

大多数叶菜类、根茎类、瓜类、茄果类蔬菜,其碳水化合物含量为 3% ~25% 之间。大多

数鲜果碳水化合物含量为8%～12%。蔬菜、水果含有丰富的纤维素、半纤维素、果胶、木质素等膳食纤维，蔬菜中膳食纤维含量为0.2%～2.8%，水果中含0.5%～2%，膳食纤维含量少的蔬菜和瓜果，肉质柔软，反之则肉质粗、皮厚多筋。水果中的果胶物质，在一定条件下可形成凝胶，利用此特性可制造果酱和果冻。果胶能与肠内致癌物质结合，使其成为无毒形式排出体外。膳食纤维中的木质素能使体内吞噬细菌及癌细胞的巨噬细胞活力提高3～4倍。人们每天须摄入一定量的膳食纤维，其主要来源即为蔬菜和水果。

2. 维生素

蔬菜、水果含有丰富的维生素C，是人体所需的维生素C的主要来源。绿色的叶、茎类蔬菜每100 g中含维生素C 20～40 mg；茄果类维生素C含量丰富的有柿子椒和青辣椒，每100 g含125～160 mg，其次为番茄；瓜类维生素C含量相对较少，其中苦瓜维生素C含量高，每100 g含60～80 mg。水果中维生素C含量最丰富的为鲜枣，每100 g含300 mg左右，其次分别是猕猴桃为130 mg、山楂为90 mg、柑橘为40 mg，苹果、梨、桃的维生素C含量不高，近年开发的刺梨、沙棘等野生果类资源，其维生素C含量比一般水果高10倍至数十倍。

蔬菜、水果中还含有丰富的胡萝卜素。黄、绿色蔬菜如油菜、苋菜、莴苣叶等每100 g中胡萝卜素含量超过2 mg，水果中橙黄色的芒果、杏、枇杷、红橘每100 g含有1.5～3 mg，这些蔬菜、水果中所含的胡萝卜素是我们日常膳食重要的维生素A前体。

蔬菜中的核黄素含量不高，但因摄入量大，也是日常膳食中维生素B_2的重要来源之一。

3. 矿物质

蔬菜、水果中含有丰富的钾、钙、钠、镁及铁、铜、锰、硒等多种矿物质，其中以钾最多，钙、镁含量也丰富，各种微量元素的含量虽不及其他类食品，但锰的含量高于肉类食品，这些碱性元素对维持人体内的酸碱平衡必不可少。某些绿叶蔬菜中钙、镁、铁等元素虽含量丰富，但由于同时含有草酸，因此其吸收利用率均低于动物食品。

4. 其他

1) 生物类黄酮

蔬菜和水果中含有多种生物类黄酮，如甜菜、茄子、红皮马铃薯、葡萄、杏、樱桃等食物中的花青素；洋葱、大葱、芹菜、羽衣甘蓝含有丰富的槲皮黄酮；柑橘中含黄烷酮丰富；桃、葡萄、苹果等含低聚儿茶素。他们常与维生素C共存，它们对毛细血管的脆性和渗透性有调节功能，且能抑制细菌繁殖，食后能增强人体抗病能力。

2) 有机酸

蔬菜和水果中含有有机酸，一般蔬菜均含有草酸，如菠菜、竹笋、苋菜等含有较多的草酸，草酸有一定涩味会影响口感且不利于钙、铁的吸收，因此烹调含草酸多的蔬菜时可先用开水烫漂处理。水果中的有机酸主要有苹果酸、柠檬酸和酒石酸，它们与所含的糖配合形成特殊的水果风味，果酸有增加食欲、帮助消化的作用，酸味的强弱与总酸量有关，也与其中氢离子浓度有关。

3) 单宁物质

大多数果实中都含有单宁物质。生柿子中单宁含量很高，每100 g果肉含单宁0.5～2.0 g，其他果实单宁含量为0.1%～0.4%。单宁含量与果实的成熟度有关，未成熟的果实单宁含量高。单宁极易氧化产生褐色物质，单宁含量越高，与空气接触时间越长，变色就越深。蔬菜中单宁含量很少，但对风味却有很大影响。

4)芳香物质

果实中普遍含有挥发性芳香油。由于成分不同，表现出各种果实特有的芳香气味。苹果中含有醋酸戊酯和微量苹果油，柑橘中有柠檬醛、癸醛、松油醇，含油量 1.2% ~2.5%。香蕉的芳香则是含丁酸戊酯、2，5-二甲基-4-甲氧基-3-氢呋喃酮，大蒜的气味是硫化二丙烯，姜中挥发性物质是姜酮。

5)色素

蔬菜、水果中含有各种不同的色素物质，共有 3 大类：吡咯色素、酚类色素、多烯色素，表现出多种颜色，主要有叶绿素、类胡萝卜素、花青色素、叶黄素等，其固有的色泽是品种的特征，是鉴定果实品质的重要指标。

6)含氮物质

果实中含氮物质一般为 0.2% ~1.2%。核桃仁、杏仁则比较丰富，可高达 15% ~25%。蔬菜中含氮物质包括蛋白质、氨基酸、酰氨、糖甙类等，其含量为 0.6% ~9.0%。豆类含量最多，叶菜类次之，根菜类、果菜类最低。此外糖甙是由糖与醇、醛、酚类含氮物质构成的化合物，如黑芥子甙存在于十字花科蔬菜中。

4.2.2 膳食中一些重要的蔬菜、水果

1.胡萝卜、白萝卜

胡萝卜含有丰富的胡萝卜素，又是低能量食品。近年研究表明维生素 A 及胡萝卜素均有抑制多环芳香烃(致癌物)和人体微粒体形成络合物的作用，萝卜肉质根中含有萝卜苷(glucoraphenin)和红根苷，酶解后可产生萝卜芥子油和红根芥子油，这是食用萝卜后产生特殊气味的物质，同时萝卜味甜，颜色鲜艳且容易加工贮藏，人们大多喜食。它是全世界用量最多的蔬菜之一。

各种萝卜除一般蔬菜成分外，还含有淀粉酶和脂肪酶，又含芥子油，因而对帮助消化、促进胃肠蠕动有一定功能，近年有报导指出萝卜还含有分解亚硝胺的酶，因而具有抗癌的作用，且还含有一种干扰素诱生剂可以刺激人体细胞产生干扰素，促使机体增强抗病毒感染能力。基于此，不难理解为何我国民间存有不少以萝卜为主的验方。

2.大蒜、洋葱、大葱

人类食用大蒜已有 5000 多年的历史，大蒜除含一般营养成分外还含有杀菌治病的物质，大蒜鳞茎中的蒜氨酸(alliin)，经过蒜酶(allinase)的分解生成挥发性的蒜辣素是大蒜抗菌主要成分，大蒜中还含有环蒜氨酸(cycloalliin)，有致泪作用。大蒜中含有多种低聚肽，称为大蒜肽 A、大蒜肽 B、大蒜肽 C、大蒜肽 D、大蒜肽 E、大蒜肽 F。蒜汁在 3min 内可杀死多种细菌。大蒜提取物具有降低血压，减少血中胆固醇的功效，可用于预防脂类在血管壁上沉着。研究表明大蒜中的有效成分能够阻止致癌物质亚硝胺的形成，还能抑制癌细胞生长。因此不少人认为大蒜是具有多种功能的抗癌食品。用大蒜防病、治病，多宜生吃或泡吃，且一次不宜食用过多。

洋葱含有丰富的胡萝卜素和维生素 C，长期以来世界各地人民均喜食洋葱，特别是欧美人，在加工、烹调许多肉类食品时都要配加洋葱或洋葱粉来调味，研究表明洋葱提取液具有一定的抗菌防腐作用。常食用洋葱还可降低胆固醇和加强心脏功能。若与大蒜同食还可抑制

动物血糖的升高，其作用机理有待进一步阐明。

大葱和洋葱中含有大量的S-丙烯基-L-半胱氨酸硫氧化物（S-propenyl-L-cysteine sulfoxide），它是致泪成分环蒜氨酸的前体，在pH>7的碱性环境中环化生成环蒜氨酸。大葱中还有巴豆醛、双丙基二硫化合物（二硫化丙烷）等抗菌成分，且能使人体发汗，可治疗和预防感冒，并能抑制痢疾、杀灭阴道滴虫、促进胃液分泌。

3. 南瓜、黄瓜、西瓜

除含一般蔬菜的营养成分外，南瓜能促进人体胰岛素的分泌，近年报道食用南瓜可有效防止糖尿病，还可预防中风。生南瓜子中含有南瓜子氨酸可以驱虫，对防治绦虫病有一定效果。

黄瓜口感好，所含纤维素柔软，具有促进人肠道废物排泄和降低胆固醇的作用，黄瓜近年被誉为减肥食品，有人发现黄瓜中含有丙醇二酸，在人体内有抑制糖类转化为脂肪的作用。

西瓜清甜解渴，西瓜汁中L(+)瓜氨酸[L(+)-citrulline]和吡唑丙氨酸（L-α-amino-β-pyrazzoyl-N-propionic acid）有利尿清热、降血压和防治肾炎的作用。

4. 芹菜、荠菜、芦笋

除含一般蔬菜的营养成分外，芹菜含有芹内酯（sedanonic acid lactone），有抗胆碱、镇痉挛和消炎镇痛的作用，它还赋予芹菜特殊香味。

荠菜含有荠菜苷（hyssopin）、黄素-7-芸香糖和洋芫荽苷两种黄酮苷，可能和荠菜止血止泻的作用有关。

芦笋中含有芦丁，芦丁有降低血管的脆性和降低血压的作用。

流行病学调查表明，经常食用十字花科蔬菜（白菜、大头菜、花椰菜、甘蓝、苤蓝、青菜、油菜、芥菜、萝卜等），因其中含有二硫酚硫酮和芳香异硫氰酸等有效成分，可减少食用者胃肠癌和呼吸道癌的发病率。

5. 猕猴桃、柑橘、苹果、香蕉

猕猴桃是维生素C含量最多的水果之一。

柑橘类水果所含的维生素C多于一般水果，其中的维生素C在加工时受破坏较小，且含有生物类黄酮，因此柑橘类水果及其加工品对人体健康具有重要意义。

苹果富含果胶，果胶不仅能降低胆固醇，而且还能与进入体内的微量放射性元素结合，促使这些有害物质从体内排出。

香蕉含糖分较高，也是果胶丰富的食物。

4.2.3 坚果类的营养价值

坚果又称壳果，一般是指有硬壳的植物果实或者果仁，是一类营养丰富的食品。常见的坚果可分为两类：一类是富含脂肪和蛋白质的花生、核桃、杏仁、榛子仁、葵花子仁、松子等；另外一类为含糖类高而脂肪较少的银杏果、板栗、莲子等。坚果类除栗子外所含的蛋白质都较高，且富含B族维生素及钙、磷、铁、锌等多种矿物质元素，有的甚至含有一些药效成分。

1. 蛋白质

含油坚果类的蛋白质含量在12%~35%之间，如花生为25%，葵花子为24%，西瓜子仁为32%。含淀粉的坚果蛋白质含量较低，板栗仅为5%左右，芡实为8%左右。坚果类的蛋白质氨基酸组成各有特点，其限制性氨基酸也因品种而异。花生、葵花子的限制性氨基酸为蛋氨酸和异亮氨酸，芝麻的限制性氨基酸为赖氨酸，核桃的限制性氨基酸为赖氨酸和含硫氨基酸。总的来说，坚果类是植物性蛋白质的重要补充来源，其生物效价较低，需与其他食品搭配食用以达到蛋白质互补作用。

2. 碳水化合物

富含油脂的坚果中可消化碳水化合物含量较少，多在15%以下，如花生为5.2%，榛子为4.9%。富含淀粉的坚果则是碳水化合物的良好来源，如银杏含淀粉72.6%，栗子为77.2%，莲子为64.2%。此外，坚果类的膳食纤维含量较高，如花生膳食纤维含量达6.3%，榛子为9.6%，杏仁达19.2%。

3. 脂肪

含油坚果类的脂肪含量在40%~70%之间，花生为40%左右，是重要的食用油生产原料，葵花子和核桃的含油量达50%，松子仁含油量高达70%，淀粉类坚果的脂肪含量在2%以下。坚果类所含脂肪酸多为不饱和脂肪酸，且必需脂肪酸含量丰富，是优质的植物脂肪，有的还含有磷脂，具有重要的营养学意义。

4. 维生素

坚果类是维生素E和B族维生素的良好来源。富含油脂的坚果含有大量维生素E，很多坚果还含有少量胡萝卜素。杏仁中的维生素B_2含量特别丰富，是核黄素的极好来源。一些坚果中含有相当数量的维生素C，如每100 g欧榛中含维生素C 22 mg，栗子、杏仁为25 mg/100 g左右。

5. 矿物质

含油坚果类的钾、镁、铁、锌、铜、锰、硒等矿物质的含量特别高，远高于粮谷类食物。坚果含钾量在植物中仅次于豆类，而钠的含量普遍较低，花生中钙的含量高达124 mg/100 g；芝麻中除含有特别丰富的铁之外，还含有大量的钙以及芝麻酚等抗衰老物质，黑芝麻中还含有丰富的锰，营养价值更高于白芝麻。

4.2.4 食用菌类、藻类的营养价值

1. 食用菌类

食用菌种类繁多，据报道世界上已发现的食用菌有2000多种，目前已被人们利用的有400种左右，能够进行人工栽培的有40余种，如香菇、黑木耳、银耳、竹荪、猴头菇、松茸、金针菇、平菇、牛肝菌、灰树花等。

食用菌蛋白含量丰富，鲜菇达3%~4%，干菇类达40%以上，且其中富含必需氨基酸。食用菌脂肪含量很低，是理想的高蛋白低脂肪食品。大多数食用菌类有降血脂的作用，木耳所含脂类中有卵磷脂、脑磷脂和鞘磷脂等对心血管和神经系统有益。

食用菌所含碳水化合物以蛋白多糖为主，食用菌的种类不同，构成蛋白多糖中的单糖和氨基酸种类不同，其生理功能亦不相同。如香菇多糖有抗癌、降血脂、抗疲劳的作用；银耳多糖可增强巨噬细胞的吞噬能力，具有提高人体免疫力等功能。一般的食用菌多糖对白细胞减少、病毒性肝炎有一定功效，同时又具有降低胆固醇、抗癌、降血脂、抗疲劳等功能，只是

根据蛋白多糖的结构不同,各种功能的大小有差异而已。因此,食用菌类食品被誉为世界现代保健食品之一。

不同的食用菌所含的鲜味物质不同。如香菇含有 5′– 鸟苷酸与肉类中的 5′– 肌苷酸鲜味相似,但鲜味能力要比 5′– 肌苷酸强 2~3 倍。

此外,食用菌类还含丰富的 B 族维生素,且含有丰富的钙、镁、铜、铁、锌等多种矿物质元素。

2. 藻类

藻类是人们广泛食用的海产品。如海带、紫菜等,它们物美价廉且含有丰富的蛋白质,几乎不含脂肪,市售海带约含蛋白质8%,紫菜含蛋白质28%,且蛋白质组成中赖氨酸和胱氨酸的含量均较高。海藻类的碳水化合物主要为海藻酸盐、多糖类物质,若以干重计含量可达40%~60%,这些多糖衍生物在绿藻类中以葡萄糖为主体,在褐藻类中是以褐藻酸和岩藻糖为主体的岩藻糖单硫酸酯聚合物,在红藻中以半乳糖形式存在。另外在海带等海藻中含有结构特殊的氨基酸,具有降血压作用。

海带等海藻中含有间苯三酚及羟基缩合物,这些成分有阻碍某些细菌和酵母菌生长的作用。海藻中含有 β – 谷甾醇,它能使血纤维蛋白溶酶原活化而溶散血栓,在褐藻和紫菜中还含有更多岩藻甾醇,这种化合物有激活存在于血管壁等处的血纤维蛋白溶酶原的作用,所以海藻有抗血栓和防止血栓形成作用。褐藻中褐藻酸含水率高,在肠内形成凝胶状物质,从而可以防止便秘。另外海带是高碱性食品,因为人们常吃肉类及其加工食品会使血液呈酸性,所以须常食碱性食品如海藻类食品。在日本,海藻类食品有"长寿菜"之称。

我国人民经常食用的海藻类食品主要有海带、紫菜、裙带菜等。其中含有蛋白质、碳水化合物、褐藻酸、甘露醇、胆碱、纤维素和钙、磷、钾、钠、镁、碘、锰、锌、钴、硒、铜、硅等无机盐和多种维生素。实践证明,沿海居民常吃富含碘的海藻类食物,不仅很少患甲状腺疾病,其他如心血管疾病、肿瘤和肝病等的发病率也很低。海藻类食品还有抗放射性污染的作用。海带在日本备受重视,日本医学专家认为海带有重要的食疗作用,如:抗癌、降血压、预防动脉粥样硬化和便秘、防止血液凝固和甲状腺肿大、维持钾钠平衡以及减肥等作用。海藻食物资源充足,不受季节影响,价格也便宜,加之食用方法多样,深受人们欢迎,在膳食中应合理搭配食用。

4.3 畜、禽及水产类的营养价值

4.3.1 畜肉的营养价值

畜肉主要包括猪、牛、羊等大牲畜的肌肉、内脏及其制品等。肉类食品营养价值高、消化吸收率高、饱腹作用大,并可烹调成各种美味佳肴。

1. 蛋白质

畜肉含蛋白质 10%~20%,主要为肌肉蛋白质、肌浆蛋白质和结缔组织蛋白质,但因动物种类、年龄、肥瘦程度以及部位而异,通常牛、羊肉的蛋白质含量高于猪肉,若以部位看,蛋白质含量最高的是脊背的瘦肉,如猪脊背瘦肉蛋白质含量为21%,奶脯肉蛋白质含量仅

8%。家畜内脏的蛋白质含量也较高,如肝脏蛋白质含量约 20% ~22%。畜肉蛋白质为完全蛋白,营养价值高,但结缔组织中所含胶原蛋白和弹性蛋白缺乏色氨酸和蛋氨酸等必需氨基酸。

2. 脂肪

猪肉脂肪含量大于牛肉、羊肉,部位不同差异较大,如猪脊肉含脂肪 7.9%,而猪小排为 23.1%。畜肉脂肪酸以饱和脂肪酸含量较多,主要是棕榈酸和硬脂酸,脂类中还含有少量的卵磷脂等。肉中胆固醇含量亦较高,每 100 g 肥畜肉含胆固醇约 100 ~200 mg,而内脏及动物脑组织含胆固醇特别高,每 100 g 含量可达 2 000 ~3 000 mg,因此高血脂症患者不宜过量摄取肥肉、内脏和脑组织。

3. 维生素

畜肉肌肉组织和内脏器官的维生素含量差异较大,肌肉组织中维生素 A、D 含量少,B 族维生素较高。内脏器官各种维生素含量都较高,尤其是肝脏,它是动物组织中维生素最丰富的器官,心、肾除含蛋白质外也含多种维生素。猪肉中维生素 B_1 的含量较牛、羊肉高,牛肉的叶酸含量又高于猪肉。

4. 矿物质

每 100 g 畜肉矿物质含量约 1 g 左右,其中钙含量较低,仅为 7 ~11 mg,磷为 127 ~170 mg,铁为 6.2 ~25 mg。畜肉是锌、铜、锰等多种微量元素的良好来源,人体对肉类中的各种矿物质消化吸收都高于植物性食品,尤其是对铁的吸收明显高于植物性食品。

5. 碳水化合物

肉类中碳水化合物含量很低,一般为 0.3% ~0.9%,以糖原形式存在。动物宰杀后在保存过程中由于酶的分解作用,糖原量下降,乳酸含量上升,pH 逐渐下降,对畜肉的风味和贮存有利。

4.3.2 禽肉的营养价值

禽肉通常指鸡、鸭、鹅等家禽肌肉。禽肉所含营养成分与大牲畜接近,是一类营养价值很高的食品。

1. 蛋白质

禽肉一般含蛋白质 16% ~20%,其中鸭肉含 16%,鹅肉 18%,鸡肉 20%,属优质蛋白,一般禽肉较畜肉有较多的柔软结缔组织,且均匀地分布于肌肉组织内,故禽肉较牲畜肉更细嫩,容易消化。

2. 脂肪

禽肉中脂肪含量不一,鸡肉含脂肪不高,如鸡脯肉仅含脂肪 3%,而肥的鸭、鹅肉脂肪量可高达 40%,如北京填鸭脂肪含量为 41%。禽肉脂肪中含有丰富的亚油酸,其量约占脂肪总量的 1/5,禽肉脂肪的营养价值高于畜肉脂肪。

3. 维生素

禽肉含有丰富的维生素,B 族维生素含量与畜肉相似,其中烟酸含量较高,每 100 g 中为 4 ~8 mg,此外维生素 E 为 90 ~400 μg,食用禽肉对中老年人的健康极为有益。禽类内脏富含维生素 A 和核黄素。

4. 矿物质

禽肉中钙、磷等的含量均高于猪、牛、羊肉，微量元素铁、锌等也略高于畜肉，硒含量明显高于畜肉。

禽肉所含含氮浸出物与年龄有关，同一品种幼禽肉汤中含氮浸出物少于老禽，因而老禽烹制的肉汤比幼禽汤鲜美。

4.3.3　水产品的营养价值

水产品通常指鱼类、贝类。

鱼类、贝类营养成分与家禽肉基本相似，鱼类中蛋白质和脂肪含量视鱼的种类、年龄、肥瘦程度及捕获季节等不同而有较大的区别。

1. 蛋白质

大多数鱼类含蛋白质 18%～20%，其中 90% 以上可以被消化吸收，鱼肉是食物蛋白的上等品，又因鱼体中结缔组织含量较少，肌纤维较细短，所以组织柔软细嫩，比畜禽更易消化，鱼肉蛋白中赖氨酸含量丰富，其生物价仅次于鸡蛋，特别适合儿童和老人食用。虾、蟹、贝类等的蛋白质含量与鱼类相似，其蛋白质约为 15%～20%，鱼肌肉中的鱼红肌含有丰富的氨基乙磺酸，它是一种含硫氨基酸，有利胎儿和新生儿的大脑和眼睛发育，同时维持成人血压正常值、防止动脉硬化及保护视力等都有重要作用。

有些海产品如乌贼、对虾、章鱼胆固醇含量较高，也含有较多降低胆固醇的氨基乙磺酸。日本国立营养研究所对氨基乙磺酸和胆固醇之间做了以下研究，食品中氨基乙磺酸含量是胆固醇的 8 倍，则对降低胆固醇十分有效，如果是 4 倍，也有较显著作用，如果是 2 倍，则需要较长时间摄取才有效。

2. 脂肪

鱼肉脂肪含量为 1%～10%，大多为 1%～3%。鱼脂中不饱和脂肪酸可高达 80%，故呈液态并较易氧化酸败、新鲜鱼脂消化吸收率高达 95%。此外海产鱼、贝类中含二十二碳六烯酸（DHA）和二十碳五烯酸（EPA）等多不饱和脂肪酸，而关于淡水鱼中 DHA 含量报道甚少，刘绍等研究发现大鲵肝脏与肌肉中 DHA 含量分别达到 392、1 463 mg/kg，占总脂肪酸的 4.91%、5.69%，"中国食物成分表 2004"中，仅少数食物含 DHA（其余低于检出限或未检测），且其占总脂肪酸的百分比大都低于大鲵肝脏和肌肉中 DHA 占总脂肪酸的百分比，这可以说是一个例外。

3. 维生素

鱼肉中维生素也很丰富，如鱼肉中所含的维生素 A、维生素 D、维生素 E 都高于畜、禽肉。海鱼肝特别富含维生素 A、维生素 D。鱼肉中含有多种 B 族维生素，如每 100 g 鳝鱼中核黄酸含量 1～2 mg，是腊肉核黄酸含量的 10 倍。生鱼中含有硫胺酶可破坏硫胺素，因此鲜鱼应尽快加工烹制或冷藏以减少硫胺素的损失，有的贝类还含有维生素 B_{12}。

4. 矿物质

鱼肉含矿物质为 1%～2%，高于畜肉，鱼肉中钾、钙、磷、镁、铁、锌、碘、硒等都较丰富，其中钙、硒含量明显高于畜、禽肉类，海鱼还含钴。虾、蟹及贝类都富含多种矿物元素，如牡蛎是含锌、铜最高的海产品。江河中的淡水鱼含钙较多，同时又与蛋白质结合在一起，有利于消化吸收。

鱼、贝类的呈味物质有肌苷酸等鲜味核苷酸、多肽、鲜味氨基酸、甜菜碱及氧化三甲胺（淡甜味）等，氧化三甲胺极易被微生物还原为三甲胺。

4.4 蛋类食品的营养价值

蛋类主要指鸡、鸭、鹅、鸽和鹌鹑等母禽所产的卵，它是一种营养价值很高，同时又是不耐热、不耐冻而易破损的天然食物。其中鸡蛋的食用最普遍。

4.4.1 蛋的结构

各种禽蛋都由蛋壳、蛋清和蛋黄组成，其中蛋壳占 11%、蛋清占 57%、蛋黄占 32%。

蛋壳是一层由碳酸钙构成的硬膜，有保护蛋内容物的作用，蛋壳上有大小为 $4 \sim 40\ \mu m$ 的小气孔；蛋壳外有一层胶质的薄膜，可防止蛋内水分的蒸发并保护蛋免受微生物的侵袭，若蛋放置时间过长或受潮则会脱落；壳的内面还紧贴一层 $70\ \mu m$ 的角质膜，在蛋的钝端角质膜还分离成一个气室，鲜蛋气室小，随放置时间增长，蛋的水分蒸发多，气室会逐渐增大。蛋壳的颜色由鸡的品种不同而异，常见的为白色或浅褐色，与蛋的营养价值无关。

蛋清为黏稠、透明的半流体物，蛋清的外层为中等黏度的稀蛋清，内层为胶质冻样的稠蛋清，它包围在蛋黄的周围，蛋清还有两条系带，分别与卵黄膜和内蛋壳膜相联，其作用是固定蛋黄的位置使蛋黄处于蛋的中央。

蛋黄由蛋黄膜、蛋黄液和胚胎组成。蛋黄膜透明并具有韧性和较强的弹性，膜使蛋黄为球形，它把蛋黄和蛋清分开。蛋黄液为黄色的浓稠物构成，因品种不同，蛋黄液有橙黄、淡黄和乳白色几种，蛋黄的中央为黄白色，胚胎便位于其中。

4.4.2 蛋类的营养价值

各种蛋类在营养成分上大致相同。蛋壳不能食用，蛋壳的 95% 为碳酸钙，其次为少量的角蛋白、碳酸镁、磷酸钙、磷酸镁等，蛋壳经洗涤、消毒、烘干、粉碎后可作为钙粉的原料。蛋的可食部分为蛋清和蛋黄，全蛋蛋白质几乎能被人体全部吸收利用，是食物中最理想的优质蛋白质。在进行各种食物蛋白质营养评价时，常以全蛋蛋白质作为参考蛋白，全蛋中蛋氨酸、色氨酸和赖氨酸含量都很丰富，可补充普通食物中这些氨基酸的不足。由于蛋清和蛋黄在组成上存在一定区别，因此其营养价值也有差异。

1. 蛋白质

蛋清蛋白质含量为 12.7%，其种类超过 40 种，其中主要蛋白质为卵清蛋白与黏蛋白及卵胶黏蛋白。它的各种必需氨基酸种类齐全，构成合理，属完全蛋白，除其消化吸收率和生物利用率都较高外，还含组氨酸，这是婴儿生长所必需的氨基酸。此外，蛋清中还有蛋白酶、二肽酶、淀粉酶、氧化酶、溶菌酶等多种酶类。蛋黄蛋白质含量为 15.7%，其中的主要蛋白质是与脂类结合的脂蛋白和磷蛋白，也属完全蛋白，而且含胱氨酸。

2. 碳水化合物

蛋清与蛋黄中的碳水化合物为 0.4% 左右，以两种状态存在：一部分与蛋白质结合，主要是与蛋白质结合的甘露糖和半乳糖；另一部分以游离形式存在，主要为葡萄糖，其余为微量的果糖、甘露糖、阿拉伯糖、木糖和核糖，其中的葡萄糖是蛋粉制作中发生美拉德反应的原因之一,因此生产上在干燥工艺之前采用葡萄糖氧化酶除去蛋中的葡萄糖,使其在加工贮藏过程中不发生褐变。

3. 脂肪

蛋清中脂肪含量仅为0.3%。蛋黄中脂肪含量为30%~33%,其中中性脂肪约占脂肪总量的62%~65%,其脂肪酸组成中,以油酸最为丰富,约占50%,亚油酸约占10%,其余为硬脂酸、棕榈酸等,此外还有微量花生四烯酸和DHA;磷脂占脂肪总量的30%~33%,是磷脂的极好来源,所含卵磷脂具有降低胆固醇的效果,并能促进脂溶性维生素的吸收。各种禽蛋的蛋黄中总磷脂含量相似,它们使蛋黄具有良好的乳化性能,但因含较多不饱和脂肪酸,容易受到氧化;蛋黄中的固醇占脂肪总量的4%~5%,其中90%以上为胆固醇,少量为植物性固醇。

4. 维生素

蛋清中的维生素主要是水溶性的B族维生素,B_2含量丰富。B_1相对较少。蛋黄中含丰富的维生素A、D及B_2,含少量维生素C、胡萝卜素和叶黄素。鸭蛋和鹅蛋的维生素含量总体高于鸡蛋。

5. 矿物质

蛋清中的矿物质为0.6%,主要是钠、钾、磷、铁等。蛋中的矿物质主要存在于蛋黄中,为1.1%左右,主要含有磷、镁、钙、硫、铁、铜、锌、氟等,其中磷最为丰富,占60%以上,钙占13%,其钙含量低于牛乳,但铁、铜、锌、硒等微量元素高于牛乳,蛋黄中含铁丰富,但因卵黄磷蛋白对铁的吸收具有干扰作用,故而蛋黄中铁的吸收率仅为3%。

蛋类经过加工以后,其营养特点有所改变。我国传统的蛋类加工食品有皮蛋、咸蛋、糟蛋。这些蛋制品经加工处理后形成了特殊的风味,深受我国广大消费者的喜爱,它们的营养价值基本与鲜蛋相似,经加工后,蛋白质易于消化吸收,如皮蛋加工需用碱进行处理,因而对B族维生素的影响较大,损失较多。糟蛋在加工过程中有醋酸生成,醋酸可软化蛋壳,使蛋壳中的钙渗入蛋内,因此糟蛋钙含量可比普通蛋高出数十倍。

鸡蛋在食品加工中有广泛的用途,如利用鸡蛋白的发泡性可使糕点膨松。利用鸡蛋白热凝固性可制作甜羹和馅饼心,利用蛋黄的乳化性和鲜艳的黄色可制作许多人们喜好的食品,利用鸡蛋作为原辅料加工食品,不仅能够提高食品的质量,还能提高食品的营养价值。

4.5 乳类的营养价值

乳类为各种哺乳动物哺育其幼仔最理想的天然食物,所含营养成分齐全、组成比例适宜,容易消化吸收,能适应和满足初生幼仔迅速生长发育的需要。乳类食品对婴幼儿、儿童和孕妇等生理状态下的人群有十分重要的作用,也适合于病人和老年人。在发达国家中,乳与乳制品成为人们膳食结构中重要的一部分,也是钙及维生素A、D、B_2等营养素的主要来源。现代乳品工业已成为食品工业的重要支柱,其中的原料主要为牛乳,其次为羊乳。各种动物乳的营养成分有一定差别。

4.5.1 乳类的组织结构特点

乳类为一乳白色的复杂乳胶体,其中含量最多的为水分,约占83%;乳糖、水溶性盐类及维生素形成真溶液；乳白蛋白及乳球蛋白呈大分子态，形成高分子溶液；酪蛋白在乳中形成酪蛋白钙－磷酸钙复合体胶粒，呈胶体悬浮液；乳脂肪呈细小的微粒分散在乳清中，脂肪粒呈乳胶状态，当乳经过一定时间放置时，有一部分脂肪粒相互聚集融合于乳的表面，称为稀奶油(cream)，它也是一种乳胶，但含很高的脂肪。

乳的白色是由于呈胶体分散的酪蛋白胶粒和脂肪球对光的反射，淡黄色是因为其中含有胡萝卜素及维生素 B_2，该部分颜色可受饲料组成及季节的影响。

乳的味道温和，稍有甜味。鲜乳的特有香味是来自一些低分子量化合物，如丙酮、乙醛、二甲硫、短链脂肪酸和内酯。

正常乳的相对密度(D_4^{20})平均为1.032，相对密度大小与乳中固体物质的含量有关。乳的各种成分虽有一定变动范围，但基本上是稳定的，其中仅脂肪含量变化较大。如果脂肪含量已知，测定相对密度后可计算出非脂固体物质的近似值，故相对密度为一种简便的评价鲜奶质量的指标。

4.5.2 牛乳的营养价值

1. 蛋白质

牛乳蛋白质含量为3.3%左右，以酪蛋白为主，占80%左右，其次为乳清蛋白，占20%左右。酪蛋白是一种含磷的复合蛋白质，乳清蛋白含9%的 α－乳白蛋白、3%的 β－乳球蛋白及少量的血清蛋白、免疫球蛋白等，其中免疫球蛋白作为新生儿被动免疫的来源可增强婴儿对疾病的抵抗力。牛乳蛋白质的氨基酸构成稍逊于鸡蛋蛋白质，生物价为85，仍属完全蛋白。人乳蛋白质含量为1.5%左右，适合婴儿消化，且分娩后第1天初乳蛋白质含量在5%以上。人乳中蛋白质组成与牛乳有极大差异，人乳中酪蛋白与清蛋白比例为0.3:1，而牛乳中则为4:1，乳清蛋白容易被机体消化吸收，对婴幼儿而言人乳是最佳的乳类。

2. 脂肪

牛乳脂肪含量约为3.8%，与人乳脂肪含量大致相同，乳脂有特殊的香味，牛乳脂肪中已鉴定出数百种不同的脂肪酸及其衍生物，其中含相当比例的短链脂肪酸，它们可以在小肠内被迅速吸收进入体内代谢；脂肪酸中有2/3为饱和脂肪酸，其中以肉豆蔻酸、棕榈酸、硬脂酸等为主，不饱和脂肪酸有油酸、亚油酸、亚麻酸和少量的花生四烯酸。此外还含有一定量的磷脂和胆固醇。乳脂的溶点为28.4～33.3℃，脂肪呈小球形，表面有一层蛋白质被膜，呈高度分散的稳定状态，消化和吸收率可高达98%。

3. 碳水化合物

牛乳中碳水化合物约4.5%，其中99.8%为乳糖，人乳中碳水化合物含量高于牛乳，为7%。乳糖可以在人体小肠中经二糖酶的作用水解为1分子葡萄糖和1分子半乳糖。乳糖对婴儿的消化道具有重要意义，它不仅可以调节胃酸促进肠胃蠕动，而且还有益于乳酸菌的繁殖，从而抑制腐败菌生长，因而可改善婴幼儿肠道菌群的分布，此外乳糖能在肠道中产生乳酸，使 pH 值降低，有利于人体对钙、磷、锌的吸收。

4. 维生素

乳类中含有全部的脂溶性和水溶性维生素、其他食品很少如此齐全，脂溶性维生素 A、D、E、K 主要在乳脂中，维生素 A 的含量与乳牛的饲料有关，夏日青饲料多，牛乳中维生素 A 多，冬季含量相应较少，鲜牛乳仅含少量的维生素 D 和微量的维生素 E、K；水溶性维生素存在于非脂部分，牛乳是人们膳食中核黄素的重要来源，若每日一杯牛乳(250 mL)即可提供成人核黄素日推荐量的30%，维生素 B_1 相应稍低，仅为核黄素含量的1/3。此外牛乳中还含有生物素、叶酸、泛酸、维生素 B_6、维生素 B_{12} 等，烟酸含量很少，每100 g 仅含0.08 mg，但其利用率高，且牛乳蛋白质中的色氨酸在体内可转化为烟酸。

5. 矿物质

牛乳矿物质平均含量为7.3 g/L，比人乳高4倍以上，牛乳含钙相当高，达104 mg/100 g，且其生物利用率高，是人们膳食钙的最佳来源之一。此外牛乳中还有多种微量元素，如铜、锌、锰和碘等。

4.5.3　乳制品的营养价值

根据不同需要，鲜乳可加工成一系列产品，包括浓缩奶、奶粉、调制奶、酸奶、奶酪、奶油等。

1. 炼乳

炼乳为浓缩奶的一种。鲜乳经巴氏消毒和均质后，在低温真空条件下浓缩，挥发掉约2/3的水分，装罐密封，再经加热灭菌，称为淡炼乳。这种制品食用后在胃酸或凝乳酶作用下，容易形成凝块，易消化，适合喂养婴儿。由于乳蛋白质理化性质的改变，也可供对鲜奶过敏的人群食用。由于工艺中需高温灭菌，对热不稳定的氨基酸如赖氨酸会有少量损失，维生素 B_1 等会遭受一定的破坏，如果予以补充并对部分维生素进行强化，则按适当比例冲稀后，营养价值基本可与鲜奶相同。甜炼乳则是在鲜乳中添加蔗糖，然后按照如上工艺进行浓缩加工，使体积降至原来的1/3，产品成品中蔗糖浓度可达40%以上。

2. 奶粉

由于应用的目的不同，奶粉又可分为全脂奶粉、脱脂奶粉、乳清粉、配制奶粉等。

将鲜乳消毒、浓缩除去70%~80%的水分，然后脱水干燥可制成奶粉。生产过程中较先进的干燥方法为喷雾干燥，该方法对蛋白质的性质、乳的色香味及营养成分影响均很小，所生产出的产品溶解性能良好，蛋白质含量约为22%，脂肪含量约为24%。脱脂奶粉系鲜乳先经脱脂和浓缩，然后喷雾干燥所得产品，产品的脂肪含量一般为1%~3%。

3. 配制奶粉

配制奶粉是以牛乳为基础，参照人乳组成的模式和特点，在营养组成上加以调整和改善，以使更适合于婴儿的生理特点和需要。

4. 酸奶

鲜乳(或奶粉经调整成分)经过消毒降温后接种乳酸菌等益生菌然后使之在控制的条件下发酵，可制成酸奶。通过发酵，消耗了乳中的乳糖，可解决乳糖不耐受问题；同时，蛋白质被部分水解，产生活性肽类，有益于身体健康；此外，乳酸菌发酵产生了部分维生素，且发酵所产乳酸使得酸度提高有利于一些维生素的保存；乳酸菌进入肠道可抑制一些腐败菌的生长，调整肠道菌群，防止腐败胺类对人体的不良影响。

本章关键词

营养价值　食物　营养成分　含量

本章小结

本章较为详细地介绍了各类食物所含营养成分的种类和大体含量以及营养特点与营养价值，以供读者搭配日常食物时参考，使人们认识到合理膳食结构对机体健康的重要性。

本章思考题

1. 何谓食物的营养价值？
2. 食品营养价值可受哪些因素影响？
3. 请简述我国实施大豆行动计划的必要性。
4. 试简述我国实施学生奶计划的必要性。
5. 试简述水果、蔬菜的营养价值。

第 5 章

营养强化及保健食品

本章学习目的与要求

1. 掌握营养强化食品、保健食品等基本概念；

2. 了解强化食品和保健食品历史、现状和发展趋势；

3. 初步了解作为强化食品和保健食品的基本要求和
   有关的法律法规。

5.1 营养强化食品

5.1.1 食品营养强化相关概念

食品是人类生存、繁衍后代及维持健康所需营养素的主要来源，但是几乎没有一种天然食物能提供人体所需的全部营养素，而且食品在加工、运输、储存和烹调过程中往往会有部分营养素损失，再加上由于人们经济条件、文化水平、宗教信仰及饮食习惯的不同，可能会导致部分人群出现营养素缺乏的现象。因此有很多国家都提倡在国民膳食结构中要求食物多样化，并通过在部分食品中强化其缺乏的营养素，开发生产能预防营养素缺乏的各种营养食品。

食品营养强化：根据不同人群的营养需要，或为了弥补某些天然食物的营养素不足，向食品中添加一种或多种营养素或者某些天然食品以提高食品的营养价值的过程。

营养强化剂：在食品营养强化过程中添加的营养素或富含营养素的原料。

强化食品：添加营养强化剂后的食品就叫强化食品。

载体食品：食品强化的对象食品，要求食用范围广、消费量大、适合于强化工艺处理、易于运输保藏。

食品营养强化是国际上提倡的改善居民营养状况的重要方法之一，即通过将一种或多种微量营养素添加到特定食物中，增加人群对这些营养素的摄入量，从而纠正或预防微量营养素缺乏等相关疾病。我国早在1994年2月22日就由卫生部批准颁布了《食品营养强化剂使用卫生标准》（GB 14880），于1994年9月1日实施，同时每年以卫生部公告的形式扩大或增补新的营养素品种和使用范围。随着我国乳品标准（特别是婴幼儿食品标准）清理工作的完成和其他相关基础标准（包括GB 2760—2011等）的修订和公布，为更好地做好与相关标准的有效衔接、方便企业使用和消费者理解，根据《中华人民共和国食品安全法》的要求，卫生部在旧版《食品营养强化剂使用卫生标准》（GB 14880）的基础上，借鉴国际食品法典委员会和相关国家食物强化的管理经验，结合我国居民的营养状况，修订并公布了新版食品安全国家标准《食品营养强化剂使用标准》（GB 14880—2012），该标准明确规定了可作为强化的营养素有氨基酸及含氮化合物，维生素，微量元素和脂肪酸等。

5.1.2　食品营养强化的意义和作用

食品营养强化是一项涉及面广、影响深远、有利于提高人们和后代体质的社会营养措施。在预防营养缺乏病、保障人体健康、满足特殊人群的营养需要、及提高食品感官质量和改善食品的保藏性方面均有积极意义，食品营养强化的意义和作用具体主要表现在以下几个方面。

1. 弥补天然食品的营养缺陷

除母乳以外，自然界中没有一种天然食品能满足人体的各种营养素需要。例如，以米、面为主食的地区，除了可能有维生素缺乏外，赖氨酸等必需氨基酸的含量偏低可能影响食物的营养价值。新鲜果蔬含有丰富的维生素C，但其蛋白质和能源物质欠缺。至于那些含有丰富优质蛋白质的乳、肉、禽、蛋等食物，其维生素含量则多不能满足人类的需要，尤其缺乏维生素C。对于居住地区不同的人，由于地球化学的关系，食物可能缺碘，或者缺硒。因此，有针对性地进行食品强化、增补天然食物缺少的营养素，可大大提高食品的营养价值，改善人们的营养和健康水平。

2. 补充食品在加工、贮存等过程中营养素的损失

多数食品在消费之前需要储存、运输、加工、烹调，才能到达消费者手中。在这一系列过程中，机械的、化学的、生物的因素均会引起食品部分营养素的损失，有时甚至造成某种或某些营养素的大量损失。例如在碾米和小麦磨粉时有多种维生素的损失，而且加工精度愈高，损失愈大，有的维生素损失高达70%以上。又如在水果、蔬菜的加工过程中，很多水溶性和热敏性维生素均被损失50%以上。因此，为了弥补营养素在食品加工、储存等过程中的损失，满足人体的营养需要，在上述食品中适当增补一些营养素是很有意义的。

3. 适应不同人群生理及职业的需要

不同年龄、性别、工作生活状况及不同生理、病理状况的人，所需的营养素状况有所不同，对食品进行不同的营养强化以分别满足他们的营养需要。例如，针对婴幼儿的配方奶粉，可以满足那些无法用母乳喂养的婴幼儿营养素的需要，以及随着婴幼儿长大单靠母乳中营养素无法保证婴幼儿的生长发育的营养需要；又如对于接触铅的人员，如果对其食品强化维生素C和铁，可明显减轻铅中毒；对于在高温环境下工作的人员，如果对其食物食品强化各种维生素可减轻疲劳，提高工作效率。

4. 简化膳食处理、方便摄食

人们平常食用的单一食物往往所含的营养素种类和数量较少，不能满足人们对各种营养

素的需要，因此要求人们平常要选择不同的食物进行搭配调理，但对于一些特殊的人群，他们可能平常没有时间来选择食物和调理食物，因此针对这些人群加工出一种调理进食方便又营养的食品可以满足这类人群的需要，如进行了营养强化的军粮。例如，婴儿的膳食处理很繁杂。即使母乳喂养的婴儿，在6个月以后，也必须按不同月龄增加辅助食品，如肝泥、蛋黄、肉末、米粥或面片、菜泥、菜汤和果泥等，用于补充其维生素等不足。原料的购买及制作均较麻烦，且易忽视，从而影响婴儿的生长、发育和身体健康。若在乳制品中强化多种维生素和矿物元素等供给婴儿食用，可以很方便地满足婴儿的营养需要。

5. 防病、保健及其他

营养强化是营养干预的主要措施之一，在改善人群的营养状况中发挥着巨大的作用。从预防医学的角度看，食品营养强化对预防和减少营养缺乏病，特别是某些地方性营养缺乏病具有重要的意义。例如对缺碘地区的人采取食盐加碘可大大降低甲状腺肿的发病率(下降率可达40%~95%)，用维生素C防治维生素C缺乏病等。与营养补充剂或保健食品比较，营养强化食品对于改善营养缺乏不仅效果良好，而且价格低廉，适于大面积推广。

5.1.3　食品营养强化的基本要求

营养强化食品的功能和优点很多，但其强化过程必须从营养、卫生及经济效益等方面全面考虑，并需适合各国的具体情况。进行食品营养强化时应遵循以下几个方面的原则。

1. 有明确的针对性

进行食品营养强化前必须对本国(本地区)的食物种类，人们的消费结构及营养状况作全面细致的调查研究，从中分析是哪一类人群，缺少哪几种营养素，然后根据营养缺乏人群的饮食结构，选择需要进行营养强化的食品(载体)及强化剂的种类和数量。因此这里的明确针对性包括针对什么人群，针对什么载体食品及针对哪几种哪几类营养素进行强化。

2. 符合营养学原理

人体所需各种营养素在数量上有一定的比例关系，因此所强化的营养素除了考虑其生物利用率之外，还应考虑与其他各营养素之间的平衡。营养强化的目的主要是通过强化处理来改变原有食品不能满足人体对营养素的需要的量，以达到人体需要量模式。强化后的食品所含各营养素的比例平衡，适合人体所需，如氨基酸之间的平衡、产热营养素之间的平衡、微量元素之间的平衡和维生素之间的平衡，既能满足人体需要，又不造成浪费或过量。

3. 安全卫生

食品营养剂的质量和卫生必须符合国家标准，也应进行严格的卫生管理，因大部分的营养强化剂都是人工合成的化学物质，因此除了要保证营养强化剂安全卫生外，还要保证强化后的食品安全卫生。

4. 易被机体吸收

食品强化的营养素应尽量选取那些易于吸收利用的强化剂，例如可作为钙强化用的强化剂很多，柠檬酸钙、乳酸钙、葡萄糖酸钙、柠檬酸苹果酸钙、氯化钙、碳酸钙、磷酸钙、硫酸钙、磷酸二氢钙等。人体对乳酸钙吸收最好。在强化时，应尽量避免使用那些难溶和难吸收的物质如植酸钙、草酸钙等。另外在强化某些矿物质和维生素的同时注意相互之间的协同或拮抗作用以提高营养素的利用率。

5. 不影响食品原有的色、香、味等感官性状

各种营养强化剂都有其自身的色、香、味和感官性状，有些甚至具有不良的风味，如鱼肝油的鱼腥味，维生素 C 的酸涩味，铁强化剂的铁锈味和红褐色，这些气味人们都难以接受，用这些强化剂强化食品时，如果选择载体食品不当，会损害食品原有的风味和感官质量，因此在选择营养强化剂、载体食品和强化工艺时一定要注意，强化处理后的食品不要改变食品原有的色、香、味等感官性状。

6. 稳定性高、经济合理、有利推广

许多食品营养强化剂如同食品其他营养素一样，在光照、高温和有氧的条件下不稳定，因此，在食品加工及贮藏过程中可能会有部分损失。为了减少这部分损失可通过改善强化工艺条件和贮藏方法，也可通过提高强化剂稳定性来实现。加工营养强化食品除了考虑以上原则以外，还应考虑选择价廉物美的载体食品、质优价廉的营养强化剂及选择合理的强化工艺，以保证加工出来的强化食品经济合理有利于推广。

5.1.4 强化食品的种类

营养强化食品种类很多，可从不同的角度进行分类。营养强化食品从食用角度可分为 3 类：强化主食（强化谷物食品）如强化大米和面粉；强化副食品，如强化人造奶油、酱油和酱类等；强化公共系统的必需食品，人饮用水和食盐；营养强化食品按消费对象又可分：普通食品、婴幼食品、孕妇和乳母食品、老年食品、职业病人食品、军粮等强化食品。按强化剂添加种类又可分：强化维生素食品、强化蛋白质和氨基酸食品、强化矿物质食品及强化必需脂肪酸类食品等。

1. 强化谷物类食品

谷物类食品种类很多，但人们食用的主要是小麦面粉和大米。谷类籽粒营养丰富但营养素分布很不均匀，在研磨过程中，特别是在精制时，有大量的营养素损失。目前有大量的国家对大米和面粉进行了营养强化处理。

1）面粉及其制品的营养强化

世界上很多国家为提高面粉及其制品的营养价值，普遍采用营养强化技术。1944 年美国规定面粉及面包中必须增补维生素 B_1、B_2、尼克酸及铁质。1953 年英国规定面粉中必须补充维生素和矿物质。德国、法国、加拿大、瑞典、日本等国相继在法律上规定在面粉中许可添加营养强化剂，在市场上也有强化面粉出售。比利时、瑞士、澳大利亚已对大部分面粉、面包进行了强化。拉丁美洲国家也有强化面粉的生产。东欧各国面粉及其制品的强化，只要通过主管部门的登记许可即可生产。由此可见，面粉及其制品的营养强化已为世界各国纳入法制轨道，并为广大消费者所接受。从 1987 年开始，我国在加工面包、饼干和面条的面粉中强化维生素 B_1、B_2 及赖氨酸。1993 年制订了面包粉、面条粉、馒头粉、发酵饼干粉、蛋糕粉、糕点粉、自发小麦粉等 9 种行业标准（SB/T 10136）。现在我国专用粉有 20 多种，其产量已占总面粉产量的 10% ~15% 。

面粉强化工艺简单，一般做法是先将营养强化剂与少量面粉及其他辅料混合制成营养素含量极高的基料，再将基料与要强化的面粉按一定比例混合均匀即可。基料的制法有喷雾法和直接混合法两种。

2）大米的营养强化

大米是我国人民的主食，中国人的营养来源有一半来自于大米。但随着老百姓生活条件的提高和大米加工的日益精细化，以及环境污染等因素，使得大米的营养成分大量流失，造成人们的营养不均衡，缺乏维生素、钾、铁、钙等营养素。这些营养素缺乏就会造成人体机能障碍，影响少年儿童的发育，慢性疾病以及青年人亚健康的问题。因此，在大米中添加一些营养元素，可以让老百姓的营养更全面。长期食用"营养强化大米"可以有效提高各种稀缺营养素的摄入量，对儿童健康发育和全民族身体素质的提高都有好处。

营养强化大米，是指在普通大米中添加某些营养素而制成的成品大米。目前，用于大米营养强化的营养素主要有维生素、矿物质、各种杂粮及氨基酸等。营养强化大米的生产标准首先是符合普通大米国家标准，同时要符合 GB 14880《营养强化剂使用卫生标准》、GB 2760《食品添加剂使用卫生标准》等添加剂国家标准。营养强化大米和普通大米一样，生产、流通均由国务院确定的相关部门进行监管，生产过程由质监局监管，市场活动由工商局监管。

2. 强化副食品

1）强化人造奶油

人造奶油是焙烤食品、冰淇淋等食品的原料，目前，全世界大约有 80% 的人造奶油都进行了营养强化。人造奶油主要强化维生素，特别是强化维生素 A 和维生素 D，其强化方法就是将维生素直接混入人造奶油中经搅拌均匀即可。

2）强化食盐和酱油

食盐和酱油是人们的主要调味品。在内陆地区往往由于缺碘而发生甲状腺肿大的疾病，在食盐中强化碘是预防此类疾病的最好的方法。目前，世界各国都对食盐进行了碘的强化，强化方法是在每千克食盐中添加 $0.1 \sim 0.2$ g 碘化钾。在很多国家和地区都有维生素 B_1、维生素 B_2、铁和钙的缺乏症状，而酱油是很多国家和地区人们的调味料，因此在酱油中添加上述营养素可预防营养素缺乏症。

3）酱类的强化

酱类是亚洲国家人们常用的调味品。在酱类中强化钙、铁、维生素 A、B 族维生素及一些氨基酸等人们容易缺乏的营养素，这样可预防营养缺乏病。如：维生素 B_1 的强化量是 1.2 mg/100 g，维生素 B_2 的强化量是 1.5 mg/100 g，维生素 A 的强化量是 1 500 IU/100 g。

4）果蔬汁和水果罐头的强化

果蔬汁和水果罐头主要是为人们提供维生素 C，果汁生产时一般都会强化维生素 C，如：柑橘汁中维生素 C 的强化量为 $20 \sim 50$ mg/100 g，番茄汁中维生素 C 的强化量为 $30 \sim 50$ mg/100 g，水果罐头中维生素 C 的强化可根据不同品种和需要而进行强化。

3. 强化婴幼食品

婴幼儿每单位体重所需的热能、蛋白质、脂肪及各种维生素、矿物质的数量比成年人要多出 $2 \sim 5$ 倍，近年来，婴幼儿配方奶粉等强化婴幼儿食品的出现，简化了婴幼儿的喂养方式，并确保了婴幼儿的营养需求，目前在市场上有很多婴幼儿强化食品，如婴儿配方奶粉、育儿配方奶粉、强化大豆儿童食品、强化豆奶及儿童副食品等。婴幼儿强化食品的特点是根据婴幼儿不同阶段，对各种不同营养素的需要量模式来强化各种营养素，以保证婴幼儿对各种营养素的需要。

1）婴儿配方奶粉

以鲜牛奶为原料，脱盐乳清粉为主要配料，添加适量的糖类、脂肪、维生素和无机盐使其各种营养素接近或相当于母乳成分，这样加工出来的奶粉称婴儿配方奶粉（GB 10766）。婴儿配方奶粉主要用作 6 个月以下婴儿的母乳代用品。

2）育儿配方奶粉

育儿配方奶粉也是以鲜奶为原料，根据婴幼儿的营养和生理特点，强化其所需要的各种营养素，使其各种营养素在组成上接近或超过婴幼儿对各种营养素的需要量。

3）强化豆奶及大豆儿童食品

大豆中含蛋白质40%左右，其氨基酸组成与动物蛋白质很接近，生理价值接近肉类，且其含有丰富的必需脂肪酸、维生素和矿物质，用大豆加工的豆奶和其他豆制品是儿童的良好食品，而在豆奶和豆制品加工过程中我们可进行一些营养素的强化处理。使各种营养素接近儿童的需要。

4）混合型营养强化食品

将各种不同营养特点的天然食物相互混合，使其取长补短，以提高食物营养价值的强化食品称为混合型营养食品。混合型营养强化食品的营养学意义在于发挥各种食物中营养素的互补作用，大都是在主食中混入一定量的其他食品以弥补主食中营养素的不足。其中主要是补充蛋白质不足或某些限制性氨基酸，还有的是弥补某些维生素或矿物质的不足。一般含蛋白质丰富的天然食物有：乳粉、鱼粉、大豆浓缩蛋白、大豆分离蛋白、各种豆类及可可、芝麻、花生、向日葵等榨油后的富含蛋白质的副产品等都可作为增补蛋白质和氨基酸用；而酵母、谷胚、胡萝卜干以及富含维生素丰富的果蔬则可用来增补维生素；海带、骨粉等则可作为矿物质的增补。

5）其他强化食品

为了预防地区性或普遍性的营养缺乏问题，保证人们均能获得该种营养素的有效补充，往往在公共系统中强化该种营养素。如在饮用水中强化氟，以保护牙齿；食盐中强化碘以防止甲状腺肿大。另一方面，为了各种特殊人群和不同职业人群的营养需要，防治各种职业病，可根据其特点配制各种各样的强化食品。

5.1.5　食品营养强化中的某些问题

我国在营养强化食品方面经过近二十多年的发展，取得了很大的发展，特别在婴幼食品和中老年人食品方面，开发了很多食品。但由于价格因素、食品安全问题及消费习惯、消费意识的原因，我国的营养强化食品特别是强化谷物类食品，和发达国家比，种类和消费量还很少。

在某些食品中强化人体所必需的营养既能提高食品中营养素的价值，又能增强机体对营养素的生物利用率，是改善人民营养状况既经济又有效的途径，很多国家的实践中已经得到验证。但营养强化食品由于在我国起步比较晚，我国现阶段食品营养强化过程中还存在以下几个方面的问题：强化目的意义不明；载体食品选择不当；强化工艺不合理；强化剂量不当；夸大宣传；审批与市场管理不严；强化标准建设滞后；食品营养强化法律法规不健全；市场上销售的营养强化产品质量参差不齐，良莠难辨；对营养强化食品的监管不力；强化食品营养的教育缺失，人们对营养强化食品了解不够等。

5.2 保健食品

5.2.1 保健食品的概念及分类

关于保健食品概念及名称的确定长期没有定论,世界各国依照该国对它的理解,有许多不同的认识。美国将其命名为"功能食品"(functional foods)。实际上,功能食品一词最早是由日本提出的。而在我国早在1997年5月1日开始实施的强制性国家标准 GB 16740《保健(功能)食品通用标准》第3.1条将保健食品定义为:"保健(功能)食品是食品的一个种类,具有一般食品的共性,能调节人体的机能,适用于特定人群食用,但不以治疗疾病为目的。"所以在产品的宣传上,也不能出现有效率、成功率等相关的词语。保健食品的保健作用在当今的社会中,也正在逐步被广大群众所接受。

我国于2005年7月1日《保健食品注册管理办法(试行)》正式实施,办法对保健食品进行了严格定义:保健食品是指声称具有特定保健功能或者以补充维生素、矿物质为目的的食品,即适宜于特定人群食用,具有调节机体功能,不以治疗疾病为目的,并且对人体不产生任何急性、亚急性或者慢性危害的食品。根据《保健食品注册管理办法(试行)》,为规范保健食品的命名,确保保健食品名称的科学、准确,2007年5月28日国家食品药品监督管理局又发布了《保健食品命名规定(试行)》。《保健食品命名规定(试行)》对保健食品命名、品牌名和通用名的一般要求,品牌名和通用名的特殊要求都做出明确规定。

保健食品一般可分为两类:①特定保健食品,具有一般食品的共性,能调节人体的机能,适用于特定人群食用,但不以治疗疾病为目的。②营养补充剂,以维生素、矿物质为主要原料的产品,以补充人体营养素为目的的食品,而营养素补充剂又分为单一成分和复合成分两种。

5.2.2 保健食品与一般食品、药品的区别

将保健食品混同于普通食品或药品进行宣传,是一些保健食品生产企业进行违法宣传的惯用手段。保健食品与普通食品、药品有着本质的区别。保健食品是指具有特定保健功能的食品。作为食品的一个种类,保健食品具有一般食品的共性,既可以是普通食品的形态,也可以使用片剂、胶囊等特殊剂型。但保健食品的标签说明书可以标示保健功能。下面我们具体来看保健食品与一般食品及药品的区别。

1. 保健食品与一般食品的区别

国家标准 GB/T 15901《食品工业基本术语》第2.1条将"一般食品"定义为可供人类食用或饮用的物质,包括加工食品、半成品和未加工食品,不包括烟草或只作药品用的物质。国际食品法典委员会(CAC)CODEXSTAN1:1985《预包装食品标签通用标准》对"一般食品"的定义是:指供人类食用的,不论是加工的、半加工的或未加工的任何物质,包括饮料、胶姆糖,以及在食品制造、调制或处理过程中使用的任何物质;但不包括化妆品、烟草或只作药物用的物质。国家标准和国际标准的定义虽文字表达方式不同,但涵义是一致的,概括起来就是:供人类食用的所有物质。保健食品定义则是:保健食品是指声称具有特定保健功能或者以补充维生素、矿物质为目的的食品,即适宜于特定人群食用,具有调节机体功能,不以

治疗疾病为目的，并且对人体不产生任何急性、亚急性或者慢性危害的食品。

一般食品和保健(功能)食品有共性也有区别。保健食品和一般食品都能提供人体生存必需的基本营养物质(食品的第一功能营养功能)，都具有特定的色、香、味、形，使人们在获取营养的同时，也能满足人们各感觉器官的享受(食品的第二功能感官功能)。而两者的区别在于：①保健食品含有一定量的功效成分(生理活性物质)，能调节人体的机能，具有特定的功能(食品的第三功能保健功能)；而一般食品不强调特定功能(食品的第三功能)。在一般食品中大多数也含有生理活性物质，但由于其含量较低，在人体内无法达到调节机能的浓度，因此不能发挥功效作用或者说功效作用不明显。保健(功能)食品中的生理活性物质是通过提取、分离、浓缩(或是添加了纯度较高的某种生理活性物质)，使其在人体内达到发挥作用的浓度，从而具备了食品的第三功能；②保健食品一般有特定的食用范围(特定人群)，而一般食品无特定的食用范围。

2.保健食品与药品的区别

药品是治疗疾病的物质，其使用一般必须在医生的指导下服用；而保健食品的本质仍然是食品，虽有调节人体某种机能的作用，但它不是人类赖以治疗疾病的物质。对于生理机能正常，想要维护健康或预防某种疾病的人来说，保健食品是一种营养补充剂。对于生理机能异常的人来说，保健食品可以调节某种生理机能、强化免疫系统。从科学角度讲，注意平时营养均衡的饮食、有规律的生活习惯、适时适量的运动、保持开朗的性格，才是健康的根本保证。

5.2.3 保健食品的基本要求

根据我国《保健食品管理办法》第四条规定，保健食品必须符合以下要求：

1)经必要的动物和人群功能试验，证明其具有明确、稳定的保健作用；

2)各种原料及产品必须符合有关食品卫生要求，应保证对人体不产生任何急性、亚急性或慢性危害；

3)配方组成及用量应有科学依据，有明确的功效成分，如在现有技术条件下不能明确功效成分，应确定与保健功能有关的主要原料名称；

4)标签、说明书及广告等不得宣传其疗效作用。

5.2.4 保健食品的申报与审批

根据我国《保健食品管理办法》第五条规定，凡声称具有保健功能的食品必须经卫生部审查确认。研制者应向所在地的省级卫生行政部门提出申请。经初审同意后，报卫生部审批。卫生部对审查合格的保健食品发给《保健食品批准证书》，批准文号为"卫食健字( )第 号"。获得《保健食品批准证书》的食品准许使用卫生部规定的保健食品标志(标志图案见图5-1)。

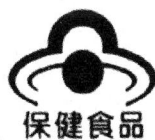

图5-1 保健食品标志

根据我国《保健食品管理办法》第六条规定，申请《保健食品批准证书》时，必须提交下列资料：保健食品申请表；保健食品的配方、生产工艺及质量标准；毒理学安全性评价报告；保健功能评价报告；保健食品的功效成分名单，以及功效成分的定性和/或定量检验方法、稳定性试验报告。因在现有技术条件下，不能明确功效成分的，则须提交食品中与保健功能相关的主要原料名单；产品的样品及其卫生学检验报告；标签及说明书(送审样)；国内外有关资料和根据有关规定或产品特性应提交的其他材料等。

5.2.5 保健食品的功能成分及功能分类

1. 保健食品的功能成分

保健食品的功效成分是指能通过激活酶的活性或其他途径，调节人体机能的物质，目前国际国内确定的保健食品的功能成分主要包括：多糖类：如膳食纤维、香菇多糖等；功能性甜味料（剂）：如单糖、低聚糖、多元醇糖等；功能性油脂（脂肪酸）类：如多不饱和脂肪酸、磷脂、胆碱等；自由基清除剂类：如超氧化物歧化酶（SOD）、谷胱甘肽过氧化酶等；维生素类：如维生素 A、维生素 C、维生素 E 等；肽与蛋白质类：如谷胱甘肽、免疫球蛋白等；活性菌类：如聚乳酸菌、双歧杆菌等；微量元素类：如硒、锌等；其他类：二十八醇、植物甾醇、皂甙（苷）等。

除了上述成分明确，已知其化学组成与结构的功效成分物质外，还有我国传统使用及近年批准使用的一些食物新资源物质。卫生部规范保健食品原料管理要求（2002－4－30），为进一步规范保健食品原料管理，卫生部也规范了《既是食品又是药品的物品名单》、《可用于保健食品的用品名单》和《保健食品禁用物品名单》等部分文件。

既是食品又是药品的物品名单有：丁香、八角茴香、刀豆、小茴香、小蓟、山药、山楂、马齿苋、乌梢蛇、乌梅、木瓜、火麻仁、代代花、玉竹、甘草、白芷、白果、白扁豆、白扁豆花、龙眼肉（桂圆）、决明子、百合、肉豆蔻、肉桂、余甘子、佛手、杏仁（甜、苦）、沙棘、牡蛎、芡实、花椒、赤小豆、阿胶、鸡内金、麦芽、昆布、枣（大枣、酸枣、黑枣）、罗汉果、郁里仁、金银花、青果、鱼腥草、姜（生姜、干姜）、枳椇子、枸杞子、栀子、砂仁、胖大海、茯苓、香橼、香薷、桃仁、桑叶、桑椹、桔红、桔梗、益智仁、荷叶、莱菔子、莲子、高良姜、淡竹叶、淡豆豉、菊花、菊苣、黄芥子、黄精、紫苏、紫苏籽、葛根、黑芝麻、黑胡椒、槐米、槐花、蒲公英、蜂蜜、榧子、酸枣仁、鲜白茅根、鲜芦根、蝮蛇、橘皮、薄荷、薏苡仁、薤白、覆盆子、藿香。

可用于保健食品的用品名单有：人参、人参叶、人参果、三七、土茯苓、大蓟、女贞子、山茱萸、川牛膝、川贝母、川芎、马鹿胎、马鹿茸、马鹿骨、丹参、五加皮、五味子、升麻、天门冬、天麻、太子参、巴戟天、木香、木贼、牛蒡子、牛蒡根、车前子、车前草、北沙参、平贝母、玄参、生地黄、生何首乌、白及、白术、白芍、白豆蔻、石决明、石斛（需提供可使用证明）、地骨皮、当归、竹茹、红花、红景天、西洋参、吴茱萸、怀牛膝、杜仲、杜仲叶、沙苑子、牡丹皮、芦荟、苍术、补骨脂、诃子、赤芍、远志、麦门冬、龟甲、佩兰、侧柏叶、制大黄、制何首乌、刺五加、刺玫果、泽兰、泽泻、玫瑰花、玫瑰茄、知母、罗布麻、苦丁茶、金荞麦、金樱子、青皮、厚朴、厚朴花、姜黄、枳壳、枳实、柏子仁、珍珠、绞股蓝、胡芦巴、茜草、荜茇、韭菜子、首乌藤、香附、骨碎补、党参、桑白皮、桑枝、浙贝母、益母草、积雪草、淫羊藿、菟丝子、野菊花、银杏叶、黄芪、湖北贝母、番泻叶、蛤蚧、越橘、槐实、蒲黄、蒺藜、蜂胶、酸角、墨旱莲、熟大黄、熟地黄、鳖甲。

保健食品禁用物品名单有：八角莲、八里麻、千金子、土青木香、山莨菪、川乌、广防己、马桑叶、马钱子、六角莲、天仙子、巴豆、水银、长春花、甘遂、生天南星、生半夏、生白附子、生狼毒、白降丹、石蒜、关木通、农吉痢、夹竹桃、朱砂、米壳（罂粟壳）、红升丹、红豆杉、红茴香、红粉、羊角拗、羊踯躅、丽江山慈姑、京大戟、昆明山海棠、河豚、闹羊花、青娘虫、鱼藤、洋地黄、洋金花、牵牛子、砒石(白砒、红砒、砒霜)、草乌、香加皮(杠柳皮)、骆驼蓬、鬼臼、莽草、铁棒槌、铃兰、雪上一枝蒿、黄花夹竹桃、斑蝥、硫磺、雄黄、雷公藤、颠茄、藜芦、蟾酥。

2.保健食品的功能分类

2003年5月1日起实施的《保健食品检验与评审技术规范》规定保健食品的保健功能为以下27项：①增强免疫力；②改善睡眠；③缓解体力疲劳；④提高缺氧耐受力；⑤对辐射危害有辅助保护功能；⑥增加骨密度；⑦对化学性肝损伤有辅助保护功能；⑧缓解视疲劳；⑨祛痤疮；⑨祛黄褐斑；⑪改善皮肤水分；⑫改善皮肤油分；⑬减肥；⑭辅助降血糖；⑮改善生长发育；⑯抗氧化；⑰改善营养性贫血；⑱辅助改善记忆；⑲调节肠道菌群；⑳促进排铅；㉑促进消化；㉒清咽；㉓对胃黏膜有辅助保护功能；㉔促进泌乳；㉕通便；㉖辅助降血压；㉗辅助降血脂。

除了以上具有特定功能的食品可以申报保健食品外，营养素类产品也纳入了保健食品的管理范畴，称为营养素补充剂，如以维生素、矿物质为主要原料的产品，以补充人体营养素为目的的食品，可以用以申报保健食品。

本章关键词

营养强化　强化食品　保健食品　保健功能

本章小结

本章主要介绍了有关营养强化、强化食品、营养强化剂和保健食品的概念，并系统而详细的介绍了有关营养强化食品及保健食品的现状、发展前景、作为营养强化食品和保健食品的基本要求、营养强化食品和保健食品的种类。

本章思考题

1.何谓营养强化、营养强化食品、营养强化剂、载体食品和保健食品？
2.保健食品的主要功效成分有哪些？
3.保健食品的基本要求有哪些？
4.保健食品的原料资源有哪些？
5.食品营养强化的基本要求有哪些？
6.食品营养强化的目的是什么？
7.保健食品与一般食品及药品有哪些区别？

第6章

各类人群的合理膳食

本章学习目的与要求

1. 了解不同人群的生理状况;

2. 掌握不同人群的营养需求特点;

3. 理解不同人群的主要营养缺乏症特点及其原因;

4. 根据不同人群的生理状况、营养需求特点提出
   合理的膳食建议。

6.1　婴幼儿的营养与膳食

　　婴幼儿时期包括婴儿期(0~1岁)和幼儿期(1~3岁),是人体生长发育的关键阶段,合理的营养与膳食将不仅满足各组织器官快速增长和功能成熟的需要,为人一生的体力和智力发展打下良好基础,而且还能预防某些成年和老年时期易出现疾病的发生。

6.1.1　婴幼儿生理特点

6.1.1.1　婴儿的生理特点

　　婴儿在出生后的第一年内的生长发育很快,是婴儿发生重大变化的一年。出生后6个月的婴儿体重为出生时的2倍,一年后的体重为出生时的3倍,身高增长约50%。胸围出生时小于头围,至12个月时可与头围基本相等并开始超过头围。脑细胞在婴儿期也高速增殖,不仅脑细胞的数目增加,细胞体积也增大,6个月时的脑重量比出生时增加1倍,12个月时脑重量可达900~1000 g,接近成人脑重量的2/3。

　　尽管婴儿的生长发育速度很快,但是其消化系统发育尚不完全,对食物的消耗、吸收和肠道等功能还不完善。婴儿的胃容量很小,出生时仅25~50 mL大小,容易出现呕吐食物现象,6个月后可达200 mL左右。出生时涎腺细胞不发达,唾液分泌量少,3~4个月后唾液腺才逐渐发育完全,唾液内淀粉酶含量开始增加。同时,婴儿期的乳牙生长还不完全,咀嚼能

力有限。

6.1.1.2　幼儿的生理特点

幼儿期的生长发育较婴儿期缓慢，但仍显著高于其他时期。幼儿期体重每年增加约 2 kg，身高第 2 年增长 11~13 cm，第 3 年增长 8~9 cm，头围每年增长约 1 cm，脑重量在 2 岁时可达成人的 75%，到 3 岁时脑重量超过出生时的 3 倍。该阶段智力发育较快，语言、思维能力增强。此外，正常幼儿的 20 颗乳牙在两岁半前可全部长出，胃容量持续增大，可达 300~500 mL，但胃肠道的功能及消化酶的分泌还远不如成人，容易出现腹泻现象。

6.1.2　婴幼儿的营养需求

1. 水

婴儿需摄入足够的水。水被用于皮肤、肺的蒸发；尿液；粪便；组织生长。

水的主要损失途径是蒸发。因为婴儿的体表面积大，基础代谢率约为成人的两倍，其蒸发损失的水也相应较多。一般环境下，健康婴儿的水流失为 30~70 mL/(kg·d)。体温每增加 1℃，其蒸发损失的水将增加 10%。通常在出生后的前几周，婴儿通过尿液流失的水主要取决于饮食。这是因为婴儿肾脏浓缩尿液的能力有限，代谢终产物越多，尤其是电解质和尿素，尿液中的水分也就越多。

一般情况下，足月婴儿在出生后的前几天中，总的需水量不足 100 mL/(kg·d)；之后的 6 个月内其需水量约为 125~150 mL/(kg·d)；一年内又降至 125 mL/(kg·d)。早产儿因肾功能较足月婴儿更不成熟，需水量更大，其出生后的需求量约为 150~200 mL/(kg·d)。健康母乳喂养的婴儿，如喂养足量，母乳能够满足婴儿对水的需求。配方乳粉喂养的婴儿，当气温明显升高时还需额外补充一定量的水。

2. 能量

婴儿对能量的需求，主要取决于基础代谢率、生长速率以及活动强度。婴儿 50%~60% 的能量需求用于基础代谢及维持体温，其余的主要用于生长发育、活动和排泄。婴儿的生长速率在出生后逐渐下降，每千克体重需要的能量也降低，之后随着活动强度的增加而增加。不过，婴儿每千克体重所需的能量较成人高 3~4 倍。

我国推荐的婴儿能量摄入量是基于 FAO/WHO 专家委员会对大量的健康配方乳粉与母乳喂养的婴儿的能量摄入的对比观察。其结果是：健康婴儿 0~5 个月的平均能量需求约 400 kJ/(kg·d)；6~12 个月的男婴 0.46 MJ/d、女婴 0.44 MJ/d。

3. 蛋白质

婴儿出生后，蛋白质需求量的 60%~75% 用于生长发育，第一年用于生长的蛋白质需求量平均为 3 g/d。总的膳食蛋白质的需求量取决于氨基酸的成分。如果一种或多种必需氨基酸缺乏，则蛋白质的合成速率会降低，生长速率也下降。除了成人所必需的 8 种氨基酸外，婴儿还需要组氨酸。在某些情况下，半胱氨酸和牛磺酸也是必需的。

我国推荐的参考摄入量分别为：前 6 个月 2.25 g/(kg·d)；后 6 个月 1.6 g/(kg·d)。母乳喂养的婴儿获得的蛋白质，在出生后的前 6 个月中，约为 2~2.4 g/(kg·d)；6 个月后约为 1.5 g/(kg·d)。因此小于 6 个月的婴儿从母乳中获得的蛋白质一般足以满足其生长的需要。

4. 脂肪

脂肪是新生儿的主要能量来源，提供总能量的 40% ~ 55%。脂肪是婴儿膳食的重要组分，相比其他生长阶段，婴儿时期的脂肪摄入比例最高。脂肪在提供能量的同时，还是脂溶性维生素的载体，可以促进脂溶性维生素的吸收，同时也是必须脂肪酸的来源。长链多不饱和脂肪酸 $n-6$ 和 $n-3$ 仅为总脂肪量的很小一部分（ < 2% ），但其对促进生长、神经发育以及心血管功能均有重要的作用。

5. 碳水化合物

碳水化合物的作用是供给机体能量，协助体内蛋白质的合成与脂肪的氧化。婴儿要到 3 个月以后才有淀粉酶产生，因此 3 个月内的婴儿的碳水化合物的来源主要为乳糖。4 ~ 6 个月时随着婴儿体内淀粉酶的产生，可以在辅食中添加淀粉质类食物。

母乳和牛奶中最主要的碳水化合物是乳糖。母乳和婴儿配方奶粉中的乳糖含量约为 7%，牛奶的乳糖含量为 4% ~ 5%。母乳喂养的婴儿约 1/3 的能量来源于乳糖。乳糖可促进矿物质的吸收，使胃肠道保持酸性环境，有利于双歧乳杆菌菌群的生长。母乳还含有约 1% 的低聚糖以及其他的含氮碳水化合物。

6. 维生素和矿物质

一般根据营养状况良好的母亲的乳汁中维生素和矿物质的含量来计算婴儿的需求量。正常母乳中含有婴儿所需要的各种维生素。如果采用代母乳品喂养婴儿，在制定营养素推荐值时，必须考虑其他因素。硫胺素、维生素 B_6 以及维生素 C 等遇热不稳定，在食用时很容易被破坏。为了补偿这些损失，推荐值必须较以母乳喂养的婴儿的平均推荐值要高。

矿物质对于婴儿的生长发育也具有重要作用。婴儿每日钙的适宜摄入量（AI）为 300 ~ 400 mg，母乳、配方奶粉中的钙是足够的，但母乳中铁的含量却不高，6 个月以后的婴儿应该再摄入富含铁的食物。婴儿每日铁的适宜摄入量为 0.3 ~ 10 mg。0 ~ 6 个月的婴儿锌的推荐摄入量为 1.5 mg/d，6 ~ 12 个月时推荐摄入量为 8.0 mg/d。

6.1.3　婴幼儿的膳食安排

6.1.3.1　婴儿的膳食安排

1. 母乳喂养

母乳是婴儿的最佳食品。对婴儿来说，母乳是最适宜其生长速率和营养需求的。母乳不仅含有足够生长需要的蛋白质、脂肪、碳水化合物、维生素以及矿物质，且其浓度均最适宜其消化和吸收。母乳中含有一定量的长链多不饱和脂肪酸（尤其是花生四烯酸和二十二碳六烯酸），其为视网膜及大脑发育所需结构磷脂的重要组分。

母乳喂养除了具有显著的营养优势外，还具有免疫学、生理学和心理学方面的优势。母乳中的免疫成分对尚未发育完全的婴儿的免疫系统是极为重要的。其对婴儿构成了一个阻碍病原生物体侵袭的有效的防御屏障，这对于生长在卫生及医疗条件欠佳的婴儿尤为重要。母乳尤其是初乳中含有多种抗体、细胞以及其他非特异性组分。抗体如 IgA 是母亲暴露于细菌和病毒环境中的乳房产生的，其可有效的保护婴儿不受病原体的侵染。非特异性因素，如乳铁传递蛋白和溶解酵素，主要作用于肠道菌群，促进非病原性微生物（如双歧乳杆菌）的生长。这些微生物可以抑制病原体（如大肠杆菌、痢疾杆菌）以及寄生虫的生长。

此外，母乳喂养经济、方便、不易污染，可以促进婴儿的颚部及牙齿发育，增进母子间的情感交流，促进婴儿的智力发育，也利于母亲健康和产后康复。有研究表明，母乳喂养比非母乳喂养的小孩较少发生肥胖症。

在某些情况下，母乳喂养是不适宜的。如母亲处于某种慢性病、传染病以及过敏性疾病的药物治疗中；营养不良；嗜酒、吸烟、吸毒等。婴儿方面，如患有某些先天性代谢性疾病（原发性乳糖不耐受症、单半乳糖血症等）也不宜母乳喂养。

2. 辅食添加

婴儿在 4~6 个月以内，正常母乳喂养足够提供其生长发育所需。之后随着婴儿体重的不断增加，对能量以及各种营养素的需求也不断增加，母乳喂养开始不能完全满足婴儿的生长发育所需。婴儿在出生 4~6 个月以后，在坚持母乳喂养的同时，可以逐步添加一些谷物类如米粥和面汤类的辅助食品作为营养补充。

考虑到婴儿生长发育的特点，添加辅食的总原则是：保证卫生、安全；符合婴儿的营养需求；先单一后混合；先少后多；先液体后固体；先谷类、水果、蔬菜，后鱼、蛋、肉；清淡少盐。添加辅食后，需特别补充水分以助消化吸收。

以母乳喂养的婴儿 6 个月后的辅食添加主要目的是提供能量、铁及蛋白质。在食物选择方面，可以提供强化铁的谷物食品（米、面、大豆粉等）；富含维生素的水果、蔬菜泥；蛋羹、肉泥等。

此外，婴儿在添加辅食时，要注意预防食物过敏。如家庭成员对某些无毒的食物出现不良反应（过敏）时，该食物不要添加到婴儿食物中。若家庭成员无食物过敏史（皮肤过敏、哮喘等），而婴儿却出现了过敏反应，其可能与婴儿的免疫系统尚未发育完全有关。引起过敏反应的最常见食物有牛奶、大豆、花生及含麸质的小麦等。对牛奶过敏的婴儿，可以采用水解酪蛋白或乳清蛋白奶粉，或用游离氨基酸作为蛋白来源的要素饮食；对于大豆、花生蛋白过敏的婴儿，则可以采用谷物蛋白代替。

6.1.3.2 幼儿的膳食安排

1. 平衡膳食

幼儿每日膳食中应包括谷类、乳类、肉类、蛋、水果和蔬菜等食物，保证食物多样化，全面满足幼儿生长发育的营养需要。膳食中需增加富含钙、铁的食物及维生素 A、C、D 等，必要时补充铁强化食物、鱼肝油及维生素片。

幼儿膳食的烹调方法应与幼儿的消化、代谢能力相适应。烹调幼儿食品时建议采用蒸、煮的方式，应当细、烂、软、清淡。进食时应当冷热适宜，以防烫伤。目前市场上的加工食品品种丰富，但幼儿不宜过多食用，尤其是一些易受幼儿接受的糖果类、可乐类食品应少吃或不吃。

2. 饮食习惯

良好的饮食习惯包括饮食规律，不挑食、不偏食、不贪食，注意饮食卫生。幼儿的进餐可以采取少食多餐。年龄较小时，每日可进食 5~6 次，随后逐渐减少，控制在 3~4 次为宜。在正餐之间，可以安排一些水果、健康零食作为饮食补充。早餐需安排一定量的含碳水化合物与蛋白质丰富的食物；午餐品种应丰富，提供一日能量与营养素的 35%；晚饭后除水果或牛奶外，尽可能不再进食。

6.2 儿童、青少年的营养与膳食

6.2.1 儿童营养与膳食

6.2.1.1 儿童的生长发育特点

儿童时期(3~12岁),体重与身高的增长呈线性变化,体重每年增加约2~3 kg,身高每年增长约5~7 cm。3岁时神经系统的发育基本完成,但脑细胞的体积仍在增大,神经纤维的鞘髓化仍在继续,神经冲动的传导速度明显快于婴幼儿时期。儿童的乳牙已出齐,但乳牙质软而脆,恒齿釉质比成人薄,很容易损伤或侵蚀成龋齿。儿童的胃容量也还较小,咀嚼与消化能力都还有限。儿童骨组织内含钙较少,骨化过程尚未完成,骨骼弹性强,容易弯曲。

身体不同的组织和器官并非按照同样的模式生长。大脑与生殖器官不同于身体的总体生长模式。大脑的发育集中在出生后的5年内,而生殖器官在10岁以后才开始发育。如果儿童时期营养缺乏可导致大脑发育不良。儿童时期的身体组分变化并不是很明显,其中女孩的体脂稍高于男孩。

6.2.1.2 儿童的营养需求

儿童时期对营养的需求随年龄和体型的增长而增加,营养不足的儿童身体发育要明显落后于营养良好的儿童。儿童的能量与营养的需求有两种估算方法。一种是观察健康婴儿及儿童的食物摄入;另一种是基于生长过程中体内蓄积的营养素的总量。大多数情况下,推荐的膳食营养素的参考摄入量(DRI)是基于以上两方面的信息。

1. 能量

活动是能量需求的一个重要方面,不同个体之间有很大的差异,基础代谢与活动所需的能量随体型增大而增加。能量摄入的推荐值仅是一个平均值,并非对相同年龄组的每个人适用。儿童时期的能量需求为每天200~300 kJ/kg,其中男孩要稍高于女孩。

2. 营养素

蛋白质可满足细胞及组织增长的需要。儿童蛋白质的推荐摄入量(RNIS)为45~75 g/d,蛋白质供能占膳食总能量的12%~15%,其中动物性蛋白应不少于50%。儿童脂肪供能应占总能量的25%~35%,其中亚油酸供能不应低于总能量的3%,亚麻酸供能不低于总能量的0.5%。儿童所需的碳水化合物约为15 g/(kg·d),占总能量的50%~60%,但不宜食用过多的高糖食品,应以谷类为主。此期粮谷类的摄入量应逐渐增多,成为能量的主要来源。

矿物质与维生素对儿童的生长发育有重要作用。钙的适宜摄入量(AI)为800~1 000 mg/d,铁的适宜摄入量(AI)为12~18 mg/d,锌的推荐摄入量为13.5~18 mg/d,硒的推荐摄入量为25~35 mg/d,碘的推荐摄入量为90 μg/d。维生素A、D对学龄前儿童的生长尤其是骨骼的生长有重要作用。维生素A的推荐摄入量为600~700 μgRE/d,维生素D为10 μg/d。维生素 B_1、B_2 的推荐摄入量均为0.7 mg/d,烟酸为7 mg/d。

6.2.1.3 儿童时期的主要营养问题

1. 肥胖

随着生活水平提高,部分大城市儿童肥胖检出率已达5%。儿童期肥胖与成人肥胖有关联,儿童超重时间愈长,将来青春期或成人时仍肥胖者较多。胖儿多有糖耐量异常,有糖尿病家族史的儿童更应注意防止肥胖。虽然儿童高血压发病率低，但高血压患者中多半为肥胖儿。对肥胖儿童饮食控制措施中既要控制能量摄入，又要保证生长所需营养素。

2. 体重低下

儿童的体重低下或体重不增可发生于急性或慢性病之后，也可由于家长溺爱养成偏食习惯，以致多种营养素不足而影响食欲。往往是以锌缺乏为主，可同时有维生素 A、B_1、B_2、铁等缺乏。应按要求，适当地多方面补充各种缺乏的营养素。注意长期大量服锌制剂可抑制铁吸收，同时补给几种所缺乏的营养素可提高疗效。

3. 缺铁性贫血

缺铁性贫血是儿童最常见的营养性疾病之一。除因生长及生理方面对铁需要增加外，饮食自身也起一定作用。在儿童中注意膳食铁来源对预防缺铁性贫血可起一定作用。由于许多儿童主要摄入的是非血色素性铁，因此在膳食中要注意维生素 C、肉、鱼、禽等有促进铁吸收利用因子的食物摄入。

4. 龋齿

在龋齿发生过程中，营养和饮食习惯均起重要作用。营养素中如蛋白质、钙、磷、氟、维生素 A、维生素 D 和维生素 C 等适宜摄入可保证牙齿和牙根健康。在饮食习惯方面，如临睡前或每天过多饮用高糖饮料、零食中糖果和甜食等摄入过多等均可导致龋齿发生。父母应在饮食习惯及口腔卫生方面指导儿童养成良好习惯并做好榜样。

6.2.1.4　儿童的合理膳食

1. 食物多样，合理搭配

每日的膳食应多样化，由适宜数量的谷类、乳类、肉、蛋、鱼、豆类、蔬菜与水果组成，从而发挥各类食物在营养上的互补作用，使营养全面平衡。同时控制高糖食品与饮料的摄入，避免发生龋齿和糖类摄入过多。

2. 良好的膳食制度与饮食习惯

儿童时期的膳食安排可以采用每日"三餐两点"的制度。早餐应量足质优，摄取的能量应占全天总能量的30％。如早餐营养不足，学龄儿童易感疲倦，注意力不集中，影响学习。午餐及下午三点左右的午点应提供每日能量的40％。学校或家庭应为学龄儿童提供符合营养又清洁卫生的营养餐。晚餐及晚餐后的加餐（水果、牛奶）的营养供给量应占全天总量的30％，晚餐不宜过饱或油腻，以免引起消化不良，影响睡眠。

同时要培养良好的饮食与卫生习惯，不挑食、不偏食、不贪食，做到定时、定量进餐，细嚼慢咽，口味清淡，不乱吃零食。

6.2.2　青少年营养与膳食

6.2.2.1　青少年的生理特点

青少年时期（12～18 岁）是人体重要的青春发育时期，也是人的第二个生长发育高峰期。近年儿童的发育状况显示，儿童进入青春期的年龄略有下降趋势，女孩普遍从 10 岁左右开始，男孩从 12 岁左右开始。青少年时期中有一段发育急速期，青少年的身高和体重呈显著性增长。一般女孩始于 10～12 岁，男孩始于 12～13 岁，通常持续 2～2.5 年。青少年发育急速期，男孩身高增长约 20 cm，体重增加约 20 kg；女孩身高增长约 16 cm，体重增加约 16 kg。通常体重增长速率峰值的出现比身高增长速率峰值约晚 3 个月。女孩的首次月经一般是在身高增长峰值之后。男孩第二性征的发育与青少年发育急速期的关系不如女孩那么密切。

青少年时期，男女之间的身体组成的差异开始显现。这时期男孩的去脂体重增长很快，并有一个持续的高峰期，体脂却增长较慢。而女孩的去脂体重增长较少，体脂增长较快。青春期前男孩、女孩的脂肪和肌肉的比例相似，分别为15%和19%；青春期时，男孩仍为15%，女孩则增加到22%左右。最后成人男性的去脂体重约占总体重的85%，成人女性为75%。这种身体组成方面的差异也为育龄女性提供了妊娠及哺乳的能量储备。

6.2.2.2 青少年的营养需求

1. 能量

青少年生长发育速度很快，活动量较大，所需的能量也相应增加。青春期不同性别、年龄的能量需求不同。一般男性能量需求要高于女性，年龄愈大，所需能量愈多。中国营养学会推荐青少年能量摄入量（RNI）为：女生 8.32~10.04 MJ/d，男生 8.80~12.13 MJ/d。生长发育需要的能量占总能量的25%~30%，供给的能量既要满足生长发育所需，又要防止过多造成超重与肥胖。近年来，随着生活水平的提高，因能量摄入过多导致青少年肥胖的比例呈快速上升趋势。

2. 蛋白质

青少年的机体组织器官发育迅速，需要摄入充足的蛋白质。在蛋白质来源上，也需要注意选择优质蛋白质的摄入。蛋白质的摄入不足，可能导致青少年发育迟缓、消瘦。然而，摄入过多对于青少年也有不利影响，尤其是动物性蛋白摄入过多可能导致体内胆固醇水平的升高，也会增加肾脏的负担。此期一般体重增加30 kg，其中约16%为蛋白质。中国营养学会建议青少年蛋白质提供的能量应占膳食总能量的12%~14%，推荐摄入量为：男生70~85 g/d，女生65~80 g/d，其中一半应为优质蛋白质。

3. 脂类

青少年处于生长发育的高峰期，脂类可以提供能量和必须脂肪酸。但脂肪摄入过多会增加肥胖、心血管疾病、高血压发生的风险，脂肪提供的能量应占总能量的25%~30%。

4. 碳水化合物

碳水化合物的适当摄入将能保证稳定的血糖水平和能量供应。但应避免摄入过多低分子食用糖，高糖食品应少吃。碳水化合物提供的能量应占总能量的50%~65%。

5. 矿物质和维生素

青少年时期体格生长迅速，矿物质尤其是钙、铁的需求量很大。充足的钙摄入有助于提高骨密度峰值，而摄入不足可能导致新骨结构异常，骨钙化不良。青少年钙适宜摄入量（AI）为1000 mg/d，可耐受最高摄入量（UL）为2000 mg/d。铁供给不足时可引起缺铁性贫血。伴随第二性征的发育，女生出现月经初潮，铁丢失增加，铁的供应量应高于男性。铁的适宜摄入量（AI）为：女性18~25 mg/d，男性16~20 mg/d，男女性可耐受最高摄入量（UL）均为：50 mg/d。锌的推荐摄入量（RNI）为：女性15.0~15.5 mg/d，男性18.0~19.0 mg/d，可耐受最高摄入量为：女性34~35 mg/d，男性37~42 mg/d。碘的推荐摄入量为120~150 μg/d，可耐受最高摄入量为800 μg/d。碘摄入过多可能导致高碘性甲状腺肿。

中国营养学会对青少年各种主要维生素推荐摄入量分别见表6-1。

表 6-1　我国青少年主要维生素参考摄入量

年龄（岁）		维生素 A /（μgRE·d⁻¹）		维生素 D /（μg·d⁻¹）		维生素 B₁ /（mg·d⁻¹）		维生素 B₂ /（mg·d⁻¹）		维生素 C /（mg·d⁻¹）	
		RNI	UL	RNI	UL	RNI	UL	RNI	UL	RNI	UL
11~13	男	700	2 000	5	20	1.2	50	1.2	—	90	900
	女	700	2 000	5	20	1.2	50	1.2	—	90	900
14~18	男	800	2 000	5	20	1.5	50	1.5	—	100	1 000
	女	700	2 000	5	20	1.2	50	1.2	—	100	1 000

资料来源：中国营养学会.中国居民膳食营养素参考摄入量.北京：中国轻工业出版社，2000

6. 水

在补充各种营养素的同时，需要摄入充足的水分。中国营养学会建议青少年每天饮水 2~2.2 L/d。

6.2.2.3　青少年的合理膳食

1. 营养充足，膳食平衡

青少年饮食应多食谷类，同时保证鱼、肉、乳类、蛋、豆类和蔬菜水果的适量摄入。谷类应是青少年能量与蛋白质的主要来源，每日推荐量为 400~500 g，根据每日活动量大小稍作调整。主食的摄入应当粗细搭配。鱼、禽、肉、蛋等的每日推荐量为 200~250 g，牛奶为 300 mL，新鲜蔬菜水果的供给总量约为 500 g。鱼虾贝类尤其是深海鱼含丰富 DHA 亦应多食。适当供给含碘丰富的紫菜、海带、海鱼、虾等，预防甲状腺肿的发生。

2. 良好的饮食习惯与适当运动

青少年应养成良好的饮食习惯，一日三餐，不挑食、不偏食、不贪食，按时进餐，少吃零食，注意卫生。此外，应注意适当的运动，多参加体力活动，避免脂肪堆积导致超重或肥胖。另外，青少年也应维持适当的体重，不应盲目节食，造成营养失衡、新陈代谢紊乱、抵抗力下降，对健康极为不利。

6.3　老年人的营养与膳食

随着年龄的增加，老年人（60 岁以上者）身体各部分的器官功能逐渐衰退，很容易发生代谢紊乱，增加营养缺乏、营养过剩和慢性传染疾病的发生率。合理健康的饮食是身体健康的物质基础，对改善老年人的营养状况、增强抵抗力、预防疾病、延年益寿、都具有重要作用。

6.3.1　老年人的生理代谢特点

1. 体内成分的变化

体内成分的变化是老年化的显著特征。肌肉减少导致肌肉松弛，体脂肪增加容易肥胖。研究发现，肌肉与脂肪的变化不仅与年龄有关，也与缺乏运动有关。运动不足将导致肌肉组织减少，基础代谢率下降，因而摄入更少便足以维持同样的体重，摄入过多则导致肥胖。如果为控制体重而少进食，而不采取运动的方式，则很难满足机体对营养的需求。

老年人代谢组织的总量随年龄增加而减少,其有代谢功能的组织占总机体组织的30%,仅为青春期的一半。细胞内液减少使得体内水分降低。由于骨组织中矿物质减少,出现骨密度下降,容易出现骨质疏松症、骨折和牙齿松动脱落。

2. 代谢功能降低

老年人的代谢速率减慢,代谢量减少,基础代谢较中年人下降15%~20%。老年人机体的合成代谢下降,分解代谢增加,合成与分解代谢失衡后引起细胞功能下降。加之胰岛素分泌功能减弱,组织对胰岛素的敏感度下降而导致葡萄糖耐量下降。由于代谢功能改变,使营养素的消化、吸收、利用和排泄均受到不同程度的影响。

3. 消化系统功能减退

老年人的各种消化酶(胰蛋白酶、脂肪酶、淀粉酶)分泌量减少,活性降低,对食物消化能力明显减退。胃液量和胃酸度下降,胃蛋白酶不足,不仅影响食物消化,也是老年人缺铁性贫血的原因之一,也导致矿物质、维生素与蛋白质的生物利用率下降。

因胃黏膜变薄、肌纤维萎缩,引起胃排空时间延长,增加了肠道对水分的吸收,消化道运动能力降低,尤其是肠蠕动减弱易导致消化不良及便秘。因胆汁分泌减少,对脂肪的消化能力下降。胰岛素分泌减少,对葡萄糖的耐量减退。肝细胞数目减少、纤维组织增多,导致解毒能力和合成蛋白的能力下降,致使血浆白蛋白减少,而球蛋白相对增加,进而影响血浆胶体渗透压,导致组织液的生成及回流障碍,易出现浮肿。

此外,老年人的肝脏体积缩小,血流减少,合成蛋白减少,导致食欲减退、消化吸收功能进一步降低。

4. 心脑血管功能下降

随着年龄的增大,心脏逐渐发生生理性老化,出现心肌萎缩和纤维性变化,进而心肌硬化及心内膜硬化,导致心脏泵效率下降,每分钟有效循环血量减少。长久超负荷使心肌尤其是左心室肌肥厚、重量增加、心瓣膜老化,出现窦性心率下降,运动后心率恢复的时间延长,心肌顺应性减低,舒张功能减退,导致各器官供血减少,功能下降。

血管也会随着年龄增长发生一系列变化。老年人血管壁生理性硬化渐趋明显,管壁弹性减退,而且许多老年人伴有血管壁脂质沉积,使血管壁弹性更趋下降、脆性增加。结果使老年人血管对血压的调节作用下降,血管外周阻力增大,使老年人血压常常升高;脏器组织中毛细血管的有效数量减少及阻力增大,使组织血流量减少,易发生组织器官的营养障碍;血管脆性增加,血流速度减慢,使老年人发生心血管意外的机会明显增加,如脑溢血、脑血栓等的发病率明显高于年轻人。

脑血管硬化,脑血流阻力加大,氧及营养素的利用率下降,致使脑功能逐渐衰退并出现某些神经系统症状,如记忆力减退,健忘,失眠,甚至产生情绪变化及某些精神症状。

5. 呼吸功能的改变

老年人由于呼吸肌及胸廓骨骼、韧带萎缩,肺泡弹性下降,气管及支气管弹性下降,常易发生肺泡经常性扩大而出现肺气肿,使肺活量及肺通气量明显下降,肺泡数量减少,有效气体交换面积减少,静脉血在肺部氧气更新和二氧化碳排出效率下降。血流速度减慢,毛细血管数量减少,组织细胞功能减退及膜通透性的改变,使细胞呼吸作用下降,对氧的利用率下降。

6. 内分泌的改变

从血浆中激素水平和体内受体敏感性的分析测定中发现，老年人体内多种激素水平发生改变。老年人脑下垂体功能的改变最明显，甲状腺也可能有萎缩，导致基础代谢率降低。性激素水平的下降对老年人也产生影响，女性因为雌激素分泌的降低，更容易出现钙的负平衡。

内分泌机能下降，机体代谢活动减弱，生物转化过程减慢，解毒能力下降。机体免疫功能减退，易患感染性疾病。

7. 其他方面的改变

(1) 神经细胞数量逐渐减少，脑重减轻。据估计脑细胞数自 30 岁以后呈减少趋势，60 岁以上减少尤其显著，到 75 岁以上时可降至年轻时的 60% 左右。

(2) 皮肤及毛发的变化。因皮下血管发生营养不良性改变，毛发髓质和角质退化可发生毛发变细及脱发；黑色素合成障碍可出现毛发及胡须变白；皮肤弹性减退，皮下脂肪量减少，细胞内水分减少，可导致皮肤松弛并出现皱纹。

(3) 泌尿系统的变化。肾脏萎缩变小，肾血流量减少，肾小球滤过率及肾小管重吸收能力下降，导致肾功能减退。加上膀胱逼尿肌萎缩，括约肌松弛，老年人常有多尿现象。

(4) 生殖系统的变化。性激素的分泌自 40 岁以后逐渐降低，性功能减退。老年男性前列腺多有增生性改变，因前列腺肥大可致排尿发生困难。女性 45～55 岁可出现绝经，卵巢停止排卵。

(5) 五官的变化。晶状体弹力下降，睫状肌调节能力减退，多出现老花眼，近距离视物模糊。同时听力下降，嗅觉、味觉功能减退。

6.3.2 老年人的营养需求

6.3.2.1 能量

由于基础代谢下降、体力活动减少、体脂肪增多和去脂组织减少等，老年人对能量的需求相对减少。一般来说，60 岁以后能量的提供应较年轻时减少 20%，70 岁以后减少 30%，以免过剩的能量导致肥胖，并诱发一些常见的老年病。60～80 岁的男性老年人的能量推荐摄入量为 1 900～2 200 kcal/d，女性为 1 800～2 000 kcal/d。由于个体差异及生活模式不同，老年人对能量的需要有较大的差异。能量的摄入量与消耗量以能保持平衡并可维持正常体重为宜。

6.3.2.2 蛋白质

老年人的蛋白质的消化吸收能力降低，蛋白质的分解代谢大于合成代谢，需要较为丰富的蛋白质来补充组织蛋白的消耗，但由于其体内的胃胰蛋白酶分泌减少，过多的蛋白质可加重老年人消化系统和肾脏的负担。因此每天的蛋白质摄入不宜过多，注意提高膳食蛋白质的质量，动物或豆类等优质蛋白质应占 1/3 以上。老年人的蛋白质推荐摄入量为：男性 75 g/d，女性 65 g/d，供能比占膳食总能量的 15%。针对个体差异与体力活动水平不同，不同老年人对蛋白质的需要摄入量也有所不同。

6.3.2.3 脂类

老年人胆汁酸的分泌减少，脂酶活性降低，对脂肪的消化功能下降，且老年人体内脂肪组织随年龄增加而逐渐增加，因此膳食中过多的脂肪对血管系统、消化系统不利；但另一方面，若进食脂肪过少，又将导致必须脂肪酸缺乏而发生皮肤疾病，并影响到脂溶性维生素的吸收，因此脂肪的适当摄入也十分重要。老年人摄入脂肪的能量供应占总热能的 20% ~ 30%，并应尽量选用含多不饱和脂肪酸较多的植物油，并控制猪油、牛油等富含饱和脂肪酸食物的摄入。饱和脂肪酸的摄入不宜多于总能量的 10%，胆固醇的摄入量应小于 300 mg/d。

6.3.2.4　碳水化合物

碳水化合物依然是老年人能量的主要来源，其供给能量应占总能量的55% ~65%。随着年龄增加，体力活动和代谢活动的逐步减低，能量的消耗也相应减少。由于胰岛素分泌减少，组织对胰岛素的敏感性下降及糖耐量降低而易引起血糖增高。过多的糖在体内容易转变为脂肪，引起肥胖、高脂血症等疾病。老年人应限制单糖与双糖的摄入，以摄入淀粉等多糖为主，如谷类、薯类含较丰富的淀粉，在摄入多糖的同时，还可提供维生素、膳食纤维等其他营养素。而过多摄入单、双糖(主要是蔗糖，如砂糖、红糖等)能诱发龋齿、心血管疾病与糖尿病。

老年人应适当增加富含膳食纤维的食物的摄入量，以增强肠蠕动，防止便秘。膳食纤维虽不被人体所吸收，但在帮助通便、吸附由细菌分解胆酸等而生成的致癌物质、促进胆固醇的代谢、防止心血管疾病、降低餐后血糖和防止热能摄入过多等方面起着重要的作用。老年人的膳食纤维摄入量以每天 30 g 左右为宜。

6.3.2.5　矿物质

矿物质能够帮助老年人维持机体正常的生理功能，相比中青年时期，钙、铁等矿物质的适当补充以及钠的限量更为重要。

1.钙

老年人容易发生钙代谢的负平衡，特别是绝经后的女性，由于内分泌功能的衰减，骨质疏松的发生将进一步增加。老年人应适当增加富含钙质食物的摄入，多进行户外活动以帮助钙的吸收。由于老年人体内胃酸较少，且消化功能减退，老年人对于钙的吸收率一般在20%以下，但是钙的代谢量反而有所增加。因此老年人应选择容易吸收的钙质，如奶类及奶制品、豆类及豆制品，以及坚果如核桃、花生等。

目前我国居民传统膳食中钙的供应不足，摄入量一般少于 500 mg/d。然而，钙的补充也不宜过多，以免引起高钙血症、肾结石及内脏钙化等。钙的适宜摄入量为 1 000 mg/d，可耐受最高摄入量为 2 000 mg/d。

2.铁

老年人对铁的吸收利用能力下降，铁缺乏导致造血功能减退，血红蛋白含量减少，从而引起贫血。老年人应注意选择含铁丰富的食物，如动物肝脏、黑木耳、紫菜、菠菜、豆类等，同时补充维生素 C 可促进人体对铁的吸收。此外，铁可通过氧化自由基引起脂质过氧化而导致膜损害；过多的铁可沉积在心肌细胞及间质细胞内，引起心肌细胞坏死；铁还使 LDL 氧化从而增强致动脉粥样硬化作用；高铁可能影响机体对锌、铜、锰、硒等的吸收代谢。因此，铁摄入量过多对老年人同样不利。铁的适宜摄入量为 15 mg/d，可耐受最高摄入量为 50 mg/d。

3.其他

体内钠水平过高易导致血压身高。由于老年人心血管系统发生改变，本身就容易发生高血压，所以老年人应当控制钠的摄入，减少食用偏咸的食物。钾的缺乏则可使肌力下降而导致人体有倦怠感。此外，锌、铬对调节血糖代谢和加强胰岛素功能有重要作用，硒可维持心肌正常功能。

6.3.2.6 维生素

维生素在调节生理功能、增强机体抵抗力、延缓衰老过程中起着极其重要的作用。由于进食量减少，消化功能减退，老年人对维生素的利用率下降，更应特别注意维生素的补充。

1. 维生素 A

由于老年人膳食中限制脂肪的摄入，可能引起脂溶性维生素的吸收利用。维生素 A 在促进上皮细胞增生、提高免疫力、维持视觉功能、调节骨代谢、预防癌症等方面有重要意义。老年人维生素 A 的推荐摄入量为：男性 800 $\mu gRE/d$，女性 700 $\mu gRE/d$。

2. 维生素 D

老年人的户外活动减少，由皮肤形成维生素 D 的量降低，加上肝肾功能减退使活性维生素 $D_3[1, 25 - (OH)_2D_3]$ 的生成减少，易出现维生素 D 缺乏。过量补充维生素 D 可引起中毒。老年人维生素 D 的推荐摄入量为 10 $\mu g/d$。

3. 维生素 C

维生素 C 可促进组织胶原蛋白的合成，保持毛细血管的弹性防止血管硬化，加速胆固醇的代谢与排出，增强机体免疫力。老年人的维生素 C 推荐摄入量为 100 mg/d。

4. B 族维生素

叶酸与维生素 B_{12} 均是 DNA 合成的重要辅酶，同时还影响脑内维生素 B_{12}、蛋氨酸、L -酪氨酸和乙酰胆碱的代谢，对脑内重要神经递质的合成十分重要，与老年痴呆关系密切。B 族维生素同时能增加老年人的食欲。

有研究发现，维生素 B_1 摄入量高，患直肠癌、结肠癌风险显著降低；维生素 B_2 摄入量高，女性患卵巢癌的风险显著降低。另外，长期饮酒会影响多种 B 族维生素的摄入、吸收及在体内的代谢过程，因而会增加人体对这些营养物质的需要量。

维生素 B_1 的推荐摄入量为 1.3 ~ 1.4 mg/d，维生素 B_2 的推荐摄入量为 1.2 ~ 1.4 mg/d，维生素 B_{12} 的推荐摄入量为 2.4 $\mu g/d$，叶酸的推荐摄入量为 400 $\mu gDFE/d$。（膳食叶酸当量，dietary folate equivalent, DFE）

6.3.2.7 水

老年人结肠、直肠的肌肉萎缩，肠道中黏液分泌减少，很容易发生便秘，严重时还可发生电解质失衡、脱水等。但过多饮水也会增加心、肾功能的负担，因此老年人饮水量以每日1 500 mL 左右为宜，当出汗量增多、腹泻等时，水的摄入应适当增加。饮食中可适当增加汤羹类食品，既能补充营养，又可补充相应的水分。

6.3.3 老年人的饮食原则

老年人的饮食原则，主要是通过合理的营养与膳食，适应老年人的生理代谢特点，充分利用各种营养素综合作用以增强老年人体质，保持充沛体力和一定的活动力，防止老年疾病，从而达到延年益寿的目的。

1. 食物要粗细搭配、松软、易于消化吸收

粗粮含丰富 B 族维生素、膳食纤维、钾、钙、植物化学物质等。老年人消化器官生理功能有不同程度的减退，咀嚼功能和胃肠蠕动减弱，消化液分泌减少。因此老年人选择食物要粗细搭配，食物的烹制宜松软易于消化吸收。

花生、芝麻、核桃是老年人补脑护脑的 3 大营养食品。花生含有儿茶素，芝麻含有维生

素 E, 核桃含有磷、铁、锌等矿物质, 对于老年人的头昏无力、记忆力衰退等症有一定的疗效, 而且还能减缓老年人的大脑功能衰退。

2. 合理安排饮食, 提高生活质量

家庭和社会应从各方面保证其饮食质量、进餐环境和进食情绪, 使其得到丰富的食物, 保证其需要的各种营养素摄入充足, 以促进老年人身心健康, 减少疾病, 延缓衰老, 提高生活质量。老年人由于咀嚼吞咽能力和消化吸收能力下降, 可以少量多餐, 在 3 次正餐之间可以进食一些点心, 如水果、牛奶、燕麦等。每餐以八九分饱为度, 七成饱为佳。老年人应少饮酒, 宜戒烟。

3. 重视预防营养不良和贫血

60 岁以上的老年人由于生理、心理和社会经济情况的改变, 可能使老年人摄取的食物量减少而导致营养不良。另外随着年龄增长而体力活动减少, 并因牙齿、口腔问题和情绪不佳, 可能致食欲减退, 能量摄入降低, 必需营养素摄入减少, 而造成营养不良。60 岁以上老年人低体重、贫血患病率也远高于中年人群。

4. 多做户外活动, 维持健康体重

老年人适当多做户外活动, 在增加身体活动量、维持健康体重的同时, 还可接受充足紫外线照射, 有利于体内维生素 D 合成, 预防或推迟骨质疏松症的发生。

6.4 孕妇和乳母的营养与膳食

营养对人类妊娠与哺乳有重要影响, 关系到母婴长久的身心健康。妊娠是母体承受胎儿在其体内发育成长的过程。妊娠期间的妇女称为孕妇。妊娠是妇女人生中的特殊时期, 此阶段除要保证孕妇自身的营养需求外, 还要满足胎儿生长发育所需的各种营养素, 达到预防可能出现的母体与胎儿营养缺乏及某些并发症的目的。

6.4.1 妊娠期的生理特点

6.4.1.1 体重的变化

妊娠期体重适当增加可以预防妇科并发症, 对孕妇和婴儿都有益。体重的增长包括两大部分, 一是妊娠产物, 包括胎儿、胎盘和羊水; 二是母体组织的增长, 包括血液和细胞外液的增加、子宫和乳腺的发育及为泌乳而储备的脂肪组织和其他营养物质。妊娠初期, 孕妇体重的增加比较缓慢, 随后则逐渐加快。在妊娠前 3 个月, 体重增加 1~2 kg, 接下来每周平均约增加 0.4 kg。正常妊娠期间总体重增加 9~15 kg。若怀有双胞胎, 其体重应增加 15~20 kg。孕中期体重增长迅速, 母体开始储存脂肪及部分蛋白质; 孕晚期主要是胎儿发育及盆腔、下肢间质液量的增多。

6.4.1.2 内分泌与代谢改变

妊娠期间的代谢调节是胎盘分泌的激素作用的结果, 这些激素为胎儿生长创造了有益的环境。胎盘分泌的最重要的两种激素为孕酮和雌激素。孕酮可松弛平滑肌组织, 有助于子宫扩张; 降低胃肠道的活性, 有利于营养的吸收; 还可蓄积脂肪。雌激素对甲状腺激素的合成及基础代谢的调节起着重要的作用。妊娠期脑垂体前叶增大 1~2 倍, 性腺激素分泌减少, 垂体生乳素增多, 促进乳腺发育, 为产后泌乳做准备。另外还有一些激素, 可提高血糖浓度和持氮能力，促进孕期钙的吸收。孕期血流量增加，以支持胎盘分泌调节代谢的激素以及将营养素与氧气运送给胎儿，同时排出代谢产物。孕期增加的血流量可达孕前血流量的50%，但血液组分的浓度随血量的增加而降低，这并非意味着血液不足，因血液组分的总量是不变的。

妊娠期在人绒毛膜促性腺激素、人绒毛膜生长激素、雌激素、孕酮等多种激素的影响下，母体的合成代谢增加。基础代谢率在孕早期稍下降，于孕中期逐渐增高，至孕晚期可增高15% ~ 20%。

6.4.1.3 消化系统的变化

孕妇在孕早期常有恶心、呕吐等妊娠反应。受孕酮分泌增加的影响，胃肠道平滑肌细胞松弛，张力减弱，蠕动减慢，胃排空及食物肠道停留时间延长，孕妇易出现饱胀感以及便秘；孕期消化液和消化酶(如胃酸和胃蛋白酶)分泌减少，易出现消化不良；由于贲门括约肌松弛，胃内容物可逆流入食管下部，引起反胃等妊娠反应。另一方面，消化系统功能的上述改变，延长了食物在肠道停留时间，使一些营养素，如钙、铁、维生素 B_{12} 及叶酸等的肠道吸收量增加，与孕妇、胎儿对营养素的需要增加相适应。

6.4.1.4 肾功能改变

妊娠期间，由于孕妇及胎儿代谢产物增多，母体肾功能出现明显的生理性调节。有效肾血浆流量与肾小球滤过率在孕早期开始增加，但肾小管的吸收能力并未相应增高，表现为肾脏的负担加重。孕妇尿中葡萄糖、氨基酸、水溶性维生素的排出量较非妊娠期增加。其中葡萄糖的尿排出量可增加 10 倍以上，餐后 15 分钟可出现糖尿。尿氨基酸日平均排出量约 2 g。叶酸的排出比非孕时高出 1 倍，为 10 ~ 15 $\mu g/d$。

6.4.1.5 血容量与血液成分的改变

妊娠期间血容量增多及成分的改变是为了更方便将营养素输送给胎儿，并将胎儿排泄物输出体外。

1. 血容量

血容量的变化包括血浆容积和红细胞数量的变化。血浆容积随孕期进展逐渐增加，至孕 28 ~ 32 周时达峰值，最大增加量为 50%，为 1.3 ~ 1.5 L；红细胞和血红蛋白的量也增加，至分娩时达最大值，增加量约 20%。血浆容积和红细胞增加程度的不一致性，导致血红蛋白浓度下降 20% 以上，红细胞比容下降约 15%，为 0.31 ~ 0.34(非孕为 0.38 ~ 0.47)。故孕晚期容易出现血液稀释的现象，称为孕期生理性贫血。

2. 血液成分

孕期某些脂溶性维生素如胡萝卜素、维生素 E 的血浆水平在孕期上升，而维生素 A 变化不大。其他的营养素，如血浆葡萄糖、氨基酸、铁以及水溶性维生素等含量均降低。血浆营养素水平的降低可能有利于将营养素转运至胎儿，其中胎盘起着重要的"生化阀"作用。血浆蛋白因血液稀释在孕早期即下降，至孕中期降为 60 ~ 65 g/L，以白蛋白减少为主，此后维持该水平至分娩。球蛋白初期也下降，但通过机体的加速合成可以恢复至正常水平，故在孕晚期血浆清蛋白与球蛋白的比值(A∶G)可能倒置，即 A 下降，G 上升。

6.4.2 妊娠期的营养需要

妊娠期间，需要大量的营养素来合成胎儿组织以及提供出生后的能量储备和营养素储备。孕期营养不良或营养失调会直接影响母婴的安全和健康,所以必须调整妊娠妇女的营养与膳食,以适应妊娠期间母体的特殊生理和充分满足胎儿生长发育的各种营养素需要。

6.4.2.1 能量

孕期额外的能量需求是基于母亲与胎儿的组织发育所需的能量与代谢的消耗。整个妊娠期间,应额外增加的能量需求总量约为 330 MJ,孕期平均 1 200 kJ/d。孕早期由于胎儿尚处于发育初期,母亲生理、体重变化不大,故此期能量需要基本与未孕时相近。中国营养学会建议孕妇从怀孕 4 个月开始在孕前能量供给量的基础上每日增加 0.84 MJ(200 kcal)。孕晚期不宜增重过多,但仍应保证孕妇中末期体重增加每周不低于 0.4 kg。由于地区、民族、气候、生活习惯、劳动强度等的差异,对能量的需求可根据体重变化进行调节。

由于孕期对营养素需要的增加大于对能量需要的增加,通过增加食物摄入量以增加营养素摄入极易引起体重的过多增长。而保证适宜能量摄入的最佳方法是密切监测和控制孕期每周体重的增长。

6.4.2.2 蛋白质

妊娠期间,胎儿、胎盘、羊水、血容量增加及母体子宫、乳房等组织的生长发育约需925 g蛋白质,其中胎儿体内约440 g,胎盘 100 g,羊水 3 g,子宫 166 g,乳腺 81 g,血液135 g。由于胎儿早期肝脏尚未发育成熟而缺乏合成氨基酸的酶,所有氨基酸均是胎儿的必需氨基酸,需母体提供。在我国,传统居民膳食及推荐的居民膳食仍以谷类为主,谷类蛋白质的利用率通常较低,中国营养学会建议孕早、中、晚期膳食蛋白质增加值分别为 5 g/d、15 g/d、20 g/d。

6.4.2.3 脂类

妊娠期需储备 2~4 kg 的脂肪以备胎儿发育与产后泌乳所需。胎儿储存的脂肪占体重的5%~15%。膳食脂肪中的磷脂及其中的长链多不饱和脂肪酸(如 DHA 等)是胎儿脑和视网膜发育所必需的重要物质;饱和脂肪酸及磷脂、胆固醇为神经髓鞘生成所必需。因此,在孕妇的膳食中应保证充足的必需脂肪酸和其他脂类成分的供给。但妊娠期血脂水平较非妊娠期升高,脂肪摄入不宜过多。中国营养学会推荐孕妇膳食脂肪供能应为总能量的 20%~30%。

6.4.2.4 碳水化合物

葡萄糖为胎儿代谢所必需,孕妇血液中50%以上的葡萄糖通过胎盘被胎儿所利用。若孕妇摄入碳水化合物不足,机体将动员脂肪进行氧化来供给能量,易发生酮症酸中毒。孕妇每日应摄入 150~200 g 的碳水化合物。中国营养学会推荐孕妇膳食碳水化合物供能应占总能量的 55%~60%,并适量摄入膳食纤维丰富的食品以避免便秘。

6.4.2.5 矿物质

除了钠和钾,妊娠期对矿物质的需要量较高,孕妇易缺乏的矿物质主要有:钙、铁、锌、碘等。

1. 钙

与非孕相比,在雌激素作用下,妊娠期间钙吸收率增加,以保障胎儿获得充足的钙。胎盘对钙的转运是主动的逆浓差进行,其过程涉及到维生素 D 及其依赖的钙结合蛋白的作用。一个成熟胎儿体内含钙约30 g,加上母体钙代谢平衡对钙的需要量约 300 mg/d,再考虑到食物中钙的吸收率约30%。孕妇在孕早、中、晚期钙的 AI 值分别为800 mg/d、1 000 mg/d 与1 200 mg/d。过多钙摄入可能导致孕妇便秘,也可能影响其他营养素的吸收。钙的最好来源是奶及奶制品、豆类及豆制品；此外芝麻和小虾皮等海产品也是钙的良好食物来源。

营养调查显示，我国孕期妇女膳食钙的实际摄入量约 500 ~ 800 mg/d。若孕妇长期钙的摄入量不足，母体将动员自身骨骼中的钙而易导致孕妇骨密度降低。钙作为凝血因子及激活剂，参与凝血过程，这对分娩时不丢失过多的血液尤为重要。此外，母体尚需储存部分钙以备泌乳期所需。

2. 铁

孕期体内铁的需要量为 1 g，其中胎儿体内约 300 mg，红细胞增加约需 450 mg，其余储留在胎盘中。随着胎儿娩出，胎盘娩出及出血，妊娠期储留铁的 80% 被永久性丢失，仅 200 mg 的铁保留到母体内。孕期妇女每日平均需储备铁 3.57 mg。孕 30 ~ 34 周，铁的需要达到高峰，即每天需要铁 7 mg。在孕后期小肠对铁的吸收从 10% 增加至 50%。

孕早、中、晚三期铁的适宜摄入量分别为 20 mg/d、25 mg/d、35 mg/d，UL 值为 60 mg/d。由于我国膳食铁来源以植物性食物为主，吸收率低于 10%，需适当补充铁剂来满足红细胞增加的需要。但由于每日从机体排出的铁较少，铁在体内可循环利用，补充量应适当。长期大量摄入铁剂易引起铁中毒，表现为肝内大量铁沉积，继而出现皮肤色素沉着与坏死等症。孕妇铁的 UL 值为 60 mg/d。

孕妇缺铁性贫血是世界范围的营养问题，我国孕妇缺铁性贫血的平均患病率约为 22.5% 左右。动物肝脏、动物血、瘦肉是铁的良好来源，含量丰富吸收好，此外，蛋黄、豆类、某些蔬菜，如油菜、芥菜、雪里红、菠菜、莴笋叶等也提供部分铁。

3. 锌

锌对胎儿的生长发育、器官分化存在影响，有预防先天缺陷的作用。妊娠期间储留在母体和胎儿组织中的总锌量约为 100 mg，其中约 53 mg 储存在胎儿体中。孕妇血浆锌通常在孕早期开始持续下降，致产前达低点，约下降 35%。胎儿与母体血浆锌的比值约为 1.5，母体和胎儿之间锌的转运是逆浓差的主动运载，在孕末期母体经胎盘转运至胎儿的锌约 0.6 ~ 0.8 mg/d。食物锌的吸收率约 20%。母体摄入充足的锌可促进胎儿的生长发育和预防先天性畸形。孕妇膳食锌的适宜摄入量为：孕早期 11.5 mg/d，孕中晚期 16.5 mg/d。孕妇锌的 UL 值为 35 mg/d。

有专家建议对素食、高纤维素膳食人群，大量吸烟者，多次妊娠者，大量摄入钙剂、铁剂者，应额外补锌 15 mg/d。铁剂补充大于 30 mg/d 可能干扰锌的吸收，故建议妊娠期间治疗缺铁性贫血的孕妇同时补充锌 15 mg/d。

4. 碘

孕妇碘缺乏使母体甲状腺素合成减少，从而导致母亲甲状腺功能减退，降低了母亲的新陈代谢，并因此减少了胎儿的营养；又可致胎儿甲状腺功能低下，易发生胎儿宫内发育迟缓、流产、畸形及呆小症；加之孕中期妇女基础代谢率开始升高，导致甲状腺分泌增加，对碘的需要量也相应改变。中国营养学会建议孕妇碘的推荐摄入量为 200 μg/d，UL 值为 1 mg/d。我国目前采用食盐强化碘预防高危人群的碘缺乏，已取得成功并得到世界卫生组织的肯定。此外，在孕期也建议每周进食一次富碘的海产品。

6.4.2.6 维生素

1. 维生素 A

维生素 A 具有促进生长与骨骼发育、维持视觉、维持皮肤及黏膜细胞的正常分化、影响生殖系统机能等功能。维生素A对孕妇的缺铁性贫血的预防也有积极意义。妊娠期维生素A缺乏将可能引起早产、宫内发育迟缓及婴儿低出生体重。但孕早期过量摄入维生素A（6 000 ~ 15 000 μgRE/d）可导致自发性流产和新生儿先天性缺陷，包括中枢神经系统畸形，颅面部和心血管畸形。相应剂量的类胡萝卜素则没有毒性。中国营养学会对维生素A的推荐摄入量为：孕早期800 μgRE/d，中晚期为900 μgRE/d，可耐受的最高摄入量（UL）为2 400 μgRE/d。维生素A主要来源于动物肝脏、牛奶、蛋黄，β-胡萝卜素来源于深绿色、黄红色蔬菜和水果。目前市场上销售的孕妇奶粉绝大多数都强化了维生素A，摄入时应注意补充的总量。

2. 维生素D

妊娠期维生素D缺乏易发生新生儿低钙血症、手足抽搐，婴儿牙釉质发育不良及母亲骨软化症等，但过量摄入亦可发生中毒导致先天性畸形。维生素D主要来源于紫外光照下皮内的合成，在高纬度、缺乏日光的北方地区，尤其在冬季几乎不能合成维生素D，导致母体和胎儿血中活性维生素D_3浓度降低，由于含维生素D的食物有限，维生素D补充极为重要。中国营养学会建议孕妇维生素D摄入量为10 μg/d，较非孕妇女每日增加约5 μg，UL值为20 μg/d。

3. 维生素B_1

妊娠期缺乏或亚临床缺乏维生素B_1可致新生儿维生素B_1缺乏症，尤其在以米食为主的长江中下游地区。维生素B_1缺乏还可加重妊娠反应，更易引起维生素B_1缺乏，从而导致胃肠功能下降。随着妊娠期的进展，孕妇的能量需要逐渐增加，也需增加维生素B_1的供给量。中国营养学会建议妊娠期维生素B_1的推荐摄入量为1.5 mg/d。动物内脏如肝、心、肾，瘦肉、豆类和粗加工的粮谷类是维生素B_1的良好来源。

4. 维生素B_2

妊娠期维生素B_2缺乏可导致胎儿出现生长发育迟缓。缺铁性贫血也与维生素B_2缺乏有关。中国营养学会建议孕妇维生素B_2的推荐摄入量为1.7 mg/d。肝脏、蛋黄、肉类、奶类是维生素B_2的主要来源，谷类、蔬菜水果也含有少量的维生素B_2。

5. 叶酸

为满足胎儿DNA合成及胎盘、母体组织、红细胞生成等的需要，孕妇对叶酸的需要量大大增加。孕早期叶酸缺乏已被证实是导致胎儿神经管畸形的主要原因。叶酸摄入不足对妊娠结局有多种负面影响，包括低出生体重、胎盘早剥、神经管畸形与高同型半胱氨酸血症等。叶酸的补充需从计划怀孕或可能怀孕前开始。中国营养学会建议围妊娠期妇女应多摄入富含叶酸的食物，或补充叶酸600 μgDFE/d。叶酸可来源于肝脏、豆类和深绿色叶菜，但食物叶酸的生物利用率仅为补充剂的50%，因此补充400 μgDFE/d叶酸或食用叶酸强化食物更为有效。但大剂量叶酸摄入可能掩盖维生素B_{12}缺乏引起的血液学指标改变，导致不可逆的神经学损害，故孕妇叶酸的UL为1 000 μgDFE/d。

6. 其他维生素

中国营养学会对妊娠期妇女维生素E的推荐摄入量为14 mg/d，维生素B_6的适宜摄入量为1.9 mg/d，维生素B_{12}为1.9 μg/d，维生素C的推荐摄入量为：孕早期100 mg/d，孕中期为130 mg/d，UL值为1 000 mg/d。

6.4.3 孕期膳食指南

1. 孕早期的膳食指南

(1)膳食清淡、适口　清淡、适口的膳食有利于降低怀孕早期的妊娠反应，使孕妇尽可能多地摄取食物，满足其对营养的需要。

(2)少食多餐　怀孕早期反应较重的孕妇，不必像常人那样强调饮食的规律性，应根据孕妇的食欲和反应的轻重及时进行调整，采取少食多餐的办法，保证进食量。

(3)保证摄入足量富含碳水化合物的食物　怀孕早期应尽量多摄入富含碳水化合物的谷类或水果，保证每天至少摄入150 g碳水化合物(约合谷类200 g)。

(4)多摄入富含叶酸的食物并补充叶酸　怀孕早期叶酸缺乏可增加胎儿发生神经管畸形及早产的危险。妇女应从计划妊娠开始尽可能早地多摄取富含叶酸的食物。受孕后每日应继续补充叶酸400 μg，至整个孕期。

(5)戒烟、禁酒　孕妇吸烟或经常被动吸烟可能导致胎儿缺氧和营养不良、发育迟缓。孕妇饮酒，酒精可以通过胎盘进入胎儿血液，造成胎儿宫内发育不良、中枢神经系统发育异常、智力低下等，称为酒精中毒综合征。

2. 孕中、末期的膳食指南

(1)适当增加鱼、禽、蛋、瘦肉、海产品的摄入量　鱼、禽、蛋、瘦肉是优质蛋白质的良好来源，其中鱼类还可提供 $n-3$ 多不饱和脂肪酸，蛋类尤其是蛋黄是卵磷脂、维生素 A 和维生素 B_2 的良好来源。

(2)适当增加奶类的摄入　奶或奶制品富含蛋白质，对孕期蛋白质的补充具有重要意义，同时也是钙的良好来源。

(3)常吃含铁丰富的食物　从孕中期开始孕妇血容量和血红蛋白增加，同时胎儿需要铁储备，宜从孕中期开始增加铁的摄入量，必要时可在医生指导下补充小剂量的铁剂。

(4)适量身体活动，维持体重的适宜增长　孕妇应适时监测自身的体重，并根据体重增长的速率适当调节食物摄入量。也应根据自身的体能每天进行不少于30 min 的低强度身体活动，最好是 1~2 h 的户外活动，如散步、做体操等。

(5)禁烟戒酒，少吃刺激性食物　烟草、酒精对胚胎发育的各个阶段都有明显的毒性作用，如容易引起早产、流产、胎儿畸形等。有吸烟、饮酒习惯的妇女，孕期必须禁烟戒酒，并要远离吸烟环境。

6.4.4 乳母的营养与膳食

6.4.4.1 哺乳期的生理特点

1. 激素水平的改变

随着胎儿的娩出、胎盘剥离排出体外，产妇进入哺乳期，血中的雌激素、孕激素、胎盘生乳素水平急剧下降，其中胎盘生乳素在 1 d 内、雌激素和孕激素在 1 周内降至未孕水平。垂体分泌的催乳素随着雌激素水平的下降而持续升高，这是乳汁分泌的基础。此外，婴儿吸吮母亲乳头，乳头传导的感觉信号经传入神经到达下丘脑，抑制下丘脑多巴胺的分泌及其他可能的催乳素抑制因子，致使垂体催乳素的分泌水平增高，促进乳汁的分泌。哺乳可使母体生殖器官及其他组织器官得以更快地恢复。

2. 乳汁分泌

（1）初乳 为产后第1周分泌的乳汁。初乳质稠，呈浅黄色，含有大量的钠、氯与免疫性蛋白质，尤其是分泌型免疫性球蛋白与乳铁蛋白等；乳糖与脂肪的含量较成熟乳低，故易被新生儿消化，是婴儿早期理想的天然食品。

（2）过渡乳 为产后第2周分泌的乳汁。乳糖和脂肪含量增多，蛋白质含量有所下降。

（3）成熟乳 产后第3周开始分泌的乳汁。成熟乳呈乳白色，富含蛋白质、乳糖、脂肪等多种营养素。

6.4.4.2 哺乳期的能量与营养素需求

乳母的营养状况非常重要。一方面要逐步补偿妊娠和分娩时所损耗的营养素储存，促进器官和各系统功能的恢复；另一方面要分泌乳汁、哺育婴儿。如果乳母营养不足，将会影响乳母的健康，减少乳汁分泌量、降低乳汁质量，影响婴儿健康成长。母乳喂养启动后，一般泌乳量在 500 ~ 1 000 mL/d。一般可从乳汁分泌的量和组成来估算哺乳期额外的营养需求。

1. 能量

乳母除满足自身的能量需要外，还需供给乳汁所含的能量与分泌乳汁过程消耗的能量。通常乳母维持泌乳所需要的额外能量与其泌乳量呈正比。中国营养学会建议乳母膳食每日的能量供给量是在非妊娠基础上增加 2.09 MJ/d。

乳母在哺乳的同时可逐步恢复至孕前体重，若母亲较孕前消瘦或妊娠期储存的脂肪不减，表明能量摄入不足或过多。

2. 蛋白质

乳母蛋白质的营养状况直接影响泌乳能力和乳汁中蛋白质的氨基酸组成。哺乳期每日增加 20 g 蛋白质，泌乳过程可使体内氮代谢加速，产后 1 个月内如按常量摄入蛋白质，产妇将会出现负氮平衡。母乳每 100 mL 含有蛋白质 0.9 ~ 1.2 g，如果按每日泌乳 850 mL 计算，则消耗乳母蛋白质约 10 g，这 10 g 蛋白质需用 20 g 蛋白质食物（肉、蛋、豆等）补充，所以除乳母本身每日生理需要 60 g 蛋白质外，另外还要增加 20 g（中国营养学会的推荐摄入量）蛋白质供泌乳，其中优质蛋白质的摄入应不少于 1/3。

3. 脂肪

母乳中的脂类是婴儿的主要能量来源，且与中枢神经系统的发育与脂溶性维生素的吸收关系密切。如果母乳内缺乏脂肪，尤其是缺乏不饱和脂肪酸，婴儿的大脑和神经发育就会受到影响。但脂肪也不宜过多，以免引起乳母肥胖而使乳汁分泌减少。应尽量摄取不饱和脂肪酸高的食物，如葵花籽油、菜籽油等，可降低心血管疾病的发病率，适量的脂肪可帮助脂溶性维生素的吸收。中国营养学会建议乳母脂肪提供的能量以占总能量的 20% ~ 30% 为宜。

4. 碳水化合物

建议碳水化合物提供的能量占总能量的 55% ~ 65%。

5. 矿物质

母乳中主要矿物质（钙、镁、钾、钠等）的浓度一般不受膳食影响。碘与锌的摄入量与其在乳汁中的浓度呈正相关，膳食对乳汁中其他微量元素的影响尚缺乏有力的证据。

母乳中的钙含量比较稳定，一般为 34 mg/100 mL，每天通过乳汁分泌的钙大约为 300 mg。若乳母膳食钙摄入量不足，母体将通过消耗自身的钙储存来维持乳汁中钙含量的稳定，导致乳母易患骨质软化或疏松。中国营养学会建议乳母膳食钙的适宜摄入量为 1 200 mg/d，

UL 为 2 000 mg/d。

铁不能通过乳腺进入乳汁，因此母乳中铁的含量极低，仅为 0.05 mg/100 mL。增加乳母膳食铁的摄入量虽对乳汁中铁含量的影响不明显，但适当补铁可弥补生产时大量失血、产后恶露排出和预防乳母发生营养性贫血。乳母膳食铁的适宜摄入量为 25 mg/d，UL 值为 50 mg/d。

锌与婴儿的生长发育及免疫功能有密切关系，可有助于增加乳母对蛋白质的吸收和利用。乳母锌的推荐摄入量为 21.5 mg/d。

由于乳母的基础代谢率和能量消耗的增加，碘的摄入量也应增加。乳母碘的推荐摄入量为 200 μg/d。

6. 维生素

哺乳期间应增加水溶性及脂溶性维生素的摄入量，以调节体内的各项功能。维生素 A 可以少量经过乳腺进入乳汁，特别是产后 2 周内的初乳中富含维生素 A，而成熟乳中维生素 A 的含量逐渐下降。但当膳食维生素 A 增加至一定程度后，乳汁中的含量不再按比例增加。乳母维生素 A 的推荐摄入量为 1 200 μgRE/d。

维生素 D 几乎不能通过乳腺，母乳中维生素 D 的含量很低。为保证乳母对钙的良好吸收与利用，乳母维生素 D 的推荐摄入量为 10 μg/d。维生素 E 有促进乳汁分泌的功能，参考摄入量为 14 mg/d(以 α - 生育酚计)。

B 族维生素能增进母亲食欲，促进乳汁分泌。每日推荐摄入量维生素 B_1 为 1.8 mg，维生素 B_2 为 1.7 mg，烟酸 18 mg，叶酸 500 μgDFE。

维生素 C 的推荐摄入量为 130 mg/d。

7. 水

乳母因哺乳将每天多流失约 1L 的水分，平时应注意多摄取水分。水分不够将使母乳分泌减少，觉得口渴时就应立即补充水分，也可以在喂奶时补充，每天宜多饮水 1.5L。

6.4.4.3 乳母膳食指南

1. 增加鱼、禽、蛋、瘦肉及海产品摄入

动物性食品如鱼、禽、蛋、瘦肉等可提供丰富的优质蛋白质，乳母每天应增加总量 100 ~ 150 g 的鱼、禽、蛋、瘦肉，其提供的蛋白质应占总蛋白质的 1/3 以上。

2. 适当增饮奶类，多喝汤水

奶类含钙量高，易于吸收利用，是钙的最好食物来源。乳母每日若能饮用牛奶 500 mL，则可从中得到约 600 mg 优质钙。必要时可在保健医生的指导下适当补充钙制剂。摄入充足的微量营养素以保证乳汁的营养素含量。

3. 产褥期食物多样，不过量

产褥期的膳食同样应是多样化的平衡膳食，以满足营养需要为原则，无须特别禁忌。要注意保持产褥期食物多样充足而不过量。产褥期要重视蔬菜水果摄入。

4. 忌烟酒，避免喝浓茶和咖啡

乳母吸烟(包括间接吸烟)、饮酒对婴儿健康有害，哺乳期应继续忌烟酒、避免饮用浓茶和咖啡。

5. 科学活动和锻炼，保持健康体重

哺乳期妇女除注意合理膳食外，还应适当运动及做产后健身操，这样可促使产妇机体复原，保持健康体重。哺乳期妇女进行一定强度的、规律性的身体活动和锻炼不会影响母乳喂养的效果。

6.5　特殊环境人群的营养与膳食

各种特殊环境,如高温、低温、高原、辐射等对人体的生理生化和代谢会产生影响,研究适宜的营养需要量和有效的膳食指导,将可改善机体的生理和营养状况,增强人体对特殊环境的适应能力和提高劳动效率。

6.5.1　高温环境下人群的营养与膳食

根据环境温度及其和人体热平衡之间的关系,通常把35℃以上的生活环境和32℃以上的生产劳动环境作为高温环境。高温环境因其产生原因不同可分为自然高温环境(如阳光热源)和工业高温环境(如生产型热源)。

自然高温环境由日光辐射引起,主要出现于夏季。夏季高温的炎热程度和持续时间因地区的纬度、海拔高度和当地气候特点而异,这种自然高温的特点是作用面广,从工农业作业环境到一般居民住室均可受到影响,而其中受影响最大的则是露天作业者。

工业高温环境的热源主要为各种燃料的燃烧,机械的转动摩擦产生热能。工业高温环境是生产劳动中经常遇到的,如冶炼工业的炼焦、炼铁、炼钢;机械工业的铸造、锻造;以及各种工程;轮船的锅炉间等。在印染、纺织、缫丝、造纸的蒸煮作业场所,不仅气温高而且湿度大。所有的工业环境高温均可因夏季的自然高温而加剧。

6.5.1.1　高温环境下机体的生理特点

1. 能量代谢

高温环境一方面会引起机体基础代谢的增加,另一方面机体在对高温应激和适应的过程中通过大量出汗、心律加快等进行体温调节,引起机体能量消耗的增加。人体可通过蒸发水分而降低体温,每蒸发1 g水,可散发2.4 kJ的热量。比较在22℃和37℃左右环境中从事各种强度劳动的热能消耗,在高温环境中从事各种强体力劳动时,热能需要增加10%~40%。

2. 矿物质代谢

高温炎热环境中,机体为散热而大量出汗,可达4.2 L/d。汗液氯化钠含量为80 mmol/L,通常每天可通过排汗损失氯化钠20~25 g,如不及时补充,可引起严重缺水和缺氯化钠,重时可引起循环衰竭、痉挛等。随汗液排出的还有钾、钙和镁等;其中钾最值得注意。在高温环境下可观察到中暑病人血钾浓度下降。经汗液由体内损失钙和镁的量分别可达0.33和0.13 mmol/L,或0.42和0.6 mmol/h。随同汗液还有一定量铁损失,每天由汗液损失可达0.3 mg,相当于通过食物所吸收铁量的1/3。通过汗液可损失多种矿物质,对高温作业人员不能仅补充氯化钠,更不能滥用,还必须考虑到体内电解质平衡。

3. 蛋白质代谢

温度35~40℃时,汗液含氮可达206~229 mg/h,25℃时仅为125 mg/h;机体可出现负氮平衡。失水可促进组织蛋白分解,尿氮排泄增多,血皮质醇浓度升高,使蛋白质分解代谢加速,高温时粪便排氮增多,故应注意高温作业人员饮食蛋白问题。汗液中氮损失和高温失水促进组织蛋白分解,所以蛋白质供给量较正常稍高,占饮食总热能12%~15%,蛋白质食物特殊动力作用较强,并使机体对水分需要量增加。汗液氨基酸约1/3为必需氨基酸,以赖氨酸最多。

4. 维生素代谢

汗液和尿液排出水溶性维生素较多，首先是维生素 C。汗液维生素 C 含量达 10 μg/mL，按排汗 4 000 mL/d 计，可损失维生素 C 40 mg/d。

5. 消化系统的改变

高温环境人体快速出汗，其唾液、胃液、肠液和胰液分泌减少，胃酸浓度降低，肠液中消化酶下降。另一方面，高温刺激引起的体温调节中枢和摄水中枢兴奋也将对摄食中枢产生抑制性影响。结果将导致机体的消化功能减退，食欲下降。

6. 其他方面的改变

在高温和热辐射作用下，大脑皮层调节中枢的兴奋性增加，由于负诱导，使中枢神经系统运动功能受抑制，因而，肌肉工作能力、动作的准确性、协调性、反应速度及注意力均降低，易发生工伤事故。高温还可引起机体免疫功能下降，抗体合成减少，抵抗力减弱，对环境中有毒物质的排泄能力减弱。

6.5.1.2 高温环境下机体的营养需要

1. 能量

能量的供给量可参照中国营养学会制订的标准：当环境温度在 30℃以上时，每增加 1℃，应增加热能供给量 0.5%。

2. 能量营养素

在高温环境下身体代谢过程加速，体内组织蛋白分解也将加速，所以应适当增加蛋白质的供给量。但不要摄入过多，以免增加肾脏负担。一般摄入量占总热能的 12%～15%，其中动物性及豆类等优质蛋白质应占到蛋白质总量的 50% 以上。

脂肪的摄入量不应超过总能量的 30%。血糖的稳定对于保持机体的耐力和健康是重要的，碳水化合物的供给是血糖平稳的基础，对于保持机体在高温环境下的耐力和健康是较重要的。碳水化合物占总能量的比例不应低于 58%，并适当增加双糖和单糖的供给量。

3. 水和无机盐

因高温环境下人的出汗量较平时呈数倍增加，可出现口渴、疲乏无力、尿少、脉搏加快、体温升高等，因此必须注意水的补充，以少量多次为宜。同时应注意不能单纯补水，要同时补充一些无机盐，否则不但不能改善机体的失水状况，还会加重电解质的丢失。根据每天的出汗量补充水分，大量出汗时应每天补水 4～10 L。如高温作业，第 1 天清晨空腹时体重与第 2 天清晨时体重比较接近，或每个工作时或工作班开始与结束时体重差别不大，则表示水分供给与排汗引起的水分丧失相等。

矿物质的补充以钠、钾、钙、镁、铁、锌、铜等为主。如果每天出汗量在 5 L 以上，应供给食盐 20～25 g 左右；出汗量在 3L 时，应供给食盐 15 g。钙的摄入量为 1000 mg/d，铁为 16～18 mg/d。由于高温下因出汗致使钾丢失较多，所以除必要时直接口服氯化钾外，平时膳食中应增加含钾高的食物，如豆类及其制品，各种蔬菜瓜果及鱼类。

4. 维生素

高温环境中，绝大多数水溶性维生素可随汗排出。因此维生素的供给应以补充水溶性维生素为重点，尤其是维生素 C、维生素 B_1、维生素 B_2、烟酸。研究认为维生素 C 参与了机体的体温调节，热应激时常伴有肾上腺皮质激素升高和肾上腺维生素 C 降低，提示在高温环境中维生素 C 消耗增加。维生素 C 的摄入量应达到 150 ~ 200 mg/d；维生素 B_1 为 2.5 ~ 3.0 mg/d，维生素 B_2 为 1.5 ~ 2.5 mg/d，维生素 A 为 1500 μgRE/d。

6.5.2 低温环境下人群的营养与膳食

低温环境主要是指环境温度在 10℃ 以下的外界环境。一般可分为低温生活环境(冬季平均温度 –10℃ 以下)和低温作业环境(平均温度低于5℃)，如我国东北、华北和西北地区的冬季，冬季在野外作业，在冷库和冰库作业以及南极考察等。

低温对人体的影响较为复杂，涉及低温的强弱程度、作用时间及方式。例如突然进入低温环境作业，机体受到暴寒与长时间在低温环境作业逐渐适应，其应激程度不同。此外，机体本身的生理状况、作业的性质与条件以及对低温的耐受能力等也有较大差异。因而对营养的需求也就不同。

6.5.2.1 低温环境下机体的生理特点

在低温环境中，机体出现一系列的生理生化功能、物质代谢过程的改变，产热增加，散热减少，以维持正常体温。如果人体通过皮肤散热过快，会导致体温下降。机体的局部体温长时间下降，可引起冻伤。短时间暴露在严寒中引起应激变化，也有对长时间在低温条件下气候适应过程的改变。

1. 消化系统

在低温环境中，机体胃酸的分泌增多，胃液的酸度增加，胃排空减慢，食物在胃内消化的时间延长，消化较为充分。低温时也有人食欲增加，可能与人对能量的需要增多有关。

2. 心血管系统

低温环境刺激交感神经系统兴奋，引起皮肤血管收缩，外周血管阻力增大。同时，血液的黏稠度增加，血液流动缓慢，易出现血液淤滞等。另外，血中的儿茶酚胺浓度增高，引起心输出量增多，血压上升，心率加快，可导致心、脑血管病的高发。

3. 呼吸系统

低温直接刺激呼吸道上皮组织可引起气道阻力增加，增加哮喘病发生的危险性。因肺实质静脉收缩，可引发进行性肺高压，增加死亡的风险。当人的体温下降时，体内的耗氧量下降，产生的二氧化碳减少，其在血中的溶解度增高，使呼吸商低于正常水平。

4. 神经系统

低温环境影响中枢和外周神经系统以及肌肉、关节的功能，出现皮肤感觉、肌肉收缩力、神经肌肉的协调性以及灵活性的减弱，机体容易疲劳。

5. 内分泌系统

在低温环境中，甲状腺素分泌增加，体内物质氧化作用增强，所释放的能量以热的形式向体外发散，使机体的能量消耗增加。同时，去甲肾上腺素和肾上腺素分泌增强，增加机体的产热。

6.5.2.2 低温环境下机体的营养需要

为适应低温下人体所出现的特殊生理变化，应对其营养和饮食加以调整。

1. 能量

在低温条件下，能量消耗的增加除了与基础代谢率增高、寒战以及穿戴增加有关外，还与在低温下，人体的基础代谢可增高 10% ~ 15%。

低温环境下总热能需要量较温带同等劳动强度者要高，可因寒冷程度、防寒保温情况和体力活动强度不同，一般每日热能供给量约为 12.55 MJ ~ 16.74 MJ，最高者可达 23.01 ~ 25.10 MJ/d。能量消耗的增加主要是基础代谢升高、环境低温使体温放散加速、为了御寒机体出现的寒战反应、防寒服装增加体力负荷的影响。基础代谢在寒冷条件下可增高 10% ~ 15%。另外，能量消耗增加也与甲状腺分泌亢进、体内一些酶的活力增加，使体内物质氧化释放的能量增加有关。

2. 能量营养素

在低温环境下，体内的酶谱发生适应性改变，特征性的改变是以碳水化合物供能为主逐步转变为以脂肪和蛋白质供能为主。研究表明，持续的寒冷刺激可使机体组织葡萄糖利用减少，导致血糖升高。持续的寒冷刺激可引起脂肪代谢酶活性的增加，组织摄取、利用脂肪的速率增加，脂肪供能的比例增加。高脂肪饮食虽可提高机体对低温耐受力，但应注意机体能否适应高脂肪饮食。

低温可使蛋白质代谢有所增强，机体对缬氨酸、亮氨酸和异亮氨酸等支链氨基酸的利用增强，易出现负氮平衡。某些必需氨基酸能使机体增强耐寒能力，例如蛋氨酸，经过甲基转移作用可提供适应寒冷所必需的甲基，对提高耐寒能力十分重要。在总能量的来源中，脂肪的供应比例可提高至 35% ~ 40%，碳水化合物的供热比有所下降，但仍应不低于 50%，蛋白质的供热比为 13% ~ 15%，最高不超过 20%，其中优质蛋白质应占 50% 以上。

3. 矿物质

低温环境下机体容易缺乏的主要是钙和钠，寒区骨折病人骨痂形成速度较温带地区显著下降；南方移居北方的居民，血液和骨组织中钙含量降低；外来居民骨组织矿物质组成较世居当地居民为差，可见矿物质代谢对寒冷气候也有适应过程。

食盐对寒冷地区居民特别重要。调查表明低温环境中食盐摄入量增加，可使机体产热功能加强。北纬 72°（北极圈内）居民，每天食盐摄取量冬季 29.6 ± 1.8 g，夏季 27.2 ± 1.4 g，相当于温带居民的 2 倍左右，并未发现血压上升。

4. 维生素

提高饮食脂肪比例，可使维生素代谢发生明显变化，维生素 B_1、维生素 B_2、烟酸和维生素 B_6 在体内贮存量减少。对东北地区人群维生素 C 饱和试验发现，达到饱和需要量比温热带地区显著增加，提示有维生素 C 缺乏。寒冷刺激后肾上腺肥大，其中维生素 C 含量也降低，而大量摄入维生素 C 可缓解此种变化。维生素 B_2 可参与机体甲状腺素对能量代谢的调节，促进体内的氧化磷酸化过程，增加产能，有利于增加机体的耐寒能力。此外，维生素 A、维生素 B_6、维生素 C、泛酸均具有对暴寒机体的保护作用和缓解应激作用。

低温环境下，人体对各种维生素的每天推荐摄入量分别为：维生素 A 1.5 mg RE、维生素 B_1 2 ~ 3 mg、维生素 B_2 2.5 ~ 3.5 mg、维生素 C 70 ~ 120 mg、维生素 B_6 2 mg、烟酸 15 ~ 25 mg、泛酸 10 ~ 15 mg、叶酸 1 ~ 2 mg、生物素 200 ~ 300 μg、胆碱 0.5 ~ 1.0 g、维生素 E 15 ~ 20 mg、维生素 K 200 ~ 300 μg、维生素 P 50 ~ 70 mg。

6.5.3　脑力劳动者的营养与膳食

脑力劳动者是指长期从事科技、文艺、教育、卫生、财贸、法律、管理等领域的人员，以及那些体力劳动强度不大而神经高度紧张的群体，如观测、检验、仪表操作等人员。脑力劳动者大脑经常超负荷工作，少动多静，长时期保持固定姿势，用眼时间长，饮食无规律，精神长时期处于紧张状态。脑力劳动者容易导致免疫力下降、神经衰弱、久坐综合症、肠胃不适和肥胖。针对脑力工作者的特点，合理安排膳食将大大提高其工作效率，并可防治相关疾病。

6.5.3.1　脑力劳动者的营养需求

1. 能量与碳水化合物

科学家研究发现，人脑的重量虽然只占人体重量的 2% 左右，但大脑消耗的能量却占全身消耗能量的 20%。人体消耗的能量主要由膳食中的糖、脂肪和蛋白质提供。但人脑在利用能源物质上与其他器官不足，它主要依靠血液中的葡萄糖(血糖)氧化供给能量。大脑对血糖极为敏感，人脑每天大约需用 116~145 g 的糖，当血糖浓度降低时，脑的耗氧量也下降，轻者感到头昏、疲倦，重者则会发生昏迷。因此，一定的血糖浓度对保证人脑复杂机能的完成是十分重要的。

2. 蛋白质

蛋白质是构成大脑的重要物质，也是大脑智力活动与功能的物质基础。脑细胞在代谢过程中需大量蛋白质来补充更新。参与神经传导、负责传递的神经递质也是由蛋白质的分解产物氨基酸或其衍生物所构成的。氨基酸的平衡是维持大脑正常活动与功能的重要条件。

3. 脂类

人脑所需要的脂类主要是脑磷脂和卵磷脂，它们有补脑作用，能使人精力充沛，使工作和学习的持久力增强，对神经衰弱有较好的疗效。另外，科学家研究发现，人在长期从事紧张的脑力劳动时，机体可出现脂质代谢障碍，使血清胆固醇含量增高，引起高脂血症和肥胖症。

4. 矿物质

矿物质在脑中含量的变化影响着脑和神经系统的功能。钙、镁、钠、钾等协同维持神经肌肉的应激性，钙能保证脑力旺盛、工作持久、头脑冷静并提高人的判断力。钙和其他碱性元素在一起，能维持体液的酸碱平衡，避免因饮食不当而形成酸性体质，使人感到疲倦，影响大脑的工作效率。缺钙可影响信息的神经传导，使神经、肌肉的兴奋性失调，人就会变得敏感，情绪不稳定，注意力难以集中，脑力工作不易持久。磷是脑力活动中的重要元素之一，参与生物氧化、调节能量和物质代谢。磷的化合物是体内的"储能器"，它是构成卵磷脂、脑磷脂等的重要成分，对维护大脑和神经细胞的结构与功能起着十分重要的作用。

5. 维生素

维生素是维护身体健康、提高智力活动的重要营养素之一。如维生素 C 能保护生物膜，是保护脑功能的重要物质。缺乏维生素 C 易使细胞结构变得疏松或萎缩，导致脑功能不良，神经管很容易被堵塞或变形。维生素 C 可以防止其堵塞变形，使在脑力活动过程中的各种营养物质能顺利通过并及时供应，使大脑正常地发挥其功能。B 族维生素尤其是维生素 B_1 参与碳水化合物代谢，产生能量，保证神经系统的正常功能。缺乏维生素 B_1 可出现神经衰弱综合症及全身乏力、思维迟钝、记忆力减退等症状。维生素 B_2 的不足可引起视力疲劳，影响夜间视力，并可影响铁的吸收。烟酸缺乏可引起忧郁、焦虑、记忆力减退，严重者可发生精神错乱或痴呆。维生素 A 能维护眼睛和上皮组织的健康，增强机体抗感染、抗肿瘤的能力。维生素 E 能维持脑细胞活力，抵抗不饱和脂肪酸的过氧化物对脑神经细胞的毒害，并能预防脑细胞衰退及脑力疲劳。维生素 B_6、维生素 B_{12} 和叶酸都与脑功能的健全有一定的关系。

6.5.3.2　脑力劳动者的合理膳食

脑力劳动者除了要科学用脑外，还要注意营养，合理安排膳食，才有助于身体健康。脑力劳动者的营养从其工作特点及其对营养素的需要看，应以补充脑组织活动的能源，构成脑细胞的磷脂或不饱和脂肪酸以及参与调节脑细胞兴奋或抑制的蛋白质、维生素 A 和微量元素等为重点。对辅助活动较少的，尤其是中年以上的脑力劳动者，由于热能摄取量较少，应特别注意保证有足够的优质蛋白质和维生素的摄入，减少纯糖、纯油脂食物的摄入量，增加蔬菜、水果的摄入量，科学安排一日三餐。

（1）注重早餐的营养摄入　早餐不应单纯吃淀粉类食物，而应含有优质蛋白质和含不饱和脂肪酸的脂肪。一般早、中、晚餐的能量分别占总能量的35%、40%、25%为宜。

（2）维持血液的微碱性，多食碱性食物。

（3）注意摄入膳食纤维。

（4）戒烟限酒。

（5）体力活动要平衡，保持适宜体重　脑力劳动者应加强锻炼，开展适宜的运动。经常运动会增强心血管和呼吸系统的功能，保持良好的生理状态、提高工作效率、调节食欲、强壮骨骼、预防骨质疏松。

6.5.4　运动员的营养与膳食

运动营养是现代体育运动的重要组成部分。科学合理的营养供应和膳食指导，不仅关系运动员的身体健康，而且能改善运动能力、提高竞技状态，加速运动后疲劳的恢复，使运动员保持良好的机能状态，对运动员伤病的防治也有良好的作用。

6.5.4.1　运动员的生理特点

竞技体育训练需消耗大量的体能，使运动员处于生理应激与极限负荷状态，机体发生一系列的生理变化。

1. 体格的变化

运动员经长期的训练与运动，肌肉纤维增粗、肌肉质量增加。运动员的肌肉总质量较一般人高出 10% 以上，可达体重的 50%。运动员的新陈代谢加快，骨血液供给充足，骨的形态结构和性能都发生变化。表现为骨外层的密质增厚，骨变粗，骨骼抵抗折断、弯曲、压缩、拉长和扭转的机械性能提高，关节软骨增厚，关节的牢固性及可承受的压力较一般人大。

2. 心血管系统的变化

运动员经过长期的训练，心肌得到强化，心律较常人慢，心脏泵血功能增强。运动员的心输出量可达到最大输出量的85%。不同运动项目对心血管功能的要求也不同，某些运动项目（如马拉松）需要长时间维持较大的心输出量。剧烈运动时，血容量明显增加，以保证大量氧气与能量的供应及代谢产物排出的需要。运动使交感神经的兴奋性增强，肌肉组织的血管舒张，血流阻力下降。

3. 消化系统的变化

剧烈运动时机体的血液重新分配，皮肤和肌肉的血流增加，胃肠道和消化腺体的血流量减少，对营养物质的消化吸收能力减弱。

4. 免疫系统的变化

适量运动、训练能提高机体的免疫参数，增强机体吞噬细胞、自然杀伤细胞的活性，防止感染，增加机体的免疫功能；而过量运动和训练，机体的免疫功能反而下降，易感染性增加，免疫细胞发生功能性改变。强化训练、减重期间及长时间比赛之后，运动员会出现暂时性的免疫功能抑制，如 T 淋巴细胞活性降低，血清某些免疫球蛋白浓度、CD4/CD8 比值（T辅助细胞/T抑制细胞的比值）下降。随着运动时间的延长，免疫功能会进一步下降，导致机体疲劳增强，呼吸道感染率增加。中小强度的运动、日常周期性训练与有氧运动，特别是每天进行步行锻炼可提高机体免疫力，减少呼吸道感染的机会。

5. 内分泌的改变

运动时身体处于应激状态，交感神经兴奋增强，体内的糖皮质激素及髓质激素水平会增高，但胰岛素水平会降低，从而引起代谢中游离氨基酸的浓度增加。运动过程对内脏分泌激素水平也有影响，长期运动可使运动员心脏内分泌特征发生改变。研究证实，剧烈运动可引起女运动员体内雌激素水平下降，从而导致运动性月经失调及骨丢失严重。阻力运动对胰岛素分泌的作用与耐力运动相反，可刺激胰岛素分泌，从而刺激蛋白质的合成。胰岛素有明显的促骨骼肌合成作用。

6.5.4.2 运动员的营养需要

1. 能量

运动员的能量消耗由基础代谢、运动生热效应、食物生热效应以及适应性生热效应组成。不同运动项目的运动强度、频度、持续时间不同，运动员能量消耗的差异很大。例如投掷、举重等项目的爆发力强，运动强度在短时间内骤然增大，单位时间内的能量消耗最大，但动作频度低，持续时间短，体力容易恢复；而长跑、竞走等项目虽然运动强度较小，但动作频度高、持续时间长，总能量消耗较多。同时运动员的年龄、体重、营养状况、训练水平、精神状态及训练时的投入程度等也会影响能量代谢。一般运动项目的能量能耗为 14.64 ~ 19.66 MJ/d，国家体育总局为运动员制定的饮食标准中能量供给量为 18.4 MJ/d。

表 6 - 2 常见运动项目的能量消耗/kJ · (h · kg) $^{-1}$

运动项目		能量消耗	运动项目		能量消耗
球类	篮球	24.70 ~ 32.65	赛跑	200 m/min	183.33
	排球	13.08 ~ 19.08		400 m/min	355.89
	足球	32.90 ~ 37.67	跨栏		56.51 ~ 79.54
	网球	25.53 ~ 35.83	越野		38.00
	乒乓球	16.74 ~ 17.10	划船		15.06
	羽毛球	18.84 ~ 22.86	武术	太极剑	30.42
	棒球	17.34 ~ 20.82		少林拳	55.40
滑冰		21.35 ~ 37.76		杨氏太极拳	21.55
滑雪		39.77	体操	自由体操	69.54
游泳	蛙泳	17.71 ~ 35.46		跳马（男）	336.90

运动项目		能量消耗	运动项目	能量消耗
	仰泳	14.27～30.77	跳马（女）	384.85
	蝶泳	43.12	平衡木基本动作	67.53
自行车	（快速）	25.35～35.64	平衡木技巧	116.23
	（慢速）	14.58～25.38	高低杠基本动作	80.33
摔跤（比赛 5 min）		28.64	高低杠自选动作	109.45
举重	仰卧推举	154.34	单杠	201.33
	挺举（70 kg）	263.39	双杠	134.81
跳水		13.00	鞍马	199.83

资料来源：葛可佑主编. 中国营养科学全书. 北京：人民卫生出版社，2004

2. 蛋白质

大运动量时蛋白质的分解代谢加强，运动后的恢复期蛋白的合成代谢增强。蛋白质的摄入可以帮助运动员增加肌肉组织、保持氮代谢平衡、修护肌肉组织损伤和快速恢复疲劳、提高运动能力。但过高的高蛋白膳食可导致尿氮排出增加，造成代谢产物（氨、尿素等）在体内堆积，加重肝、肾的负担，消耗体内的水分、矿物质（尤其是钙），不利于运动员的健康。建议运动员蛋白质的每日摄入量为 1.5～2.5 g/kg，占总能量的 12%～15%，力量型项目可增至 15%～16%，优质蛋白应占 1/3 以上。

3. 脂肪

脂肪是运动员理想的能量储备形式。在轻、中度运动时，脂肪约提供机体需要能量的50%；在持久运动时可达 80%。脂肪能够节约糖原的消耗，提高运动员的耐久力。但脂肪代谢时耗氧量高，膳食中脂肪比例过高时会影响氧的供应，同时也会影响蛋白质和铁的吸收。我国推荐运动员脂肪的摄入量占总能量的 25%～30%，游泳与冰雪项目可增至 35%，同时要控制胆固醇的摄入量。

4. 碳水化合物

碳水化合物是运动员最主要的能量来源。碳水化合物在体内的代谢产物为二氧化碳和水，对机体的酸碱度不产生影响。

在运动过程中，高血糖指数的食品或饮料对运动有利，可使血糖快速升高并提供肌肉运动能量。但运动前不适宜摄入高血糖指数的食物，因其消化较快，在运动过程中消化系统残留较多的食物会影响运动成绩。对于耐力项目的运动员而言，应注重为运动储备充足的糖原并摄入足够的碳水化合物。运动员膳食碳水化合物提供的能量应占总能量的 55%～60%，高强度、高耐力与缺氧运动项目可增加至 70%；大运动量训练或赛前每天应提供 9～10 g/kg，以保证足够的糖原储备，并应以淀粉类食物为主。

5. 矿物质

机体的矿物质随着运动时大量出汗而流失增加。高强度运动又使机体对矿物质的吸收能力下降，因此膳食中应注意补充充足的矿物质。

钠、钾、镁、钙等与神经信号的传导和肌肉的收缩有关。在高温环境进行高强度训练时，运动员体内的钠、钾、镁除因代谢消耗而增加外，随汗液流失的量也较大，如马拉松运动员，汗中丢失的氯化钠可多达 15 g。低钠者易出现软弱无力、易疲劳、食欲减退，严重时出现眩晕、无食欲、恶心、心率加快、肌肉抽搐、血压下降等现象；低钾表现为肌肉无力或心脏节律紊乱；低镁可诱发情绪激动与肌肉抽搐等。建议运动员每天适宜摄入的量为：钠 <5 g(高温环境训练时 <8 g)；钾为 3 ~ 4 g；镁为 400 ~ 500 mg。日常训练时可通过增加蔬菜、水果、干果、牛肉和鱼类等食品的摄入量来满足需要；在高温环境进行大运动量训练或比赛时，可补充含电解质的运动饮料或适当摄入含盐多的食物。

竞技运动员在训练或比赛中要有较高的灵敏性、反应速度、心搏量和肌肉力量，这些运动能力的提高与钙密切相关。训练、比赛尤其是在高温环境下进行时，钙的丢失量较大，易引起体内钙缺乏而导致运动能力下降甚至引起应激性骨折。在女性青少年时，补充足量的钙对确保发育后期最大的骨密度及避免日后骨质疏松具有重要的意义。女性雌激素的降低也会引起骨中钙离子的损失。建议运动员每天摄入的钙为 1.0 ~ 1.5 g，运动员尤其是需控制体重的女运动员，要注重富钙食品如牛奶、豆类及其制品的摄入，必要时可适当补充钙剂。

铁与运动员的耐氧力与耐力有关。运动时大量的铁经汗液丢失；运动使血液循环加快，红细胞的寿命缩短；大运动量训练降低了铁的吸收率，使运动员容易出现铁缺乏。运动员机体缺铁后会降低运动速度与耐力，明显影响比赛成绩。适当补充铁，不仅可改善运动员的运动能力，对铁缺乏也有预防作用。建议运动员每天适宜摄入的铁为：常温训练男性为 20 mg，女性为 25 mg，大运动量或高温环境下训练应增加至 25 ~ 28 mg。

长期进行大运动量训练的运动员尿锌排出增加，血锌水平下降，易出现肌肉生长缓慢、重量减轻；运动还影响锌的吸收与利用，引起体内锌的重分布，因此，运动后应及时补锌。建议运动员每天摄入的锌为 20 mg，大运动量训练或高温环境应增加至 25 mg。

但应强调，过多补充矿物质对提高运动能力无效，尤其在脱水的情况下，摄取过多的矿物质还会引起水的需要量增加与胃肠功能紊乱等。

6. 维生素

运动员维生素的需要量取决于运动负荷、机能状况与营养水平。训练或比赛时若维生素缺乏，易产生疲劳，增加运动损伤并妨碍伤后的康复。维生素 C 参与组织的生物氧化、促进胶原蛋白的合成、增加肠道对非血色素铁的吸收率、影响机体的造血功能，对提高运动成绩有重要的作用。建议运动员每天摄入的维生素 C 为：训练期 140 mg，比赛期 200 mg。

维生素 B_1 具有促进代谢、维护神经系统的功能及促进食欲等作用，增加维生素 B_1 摄入量能减轻疲劳，提高运动能力。维生素 B_2 缺乏会影响红细胞转酮酶的活力，损害有氧运动与无氧运动能力。建议运动员每天摄入的维生素 B_1 为 3 ~ 5 mg，维生素 B_2 为 2 ~ 2.5 mg。

对视力要求较高的运动项目如射击、击剑、乒乓球等维生素 A 的需要量较高。建议运动员每天摄入的维生素 A 为 1 500 μgRE，视力活动紧张的项目应达到 1 800 μgRE。

7. 水

在训练与比赛时尤其在高温、高湿环境下，运动员的水代谢与普通人明显不同，表现为出汗速率大、随通气量的增加从呼吸道丢失的水分增多、尿量减少、代谢水产生增多等。因运动而引起体内水分与电解质丢失过多的称为运动性脱水，主要表现为口渴、心率加快、体温升高、疲劳与血压下降等。预防运动性脱水的关键是及时补充水分。口渴是脱水最早、最敏感的主观指标，应根据运动员的个体情况与运动特点，在运动前、运动中和运动后适当补充含钾、钠等的低糖、低盐运动饮料。运动前 2 h 补充 500 mL 的液体，钾可以增加体内肌糖原、肝糖原的储备；运动中每 15 ~ 20 min 补充 125 ~ 250 mL 可延缓疲劳的发生。运动后应及时补充运动中丢失的液体。补液宜采用小量多次的方式进行，在补水的同时还应适量补充碳水化合物与电解质。

6.5.4.3　不同运动项目的营养需要

运动项目根据特点不同可大致分为：耐力性、力量型、灵敏技巧型和团体项目等。不同项目的运动要求运动员具备不同的体力与运动技巧，对营养需要也有特殊的要求。

1. 耐力型运动的营养需要

马拉松、长距离自行车赛、长跑、竞走、长距离游泳等耐力型运动的代谢特点是运动时间长、运动中无间隔、耐力要求高、出汗多、以有氧代谢为主、能量与各种营养素消耗大。

从事该类项目的运动员应补充丰富的能量密度高或血糖指数高的食品，建议每天摄入糖 8 ~ 10 g/kg。赛中和训练时要及时补充糖来节约糖原，以维持血糖水平。赛后补糖越早越好，以便尽快恢复肌糖原。碳水化合物的供给量应占总能量的 60% ~ 70%。

提供充足的蛋白质，保证优质蛋白质的摄入量，应提供一些富含蛋氨酸的食物如牛奶和牛羊肉等来促进肝内脂肪的代谢。

耐力型项目运动员缺铁性贫血的发生率较高。应多吃含铁丰富且吸收率高的食物，当运动员的血红蛋白水平正常时，不需额外补充铁剂，以免过量蓄积。

补充充足的水与电解质。运动前应预先补液 400 ~ 700 mL，并在运动后及时补充电解质。

饮食中应有充足的 B 族维生素与维生素 C。B 族维生素是能量代谢的重要辅助因子，其供给量应随能量消耗量的增加相应提高；维生素 C 的作用广泛，包括抗氧化、促进铁吸收、促进睾酮素合成、加快组织修复等。

2. 力量型运动项目

力量型的运动一般包括举重、投掷、摔跤、短跑、短距离游泳、划船、冰球、橄榄球、武术等。这些项目的特点是运动有间歇、运动强度大、需短时间的爆发力、缺氧严重、需要无氧供能与神经－肌肉协调性。运动中能量主要由糖的无氧酵解供应，短时间大强度运动形成的酸性代谢产物容易在体内堆积。因此，膳食中应含有较多的易吸收的碳水化合物、丰富的维生素 B_1 和 C，以备肌肉、神经代谢的需要。为发展肌肉，特别是在训练初期，要供给充足的蛋白质和维生素 B_2，蛋白质的推荐摄入量为每天 2 g/kg，优质蛋白质达 1/3 ~ 1/2，占总能量的 15% 或更多(减重期可达 18% ~ 20%)；为发展神经－肌肉的协调性，在训练初期，应增加维生素的摄入并适当补充钠、钾、钙、镁；为增加体内的碱储备，应多吃蔬菜、水果等碱性食物。但应注意维持适当的体重，预防运动性脱水等。

3. 灵敏技巧型运动项目

灵敏技巧型运动项目主要包括击剑、射击、体操、跳水、跳高、跳远及乒乓球等运动，特点是灵敏性高、技巧性、反应性与适应性强。在训练的过程中神经活动紧张、动作变化多，要求动作协调并具备良好的速率。这类项目的能量消耗不多，对能量平衡要求较严，需经常控制体重与体脂水平。膳食中应有充分的蛋白质，并占总能量的 15% ~ 20%。为保证神经系统的功能，维生素 B_1 的摄入量应为 4 mg/d、维生素 C 为 140 mg/d。乒乓球、击剑等项目运动员在运动的过程中视力活动紧张，应保证充足的维生素 A 供给，建议为 1 800 ~ 2 400 μgRE/

d；体操运动员因控制体重易出现营养问题，应注意保证各种营养素的平衡供给。

4.团队型运动项目

篮球、排球、足球、冰球、手球、水球等团队型运动项目对运动员的力量、耐力、灵敏、速度和技巧等多方面有全面的要求。这类运动项目运动量大、应变性强、运动持续时间长、能量消耗量较大且转换率高。从事该类项目的运动员，应在各种营养素全面考虑的基础上，以高碳水化合物为中心，同时注意选择高血糖指数食物，运动前、中、后期及时补液、补糖。水球等团队项目除具有耐力或速度等特点外，机体散热多，能量消耗更大，需要较多的脂肪，同时需要维生素 A 以保护皮肤。

6.5.4.4　运动员的合理膳食

合理营养可以维持运动员的身体健康，帮助运动员取得最佳的训练效果、竞技能力和比赛成绩。

1.量足质优

膳食在数量上应满足训练或比赛消耗的需要，使运动员保持适宜的体重与体脂；在质量上应保证全面营养的需要与平衡配比。蛋白质、脂肪和碳水化合物的供给应满足不同项目运动训练的需求。一般情况下蛋白质占总能量的 12% ~ 15%、脂肪 30% 左右(以不大于 35% 为宜)、碳水化合物 55% ~ 70%。

2.食物多样、营养平衡

适当增加肉、鱼、禽、蛋、豆、奶及奶制品等优质蛋白的摄入，保证蔬菜、水果，谷类，油脂和糖等纯热能食物的供给。参加集训的运动员，当其能量消耗量为 14.64 MJ ~ 18.41 MJ 时，每日基本膳食中应有 300 g ~ 400 g 肉类、250 mL ~ 500 mL 牛奶、500 g 以上的蔬菜、300 g ~ 400 g 主食、适量的豆类及制品等，能量不足或过多时可对主食、油脂或甜食进行调整。

3.高能量密度和高营养素密度膳食

运动员的食物要求体积和重量小，营养浓缩，一日食物总重量不超过 2.5 kg。体积过大的食物会增加胃容量及负担，影响运动能力。

4.各餐能量分配均衡

应根据训练或比赛来安排。上午训练时，早餐应有较高的能量及丰富的蛋白质与维生素等。下午训练时，午餐应适当加强，但要避免胃肠道负担过重。晚餐的能量不宜过高，以免影响睡眠。早、中、晚三餐的能量比分别以 30% ~ 35%、35%、30% 为宜。在大运动量训练，能量消耗量为 20.92 ~ 25.11 MJ/d 或更多时，可考虑加餐或两餐之间增加点心的办法，但要注意增添食物的营养平衡问题。

5.合理的饮食时间

应考虑运动员的消化能力和饮食习惯。大运动量训练或比赛前的一餐至少要在 2.5 h 前完成并不宜吃得过饱。正常情况下胃的排空时间为 3 ~ 4 h，精神紧张可使胃的排空延缓到 5 ~ 6 h，提前进餐的目的是保证剧烈运动时上消化道的食物基本排空。运动后的进食应安排在运动结束 30 min 后，并避免暴饮暴食。

6.食物的烹调与保存

应避免营养素大量丢失，做到色、香、味俱佳以增加食欲。

6.5.5　高原作业人群的营养与膳食

海拔高于 3 000 米以上的地区称为高原。高原地区的气候特点是低压、低氧、气候干燥寒冷、风速大、太阳辐射和紫外线照射量明显增大。大气压和氧分压对人体的影响较大，会刺激机体产生多种生理功能、物质代谢的改变。

6.5.5.1　高原环境机体的生理特点

高原环境使人体要进行一系列适应性调节，以达到其适应高原生活的目的。机体在调节适应过程中，临床上即可出现一些症状（也称应激反应），这些反应随每个人的年龄、性别、健康状况、精神状态等因素不同，反应程度亦有显著的差异。

1. 呼吸系统的变化

轻度缺氧时，首先表现呼吸加深加快，随缺氧加重频率也进一步加快，人们可感到胸闷气短，经适应后，逐渐恢复到原来水平。肺通气量的加大是人体缺氧情况下的代偿适应性机能。低氧还可使肺血管收缩，可能进一步诱发肺动脉高压和肺源性心脏病。

不过，在高原上居住有利于慢性支气管哮喘的控制，这与治疗支气管哮喘所使用的低压氧舱原理相似，相当于在 2 000 ~ 2 500 米高地区的压力。高原四季分明，湿度低，空气中臭氧含量高，太阳光辐射强度高等，这些都有利于哮喘病人的康复。事实上，当地居民就很少患有呼吸系统的疾病。

2. 神经系统的变化

中枢神经系统特别是大脑对缺氧极为敏感。在轻度缺氧时，整个系统兴奋性增强，如情绪紧张、易激动、欣快感等，继而出现头痛、头晕失眠、健忘等。如进入较高海拔由兴奋转入抑制过程，表现嗜睡、神志淡漠、反应迟钝。神经症状的表现轻重常与本人心理状态和精神情绪有密切关系。急性低氧时，有氧代谢降低，能量产生减少，钠泵功能紊乱，钠和水进入脑细胞，可引起脑水肿。

3. 循环系统的变化

平原地区正常人每分钟脉搏为 72 次，是呼吸次数的 4 倍；当进入高原后，心脏增加收缩次数，以保证组织器官的血氧供应。初到高原时脉搏可增至 80 ~ 90 次/分，个别人每分钟可达 100 多次，居住一段时间后，又可恢复。

平原人正常收缩压为 110 ~ 120 mmHg，舒张压为 70 ~ 80 mmHg。初进入高原后，由于血管感受器作用和体液等影响，使皮肤、腹腔脏器等血管收缩，血压上升，从而保证心脏冠状动脉、脑血管内的血液供应。适应后亦可恢复正常。由于高原缺氧条件下体循环、肺循环的变化都比较大，血压表现也不稳定，因此不能以内地血压值作为高原标准，更不能测两次血压就确定为高血压或低血压。

进入高原后 2 小时，由于缺少氧气，机体开始产生过多的红细胞以适应缺氧环境，血红蛋白每星期升高 1.1 克，约 6 星期后，机体血红蛋白将升高至原有水平的 1.4 倍，即 20 克左右。这种高血红蛋白症的现象在高原地区很常见，但回到低海拔地区后，高血红蛋白症会逐渐回到原来的水平，并在继续下降 3 星期后出现轻度贫血。随后血红蛋白水平还会上升至正常。因此，从高原回到低海拔地区后的 1 个月左右，不宜重返高原，否则，处于贫血状态下的人体更容易得高原病。

4. 心血管系统的变化

高原低氧可引起心肌收缩力下降,易导致心肌功能衰竭和猝死,毛细血管损伤,形成局部血栓。长期缺氧可刺激红细胞、血红蛋白增多,使血浆的黏度增加。由于大气中氧的分压低,容易引起机体血氧含量和血氧饱和度降低,使组织细胞不能进行正常的生化代谢。

5. 消化系统的变化

进入高原后消化腺的分泌和胃肠道蠕动受到抑制,除胰腺分泌稍增加外,其余消化食物的唾液、肠液、胆汁等分泌物较平原时减少,胃肠功能明显减弱,因此可出现食欲不振、腹胀、腹泻或便秘、上腹疼痛等一系列消化系统紊乱症状。

6. 其他方面的变化

在高原环境,担当人体免疫重任的T淋巴细胞会受到损害,使机体非常容易遭受细菌感染。另外,高原低氧可引起儿茶酚胺和糖皮质激素分泌增加等改变。

6.5.5.2 高原环境下机体的营养需要

1. 能量

人体在缺氧时能量的需要增加,要在平原环境作业人群推荐摄入量的基础上增加10%。随着体力活动的增加,能量的需要将更多。能量推荐摄入量为:轻体力劳动者11.7~13.8 MJ/d,重体力劳动者15.9~18.4 MJ/d。

2. 能量营养素

在3种产能营养素中,碳水化合物代谢能最灵敏地适应高原代谢变化,保证碳水化合物摄取量,对维持体力非常重要。碳水化合物膳食能使人的动脉含氧量增加,能在低氧分压条件下增加换气作用。有研究证明,高碳水化合物膳食能将动脉氧分压提高 6 ± 3.7 mmHg,肺扩张能力可增加13.9%。糖和糖原是机体在紧急情况下首先被动用的能源物质,并且维持血糖水平对脑功能是至关重要的。高糖膳食可减轻高山反应症状(头痛、恶心、嗜睡等)的严重性,补糖有助于防止初到高原时人体力的下降,而且可防止高原暴露24小时内的负氮平衡。碳水化合物提高低氧耐力的原因包括:①其分子结构中含氧原子多于脂肪和蛋白质;②消耗等量氧时,产能高于脂肪、蛋白质;③碳水化合物代谢能产生更多 CO_2,有利于纠正低氧过度通气所致碱中毒。

高原地区居民有较高的脂肪消化利用率。在高原缺氧情况下,机体利用脂肪的能力仍能保持相当程度。在登山过程中,往往观察到负氮平衡,但提高氮的摄取量,即可恢复平衡,说明负氮平衡的原因是食欲不振和摄取量不足。

高原环境下,碳水化合物、脂肪、蛋白质的推荐摄入量占供给总能量的比例分别为:55%~65%、25%~35%和12%~13%。高度增加时,碳水化合物的摄入比例可以适当增加,以便提高机体耐低氧的能力。

3. 水和矿物质

高原空气干燥,水的表面张力减小和肺的通气量增大,每天失水较多,可达2~3 L/d。一般认为,此种现象是一种适应性的反应,久居高原适应以后,饮水量则与平原相同。但在低氧情况下,尚未适应的人应避免饮水过多,防止肺水肿。

急性低氧时,水代谢呈平衡状态,但电解质代谢出现紊乱。细胞外液转移到细胞内,引起细胞水肿和细胞内外电解质平衡紊乱,表现为血中钾、钠和氯增加,尿排出减少。血钙含量增加可能与日照较多有关。由于氧分压低以及二氧化碳分压的降低,可导致血液pH值上升和碱贮备减少。未能适应高原环境的人，应适当减少食盐摄入量，可有助于预防急性高山反应。

人体进入高原后，促红细胞生成素分泌增加，造血功能亢进，红细胞增加，有利于氧运输和对缺氧适应。所以铁供给量应当充足。通常认为，如体内铁贮备正常，每天饮食供给 10~15 mg 铁，可以满足高原人体需要，但高原妇女铁的供给量应比平原适当增加。

4. 维生素

低氧时，辅酶含量下降，呼吸酶活性降低，补充维生素后可促进有氧代谢，提高机体低氧耐力。增加维生素摄入量，可以加速对高原环境的适应。从事体力劳动时，维生素 A、维生素 C、维生素 B_1、维生素 B_2 和烟酸的摄入量应为正常供给量的 3~5 倍。另外，对登山运动员补充维生素 E 可防止出现红细胞溶解肌酸尿症、体重减轻和脂肪不易被吸收等。

6.5.6 接触电磁辐射人员的营养与膳食

电场和磁场的交互变化产生电磁波，电磁波向空中发射或泄露的现象，叫电磁辐射。电磁辐射按波的频率或波长分为不同类型，这些类型包括：无线电波，微波，太赫兹辐射，红外辐射，可见光，紫外线，X 射线和 γ 射线。

电磁辐射中能引起物质电离的辐射又称为电离辐射，其他的电磁辐射则通常称为非电离辐射。常见的电离辐射有带电粒子：α 粒子、β 粒子等；不带电粒子：X 射线和 γ 射线、质子等。随着电离辐射在工业、医学、军事等方面的应用，如工业探伤或中子源的使用、医学中的放射诊断和治疗、核武器的生产等，使职业人员的数量不断增加。

电磁辐射既有天然成分，也有人工来源。天然的电磁辐射来源于地球的热辐射、太阳热辐射、宇宙射线和静电等，属于自然现象。人工电磁辐射来源广泛，既可以来自于高压线、变电站、电台、电子仪器、医疗设备、激光照拍设备和办公自动化设备的运行，也可以来自于微波炉、电视机、电脑、手机、电冰箱、空调、电热毯和收音机等家用电器的使用。

6.5.6.1 电磁辐射对人体的危害

电磁辐射是电磁场能量以电磁波的形式向外发射的过程，它能影响和破坏人体原有的电流和磁场，使人体内原有的电磁发生变异，对人体造成影响和损害。电磁辐射还能干扰人体的生物钟，导致人体生态平衡紊乱和神经功能失调，出现头疼、乏力、困倦、激动、记忆力衰退、注意力不集中、皮肤发热、脱发、心悸、心率失常和血压失常等症状。

世界卫生组织列出辐射对人体的五大影响：①辐射是心血管病、糖尿病、癌突变的主要诱因；②辐射对人体生殖系统、神经系统、免疫系统造成伤害；③辐射是孕妇流产、不育、畸胎等病变的诱发因素；④辐射直接影响儿童的发育、骨髓发育、导致视力下降、视网膜脱落、肝脏造血功能下降；⑤辐射可使性功能下降，女性内分泌紊乱，月经失调。

1. 电磁辐射危害人体的机理

(1) 热效应　人体70%以上是水，水分子受到电磁波辐射后相互摩擦，引起机体升温，从而影响到体内器官的正常工作。

(2) 非热效应　人体的器官和组织都存在微弱的电磁场，它们是稳定和有序的，一旦受到外界电磁场的干扰，处于平衡状态的微弱电磁场就会遭到破坏，人体也会遭受损伤。

(3) 累积效应　热效应和非热效应作用于人体后，对人体的伤害尚未来得及自我修复之前，再次受到电磁波辐射的话，其伤害程度就会发生累积，久之会成为永久性病态，危及生命。对于长期接触电磁波辐射的群体，即使功率很小，频率很低，也可能会诱发想不到的病变，应引起警惕。

2. 电离辐射对人体的危害

电离辐射较非电离辐射，对人体的危害更大。电离辐射作用于人体可直接引起 DNA 链断裂、某些酶的活性降低或丧失；也可直接破坏生物膜系的分子结构，如核膜、线粒体膜等，干扰细胞器的正常功能；还可通过水的原发辐射产物（自由基），如 $H \cdot$、$\cdot OH$、e - 水合、$H_2 \cdot$、H_2O_2 等对生物大分子的作用，引起损伤。因此，电离辐射可引起全身各组织、器官的损伤，主要是造血系统、神经系统、免疫系统和内分泌功能、皮肤等，引起急性、亚急性和慢性放射病。

6.5.6.2　电磁辐射人员的生理特点

1. 对能量代谢的影响

辐射引起的能量代谢障碍主要是氧化磷酸化和三羧酸循环受到抑制，并以 ATP 合成抑制最为突出，使机体物质代谢所需能源不足，是导致核酸、核蛋白等生物大分子合成抑制的重要原因之一。

2. 对产能营养素代谢的影响

一般来说，组织蛋白的合成对射线损伤是比较稳定的，但不同的组织对射线的反应有所不同。从不同种类和功能的蛋白质来看，抗体、核蛋白、肌纤蛋白等负有重要生物学功能的蛋白质的合成，可被射线作用而抑制。在人体受照射早期，尿中牛磺酸、肌酐和尿素排出量增加，引起负氮平衡。糖代谢各个环节对射线作用的敏感程度因组织的不同而异。大剂量照射后的初期，肾上腺皮质分泌机能增强，皮质类固醇分泌增多，使糖原异生作用加强。大剂量的辐射可增强组织的分解代谢，但甘油三酯的合成代谢大于分解代谢，致使血清甘油三酯、胆固醇等的水平升高，容易诱发高脂血症等。

3. 对水、电解质代谢的影响

在急性放射损伤时，水、电解质代谢有一定的改变。重度以上的急性放射病发生时，由于拒食、呕吐、腹泻等原因常引起急性脱水，血浆容量变化，尿中 K^+、Na^+、Cl^- 排出增多。由于 ATP 合成障碍影响了细胞内外 K^+ 的主动运输过程，所以早期可出现高 K^+ 血症，晚期由于细胞膜结构的破坏，进一步加速 K^+ 的流失，可引起难以纠正的低钾血症。放射病极期时，由于病情加重及并发症的出现，可引起代谢性酸中毒。另外，照射后还可以出现血清锌、铁与铜增加等变化。

4. 对维生素代谢的影响

电离辐射使机体产生大量的氧自由基，增加了抗氧化维生素的消耗；另外，血中 B 族维生素含量减少，尿中 B 族维生素排出增加。

6.5.6.3　电磁辐射人员的营养需求

1. 能量

研究表明，机体受到辐射损伤后引起热能代谢的紊乱，体重减轻。放射线作业人员经常受到小剂量照射，如热能供给不足，可增加机体对辐射损伤的敏感性。因此，接触放射线作业人员无论在接触或者休假期，均应适当增加热能供给量，每人每日可根据情况，推荐摄入 10.88 MJ ~ 12.5 MJ 热能。

2.蛋白质

在辐射现场作业,射线照射使机体食欲下降,食物摄入减少,尤其是蛋白质不足,加之体内分解代谢增加,可引起负氮平衡。暴露期间应提供生物价较高的蛋白质,对增加白细胞和血小板,改善放射病的症状有一定作用。我国营养工作者研究发现,机体受到辐射损伤后,皮肤、骨骼与肌肉中可溶性胶原蛋白降解较多,胶原蛋白的代谢受到破坏。蛋白质的推荐摄入量占总能量供给的 15% ~ 20%,其中优质蛋白质的比例应在 50% 以上。

3.脂肪

每日脂肪的供给量不宜过高。可参照成人正常供给标准,约占总热量的 25% 左右。但应注意提供足够比例的植物油。因植物油含不饱和脂肪酸较高,能促进血液成分的形成,加速网状内皮系统功能的恢复和防止放射线照射引起的损伤。

4.维生素

各类维生素尤其是水溶性 B 族维生素、维生素 E 以及维生素 C 等,对于改善机体代谢功能,防治放射损伤,降低机体对放射线的敏感性,都有一定的作用。辐射损伤可引起维生素 B_{12} 和叶酸缺乏,进而提高机体对辐射的敏感性,而机体受辐射损伤时对 B_{12} 和叶酸的需要量较损伤前增加。当补充维生素 B_{12} 和叶酸后,可使体重逐渐恢复正常。因此,放射线作业人员的饮食营养应提供富含 B 族维生素和维生素 C 的食物,如乳类、豆类、花生、瘦肉、酵母、绿色蔬菜、动物内脏和新鲜水果等。对于放射病患者,除通过膳食调配提供外,还应当给予适当复合维生素制剂,以补充食物来源的不足。

5.有效防护辐射的食物

电磁辐射人员除主食外,可多选择抗氧化作用较强的蔬菜和水果,如油菜、芥菜、卷心菜、番茄、黄瓜、猕猴桃、苹果、柑橘等。此外,酵母、蜂蜜、杏仁、银耳、茶等食物的摄入对辐射损伤也有良好的防护作用。

6.6 职业性接触有毒有害物质人群的营养与膳食

在人们的生活和生产环境中,常会接触到一些有害有毒的物质,如铅、苯、汞、农药、粉尘、一氧化碳、二氧化硫等。这些化学物质长期、少量进入机体,就会引起各种毒性反应,破坏机体生理功能,甚至发生严重病变,并将影响胚胎发育,导致畸变或死亡。

机体的营养状况与化学毒物的作用及其结果具有密切的联系,许多毒物如四氯化碳、三氯甲烷、二氧化氮、氯乙烯等均可形成自由基和脂质过氧化,引起生物膜脂质过氧化,破坏细胞结构,使之失去功能甚至发生癌变,但是,多种营养素具有一定的解毒、清除自由基和抑制脂质过氧化的作用,对化学物质造成的损害有保护作用。

合理的营养措施,能提高机体各系统的抵抗力,增强对有毒化学物质的代谢解毒能力,减少毒物吸收并使其转化为无毒物质排出体外,有利于康复和减轻中毒症状。同时应该注意,当从业人员已与有毒化学物质脱离接触,但以前进入机体的化学物质如硅尘、铅等,或蓄积在体内继续发生毒性作用,或身体各系统器官由于受到毒物的损害而尚未恢复正常生理功能。因此仍然需要提供合理营养,针对毒物的化学性质、配合药物和保健措施,采取饮食营养手段进行排毒。

6.6.1 铅作业人群的营养与膳食

铅及其化合物主要存在于冶金、蓄电池、印刷、陶瓷、玻璃、油漆、染料等行业。铅作业的危害主要是可以通过消化道和呼吸道进入人体，也可通过皮肤进入机体，蓄积在体内，主要以不溶性正磷酸盐沉积在骨骼系统中，引起慢性或急性铅中毒，主要引起神经系统和造血系统的损害。

铅的毒性作用主要表现为抑制代谢过程中的巯基酶的活性，使血红蛋白合成减少；改变红细胞膜的渗透性，引起低血红蛋白性贫血或溶血。铅还可以引起血管痉挛和腹绞痛，出现食欲不振、恶心、腹痛等消化系统症状，并引起肝、肾损害。

6.6.1.1 铅与营养素之间的相互作用

1. 蛋白质

蛋白质营养不良可使血浆蛋白、血红蛋白含量下降，降低机体的排铅能力，增加铅在体内的潴留和人体对铅的敏感性。实验证明，膳食中的含硫氨基酸能明显地降低肾和肌肉中的铅浓度。

2. 脂肪

高脂肪膳食可促进铅在小肠的吸收，故应限制脂肪的摄入量。

3. 矿物质

铅在体内的毒性与多种矿物质(铁、锌、铜、碘、钾等)的代谢相关。在肠道的吸收过程中，铅与锌、铁和钙等元素共用一个转运蛋白，相互间存在竞争性抑制作用，铅可降低锌、铁和钙等元素的吸收。另一方面，铁的营养状况良好可减轻贫血的程度，增强机体的排铅能力；补锌可保护 δ - 氨基乙酰丙酸脱水酶的活性，降低铅的毒性。当机体缺铜时，可加重铅中毒，增加铅在肝、肾中的蓄积。

4. 维生素

铅可促进维生素 C 氧化，使其失去生理功能。如长期接触铅，可引起血液和尿中维生素 C 的水平下降，出现维生素 C 缺乏症；相反，体内维生素 C 的高水平具有预防铅中毒的作用，因为维生素 C 不仅可以保护巯基酶，还能与铅结合形成难溶的抗坏血酸铅盐，降低铅的毒性作用。此外，维生素 B_1、维生素 B_6 和维生素 B_{12} 对神经系统有保护作用，维生素 B_1 还有促进食欲和改善胃肠蠕动的作用，它们均可以改善铅中毒症状。

5. 膳食纤维

膳食纤维中的果胶和纤维素能降低铅在肠道中的吸收。

6.6.1.2 铅作业人员的营养需要

铅作业人员应提供充足的蛋白质(尤其是优质蛋白)和碳水化合物，低脂肪，保证维生素及各种矿物质的供给。同时按铅中毒的程度进行营养指导，当接触少量铅时，应以摄入富含磷和硫较多的肉类和谷类等成酸性食物为主，使沉积于骨骼中的铅转入血液形成可溶性磷酸氢铅，经尿排出；在急性铅中毒时，则以摄入富含钠、钾和钙等的水果、蔬菜以及奶类等成碱性食物为主，使血中高浓度的磷酸氢铅转变为磷酸三铅沉积于骨骼中，缓解铅的急性毒性，当铅中毒急性期已过，应摄入呈酸性食品，促进铅的排出，随后采取呈碱性食品和呈酸性食品交替摄入的方法，促进体内的铅逐步排出。

1. 能量营养素的供给

在总能量中,碳水化合物供能占 65% 以上,蛋白质供能占 15% 左右,脂肪供能应小于 20%。铅作业人员应增加富含巯基氨基酸(蛋氨酸和胱氨酸)的优质蛋白质的摄入,如鸡蛋、牛肉等,通过谷胱甘肽 - 铅复合物排铅解毒的作用,降低肾与肌肉中的铅浓度;限制脂肪的摄入量,摄入富含碳水化合物而脂肪含量较少的谷类食品。

2. 补充丰富的钙、铁、锌等矿物质

膳食钙摄入不足可导致血钙降低,大量的骨铅随骨钙溶出入血,可能导致中毒。建议的摄入量为 800 ~ 1 000 mg/d。另外,注意补充铁、锌的摄入,改善贫血状况,减少铅在组织中的蓄积。膳食中应多选择动物的肝脏、瘦肉、鱼虾类等。

3. 增加维生素的摄入

重点要补充维生素 C。建议补充维生素 C 150 mg/d,多食用新鲜的水果和蔬菜,也可采用维生素 C 制剂。适量补充维生素 A、维生素 B_1、维生素 B_2、维生素 B_6、维生素 B_{12} 和叶酸等。

4. 保证膳食纤维的摄入

膳食纤维中的果胶等可沉淀肠道内的铅,从而减少铅的吸收。因此,应保证一定量膳食纤维的摄入,建议每天摄入量在 30 g 以上。

6.6.2 苯作业人群的营养与膳食

苯是一种芳香族碳氢化合物,主要用于有机溶剂、稀薄剂和化工原料,接触苯的工作主要有炼焦、石油裂化、油漆、染料、塑料、合成橡胶、农药、印刷以及合成洗涤剂等。苯主要以蒸气形式经呼吸道吸入体内,是一种神经细胞毒物,可损害骨髓,破坏造血功能,毒性很大,可产生急、慢性中毒。

苯主要经呼吸道进入体内,液态的苯可经皮肤侵入人体。苯在体内首先转化为环氧苯或苯甲醇,再转化为酚类,与硫酸根及葡萄糖醛酸结合,小部分与谷胱甘肽结合,由尿排出。在急性苯中毒时,由于苯具有较强的亲脂性,可直接吸附到细胞表面,抑制细胞氧化还原过程,降低细胞的活性,减少 ATP 的形成;还可与谷胱甘肽及其他含巯基的活性物质结合,使巯基失去活性,不能形成乙酰胆碱,从而损害神经系统。急性中毒以损害中枢神经系统为主,慢性中毒则以损害造血系统为主,可发展成再生障碍性贫血或白血病。此外,苯可致消化系统功能紊乱,引起食欲不振,胃肠功能紊乱。苯作业人员的膳食安排如下:

1. 增加蛋白质的摄入量

苯的解毒过程主要在肝脏进行,一部分系直接与还原型谷胱甘肽结合而解毒,而膳食蛋白质中含硫氨基酸是体内谷胱甘肽的来源,因此富含优质蛋白质的膳食对预防苯中毒有一定作用。苯在体内的代谢需要多种酶,而酶的数量和活性与蛋白质的营养状况有关。在平衡膳食的前提下,要增加足量优质蛋白质的摄入,尤其要增加与苯的解毒作用有关的含硫氨基酸,如蛋氨酸、胱氨酸和半胱氨酸。

2. 增加碳水化合物的摄入量

碳水化合物可以提高机体对苯的耐受性,这与碳水化合物在代谢过程中可提供重要的解毒剂葡萄糖醛酸和解毒所需的能量有关。在肝、肾等组织内苯与葡萄糖醛酸结合,易于随胆汁排出。

3. 限制脂肪的摄入

苯作业人员膳食中脂肪含量不宜过高，因为苯属于脂溶性有机溶剂，摄入脂肪过多可促进苯的吸收，增加苯在体内的蓄积，并使机体对苯的敏感性增加。

4. 适当增加一些维生素和矿物质的摄入

苯可降低体内维生素 C 及血中维生素 C 的水平，并增加机体对维生素 C 的消耗。另外，维生素 C 可使氧化型谷胱甘肽还原，提高混合功能氧化酶的活性。建议这类人群维生素 C 的摄入量为 150 mg/d。维生素 B_6、维生素 B_{12} 和叶酸具有促进血细胞升高的作用；维生素 B_1 可促进消化和食欲，保护神经系统；适量增加富含维生素 A 和维生素 E 的食物可增加机体对苯的拮抗作用。

苯可造成肠道对铁吸收的减少，为预防苯中毒所致的贫血，还应适当增加铁的供给量。

6.6.3　其他有毒有害物质作业人群的营养与膳食

1. 汞工作业人员的营养

汞的主要接触作业有汞矿开采和冶炼、仪器仪表制造、电器器材制造、化工、军火及医药等。汞及其化合物可通过呼吸道、消化道或皮肤进入人体。职业中毒主要是通过呼吸道吸入汞蒸气或化合物气溶胶。进食汞污染的食物或饮水也可引起中毒。金属汞易溶于类脂质，汞蒸气容易透过细胞膜进入血液，并很快进入组织中。汞进入血液后，与血清蛋白及血红蛋白结合，蓄积在肾、肝、心、脑中，引起这些脏器的病变。

汞与蛋白质的巯基具有特殊的亲和力，可使含巯基的酶失去活性，引起生理功能紊乱。由于慢性汞中毒可引起蛋白尿，使机体不断丧失蛋白质。另外肝脏、肾脏受到的损害也需要充足的优质蛋白质提供修补、再生。因此膳食中应有足够的动物性食品和豆制品，这些食物含有较高的甲硫氨酸，其中的巯基可与汞结合，从而保护含有巯基的酶的活性，减轻中毒症状。

除蛋白质外微量元素硒与维生素 E 对于汞中毒均有明显的防护作用。硒可维持肝、肾细胞内谷胱甘肽过氧化酶的活性，能减轻中毒症状。硒还能束缚汞并与蛋白质的巯基结合，使汞不能到达靶细胞而产生毒性作用。维生素 E 除了能防止汞对神经系统的损害外，还能提高硒的营养效应。有试验供给汞作业人员高蛋白、低脂肪膳食，能明显修补肝细胞损伤，防止脂肪肝，改善肝功能。含果胶较多的胡萝卜，也能使汞加速排出，减轻中毒症状。在调配日常膳食时，应选择含硒较高的海产品、肉类、肝脏等，含维生素 E 较多的绿色蔬菜、奶、蛋、鱼、花生与芝麻等。

2. 农药作业人员的营养

常用的农药为有机磷和有机氯，人在从事农药(特别是有机磷)的生产、包装、搬运、配药、喷洒和播种等各个环节都可因接触到农药而引起中毒。农药可通过呼吸道、消化道和皮肤侵入体内，在体内蓄积引起一系列急、慢性中毒症状，损害神经系统和肝、肾等实质性脏器，出现倦怠、食欲不振、头痛及震颤等全身症状。

蛋白质对农药毒性有明显的作用，蛋白质供给不足，可加重农药的毒性。膳食中蛋白质充足时可提高肝微粒体酶的活性，加快对农药的分解代谢。农药作业人员应摄入生物效价较高的蛋白质，每日蛋白质供应量为 90 g。相当多的农药作业人员缺乏维生素 C，牙龈出血，因此每日应补充维生素 C 150 mg，维生素 B_1 4 mg。

碳水化合物对农药的作用是间接的，它通过改变蛋白质的利用率和避免蛋白质作为能量而分解，而起到一定的解毒作用。体内的脂肪组织可蓄积一定量的农药，缓解中毒症状的出现，但并不能降低农药对机体的损伤作用。

为保证体内正常的钙代谢，膳食中应有较多的钙质。维生素与农药毒性有关。维生素 C 能提高肝脏的解毒能力，此外维生素 B_1、维生素 B_2、尼克酸、蛋氨酸和叶酸对防治农药的毒性也有一定作用。

本章关键词

不同人群　生理状况　营养需求　营养缺乏症　合理膳食

本章小结

本章主要分析了不同人群的生理特点和常见的营养缺乏状况，阐述了不同人群的营养需求特点，并给出了合理的营养膳食建议。

本章思考题

1. 母乳喂养的优点？
2. 婴儿辅食添加的目的与方式？
3. 婴幼儿的营养需求特点与合理膳食？
4. 老年人的营养需求特点与膳食建议？
5. 妊娠期营养不良或营养过剩对母婴的影响？
6. 孕妇的营养膳食特点？
7. 高温环境下为什么易出现酸中毒？如何从饮食角度预防？
8. 低温环境下作业人员应如何合理安排膳食？
9. 脑力劳动者的主要职业疾病与营养指导建议？
10. 运动员训练与比赛期间的膳食建议？
11. 铅中毒患者的饮食治疗原则是什么？
12. 苯作业人员的合理饮食安排？
13. 电磁辐射对人体的主要影响与膳食指导？
14. 登山人员的合理饮食安排？
15. 食物过敏与食物不耐受有什么不同？

第 7 章

膳食与疾病

本章学习目的与要求

1. 掌握免疫、肥胖症、糖尿病、高血压、
   癌症、心血管疾病等基本概念;

2. 了解肥胖症、糖尿病、高血压、癌症、
   心血管疾病等的流行情况和对健康的危害;

3. 重点掌握并理解营养与免疫、肥胖症、糖尿病、
   高血压、癌症、心血管疾病的关系及膳食原则。

7.1 膳食营养与免疫

免疫是指机体识别和排除抗原性异物,以维护机体内环境的平衡与稳定的一种特异性生理反应。其功能包括:①免疫防御,阻止病原微生物入侵或抑制其在体内繁殖与扩散,或者解除病原微生物及其代谢产物对机体的有害作用。②免疫监视,识别、杀伤和清除体内的突变细胞,防止肿瘤的发生。③免疫自稳,清除体内损伤、衰老或死亡的自身细胞,并进行免疫调节,以维持机体生理平衡。

7.1.1 人体的免疫系统

人体的免疫系统由免疫器官、免疫细胞和免疫分子组成。免疫器官可分为中枢免疫器官和周围免疫器官,骨髓和胸腺属于中枢免疫器官,骨髓是干细胞和 B 细胞发育分化的场所,胸腺是 T 细胞发育分化的器官;脾和全身淋巴结是周围免疫器官,它是成熟 T 细胞和 B 细胞定居的部位,也是发生免疫应答的场所;广义的免疫细胞包括造血干细胞、淋巴细胞系、单核吞噬细胞系、粒细胞系、红细胞系以及肥大细胞和血小板等;免疫分子包括免疫细胞分子,如 T 细胞抗原识别受体、B 细胞抗原识别受体、免疫球蛋白分子、补体分子及细胞因子等。

7.1.1.1　营养与免疫系统的关联

免疫系统的功能主要有两方面：①识别和清除侵入机体的微生物、异体细胞或大分子物质(抗原)；②监护机体内部的稳定性，清除表面抗原发生变化的细胞(肿瘤细胞和病毒感染的细胞等)。

营养在抵抗感染上，扮演极其重要的角色，缺乏任何一种营养素，对免疫系统都有不利的影响。营养不良时，由于小肠的结构和功能发生变化，加上肠道菌群的紊乱，营养不良小儿的腹泻发病率比正常小儿高 2 ~ 3 倍。营养不良时常发生革兰氏阴性细菌的败血症，水痘容易扩散，对感染无发热反应，外伤感染后易发生坏疽而不是化脓，出麻疹时可能见不到皮疹，常合并肺炎而死亡，营养不良者的肝炎相关抗原的检出率也较高。

1. 淋巴组织

严重营养不良小儿的中央淋巴器官——胸腺和周围淋巴器官——脾和淋巴结的大小、重量、组织结构、细胞密度和成分都有明显的退行性改变。主要为淋巴细胞数减少。营养不良主要损害淋巴结的副皮质胸腺依赖区，B 细胞生发中心也变小，淋巴细胞数减少，浆细胞和吞噬细胞数相对增加。

2. 细胞免疫功能

细胞免疫功能在营养不良时，白细胞数轻度增加，并常合并感染性疾病；败血症常导致白细胞增多，而暴发性败血症可以抑制骨髓而导致白细胞减少。

3. 免疫球蛋白和抗体

恶性营养不良病人的血清白蛋白含量低而消瘦型营养不良者相对正常或稍低，但不论总蛋白的含量如何，γ - 球蛋白的含量相对正常或增加。随着膳食中蛋白质的进一步减少，体重、血红蛋白和血清白蛋白降低，血清免疫球蛋白的合成亦减少，但抗体的应答相对受影响较少，表明蛋白质经济与合理地利用。

4. 补体系统

补体有放大免疫应答的作用，包括对调理作用，免疫附着、吞噬作用、白细胞的化学趋化作用和中和病毒作用的影响。营养不良时总补体及补体 C3 可能处于临界水平，是由于补体的合成速率降低。当感染引起抗原抗体结合时补体的消耗增加。

5. 吞噬细胞

吞噬细胞在免疫应答的传入侧翼中的作用早已为人们所认识，在某些先天性或获得性多形核白细胞的功能缺乏者都会产生致死性感染，如在嗜中性白细胞减少症、慢性肉芽肿病、髓过氧化物酶缺乏病和葡萄糖 - 6 - 磷酸脱氢酶缺乏病等。

6. 调理作用、吞噬和杀菌能力

营养不良的儿童对已吞噬的细菌的杀菌力降低和减慢，而对细菌的吞噬作用可能正常。营养过度和肥胖也可使多形核白细胞的杀菌力降低。

7. 溶菌酶

溶菌酶可以溶解许多革兰阴性细菌的细胞壁的粘多糖，其他的细菌在接受抗体、补体、甘氨酸、螯合剂、pH 变化、抗坏血酸和 H_2O_2 时也可能对溶菌酶的敏感性增加。在多形核白细胞和单核细胞中溶菌酶的浓度很高，在各种体液中也含有溶菌酶。营养不良时，血浆和白细胞中溶菌酶的活性降低。有感染时，白细胞中的溶菌酶渗出到血浆中增多。血浆中溶菌酶的降低意味着黏膜表面的防御能力降低。

8. 铁结合蛋白

血清中的运铁蛋白有抑制细菌的作用，早已为人们所知。铁结合力高度不饱和的血清可以抑制霉菌的繁殖，而地中海贫血者的铁饱和血清可以促进霉菌生长。母乳的抑菌作用与其中含有大量的乳铁蛋白有关；乳铁蛋白和运铁蛋白能与铁结合，如同时有抗体协同作用就可以抑制细菌的生长。如果使乳铁蛋白或运铁蛋白饱和，就可以消除其抑菌作用。

7.1.1.2 单个营养素缺乏和免疫

临床上营养不良通常都是多种营养素同时缺乏的结果，因此很难找出个别营养素缺乏与抵抗力之间的关系。可是从某些特殊条件下，如在完全胃肠外营养的情况下的分析结果表明，单个营养素的缺乏或过多对宿主的抵抗力可能有较特殊的影响。

营养素是机体依存的最为重要的环境因素之一，它是维持人体正常免疫功能和健康的物质基础。当机体营养不良时可导致免疫功能受损，使机体对病原的抵抗力下降，容易发生感染，而感染时由于蛋白质和多种营养素的消耗增加，同时摄入减少又加重了营养不良，形成恶性循环。

1. 蛋白质

营养不良中最典型的蛋白质 – 能量营养缺乏(protein energy malnutrition, PEM)患者极易发生感染，特别是细菌、病毒的感染，主要是由于患者的免疫功能受到显著抑制，具体表现为 T 细胞明显减少，巨噬细胞、中性粒细胞对病原体的杀伤能力减弱，同时营养缺乏还导致体内重要组织和器官萎缩而丧失其机能。

近年的研究发现，蛋白质及氨基酸可以通过其他机制调节机体的免疫能力，维持机体的免疫保护作用。蛋白质是集体免疫防御功能的物质基础，当蛋白质营养不良时，其有关组织器官的结构和功能均受到不同程度的影响。

(1)免疫器官 蛋白质 – 能量营养不良明显影响胸腺及外周淋巴器官的正常结构。且这种损伤是不可逆的，一旦受损其结构和功能恢复极为缓慢。

(2)细胞免疫 蛋白质营养不良主要影响 T 淋巴细胞的数量和功能，外周血中 T 淋巴细胞总数显著减少，对抗原诱导的增殖反应降低。

(3)体液免疫 蛋白质营养不良时，上皮及黏膜组织分泌液中 IgA(免疫球蛋白 A)显著减少，溶菌酶水平下降，使其组织抵抗力降低，甚至可导致感染扩散。在最容易受损伤的肺和小肠的表面，连续分泌的黏液糖蛋白可以发挥重要的屏障功能，这对于预防致病微生物入侵至关重要。

2. 脂肪

摄入足够的脂肪酸对免疫器官的发育和免疫系统的建立是必要的。实验动物缺乏脂肪酸时，出现淋巴样组织萎缩。但过量的脂肪酸同样会引起免疫功能的降低，过量的多不饱和脂肪酸会影响淋巴细胞和粒细胞的功能，而摄入过量的饱和脂肪酸，可使网状内皮细胞和粒细胞的游走、杀菌能力受到损伤。胆固醇对维持淋巴细胞的功能是必需的，但过量会改变细胞膜的脂质构成，影响淋巴细胞和粒细胞的功能。

3. 维生素

(1)维生素 A 维生素 A 缺乏对细胞免疫的影响表现在多个方面。维生素 A 缺乏时，影响消化道、呼吸道黏膜的完整性及分泌黏液的功能，使其免疫屏障作用减弱；动物试验表明，维生素 A 缺乏可导致小鼠胸腺和淋巴器官萎缩，胸腺淋巴细胞减少，脾脏重量减轻；维生素

A 可促进 B 细胞分泌抗体,增强机体免疫力。实验动物缺乏维生素 A 一般可导致对感染的敏感性增加,抑制对抗原的抗体应答能力,以及淋巴细胞在体外对植物血凝素(PHA)、刀豆球蛋白 A(ConA)及脂多糖(Lps)的反应减弱。大剂量维生素 A 有毒性作用,抑制炎性反应。维生素 A 对维持上皮及黏膜的完整性很重要,因此可补充适量维生素 A 抗感染。

(2)B 族维生素   维生素 B_1 与维生素 B_2 缺乏可造成血液粒细胞减少,细胞的噬菌能力降低;维生素 B_6(吡哆醇)是正常核酸和蛋白质合成所必需的物质,维生素 B_6 缺乏可明显地使 T 和 B 淋巴细胞减少和功能减退;因而维生素 B_6 缺乏对免疫系统所产生的影响比其他维生素 B 缺乏时的影响更为严重,对免疫组织的免疫功能都有影响。叶酸和维生素 B_{12} 与 DNA 合成有关,缺乏将导致细胞的分化、增殖能力下降,从而引起免疫力低下。

(3)维生素 C   维生素 C 是人体正常免疫功能所必需的营养素,它能增强机体的抵抗力,减少感染的发生。维生素 C 能提高吞噬细胞的活性,参与免疫蛋白的合成,促进淋巴母细胞的生成和免疫因子的产生。

(4)维生素 E   维生素 E 既是体内的抗氧化剂,又是一种免疫调节剂。维生素 E 能促进免疫器官的发育和免疫细胞的分化,提高机体的免疫力。维生素 E 能提高网状内皮细胞的清除和吞噬能力,增强对感染的抵抗力和降低死亡率。如补充的维生素 E 的量仅略高于供给量标准,人们就可以发现其对特异抗体应答、脾空斑细胞的形成、体外淋巴细胞转化、网状内皮细胞的清除能力和吞噬指数都有改进。

(5)叶酸   缺乏叶酸时,胸苷酸合成停止,也引起巨幼红细胞的异常。缺乏叶酸还能降低 T 细胞的功能,植物血凝素的皮肤反应降低。

4.微量元素

(1)锌   锌对免疫系统的正常发育和功能有重要作用。缺锌可造成胸腺萎缩、胸腺素分泌减少;缺锌可抑制 T 细胞的增生和分化,引起 T 细胞功能损害、NK 细胞(自然杀伤细胞)活性降低,脾脏吞噬细胞的吞噬率、吞噬指数和杀菌活性均下降;动物试验证明,缺锌使小鼠体内抗体的数量明显减少。

(2)铁   铁缺乏作为单一营养素缺乏比较常见。铁对免疫功能和宿主的抵抗力有比较重要的影响。铁缺乏或铁过多均可能产生不良后果。铁对宿主的免疫功能的影响与几种因素的相互作用有关:游离铁对微生物有促进生长的作用;未饱和的铁结合蛋白有抑菌作用;对免疫应答的直接作用:包括对体液免疫、细胞免疫和对吞噬作用的影响;对非特异免疫的影响,如维持正常的上皮屏障和维持含铁酶的活性。缺铁引起胸腺和淋巴组织萎缩,胸腺中淋巴细胞数量明显减少,且缺铁使吞噬细胞的杀菌活性降低,从而导致细胞免疫力低下。缺铁对体液免疫影响不大,缺铁时抗体反应和补体系统基本正常。

(3)铜   铜可增强中性粒细胞的吞噬功能,铜缺乏可抑制单核吞噬细胞系统,降低中性粒细胞杀菌活性,从而增加对微生物的易感性。

(4)硒   硒与免疫有着密切关系,可增强细胞免疫和体液免疫的功能。如果硒的摄入量不足,则吞噬细胞的杀菌能力下降。硒可以促使产生 IgM(免疫球蛋白 M)的细胞数目增多,并使 IgM 合成增加。微量元素硒与维生素 E 有协同作用,可能是通过对谷胱甘肽过氧化物酶系的作用。

7.1.2 可调节机体免疫功能的饮食

7.1.2.1 日常膳食

合理的膳食可改善机体免疫功能。良好的营养状态能促进免疫应答的水平,因此合理的摄入营养素能提高机体的免疫力。蛋白质是机体防御功能的物质基础,免疫器官、免疫组织、抗体等都是有蛋白质组成的,膳食中应注意优质蛋白质的摄入;各种维生素以不同的机理和方式影响着人体的免疫系统,在膳食中保证维生素的供给,多摄入一些新鲜的蔬菜和水果;日常膳食中注意矿物质的适量供给,每日矿物质的摄入量应达到我国膳食推荐摄入量标准,但要避免过量摄入造成的免疫损伤。

7.1.2.2 功能性食品

1.食用菌

灵芝、香菇、猴头菇、茯苓、银耳等都含有真菌活性多糖。这些活性多糖能刺激免疫活性,能增强网状内皮系统吞噬肿瘤细胞的作用,促进淋巴细胞转化,激活 T 细胞和 B 细胞并促进抗体的形成。

2.螺旋藻类

螺旋藻是一种蓝绿色多细胞丝状藻类,其主要功能成分为螺旋藻多糖、螺旋藻藻蓝蛋白。螺旋藻类食品能增强细胞免疫调节功能,延缓细胞衰老,促进胸腺、脾脏等免疫器官的生长和血清蛋白的合成。

3.花粉

花粉含有丰富的蛋白质、各种糖类、脂肪酸、维生素和矿物质。其中起免疫调节作用的功能因子为花粉多糖和核酸。

4.传统滋补类

枸杞、大枣等是传统的滋补食品,现代科学已经证明它们具有提高机体免疫力、增强人体抗病力的功能。

7.1.3 目前研究较多并已开始应用于临床的营养素

7.1.3.1 谷氨酰胺(Glutamine, Gln)

谷氨酰胺是血循环和体内游离氨基酸池中含量最丰富的氨基酸,占血浆游离氨基酸总量的20%。Gln 所含的酰胺氮是所有细胞的生物合成所必需的,体内细胞利用 Gln 可合成嘌呤、嘧啶、氨基糖及其他氨基酸。Gln 是蛋白质代谢的重要调节因子,临床研究表明,创伤、烧伤、脓毒症、大手术等应激状态下出现的机体免疫功能抑制,伴随着肌肉和血浆 Gln 浓度的显著下降,因此,Gln 被认为是机体在应激状态下的条件必需氨基酸。

7.1.3.2 精氨酸(Arginine, Arg)

精氨酸是非必需氨基酸,但在饥饿、创伤、应激状态下则为必需氨基酸。大量的动物实验和临床研究表明,强化精氨酸的营养治疗可以:(1)增加机体内氮潴留;(2)促进肌肉内蛋白质的合成;(3)有效地发挥调节作用,控制蛋白质的更新;(4)有助于改善机体氮平衡,提高机体的免疫功能。

7.1.3.3 $n-3$ 脂肪酸

人体自身不能合成 $n-3$、$n-6$ 脂肪酸,所以它们是饮食中的必需成分。传统的临床营养配方中，不饱和脂肪酸（PUFA）主要为 $n-6$，大豆油和菜籽油是其主要来源，以 α - 亚油酸的形式存在。目前 $n-3$PUFA 作为一种特殊的营养素，对机体免疫及代谢的调理作用已引起人们极大的关注，海洋鱼油具有很高的 $n-3$PUFA 含量，主要以二十二碳六烯酸（DHA）和二十碳五烯酸（EPA）的形式存在。

7.1.3.4 核苷和核苷酸

核苷和核苷酸是各种细胞的必需成分，对于细胞的蛋白质代谢非常重要。核苷和核苷酸大量存在于食物中，经胃肠内和肝脏吸收利用，因此，传统的营养治疗中未包括核苷和核苷酸。然而核苷酸不仅仅是 RNA 和 DNA 的组成单位，而且对免疫细胞，特别是淋巴细胞的正常成熟极其重要，而且一些生长迅速的细胞如淋巴细胞、肠上皮细胞，缺乏合成核苷酸的能力，必须通过外源性途径获取。目前认为核苷和核苷酸作为生物反应的调节物，在免疫营养中起着十分重要的作用。

7.1.3.5 其他免疫营养素

1. 食物纤维（dietary fiber，DF）

即非淀粉多糖，是肠内营养的活力刺激物，可被厌氧菌酵解，产生短链脂肪酸（short chain fatty acids，SCFA）如乙酸、丙酸、丁酸，SCFA 是结肠黏膜特异性能量物质，正常人体结肠吸收的 SCFA 提供每天所需能量的 5% ~ 10%。SCFA 对小肠和结肠黏膜均有营养作用，可促进黏膜细胞增殖，维护肠屏障功能，减少细菌和毒素易位。

2. 牛磺酸

牛磺酸是体内甲硫氨酸、半胱氨酸代谢生成的磺基化 β - 氨基酸。牛磺酸的药理活性主要集中于对免疫细胞的作用上。人淋巴细胞的游离氨基酸池中，牛磺酸占 50%，在创伤、脓毒症时，血浆牛磺酸浓度明显下降。补充牛磺酸可抑制自由基诱导的细胞毒性，维持免疫细胞的杀菌活性，保持宿主的细胞免疫功能。维生素作为生物反应的调节物，在免疫营养中，主要通过抗氧化作用来体现药理效应。

7.2 膳食营养与肥胖症

肥胖症（obesity）是一种由多因素引起的慢性代谢性疾病，早在 1948 年 WHO 已将它列入疾病分类名单。肥胖症的一般特点为患者体内脂肪细胞的体积和细胞数增加，体脂占体重的百分比（体脂%）异常高，并在某些局部过多沉积脂肪，正常人体有 300 亿 ~ 350 亿个脂肪细胞，当脂肪细胞的数量和体积增多后就形成了肥胖。随着体重的增加，首先脂肪细胞的体积增大，然后数目开始增多，超过了正常生理需要，并有害于身体。

随着社会经济发展、生活水平提高，体力劳动少的人群中，肥胖正逐渐成为日常保健的现实问题。肥胖患者易感疲劳、不能耐受较重的体力劳动，并且容易患糖尿病、高血压、冠心病、脑血管病、胆结石及某些肿瘤等，对机体产生较大的危害。应激反应能力下降，抗感染能力降低。近年来，我国肥胖儿的比例也不断增加，患儿可出现性早熟、脂肪肝、运动能力下降等，这些均影响到儿童的正常发育。

7.2.1 肥胖的标准和分类

在临床诊疗和流行病学调查中，评价肥胖程度最实用的判定标准和测量方法主要包括身高、体重、胸围、腰围、臀围、肢体的围度、皮褶厚度等参数的测量,常用身高标准体质量法、皮褶厚度、体质指数(boby mass index,BMI)和腰围等方法。

7.2.1.1 身高标准体质量法

这是目前测量人体肥胖的最常用的方法,在一般人群中,体质量的增加多半是脂肪的增加,体质量增加到一定程度时,即可确定为肥胖。

身高标准体重法计算及用于肥胖时的判定标准:

$$肥胖度(\%) = \frac{实际体重(kg) - 身高标准体重(kg)}{身高标准体重(kg)} \times 100\%$$

判断标准:10% ≤肥胖度 <20% 为超重;20% ≤肥胖度 <30% 为轻度肥胖;30% ≤肥胖度 <50% 为中度肥胖;50% ≤肥胖度为重度肥胖。

7.2.1.2 皮褶厚度

采用皮褶厚度测量仪(常用 harpenden 皮褶卡钳),测量肩胛下和上臂肱三角肌腹处,二者相加,或测量髂骨上嵴和脐旁 1 cm 处。一般不单独作为肥胖标准,而是与身高标准体重结合。

肥胖度≥20%者,两处皮褶厚度≥80% 百分位数,或其中一处皮褶厚度≥95% 百分位数,即判定为肥胖。肥胖度 <10%,无论两处皮褶厚度如何,都判定为体重正常。

7.2.1.3 体质指数(BMI)

体质指数(body mass index,BMI)又称体重指数,是通常用来判断体重是否正常的指标。计算公式为:体质指数(BMI) =体质量/身高^2(kg /m^2)表示。在判断肥胖程度时,使用这个指标的目的在于消除不同身高对体重指数的影响,以便于人群或个体间比较。对于大多数人而言,BMI 的增加大体反映体内脂肪重量的增加,但是对于运动员等体内肌肉比例高的人,健康体重的 BMI 范围不一定适用。儿童青少年健康体重的判断标准与成年人不同,需要考虑他们在生长发育期间身高和体重的变化的特点。

我国成年人的标准:体质指数在 18.5 ~ 23.9 为正常;24 ~ 27.9 为超重;≥28 为肥胖。17.0 ~ 18.4 为轻度消瘦;16.0 ~ 16.9 为中度消瘦;<16.0 为重度消瘦。

国际肥胖学会和 WHO 在 2000 年 2 月推出了针对亚太地区的体质指数评价标准,即体质指数在 18.5 ~ 22.9 为正常;23 ~ 24.9 为超重;≥25 为肥胖。

表 7 - 1 不同体重状态的 BMI 判定值

体重分类	亚洲成人	欧洲成人
体重过轻	<18.5	<18.5
正常	18.5 - 22.9	18.5 - 24.9
超重	≥23	≥25
肥胖前期	23 - 24.9	25 - 29.9
Ⅰ度肥胖	25 - 29.9	30 - 34.9
Ⅱ度肥胖	≥30	35 - 39.9
Ⅲ度肥胖		≥40

资料来源:仲来福主编.卫生学[M].第五版,北京:人民卫生出版社,2001,117

7.2.1.4 胸围与腰围

胸围，一般是指人体的胸部的外部周长，胸围主要采用 Vervaeck 指数（维尔维克指数）来判定，Vervaeck 指数的计算公式：

$$Vervaeck \ 指数 = \frac{体重(kg) + 胸围(cm)}{身高(cm)} \times 100\%$$

评价标准：Vervaeck 指数   营养状况

                    >90.0   优

                    >85.0 ~ 90.0   良

                    >80.0 ~ 85.0   可

                    >75.0 ~ 80.0   不良

                    ≤75.0   极不良

腰围（waist circumference，WC）是指腰部周径的长度。目前公认腰围是衡量脂肪在腹部蓄积（即中心性肥胖）程度的最简单、实用的指标。脂肪在身体内的分布，尤其是腹部脂肪堆积的程度，与肥胖相关性疾病有更强的关联。肥胖症患者如果脂肪主要在腹壁和腹腔内蓄积过多，被称为"中心型"或"向心性"肥胖，则对代谢影响很大。中心性肥胖是心脏病和脑卒中的独立的重要危险因素。同时使用腰围和体重指数可以更好地估计与多种相关慢性疾病的关系。同样的体重指数，腰围可能不同。腰粗危害更大，其患相关慢性病的风险增加。

标准值：腰围，男性 < 85 cm、女性 < 80 cm；腰围臀围比值 < 85%。

评价：腰围，男性≥85 cm、女性≥80 cm；腰围和臀围的比值 ≥ 85%，患肥胖相关疾病的危险性增加。

7.2.1.5 儿童肥胖的评定标准

身高标准体重法：身高标准体重（又称身高比体重）是评价青春期前（10 岁以下）儿童肥胖的最好指标。本法是以身高为基准。采用同一身高人群的第 80 百分位数作为该身高人群的标准体重。超过该标准体重的 20% ~ 29% 为轻度肥胖，30% ~ 49% 为中度肥胖，50% 以上为重度肥胖。这一方法在我国被广泛使用。消除了种族、遗传和地区差异以及发育水平的影响。在 10 岁以下儿童这个指标基本可以代表体内的脂肪含量，即当身高标准体重超过 20% 时相当于全身脂肪量超过正常脂肪含量的 15%。目前使用较多的参考标准有 1985 年世界卫生组织推荐的身高标准体重和 1995 年我国 9 市城区儿童身高标准体重。见表 7 - 2。

表 7 - 2 0 ~ 10 岁身高体重参考值

年龄	体重/kg		身高/cm	
	男	女	男	女
出生	2.9 ~ 3.8	2.7 ~ 3.6	48.2 ~ 52.8	47.7 ~ 52.0
1 月	3.6 ~ 5.0	3.4 ~ 4.5	52.1 ~ 57.0	51.2 ~ 55.8
2 月	4.3 ~ 6.0	4.0 ~ 5.4	55.5 ~ 60.7	54.4 ~ 59.2
3 月	5.0 ~ 6.9	4.7 ~ 6.2	58.5 ~ 63.7	57.1 ~ 59.5

年龄	体重/kg		身高/cm	
	男	女	男	女
4 月	5.7 ~ 7.6	5.3 ~ 6.9	61.0 ~ 66.4	59.4 ~ 64.5
5 月	6.3 ~ 8.2	5.8 ~ 7.5	63.2 ~ 68.6	61.5 ~ 66.7
6 月	6.9 ~ 8.8	6.3 ~ 8.1	65.1 ~ 70.5	63.3 ~ 68.6
8 月	7.8 ~ 9.8	7.2 ~ 9.1	68.3 ~ 73.6	66.4 ~ 71.8
10 月	8.6 ~ 10.6	7.9 ~ 9.9	71.0 ~ 76.3	69.0 ~ 74.5
12 月	9.1 ~ 11.3	8.5 ~ 10.6	73.4 ~ 78.8	71.5 ~ 77.1
15 月	9.8 ~ 12.0	9.1 ~ 11.3	76.6 ~ 82.3	74.8 ~ 80.7
18 月	10.3 ~ 12.7	9.7 ~ 12.0	79.4 ~ 85.4	77.9 ~ 84.0
21 月	10.8 ~ 13.3	10.2 ~ 12.6	81.9 ~ 88.4	80.6 ~ 87.0
2 岁	11.2 ~ 14.0	10.6 ~ 13.2	84.3 ~ 91.0	83.3 ~ 89.8
2.5 岁	12.1 ~ 15.3	11.7 ~ 14.7	88.9 ~ 95.8	87.9 ~ 94.7
3 岁	13.0 ~ 16.4	12.6 ~ 16.1	91.1 ~ 98.7	90.2 ~ 98.1
3.5 岁	13.9 ~ 17.6	13.5 ~ 17.2	95.0 ~ 103.1	94.0 ~ 101.8
4 岁	14.8 ~ 18.7	14.3 ~ 18.3	98.7 ~ 107.2	97.6 ~ 105.7
4.5 岁	15.7 ~ 19.9	15.0 ~ 19.4	102.1 ~ 111.0	100.9 ~ 109.3
5 岁	16.6 ~ 21.1	15.7 ~ 20.4	105.3 ~ 114.5	104.0 ~ 112.8
5.5 岁	17.4 ~ 22.3	16.5 ~ 21.6	108.4 ~ 117.8	106.9 ~ 116.2
6 岁	18.4 ~ 23.6	17.3 ~ 22.9	111.2 ~ 121.0	109.7 ~ 119.6
7 岁	20.2 ~ 26.5	19.1 ~ 26.0	116.6 ~ 126.8	115.1 ~ 126.2
8 岁	22.2 ~ 30.0	21.4 ~ 30.2	121.6 ~ 132.2	120.4 ~ 132.4
9 岁	24.3 ~ 34.0	24.1 ~ 35.3	126.5 ~ 137.8	125.7 ~ 138.7
10 岁	26.8 ~ 38.7	27.2 ~ 40.9	131.4 ~ 143.6	131.5 ~ 145.1

但 10 岁以上的儿童青少年，身体形态指标和体成分发生较大变化，身高和体重的关系波动很大。对于某一确定的身高值，不同年龄人群体重值很不相同。因此对于 10 岁以上儿童青少年不能用该法来评价肥胖与否。

表7-3 中国学龄儿童青少年超重和肥胖筛查 BMI 分类标准/kg·m⁻²

年龄/岁	男性		女性		年龄/岁	男性		女性	
	超重	肥胖	超重	肥胖		超重	肥胖	超重	肥胖
7	17.4	19.2	17.2	18.9	13	21.9	25.7	22.6	25.6
8	18.1	20.3	18.1	19.9	14	22.6	26.4	23.0	26.3
9	18.9	21.4	19.0	21.0	15	23.1	26.9	23.4	26.9
10	19.6	22.5	20.0	22.1	16	23.5	27.4	23.7	27.4
11	20.3	23.6	21.1	23.3	17	23.8	27.8	23.8	27.7
12	21.0	24.7	21.9	24.5	18	24.0	28.0	24.0	28.0

7.2.2 肥胖的流行情况和对健康的危害

在美国儿童肥胖发生占总肥胖人群的15%~20%；在日本，20世纪80年代末期儿童肥胖率为10%左右；在中国，全国学生体质调研结果显示，1985年至1995年的10年间，7~18岁男生超重与肥胖率从2.75%上升到8.65%，女生从3.38%上升到7.18%，城市男生的超重与肥胖率高达12.03%。儿童肥胖率的增长在一些大、中城市更为明显。此外，我国儿童肥胖研究资料还显示以下几个特征：儿童肥胖率北方高于南方，城市高于农村；学龄前儿童肥胖发生率性别差异不明显，学龄儿童男生高于女生；年龄差别表现为1岁时有一发生高峰，之后随年龄增加而下降，5岁左右又回升，10~13岁达到最高峰。

数据显示，自1980年以来英国大多数成年人都超重。英国患肥胖症的人数激增3倍，2/3的男人和一半以上的女人肥胖或超重，共有20%的英国人患有肥胖症。我国各地人群超重与肥胖发生率差异较大，北方高于南方，大中城市高于内地农村，女性高于男性，经济发达地区偏高，其中以北京最高，超重与肥胖发生率分别为51.1%、8.7%。

7.2.2.1 肥胖对儿童健康的危害

肥胖症对儿童的身心健康带来了许多不良的影响，主要表现在以下几点：

(1)对心血管系统的影响，肥胖可导致儿童血脂浓度增加、血压增高。

(2)对呼吸系统的影响，肥胖症可能导致混合型肺功能障碍。

(3)对内分泌系统与免疫系统影响。

(4)对性发育与身体素质的影响。

(5)对社会心理行为的影响(包括自我意识受损；社会接受性低；行为问题较多；对智力与学业的影响)。

7.2.2.2 肥胖对成年人健康的危害

(1)上身性肥胖患糖尿病和心血管疾病的危险性增加。

(2)高血压患病率增加的重要危险因素。

(3)妇女胆囊病的危险性增加。

(4)肺功能可能发生异常。

(5)内分泌和代谢常发生异常。

（6）糖尿病（diabetes mellitus，DM）发病率增加。

7.2.3 肥胖的发病因素

肥胖的起因是非常复杂的，包括遗传因素、膳食因素、体力活动因素、社会环境因素、内分泌代谢因素以及行为心理因素等。

7.2.3.1 遗传因素

遗传因素对肥胖的影响表现在两个方面：一方面是遗传因素起决定性作用，从而导致一种罕见的畸形肥胖，现已证明其第15号染色体有缺陷；另一方面是遗传物质与环境因素相互作用而导致肥胖。目前研究较多的是后一种情况，并已经发现有近20种基因突变与肥胖有关，但这些基因对人类肥胖的作用还有待于进一步证实。肥胖在某些家族中特别容易出现，有60%~80%的严重肥胖者有家族发病史。据统计资料发现，父母双方肥胖者，其子女有80%可能肥胖；父母一方肥胖者，其子女有50%可能肥胖。

7.2.3.2 膳食因素

肥胖的基本原因是从膳食中摄入的能量超过身体消耗的能量，多余的能量会被转化为脂肪储存在体内，久而久之导致肥胖。在胚胎期，孕妇不合理的膳食，能量摄入过剩，可能造成婴儿出生时体重较重；出生后不正当的喂养方式、偏食、食量大、喜吃零食甜食、高能量的西式快餐等不良的饮食习惯都可能是造成肥胖的原因。人们的膳食习惯和膳食组成对体脂消长也有影响。有人做过这样的实验：两组条件基本相同的人进食同样的食物，并都只吃一餐，一组是早上7：00进食，另一组则在傍晚5：30进食。结果早上进食者体重渐降，而傍晚进食者体重则渐增。其原因主要是因为人体内的各种生理和代谢变化都有其内在的生理节律，通常晚上迷走神经的兴奋性和胰岛素的分泌要高于白天，再加上晚上一般体育活动较少，从而有利于体脂的积聚。因此，在实际生活中，那些晚餐安排得十分丰富而又过食的人，就难免要比一般人易于发胖。

7.2.3.3 体力活动因素

体力活动是决定能量消耗多少的重要的因素；同时，体力活动也是抑制机体脂肪积聚的一种最强有力的"制动器"。正因为如此，肥胖现象很少发生在重体力劳动者或经常积极进行体育运动的人群中间。通常，人们在青少年时期，由于体力活动量大、基础代谢率大，肥胖现象较少出现；可是一到中年以后，由于其活动量和基础代谢率下降，尤其是那些生活条件较好、同时又不注意积极进行力所能及的体力活动的人，过多的能量就会转变为体脂储存起来，从而导致肥胖。实际上进食量和体力活动是影响体内脂肪消长的两个主要因素。食物提供人体能量，体力活动消耗能量。如进食过多，而活动量不足，则多余的能量就会在体内以脂肪的形式积存，从而形成肥胖。

7.2.3.4 社会环境因素

随着经济的发展，人民生活水平不断提高，饮食结构也发生了很大变化，动物性食品、脂肪等高热能食品摄入明显增加；劳动条件的改善使得很多传统重体力劳动变成了轻体力劳动，能量的消耗极大降低；交通条件的发达使得人们的活动量明显减少；休闲娱乐方式也发生了很大变化，如使用电脑、观看电视等时间占据了人们更多的户外锻炼时间，使得人们的能量消耗进一步降低，而能量摄入增多、消耗减少的必然结果就是肥胖的产生。

7.2.3.5 内分泌代谢因素

内分泌腺分泌的激素参与调节机体的生理机能和物质代谢。例如，甲状腺、肾上腺、性腺、垂体等分泌的激素直接或间接地调节物质代谢。如果内分泌腺机能失调，或滥用激素药物，将引起脂肪代谢异常而使脂肪堆积，出现肥胖。

7.2.3.6 行为心理因素

从心理上，人们往往喜欢较胖的婴幼儿，这就为肥胖儿的出现提供了社会心理环境。但这些肥胖儿稍大以后，又往往受到歧视和嘲笑，使他们不愿意参加集体活动，反而以进食来获得安慰，进一步加重了肥胖。由此可见，肥胖导致心理、行为问题，而心理、行为问题又促进肥胖，两者相互促进，相互加强，形成恶性循环。

7.2.4 肥胖症患者的营养防治

肥胖的预防比治疗更重要而且更有效。在人的一生中，婴儿期、青春期和更年期最容易发胖，因此在这三个时间段要特别注意预防。关于预防措施，首要的任务是在公众中宣传肥胖对人类健康的危害，并教育、指导居民养成良好的饮食习惯，纠正不良饮食习惯、生活习惯，多参加户外活动和体育锻炼。由于肥胖大多是由于膳食因素所形成的，因此，从理论上讲应该是可以预防的，但需要耐心和毅力，长期坚持才有效。

防治肥胖的方法：要根据不同的病因采取不同的对策。遗传性肥胖不易治疗；内分泌紊乱所引起的肥胖应先治愈内分泌疾病，才能根本消除肥胖症；对于热能摄入超过热能消耗所致的单纯性肥胖的防治，其最有效的方法应从饮食和运动两方面采取措施，包括以下三类：饮食减肥法、运动减肥法、药物减肥法。

7.2.4.1 饮食减肥法

1. 控制总能量摄入量

限制每天的食物摄入量和摄入食物的种类，以便减少摄入的能量。但减少能量摄入必须以保证人体能从事正常的活动为原则，一般成人每天摄入能量控制在 4184 kJ（1 000 kcal）左右，最低不应低于 3347.2 kJ（800 kcal）。否则会影响正常活动，甚至会对机体造成损害。减少糖果、甜点心、肥肉、含油脂较多的干果及含糖饮料等高热能食物。

2. 调整膳食结构

正常平衡膳食的三大营养素分配比例是蛋白质占总热能的 11% ~ 14%，脂肪占 20% ~ 25%，碳水化合物占 55% ~ 60%，而肥胖饮食治疗的三大营养素分配原则是蛋白质占总热能的 25%，脂肪占 15%，碳水化合物占 60%。另外，减少食物摄入量和种类，但应注意保证蛋白质、维生素、矿物质和微量元素的摄入量，达到推荐供给量的标准，以便满足机体正常生理需要。例如食盐能引起口渴和刺激食欲，并可造成水潴留而增加体质量，对减肥不利，还会使血压升高，所以应限制食盐的摄入，每天不多于 6 g 为宜，以防止水分潴留。总之，在选择食物上，应多吃瘦肉、奶、水果、蔬菜和谷类食物，少吃肥肉等油脂含量高的食物，一日三餐食物总摄入量应控制在 500 g 以内。膳食纤维是非能源的营养素，并可以使人产生饱腹感，因此，富含膳食纤维的食品是既能让人吃饱又不会使人发胖的理想减肥食品，如小麦、黑麦、燕麦、豆类、柑橘类或市场上出售的纤维类食品。

在用低能量饮食时，为了避免因食物减少引起维生素和矿物质不足，应有针对性地补充所需的维生素和微量元素，如维生素 A、维生素 B_2、维生素 B_6、维生素 C 和钙、铁、锌等。

可以按照推荐的每日营养素摄入量设计添加混合营养素补充剂。

3. 改变饮食习惯

为了达到减肥的目的,还应该改掉不良的饮食习惯,如暴饮暴食、吃零食、偏食等。另外,进餐的时间也非常重要。高热能的食物只在早餐时食用,上午体力活动较多,人体代谢旺盛,促进能量消耗的激素分泌也较多,食物中的热能不易转化为脂肪沉积。晚餐则要注意控制,多吃些蔬菜、豆制品,因为晚上活动量小、促进能量产生的激素分泌较少。

烹调方法宜采用蒸、煮、煨、炖、烤和微波加热等烹调方法,用少量油炒菜。忌煎和炸等。

总之,膳食调整要从合理营养的角度出发,节食减肥的关键是限制糖和脂肪的摄取。减肥食谱应为高蛋白、低脂肪和低糖的饮食。同时要保证各种营养素齐全,避免产生各种营养素缺乏症。注意膳食结构,多吃谷类、蔬菜、水果,少吃高热能、高脂肪食物,限制饮酒,做到少食多餐,不暴饮暴食。每日三餐的膳食应合理安排,早上吃好,中午吃饱,晚上吃少。睡前不吃东西,平日不吃零食。不能盲目、无节制地节食,也不需要控制机体的摄入水量。

7.2.4.2 运动减肥法

控制饮食只是减肥措施的一个方面,适当增加运动量也非常重要。运动减肥是通过增加体内能耗而达到减重的目的。应根据肥胖程度和个体的体质,选择较适宜的运动项目和运动量。运动减肥应选择有氧运动(aerobic exercise)的耐力性项目,经常运动可使神经内分泌系统和肌纤维发生一系列适应性变化,有利于消耗脂肪,运动方式不限,如长跑、疾步快走、跳绳、骑自行车、爬山、打球、跳舞、游泳等都是消耗热能的好办法。因为脂肪转变为糖并运到肌肉需要一定时间,一般至少20分钟以上,因此持续运动需坚持30分钟以上。一般成人运动强度应控制心率控制在110～130次/分钟左右,每周3～4次。但无论采用哪种运动项目都要树立正确的减肥态度。减肥是一项长期而艰苦的工作,要坚持运动与饮食调整并用,指望短期内体质量降低很多的想法是错误的。

7.2.4.3 药物减肥法

理想的减肥药,应存在减肥程度和剂量的反应关系,能使病人达到理想的体质量,并且长期使用应安全有效。目前,所有的减肥药尚不能完全满足以上条件。最常见的现象是疗效不能持久,一般减肥到6个月左右即出现停滞现象。我国市场上的一些中药产品有些有一定的减肥效果,但并不明显,尚未达到减肥药要求,只能作为保健食品。目前国际上使用的减肥药有能量消耗增强药,如生长激素、脂解素等;食欲抑制药,如苯丙胺类、甲基纤维素等;阻止消化吸收的药物,新霉素、消胆胺可使脂肪吸收不良,α-淀粉酶抑制剂、蔗糖酶可减少血糖转化为脂肪;影响脂质代谢的药物,羟基柠檬酸盐可妨碍脂质代谢,减少脂肪在体内的堆积。这些药物减肥都有副作用,尚不能排除长期服用产生耐药性和成瘾的可能,所以必须在医生的指导下使用,并定期做体检和化验。

另外,手术、针灸、按摩等都是十分有效的减肥手段。

相关阅读

预防儿童肥胖的健康饮食方案

饮食建议:

(1)多吃粗粮。饮食上要注意让孩子多吃小麦、玉米一类的粗粮。

(2)多吃深色蔬菜。如菠菜、胡萝卜、西红柿。

(3)每餐让孩子吃一个新鲜水果，加餐食物不妨也选择各种水果、干果。

(4)吃含钙丰富的食物，因为钙能够增强儿童骨质。如脱脂牛奶。

(5)孩子多吃瘦肉、鸡肉、鱼、各种豆制品。

(6)少让孩子吃糖分丰富或热量高的食物。

锻炼建议：

(1)父母应该给孩子做一个爱运动的榜样，多与孩子一起散步、捉迷藏等。

(2)制定一个锻炼时间表，儿童每天至少要运动 60 分钟。

(3)充分利用各种机会让儿童运动，如接力比赛、滑冰比赛等。

(4)让孩子多爬楼梯不乘坐电梯。

(5)节制儿童看电视和玩电脑的时间。

(6)父母买玩具的时候要考虑是否能够调动孩子身体活动。

7.3　膳食营养与糖尿病

糖尿病(diabetes mellitus，DM)中医称之为"消渴"，现代医学认为糖尿病是一种由于体内胰岛素分泌绝对或相对不足，或外周组织对胰岛素不敏感而引起的，以糖代谢紊乱为主，同时伴有脂肪、蛋白质、水及电解质等多种代谢紊乱的全身性疾病。由于胰岛素的不足，机体对葡萄糖的代谢氧化作用降低，造成血糖升高。血糖的升高使肾小球滤过的葡萄糖增多，超过了肾脏近曲小管的重吸收能力，尿液中就会含有葡萄糖，因此称为糖尿病。患者表现出多饮、多食、多尿、消瘦的"三多一少"症状，发展下去可发生眼、肾、脑、心脏等重要器官及神经、皮肤等组织的并发症，并发症是导致糖尿病患者死亡的重要因素。目前糖尿病已成为全球性的主要社会公共卫生问题，儿童与青少年也不能幸免。它与肥胖、高血压、高血脂共同构成影响人类健康的四大危险因素。

糖尿病控制不良，将产生严重危害。糖尿病患者发生心血管疾病的危险较非糖尿病人群高出 2 ~ 4 倍，并使心血管疾病发病年龄提前，病变更严重；糖尿病患者常伴有高血压和血脂异常；糖尿病视网膜病变是导致成年人群失明的主要原因；糖尿病肾病是造成肾功能衰竭的最常见原因之一；糖尿病足严重者可能导致截肢。由于早发现、早诊断、早治疗的患者比例较小，我国糖尿病患者 80% 死于心脑血管疾病，10% ~ 30% 死于糖尿病肾病，糖尿病患者平均期望寿命比正常人损失 14.4 岁。据国际糖尿病联盟(international diabetes mellitus，IDF)统计，目前全球有糖尿病患者 2.33 亿人，而且正以每年新发 700 万患者的速度猛增。2005 年有 110 万人死于糖尿病。世界卫生组织的有关资料表明，糖尿病的患病率、致残率和病死率以及对总体健康的危害程度，已居慢性非传染性疾病的第三位；糖尿病造成的死亡，居当今世界死亡原因第 5 位。我国是全球糖尿病患病率增长最快的国家之一，在过去 20 年中糖尿病患病率上升了 4 倍。2002 年全国居民营养与健康状况调查结果显示，糖尿病患者有 2 000多万人，另有近 2 000 万人耐糖量减低。据国际糖尿病联盟统计，我国 2025 年糖尿病患病人数将达到 5 930 万人。在我国患病人群中，以 Ⅱ 型糖尿病为主，占 93.7%，Ⅰ 型糖尿病占5.6%，其他类型糖尿病仅占 0.7%。膳食结构改变和体力活动减少导致的肥胖，是 Ⅱ 型糖尿病的重要影响因素。中国人是糖尿病的易感人群；年龄越大，Ⅱ 型糖尿病患病率越高。

绝对胰岛素缺乏，是由于免疫系统破坏胰腺中胰岛素分泌细胞而引起的，治疗时必须使用胰岛素，因此被称为胰岛素依赖型糖尿病，也称为Ⅰ型糖尿病，多见于儿童期发病。相对胰岛素缺乏，是由于机体细胞对胰岛素作用不敏感，致使胰岛素的需要量增加，治疗时不一定必须使用胰岛素，故称为非胰岛素依赖型糖尿病，也称作Ⅱ型糖尿病，多见于40岁以上成年人。大部分糖尿病患者属于Ⅱ型糖尿病，严重的Ⅱ型糖尿病能够转成Ⅰ型糖尿病。因为葡萄糖不能被机体所利用，体内脂肪分解便不能彻底进行，所以会产生大量酮体，出现酮症；体内能量不足，机体蛋白质便被大量分解产生能量，大量的蛋白质分解产物和酮体会加重肾脏排泄负担，易引起肾病；血中葡萄糖含量高，易形成血栓，导致下肢坏疽、白内障及心脑血管疾病，这些均为糖尿病并发症，是威胁人体生命的主要因素。

糖尿病并非是单一的病症，而是由多种病因和致病机制构成的一组疾病，包括遗传因素、膳食因素、精神因素、生理病理因素和基因因素等。其中，遗传因素的影响最大，即糖尿病具有较明显的家族遗传易感性，但膳食结构对糖尿病发病率的影响也不容忽视。

7.3.1 糖尿病诊断与分型

7.3.1.1 糖尿病的诊断标准

糖尿病的主要诊断依据是血糖值的升高。食物中碳水化合物的组成不同，血糖升高幅度也不同，其影响程度可用血糖指数（glycemic index，GI）来衡量，血糖指数越低的食物对血糖升高的影响越小。

$$血糖指数 = \frac{食物餐后2\ h血浆葡萄糖曲线下总面积}{等量葡萄糖餐后2\ h血浆葡萄糖曲线下总面积} \times 100$$

糖尿病的诊断标准：

成人正常空腹血糖值为3.9~6.1 mmol/L，餐后2小时血糖值<7.8 mmol/L。

最新糖尿病诊断标准：

1997年，美国糖尿病协会（American Diabetes Association，ADA）公布糖尿病诊断标准（静脉血浆）：具有糖尿病症状，并且任意一次血糖≥11.1 mmol/L；空腹血糖≥7.0 mmol/L；口服葡萄糖耐量试验（oral glucose tolerance test，OGTT），服糖后2 h血糖≥11.1 mmol/L。符合上述标准之一的患者，在另一天重复上述检查，若仍符合三条标准之一者即诊断为糖尿病。

我国采用WHO（1999年）糖尿病诊断标准，见表7-4和表7-5。糖尿病诊断应尽可能依据静脉血浆血糖，而不是毛细血管血的血糖检测结果。血糖的正常值和糖代谢异常的诊断主要依据血糖值与糖尿病并发症的关系来确定。

表7-4　糖代谢的分类和标准

代谢分类	WHO（1999年）标准/mmol·L^{-1}	
	空腹血糖（FPG）	餐后2 h血糖（2 h PPG）
正常血糖（NGR）	<6.1	<7.8
空腹血糖受损（IFG）	6.1~<7.0	<7.8
糖耐量减低（IGT）	<7.0	7.8~<11.1
糖尿病（DM）	≥7.0	≥11.1

注：IFG或IGT统称为糖调节受损（IGR，即糖尿病前期）。

表 7 – 5　糖尿病的诊断标准

糖尿病	静脉血浆葡萄糖水平 /mmol·L^{-1}
1. 糖尿病症状(典型症状包括多饮、多尿和不明原因的体重下降)	≥11.1
1)随机血糖(指不考虑上次用餐时间,一天中任意时间的血糖)	
2)空腹血糖(空腹状态指至少 8 h 没有进食能量)	≥7.0
3)葡萄糖负荷后 2 h 血糖	≥11.1
2. 无糖尿病症状者,需另日重复测定血糖明确诊断	—

注:儿童及青少年糖尿病的诊断标准与成年人糖尿病诊断标准相同。

　　糖耐量减低(IGT)和空腹血糖受损(IFG),是指人体血糖值介于正常与糖尿病血糖值之间过渡阶段的一种中间状态。糖耐量减低患者和空腹血糖受损患者面临发展为Ⅱ型糖尿病的高度危险,虽然这并非不可避免。

7.3.1.2 糖尿病的分型

　　1997 年,美国糖尿病协会(ADA)公布了糖尿病分类方法,该方法被全世界广泛采用,并于 1999 年受到 WHO 的认可。糖尿病按病因分型为:Ⅰ型糖尿病(胰岛素依赖型糖尿病,ID-DM)、Ⅱ型糖尿病(非胰岛素依赖型糖尿病,NIDDM)、特异性糖尿病和妊娠期糖尿病。除妊娠糖尿病外,其他几种类型都可以出现在儿童。

　　1. Ⅰ型糖尿病(胰岛素依赖型糖尿病,IDDM)

　　Ⅰ型糖尿病病人血液胰岛素严重不足,绝对地依赖于外源性胰岛素以防止酮症酸中毒。我国大约有5%的糖尿病患者属于这种类型。此型糖尿病最常见于儿童初发,但任一个年龄期都有可能发病,多有糖尿病家族史,起病急,出现症状较重。目前的治疗手段是通过注射胰岛素以及正确的饮食生活方式。

　　2. Ⅱ型糖尿病(非胰岛素依赖型糖尿病,NIDDM)

　　Ⅱ型糖尿病是最常见的糖尿病类型,占全世界糖尿病病人总数的90%,在我国占95%。该型糖尿病常在40～60 岁发病,进展缓慢,症状较轻或没有症状,有时只是在医院常规体检中才发现高血糖。Ⅱ型糖尿病主要包括下列两个现象:胰岛素分泌延迟或不足;周围组织对胰岛素出现抗阻现象。Ⅱ型糖尿病病人并不绝对地依赖于外源胰岛素治疗,但要靠科学的饮食习惯和积极的体育锻炼。

　　3. 特异性糖尿病

　　其他类型糖尿病多指由多种已知因素,如基因异常、疾病、药物和感染等所造成的糖尿病。常见的原因有胰腺炎、胰腺切除手术等,以及体内出现胰岛素抗体或胰岛素受体的抗体。根据病因和疾病的严重程度,可选择不同的治疗方法。

　　4. 妊娠期糖尿病

　　妊娠期糖尿病是指在孕期发生或在孕期第一次发现的不耐受葡萄糖情况,通常在妊娠中期或后期才发现的糖尿病。凡在受孕前应经诊断为糖尿病的妇女不列入其中。妊娠期糖尿病的患病率在1%～3%之间,其病因尚不十分清楚,可能与妊娠期血液中拮抗胰岛素的激素升高有关。妊娠期糖尿病的病情较轻,85%的妊娠期糖尿病患者依靠膳食调整可将血糖控制在理想范围，而不会对胎儿的生长发育造成不良影响。

7.3.2 糖尿病对健康的危害

糖尿病的并发症多且严重。常见的并发症有急性感染、肺结核、动脉硬化、肾病、视网膜等微血管病变以及神经病变等。据最新统计来看，5 年以上糖尿病人中，中国每天要瞎掉 5 000 只眼睛，8 年病史，每天锯掉 6 500 条腿和脚趾，10 年以上每天坏掉 7 000 个肾。

7.3.3 糖尿病的发病因素

7.3.3.1 遗传因素

遗传学研究表明，糖尿病发病率在血统亲属中与非血统亲属中有显著差异，前者较后者高出 5 倍。在糖尿病 I 型的病因中遗传因素的重要性为 50%，而在糖尿病 II 型中其重要性达 90% 以上，因此引起糖尿病 II 型的遗传因素明显高于糖尿病 I 型。I 型糖尿病发病机理与病毒导致胰岛细胞的破坏及功能衰竭有关；受遗传基因的影响，患者易发生自身免疫病，由于自身的免疫过程损伤了胰岛的细胞，从而造成胰岛素分泌量不足。在发展成临床糖尿病之前，血浆中往往能检出对胰岛细胞和胰岛素的抗体，并在葡萄糖负荷后胰岛素的分泌反应有缺陷。抗体的检测为本型糖尿病的提前诊断提供了可能。实验发现，双胞胎之一罹患 II 型糖尿病，则另一人得病的几率为 90%。

7.3.3.2 膳食因素

饮食过多而不节制，营养过剩，使原已潜在有功能低下的胰岛素 β 细胞负担过重，而诱发糖尿病。现在国内外亦形成了"生活越富裕，身体越丰满，糖尿病越增多"的概念。主要包括能量、碳水化合物、脂肪、蛋白质、维生素和微量元素等几个方面：

1. 能量与糖尿病

能量过剩引起的肥胖是糖尿病的主要诱发因素之一。肥胖者由于饮食过量，血液中分泌的胰岛素大增，诱导反馈作用的发生，减少位于细胞表面的胰岛素受体，使得过量的胰岛素无法与受体结合发挥作用而滞留于血液中，造成所谓的胰岛素抗阻（即在某种血浆中胰岛素水平下，肌肉对葡萄糖的摄取减少）及血中胰岛素过多现象。当体内出现胰岛素抗阻及血中胰岛素过多时，血糖升高因而刺激胰腺产生更多的胰岛素，以促使血糖正常化，但当胰腺不堪长期负荷而衰竭时，则会出现胰岛素分泌不足而导致糖尿病。

2. 碳水化合物与糖尿病

当一次进食大量碳水化合物时，血清葡萄糖浓度迅速上升，胰岛素分泌增加，促进葡萄糖的氧化分解，从而维持血糖浓度的相对平衡。多余的葡萄糖以糖原的形式储存或转化为脂肪储存。当血糖水平长期处于较高状态而需要更多的胰岛素，或伴有肥胖等导致机体对胰岛素不敏感时，机体则需要分泌大量的胰岛素以维持血糖的正常水平，由此加重了胰腺的负担，使胰腺因过度刺激而出现病理变化和功能障碍，导致胰岛素分泌的绝对或相对不足，最终出现糖尿病。

3. 脂肪与糖尿病

研究证明高脂膳食容易诱发糖尿病，原因为多方面。如在骨骼肌内，脂肪酸和葡萄糖的利用存在一定程度的竞争作用，如果游离脂肪酸的浓度较高，肌肉摄取脂肪酸进行氧化供能的作用则增强，从而使葡萄糖的利用减少而导致血糖升高；脂肪的氧化分解需要消耗大量葡萄糖分解的中间产物，从而阻断了葡萄糖的彻底氧化分解，也会使血糖浓度上升。此外，高脂膳食必然导致饱和脂肪酸和胆固醇的过量摄取，并容易引起肥胖，从而导致糖尿病慢性合并症如冠心病的发生。目前认为肥胖是糖尿病的一个重要诱因，约有60%～80%的成年糖尿病患者在发病前均为肥胖者，肥胖的程度与糖尿病的发病率呈正比，研究表明，随着年龄增长，体力活动逐渐减少时，人体肌肉与脂肪的比例也在改变。自25岁至75岁，肌肉组织逐渐减少，由占体重的47%减少到36%，而脂肪由20%增加到36%，此系老年人，特别是肥胖多脂肪的老年人中糖尿病明显增多的主要原因之一。许多Ⅱ型糖尿病的发病是由肥胖导致的，这类病人由于饮食过量，血液中分泌的胰岛素大增，诱导反馈作用的发生，减少位于细胞表面的胰岛素受体，使得过量的胰岛素无法与受体结合发挥作用而滞留在血液中，造成所谓的胰岛素抗阻及血中胰岛素过多现象。当体内出现胰岛素抗阻及血中胰岛素过多现象时，血糖升高因而刺激胰腺产生更多的胰岛素，以促使血糖正常化，但当胰腺不堪长期负荷而衰竭时，则会出现胰岛素分泌不足而导致糖尿病。年老和体力活动太少均可发生胰岛素对抗性。

4. 蛋白质与糖尿病

目前还无确切的证据表明膳食蛋白质含量与糖尿病发病的直接关系，但在植物性食品中，存在一类具有降糖作用的氨基酸，这些氨基酸的特点是在体内不参与蛋白质的合成，而是以游离的形式调节糖的代谢，从而起到降血糖的作用。

5. 维生素与糖尿病

糖尿病人由于体内代谢过程的变化，容易造成维生素的缺乏，因此，维生素与糖尿病的关系主要为充足的维生素摄入有利于预防糖尿病合并症的发生。如足量的维生素C可防止血管性合并症的发生，B族维生素可防止外周神经炎合并症，维生素A与胡萝卜素则可延缓糖尿病人的眼部损伤，而维生素K及维生素B_{12}具有一定的降糖作用。

6. 微量元素与糖尿病

微量元素与糖尿病之间的关系目前还缺乏深入的研究，但普遍认为，三价铬是葡萄糖耐量因子的组成部分，是胰岛素的辅助因子，能增加周围组织对胰岛素的敏感性，使碳水化合物的氧化分解加速而起到降低血糖的作用。也有研究表明，锌、镁和锂对胰岛素的合成与分泌、周围组织对胰岛素的敏感性等方面也有一定的影响，从而对糖尿病及其并发症有一定的防治作用。微量元素缺乏如锌、铬缺乏亦被怀疑是Ⅱ型糖尿病的病因。

7.3.3.3 精神因素

近十年来，中、外学者确认了精神因素在糖尿病发生、发展中的作用，认为伴随着精神的紧张、情绪的激动及各种应激状态，会引起升高血糖激素的大量分泌，如生长激素、去甲肾上腺素、胰升糖素及肾上腺皮质激素等。

7.3.3.4 生理和病理因素

妊娠：专家发现妊娠次数与糖尿病的发病有关，多次妊娠易使遗传因素转弱诱发糖尿病。

感染：幼年型糖尿病与病毒感染有显著关系，感染本身不会诱发糖尿病，仅可以使隐形糖尿病得以外显。

7.3.3.5 基因因素

近年来，随着对糖尿病研究和认识的不断深入，从分子生物学、电镜超微结构、免疫学、生理生化学等多角度进行探索，对糖尿病的病因及发病机制又有了新的认识。

目前科学认为糖尿病是由几种基因受损所造成的：Ⅰ型糖尿病——人类第六对染色体短臂上的 HLA – D（human leukocyte antigen）基因损伤；Ⅱ型糖尿病——胰岛素基因、胰岛素受体基因、葡萄糖溶酶基因和线粒体基因损伤。总之，不管哪种类型的糖尿病，也不论是因为遗传易感而发病，还是环境因素、病毒感染发病，归根结底都是基因受损所致。换言之糖尿病是一种基因病。

7.3.4　糖尿病的营养防治

膳食和营养治疗是糖尿病治疗的重要组成部分，也是多种治疗的基础。对膳食和营养不予足够的重视，Ⅱ型糖尿病就不可能得到理想的控制。不良的膳食结构和习惯还可能导致相关的心血管危险因素，如高血压、血脂异常和肥胖等的出现或加重。

针对与糖尿病发病有关的营养因素，糖尿病饮食疗法的基本原则应为"在规定的热量范围内，获得营养平衡的饮食"。但在具体实施过程中，不同的个体存在一定的差异，即不同个体合理的膳食结构是不同的。在制定糖尿病患者的合理膳食时，应注意以下几点。

7.3.4.1　视病情轻重制定节食方案

轻型病人往往肥胖，适当节制饮食是主要疗法。采取低热量膳食，每日用三餐者，膳食热量的分配按早 1/5、中 2/5、晚 2/5 的比例安排食物量；有条件采用少量多餐制者，更有利于减轻每次进餐的糖负荷。中型和重型病人在药疗的同时，也要注意饮食节制。每日主粮和副食的摄入量应按医生的规定，并要相对固定，以免引起血糖波动太大使尿糖不易控制，甚至出现低血糖反应。

7.3.4.2　禁止食用含糖量高的食物

糖和甜食，应列为不吃之列。水果中由于含低分子碳水化合物较多，因此要视病情而定，病情不稳定时或严重时不吃，控制得较好时，可少量吃，且要观察对尿糖血糖的影响，明显增高时，最好不吃。

糖尿病病人的碳水化合物摄入量未予严格限制，占能量的 50% ~60%，但对碳水化合物的要求很高，因为不同的碳水化合物，对血糖的影响不同。一般地，高分子碳水化合物如淀粉，对血糖的影响较小，而小分子糖如蔗糖、葡萄糖、乳糖等对血糖的影响较大，应严格限制其摄入量，水果中因含有较多的小分子糖，也应限制其摄入量。

淀粉的种类对血糖的影响也有所不同。直链淀粉为线性结构，卷曲成螺旋形，易于老化，形成难消化的抗性淀粉；支链淀粉是枝杈状结构，易糊化，消化率高，易使血糖升高。

不同种类含等量碳水化合物的食物进入人体后对血糖的影响也是不同的。为便于比较，可采用血糖指数来描述一种食物对血糖的影响。血糖指数（glycemic index，GI）指摄入含一定量的碳水化合物食物 2 h 后与摄入等量葡萄糖 2 h 后血浆葡萄糖曲线下面积之比。糖尿病病人应多选用低 GI 食物。

一般情况下，小分子糖类，如单糖和双糖血糖指数较大，而高分子糖类如淀粉和膳食纤维的血糖指数则较小，但其种类不同、结构不同，对血糖升高的影响程度也不同。以淀粉为例，直链淀粉为线性结构，易于老化而形成难以消化的抗性淀粉，对血糖和胰岛素引起的反应较慢，作用较弱；支链淀粉为枝杈状结构，易糊化，消化率高，容易使血糖和胰岛素水平明显升高。膳食纤维不能被人体消化吸收，同时水溶性膳食纤维能够吸水膨胀，吸附并延缓碳水化合物在消化道的吸收，减弱餐后血糖的急剧升高，有助于患者的血糖控制。不溶性膳食纤维能促进肠蠕动，加快食物通过肠道，减少吸收，具有间接缓解餐后血糖升高的作用。另外，有些植物多糖，如灵芝多糖、枸杞多糖、菊芋多糖、魔芋多糖等都有一定的降糖作用。

7.3.4.3 坚持低糖、低脂、低盐和优质蛋白质的膳食原则

膳食控制，应通过合理计算。一般普通糖尿病人每日主食(碳水化合物)供应量 250~400 g，副食中蛋白质 30~40 g、脂肪 50 g 左右。肥胖型糖尿病人每日主食控制在 150~250 g、脂肪 25 g、蛋白质 30~60 g。高蛋白膳食适于长期患消耗性疾病的糖尿病患者，每日主副食蛋白质总量不低于 100 g。注射胰岛素的病人，主食可放宽到 450~1 000 g，其他副食酌情供应。食盐摄入量限制在每日 6 g 以内，限制摄入含盐量高的食物，如加工食品、调味酱等。尽量选择盐量低的食品。

富含优质蛋白质的食品是鱼、海产品、瘦肉、鸡肉、低脂奶制品、坚果和豆类。

7.3.4.4 增加膳食纤维的摄入

膳食纤维对糖尿病的作用是通过膳食纤维特别是可溶性膳食纤维在肠道形成凝胶，使糖的吸收减慢，从而降低空腹血糖和餐后血糖，延缓糖尿病合并症的发生；减少肠激素如胰高血糖激素、抑胃肽的分泌，减少胰岛细胞的刺激，加速葡萄糖代谢；减少脂肪的吸收，降低糖尿病合并冠心病的危险性等三方面来实现。

含可溶性膳食纤维多的食物：蔬菜、粗杂粮、整粒豆、麸皮等，水果也含有较多的可溶性纤维，但考虑到其小分子碳水化合物含量较高，应控制摄入量。建议的可溶性膳食纤维的摄入量为 40 g/d，不超过 50 g/d，过量可能影响无机盐的吸收。

7.3.4.5 增加维生素摄入量

目前认为和糖尿病有关的维生素主要有：

(1)维生素 C   足量的维生素 C 可提高靶细胞受体对胰岛素的敏感性，有助于血糖的氧化代谢，改善糖尿病的代谢紊乱；维生素 C 还有助于增加小血管的弹性，改善微循环，防止血管性合并症的发生。含维生素 C 丰富的食物主要有蔬菜和水果。选用水果时，可选择含糖量低的食用，血糖控制不好者，慎用水果。

(2)B 族维生素   维生素 B_1、B_2、PP 和氧化代谢、能量生成有关，糖尿病人用于代谢紊乱，脂肪氧化增多，维生素 B_1、B_2、PP 的消耗增加。糖尿病合并外周神经炎就和维生素 B_1 的缺乏有关，所以糖尿病病人应补充维生素 B_1、B_2、PP 等 B 族维生素。

(3)维生素 A 与胡萝卜素   维生素 A 对视觉的影响可延缓糖尿病病人的眼部损伤，这可能和维生素 A 维持上皮细胞的功能有关。此外，维生素 A 和胡萝卜素作为抗氧化成分，能减少因糖化蛋白的氧化而形成的自由基，防止自由基对机体的损伤。资料显示，胡萝卜素的摄入量与白内障的发生呈负相关。

7.3.4.6 增加微量元素的摄入量

(1)铬   3 价铬是葡萄糖耐量因子的组成部分，是胰岛素的辅助因子，故能增加周围组织对胰岛素的敏感性，使碳水化合物的氧化分解加速，降低血糖。

(2)锌   锌是胰岛素的组成成分，每个胰岛素分子含 2 个锌原子。适量的锌能促进胰岛素的合成与分泌，但过高或过低，均可损坏胰岛素合成与分泌。锌还协助葡萄糖在细胞膜上的转运，从而起降低血糖的作用。

(3)镁   镁和外周组织对胰岛素的敏感性有关，缺镁可导致胰岛素抵抗作用。镁可改善血管弹性，防止发生视网膜病变和心血管疾病。

194 / 第7章 膳食与疾病

(4)锂　锂能促进胰岛素的合成与分泌，提高 β-细胞有丝分裂过程中的 DNA 与细胞的数目，还可改善外周组织对胰岛素的敏感性，从而降低血糖。

7.3.4.7　摸索出进餐与血糖、尿糖变化的规律

摸索自己进餐与血糖、尤其是尿糖变化之间的规律，对于稳定病情，指导用药，有着十分重要的意义。这一点主要是靠患者在病变过程中自己留心观察。

7.3.4.8　膳食要与体力活动相适应，与药物治疗相配合

发现血糖、尿糖增多，则饮食要适当减少和控制；如果活动量增加，主食可适当增加；如果休息卧床，主食适当减量；胰岛素用量较大的，两餐间或晚睡前应加餐，以防止低血糖发生。总之，是以适当的膳食变动，求得病情的稳定，维持和恢复胰岛功能，促进糖尿病早日痊愈。

体力活动在 II 型糖尿病的管理中占有重要的地位。运动增加胰岛素敏感性，可以改善血糖控制，有利于减轻体重。

(1)运动频率和时间为每周至少 150 min。

(2)中等强度的体力活动包括：快走、打太极拳、骑车、打高尔夫球和园艺活动。

(3)较强体力活动为舞蹈、有氧健身、慢跑、游泳、上坡骑车。

(4)每周最好进行两次肌肉运动如举重训练，训练时阻力为轻或中度。

(5)运动项目要和病人的年龄、社会、经济、文化背景及体质相适应。

(6)养成健康的生活习惯，将有益的体力活动融入到日常生活中。

(7)活动量大或激烈活动时应建议糖尿病病人调整食物和药物，以免发生低血糖。

7.3.4.9　戒烟

吸烟有害健康，尤其对有大血管病变高度危险的 II 型糖尿病患者。应劝诫每一位吸烟的糖尿病患者停止吸烟，这是生活方式干预的重要内容之一。

7.3.4.10　控制饮酒

限制饮酒量，不超过 1~2 份标准量/d（一份标准量为 285 mL 啤酒、375 mL 生啤、100 mL 红酒或 30 mL 白酒，约含 10 g 酒精）。酒精可诱发使用黄脲类或胰岛素治疗的病人出现低血糖。

7.3.5　具有降血糖作用的食物及食物成分

具有降血糖作用的食物主要有：燕麦、荞麦、南瓜、苦瓜、荔枝、山楂、枸杞子、灵芝、绞股蓝、西瓜皮、冬瓜、带壳红豆、鲜菠菜根、鲜葱头、韭菜、芹菜等，具有降血糖作用的食物成分主要有：多糖类，植物多糖如灵芝多糖、枸杞多糖、菊芋多糖、魔芋多糖等都具有一定的降血糖作用；某些氨基酸，在植物性食品中，存在一类具有降血糖作用的氨基酸，包括降血糖氨基酸 A、降血糖氨基酸 B、亚甲基环丙基乙酸、亚甲基环丙基丙酮酸等，这些氨基酸的共同特点是均含有环丙基，它们不在体内参与蛋白质的合成，以游离的方式调节糖的代谢，从而起到降血糖的作用。已有许多报道证明南瓜种子、苦瓜、苦荞麦等具有降血糖作用的食品中起作用的成分就是这类氨基酸；维生素，具有降血糖作用的维生素主要有维生素 K 及维生素 B_{12} 等；微量元素如锌、镁、钴、铬等均具有降血糖作用。

7.4　膳食营养与高血压

高血压（hypertension）是一种以动脉收缩压和（或）舒张压升高为主要表现，常伴有心、

脑、肾和视网膜等器官功能性或器质性改变为特征的全身性疾病。动脉血压主要取决于心排血量的多少和外周体循环阻力的大小。心排血量随体液容量的增加、心律的增快和心肌收缩力的增强而增加，总外周阻力与阻力小动脉的结构如血管壁的增厚、血管壁的顺应性、血管受内分泌因素调节表现出的舒缩状态以及血液的黏度有关。血压的急性调节主要是通过压力感受器和交感神经的调节，慢性调节主要是通过肾素－血管紧张素－醛固酮系统及肾脏的调节。高血压典型症状为头痛、头晕、头胀、心烦、急躁易怒、面红目赤、腰酸腿软、血压高出正常。

7.4.1 高血压的诊断与分类

7.4.1.1 高血压的诊断标准

1999 年，WHO 和国际高血压学会给出了新的高血压诊断标准（表 7-6）。当体循环动脉收缩期和（或）舒张期血压持续增高，当收缩压（systolic blood pressure，SBP）≥140 mmHg 或舒张压（diastolic blood pressure，DBP）≥90 mmHg，即可诊断为高血压。

表 7-6 高血压诊断标准

类别	收缩压（SBP）/mmHg	舒张压（DBP）/mmHg
理想血压	<120	<80
正常血压	<130	<85
正常偏高	130~139	85~89
高血压Ⅰ级（轻度）	140~159	90~99
亚组：临界高血压	140~149	90~94
高血压Ⅱ级（中度）	160~179	100~109
高血压Ⅲ级（重度）	≥180	≥110
单纯收缩期高血压	≥140	<90
亚组：单纯收缩期高血压	140~149	<90

注：mmHg 为非法定计量单位，1 mmHg = 133.322Pa。

7.4.1.2 高血压的分类

高血压可分为原发性高血压和继发性高血压两类：①原发性高血压（spontaneous hypertension）是一种以血压升高为特征，原因不明的独立疾病，占高血压的95%以上；②继发性高血压是指有明确而独立的病因，血压升高是某些疾病的一种临床表现，在高血压中不足5%。70%以上继发性高血压由肾脏疾病引起。

大部分患者属于原发性高血压，即未见有明显发病因素，血压升高的主要原因是由于体内控制液体和电解质平衡的机制发生紊乱而引起。因其他功能紊乱，如妇女妊娠、患肾病等原因引起的高血压，称作继发性高血压。

7.4.2 高血压的流行情况和对健康的危害

高血压既是一种疾病，又是其他心血管疾病主要的危险因素。在大部分国家中约有20%

的成年人受到影响，是值得关注的严重公共卫生问题。高血压无论在发达国家还是发展中国家都是一种常见病，西方发达国家高血压的患病率一般在15%～20%。2002年我国15岁以上人群高血压患病率18.8%。持续高血压可以引起全身小动脉病变和心、脑、肾等脏器的缺血性损伤。因此，高血压是容易导致死亡和伤残的疾病。

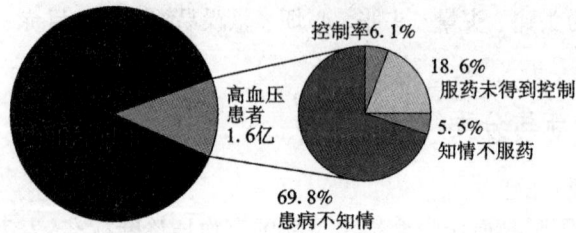

图7-1　高血压患者占全国人口比例及患者类型图

　　在我国高血压普遍存在着患病率高、死亡率高、残疾率高的"三高"和知晓率低、治疗率低、控制率低的"三低"特点。患病率北方高于南方，城市高于农村，自东北向西南递减，但近年农村高血压患病率快速上升，"城乡差别"明显减弱。患病率男性高于女性，并随着年龄增加而升高，集中于老年人口；但近年来年轻人群的高血压患病率的增加趋势比老年人更明显，具有年轻化趋势；35～44岁人群高血压患病增长率男性为74%，女性为62%。体力劳动者患病率低于脑力劳动者。大量调研资料显示，高血压是全球范围内的重大公共卫生问题。我国已成为世界上高血压危害最严重的国家之一，几十年来高血压患病率呈现快速增加势头。最近几年，我国每年新增高血压患者600多万，另有150万人死于由高血压引起的中风。患病率高、致残率高、死亡率高，且可引起心、脑、肾并发症，是冠心病、脑卒中和早死的主要危险因素。患病率及平均血压水平随年龄增长而增高。一般在35岁以后增长幅度较大。60岁以前，一般男性患病率高于女性，但60岁以后则女性高于男性。

　　肥胖者的高血压患病率较高，尤其是女性，肥胖时间越长，发生高血压的危险性越大，而控制饮食和增加运动使体重降低时，使血容量、心排血量和交感神经活动下降，血压也随之降低。我国24万人群调查资料汇总分析结果显示，BMI≥24者的高血压患病率是BMI在24以下者的2.5倍，BMI≥28者的高血压患病率是BMI在24以下者的3.3倍；男性腰围达到或超过80 cm，其高血压患病率是腰围正常者的2.3倍。

7.4.3　高血压的发病因素

　　高血压的病因尚未阐明，目前认为是一种由多基因遗传与环境多危险因子交互作用使正常血压调节机制失去代偿而形成的慢性全身性疾病，一般认为遗传因素大约占40%，环境因素大约占60%，在环境因素中，主要与营养膳食有关。此外还与年龄因素、职业与环境等因素有关。

　　1.遗传因素

　　调查发现，约半数以上高血压病人有家族史。

　　2.膳食因素

　　1）能量与高血压

能量与高血压的关系主要表现在能量过剩导致肥胖或超重，而肥胖或超重是引起高血压的重要危险因素。体质指数与血压水平有着明显的正相关关系，即使在体质指数正常的人群中（BMI < 25 kg/m²），随着体质指数的增加，血压水平也相应增加，而且，肥胖的高血压病人更易发生心绞痛和猝死。超重人群患高血压的危险性比正常人群高 3 ~ 5 倍，如果能预防和控制超重，将使高血压的发病人数减少 30%。

2）微量元素与高血压

钠：有充分的证据表明，食盐中的钠离子摄入量与高血压的发病率显著相关。人群的人均食盐摄入量越多，高血压的发病危险性也越高。原因为由于食盐摄入过多，会导致体内钠的潴留，而钠主要存在于细胞外，从而使胞外液渗透压增高，胞内水分向胞外移动，细胞外液包括血液总量增多。血容量的增多造成心血输出量增大，血压增高。食盐量与高血压的正相关不仅见于成年人，而且也见于儿童和青少年人群，甚至出生后 5 周内摄入的高盐与青少年期的高血压也成正相关。中国人群膳食食盐摄入量高于西方国家，北方人群约为每天 12 ~ 18 g，南方人群约为每天 7 ~ 8 g，均超出世界卫生组织（WHO）建议的每天 6 g 以下的标准。

钾：膳食钾有降低血压的作用，高钠引起的高血压患者当通过膳食补充钾后，降血压作用更为明显，这可能与钾促进尿钠排泄、抑制肾素释放、舒张血管、减少血栓素的产生等作用有关。在低钠摄入时，高钾对血压的影响并不大。

钙：膳食中钙摄入不足可使血压升高，而增加钙可引起血压降低。美国调查结果显示每日钙摄入量低于 300 mg 者与每日摄入量为 1200 mg 者相比，高血压危险性高 23 倍。一般认为膳食中每天钙的摄入少于 600 mg，就有可能导致血压升高。钙促进钠从尿中排泄可能是其降血压作用的机制之一。

镁：一般认为血压升高与低镁有关。摄入含镁高的膳食可降低血压。镁降低血压的机制可能包括：①降低血管的紧张性和收缩性；②减少细胞钙的摄取而引起细胞浆的钙降低；③促进具有舒血管作用前列腺素 I_2（prostaglandin I_2，PGI_2）的产生。

镉与锌：研究资料表明，血镉水平与血压成正相关，锌能阻止镉的不良作用。高锌低镉食物有粗粮、豆类、坚果等。

3）脂肪与高血压

增加多不饱和脂肪酸的摄入和减少饱和脂肪酸的摄入都有利于降血压。临床研究发现每天摄入鱼油 4.8 g 可降低血压 200 ~ 600 Pa（1.5 ~ 3.0 mmHg）。$n-3$ 多不饱和脂肪酸降压作用的机制可能与改变前列腺素的代谢、改变血管内皮细胞的功能和抑制血管平滑肌细胞的增殖有关。$n-6$ 多不饱和脂肪酸是否具有降压作用仍有较多的争议。

脂肪摄入过高，特别是动物脂肪摄入过高，必然导致饱和脂肪酸和胆固醇摄入过高，容易造成高血脂和高胆固醇血症，而高血脂和高胆固醇血症又往往与高血压互为因果，即血脂增高会导致血液黏滞系数增大，血液流动的阻力增大，血压升高。而适当增加多不饱和脂肪酸，特别是 $n-3$ 系列多不饱和脂肪酸则有利于降低血压。同时不饱和脂肪酸，能使胆固醇氧化，使血浆胆固醇水平降低，还可延长血小板的凝聚，抑制血栓形成，增加微血管的弹性，预防血管破裂，从而对高血压并发症有一定的预防作用。

4）蛋白质与高血压

某些氨基酸与血压的关系，如外周或中枢直接给予色氨酸和酪氨酸可引起血压降低。牛磺酸是含硫氨基酸的代谢中间产物，已发现它对原发性高血压大鼠和高血压患者均有降压作用。优质动物蛋白质如鱼类蛋白质中含有的牛磺酸、蛋氨酸可降低血压，能预防高血压，应适量补充。

5）碳水化合物与高血压

碳水化合物摄入过多，导致机体能量过剩，使身体变胖、血脂增高、血液的粘滞系数增大、外周血管的阻力增大，血压上升。动物实验发现简单碳水化合物，如葡萄糖、蔗糖和果糖，可升高血压。然而，不同碳水化合物对血压的调节作用还缺乏人群研究资料。但是碳水化合物的过多摄入，必然导致人体能量摄入过多，使人体变胖，而肥胖又与高血压的发病率呈明显的正相关，因此碳水化合物的摄入量也应适当。另外，膳食纤维具有降低血脂和血清胆固醇的作用，因此有一定的降压作用，还可以延缓因高血压引起的心血管合并症。

6）维生素与高血压

维生素 C 能够改善血管的弹性，降低外周阻力，有一定的降压作用。并可延缓因高血压造成的血管破裂出血现象的发生。另有报道称，维生素 E 也有一定的降压作用。

7）膳食纤维与高血压

膳食纤维具有降低血清甘油三酯和胆固醇的作用，有一定的降压作用，还可延缓因高血压引起的心血管合并症。

8）酒精与高血压

大多研究发现饮酒和血压呈"J"型关系，少量的酒精（14～28 g/d）具有舒张血管作用，对血压无明显不良影响，但长期大量的饮酒可导致脂肪肝、高脂血症并引起血压增高。酒精影响血压的机制仍未完全阐明，一些研究认为与酒精刺激交感神经活动，刺激促皮质激素释放激素的释放，抑制细胞膜 Na^+-K^+-ATP 酶活性引起细胞内钙离子升高、血管阻力增加等因素有关。大量研究表明，过量饮酒使高血压的发病危险升高。男性持续饮酒与不饮酒者比较，4 年内发生高血压的危险性增加40%。

9）咖啡、茶与高血压

咖啡中含有咖啡因，过量饮用可使血压升高。茶叶中含有蛋白质、氨基酸、维生素、酚类、咖啡因和茶碱等。饮茶能降低血清胆固醇浓度，减轻动脉硬化的程度，并能使末梢血管扩张，抑制肾小管再吸收而有利尿作用，因此经常饮茶有益于健康。但是，饮茶也可兴奋高级神经中枢，增强心室收缩并使心率加快。所以大量饮茶及一次摄入大量咖啡，对人的血压会造成一定的影响，高血压病人应提高警惕。

3. 年龄因素

高血压的发生和年龄相关，年龄越大，发病越高。

4. 职业与环境

凡需要注意力高度集中、过度紧张的脑力劳动、对视听觉有高度刺激的工作环境，均可使血压升高，国内外已有心理社会应激或内向（压抑）愤怒，造成血压升高或高血压患病率增加的人群研究报道；久坐工作生活方式者与同龄对照者相比发生高血压的危险性增加20%～50%。

7.4.4 高血压的营养防治

卫生部专家组根据中国情况对改善膳食结构预防高血压提出以下建议。

1.控制体重,避免肥胖

减轻体重已成为降低血压的重要措施,体重减轻 9.2 kg 可引起收缩压降低 840Pa(6.3 mmHg),舒张压降低 413Pa(3.1 mmHg)。控制体重可使高血压的发生率降低,可使高血压的发生率减少 28% ~40%。减轻体重的措施,一是限制能量的摄入,二是增加体力活动。对超重的患者,总能量可根据患者的理想体重,每日每千克体重给予 84 ~ 105 kJ,或每日能量摄入比平时减少 2 092 ~4 184 kJ,若折合成食物量,则每日减少主食 100 ~200 g 及烹调油 15 ~ 30 g。能量减少可采取循序渐进的方式。

在限制能量的基础上,应做到营养平衡,合理安排蛋白质、脂肪、碳水化合物的比例,蛋白质占总能量的 15% ~20%,脂肪 20% ~25%,碳水化合物 45% ~60%,矿物质和维生素达到 DRIs 标准。

适量的体育活动,既能增加能量的消耗,又能改善葡萄糖耐量,增加胰岛素的敏感性,还能提高 HDL 的水平,对控制高血压有利。运动方式以每日步行约 3 km,时间在 30 min 以上为宜;或选择适合个体的有规律的运动项目,如骑自行车、有氧操、太极拳等。每周进行 5 次,运动后的心率每分钟约为 170 次较为合适,如 60 岁的人,运动后的心率达到每分钟 110 次,如此掌握适量的运动,可以达到安全和保持有氧代谢的目的。

2.改善膳食结构

1)选择少盐膳食

限制膳食中的钠盐,钠盐对高血压的反应性存在个体差异,有 30% ~50% 患者对食盐敏感。限盐前的血压越高,限盐的降压作用越明显。有时血压下降不明显,但可减轻头痛、胸闷等症状,或可减少血压的不稳定性。适度的减少钠盐的摄入,还可能减少降压药的剂量,减少利尿药物导致的钾排出,改善左心室肥大,并通过降低尿钙的排出从而对骨质疏松与肾结石有利。建议正常人每天食盐的摄盐量应该控制在 6 g 以内。高血压患者食盐的摄入量应为 1.5~3.0 g。除了食盐外,还要考虑其他钠的来源,包括盐腌食品以及食物本身含有的钠盐。

2)摄入富含钾的食物

钾能对抗钠的不利作用,高血压患者应摄入含钾高的食物,大多数蔬菜水果都含有丰富的钾,尤以香蕉、桔子、花生、豆类及豆制品、龙须菜、莴笋等含量较高,增加蔬菜水果的摄入,可提高钾的摄入水平,增加钠的排出量,有利于预防高血压的发生。

3)多摄入富含钙、镁的食物

富含钙的食品有牛乳、鱼类、豆类等。富含镁的食物有各种香菇、干豆、鲜豆、蘑菇、菠菜、桂圆和豆芽等。

4)摄入脂肪酸比例适合的油脂

有流行病学资料显示,即使不减少膳食中的钠和不减轻体重,如果高血压患者控制膳食脂肪的摄入量在总能量的 25% 以下,高血压发病率也会明显下降。脂肪酸中饱和脂肪酸、单不饱和脂肪酸和多不饱和脂肪酸的良好比例为 1:1:1。应限制饱和脂肪酸提供的能量,一般不超过脂类供能的 1/3。增加不饱和脂肪酸的比例,可降低血清甘油酯与胆固醇水平,降低血液粘滞度;防止动脉粥样硬化,防止血管狭窄,降低血液阻力,防止血压升高。

5)增加含优质蛋白的食物

不同来源的蛋白质对血压的影响不同,鱼类蛋白可使高血压和脑卒中的发病率降低,酪氨酸也有降低血压的功效,大豆蛋白虽无降血压作用,但也有预防脑卒中发生的作用。

6)控制热能,降低体重

高血压病患者往往体重超重或肥胖,故应首先减轻体重。对于体重超标准者,热能要比正常体重者减少20%～30%,使每周体重减轻1 kg为宜。

7)限制精制糖的摄入

精制糖可升高血脂,导致血压升高,且易出现合并症,因此应限制摄入。提倡吃复合糖类,如淀粉、标准面粉、玉米、小米、燕麦等植物纤维较多的食物,少进食葡萄糖、果糖及蔗糖。

8)补充足量的维生素C

大剂量维生素C可使胆固醇氧化为胆酸排出体外,改善心脏功能和血液循环,软化血管,增加血管的弹性,有利于预防高血压的合并症,防止心脑血管意外。

9)其他

中医推荐高血压患者食用芹菜、洋葱、大蒜、胡萝卜、荠菜、菠菜等蔬菜,还可选用山楂、西瓜、桑葚、香蕉、柿子、苹果、桃、梨等水果,以及菊花、海带、木耳、蘑菇、玉米等。这些食物的高血压防治作用可能与其含有植物化学物质、微量元素和维生素有关。

3.限制刺激性食物,提倡戒酒、戒烟、适量饮茶

尽管有证据表明非常少量饮酒可能减少冠心病发病的危险,但是饮酒和血压水平以及高血压患病率之间却呈线性关系,因此不提倡用少量饮酒预防冠心病,提倡高血压患者应戒酒,因饮酒可增加服用降压药物的抗性。建议男性如饮酒每日饮酒的酒精量应少于20～30 g,女性则应少于10～15 g。酒精是高血压和脑卒中的危险因素,建议高血压患者不宜饮酒,饮酒应限制酒量在25 g/d以下,必要时完全戒酒。长期大量吸烟,可引起小动脉的持续收缩,小动脉壁增厚而逐渐硬化,产生高血压、动脉粥样硬化,并增加并发症的严重性。吸烟的高血压者发生脑血管意外的危险性比不吸烟者高4倍。茶叶中除含有多种微量元素和维生素外,还含有茶碱和黄嘌呤等物质,有利尿和降压作用,可适当饮用,通常以饮清淡的绿茶为宜。

4.注意合理营养的同时,应积极参加体育锻炼

研究表明,长期有规律的有氧健身锻炼能改善和增强心血管机能,延缓和推迟心血管结构和机能的老化,并对脂代谢有良好影响,可有效防治心、脑血管疾病,起到强身健体和延年益寿之目的。当心血管系统已经出现了病理性变化,那么,健身锻炼的项目和强度则受到限制。因此,应尽早参加健身锻炼。

7.4.5　常见的降压食品

(1)鱼　流行病学调查发现,每星期吃一次鱼的比不吃鱼者,心脏病的死亡率明显低。

(2)果蔬　提供人体需要B族维生素、维生素C,低热值,还可补充钙、钾、铁、镁等。

(3)富钙食品　黄豆、葵花子、核桃、牛奶、花生、鱼虾、红枣、蒜苗、紫菜等。高血压患者每天服1 g钙,8星期后发现血压下降。

(4)富铁食品　豌豆、木耳等富含铁的食物,老年高血压患者血浆铁低于正常,须多吃。

(5)饮水　天然矿泉水中含锂、锶、锌、硒、碘等人体必需的微量元素。

7.5　膳食营养与癌症

肿瘤(tumor)是机体在内、外致瘤因素作用下，局部组织的细胞失去控制的异常增生而形成的异生物(或称赘生物)。肿瘤细胞的增生是幼稚细胞和遗传密码发生了突变的结果，其特征为异常细胞生长失控并由原发部位向其他部位播散。肿瘤细胞具有异常的形态、代谢和功能。它生长旺盛，常呈持续性生长。根据细胞生长速度和分化程度、是否具有浸润和转移以及对人体健康的威胁程度，可将肿瘤分为良性肿瘤和恶性肿瘤，癌症是严重危害人类健康和生命的常见病之一。

7.5.1　癌症的分类

癌症的分类方法很多，按照发生癌症的器官和部位可以分为肝癌、乳腺癌、前列腺癌等；根据细胞的起源，凡是起源于上皮细胞的恶性肿瘤称为癌，约占所有恶性肿瘤的 90% 以上，如肺癌、胃癌；凡是起源于原始间叶细胞的恶性肿瘤称为肉瘤，如淋巴肉瘤、骨肉瘤等。癌症的发病过程包括致癌阶段和促癌阶段。致癌阶段即致癌物质经过代谢，变成化学性质及其活跃的亲电子中间产物的阶段。在这一阶段中，中间产物与细胞亲核物质发生反应，导致受损 DNA 模板复制的发生，形成一种启动细胞(initiated cell)。促癌阶段即某些促癌因素刺激启动细胞进行克隆扩增，发展为灶性瘤前病变，进而导致癌细胞的出现。

全世界每年新增癌症病人 1 千万以上，每年癌症死亡人数不少于 700 万。进入 21 世纪以来，癌症仍然是危害人类健康和生命的重大问题，已经成为人类死亡的第二位原因。世界卫生组织国际癌症研究中心日前公布的一份研究报告说，2020 年全世界癌症发病率将比现在增加 50%，全球每年新增癌症患者人数将达到 1 500 万人。根据这份研究报告，目前全世界发病率最高的癌症是肺癌，每年新增患者人数为 120 万；其次是乳腺癌，每年新增大约 100 万患者；随后依次是肠癌 94 万、胃癌 87 万、肝癌 56 万、宫颈癌 47 万、食道癌 41 万等。其中杀伤力最强的是肺癌、胃癌和肝癌，分别占癌症死亡人数的 17.8%、10.4% 和 8.8%。此外，美国、意大利、澳大利亚、德国、荷兰、加拿大和法国等发达国家癌症发病率较高，而北非、南亚及东亚一些发展中国家的发病率则较低。其中癌症患病率最高的国家是美国。

从卫生部疾控司获悉，20 世纪 70 年代以来，我国的癌症发病率一直呈上升趋势，到 20 世纪 90 年代，我国癌症的发病率上升了 69%，死亡率增加了 29.4%。其中胃癌、肝癌、肺癌、食管癌依然是死因中最主要的 4 种，其中肺癌的发病率上升最快，代替胃癌成为我国癌症发病率和死亡率最高的癌症。我国每年新增癌症病人 160 万，死亡人数 130 万。

7.5.2　癌症的危险因素

癌症的病因极其复杂，研究表明：约有 35% 的癌症主要与经常吸烟、饮用过量的烈性酒有关，包括部分的肺癌、口腔癌、食管癌、喉癌以及部分膀胱癌；约有 45% 的癌症与营养因素有关，这是指膳食中摄入的热量、脂肪(饱和与不饱和的胆固醇、脂肪)过多，食物中某些营养成分不足(如维生素 A、食物纤维等)所造成的，属于这一类的癌症有胃癌、直肠癌、结肠癌、卵巢癌、宫体癌和乳腺癌，有人把这些原因引起的癌症称为"生活方式癌"。人们预料，通过使饮食合理化，可减少 1/3 的癌症；通过使人们减少吸烟、不喝烈性酒，可使癌症再减少1/3。

肿瘤的发病原因，流行的观点是，肿瘤的发生既有自身的遗传原因，也有环境原因。遗传因素主要是影响机体对环境因素的敏感性。根据美国科学家研究表明，主要的环境因素及其在肿瘤发生中占的权重如下：①吸烟占30%；②饮食因素平均占35%，其变化幅度为10%到70%；③生育和性行为占7%；④职业因素占4%；⑤酒精滥用占3%；⑥地理因素占3%；⑦环境和水污染占2%；⑧药物和医疗因素占1%。

7.5.2.1 遗传因素

目前认为，这可能是由染色体畸变造成的。正常人体每个细胞有46条染色体，各种致癌因子可以引起染色体畸变，使得染色体在数目和形态上均与正常细胞不同，这种染色体的畸变有时会遗传给后代，使其下一代具有患癌的可能性。

部分癌症，虽然没有发现确切的致癌基因和染色体等遗传证据但其发病有时表现出明显的家族聚集性，即某一家族中的多名成员具有"癌症素质"，家族中多代或一代中多人患同样的癌症，如胃癌、大肠癌、乳腺癌、子宫癌、肝癌、肺癌都有所谓"高癌家族"的报道。胃癌病人的一级亲属(即父母和兄弟姐妹)得胃癌的危险性比一般人群平均高3倍；乳腺癌、子宫癌、肝癌和食管癌也具有较强的遗传性。

7.5.2.2 膳食因素

流行病学研究表明，肿瘤的发生与饮食习惯有关。由此可见，在人类肿瘤的发生中，膳食因素占有非常重要的作用。癌症的发生及发展主要为三个时期，启动期(initiation)、促癌期(promotion)及进展期(progression)。前两个时期为肿瘤生长的良性阶段，处在这个时期的病变是可以逆转的，而膳食营养不当，对肿瘤影响主要是这两个时期，因此良好的膳食即可避免向第三阶段的发展。良好的膳食营养不仅具有潜在的预防肿瘤作用，某些营养素还有抗氧化、抑制肿瘤细胞的增生、刺激人体产生干扰素等功能，因此在一定程度上也起到了积极的治疗作用。膳食中既含有致癌物质和促癌物质，也含有抑癌物质。人类摄入各种营养素的缺乏、过剩或不平衡以及膳食模式都与癌症的发生、发展密切相关。

1. 能量与癌症

膳食能量的摄入与癌症发生有明显的相关性。能量密度高的食品可能会使癌症的发病率增加。体重超重的人较体重正常或体重轻的人更容易患癌症，肿瘤死亡率也较高。大多数实验结果证实，限制能量摄入，可减少动物自发性肿瘤的发生率，延长肿瘤发生潜伏期，并可抑制移植性肿瘤的建立，减慢生长速度。如不限制膳食能量，而强迫动物不断运动以促进能量的消耗，也可以抑制化学致癌物对实验动物的诱癌作用。虽然限制能量可以抑制人和动物肿瘤的发生，但不能考虑用限制能量的办法作为控制人的肿瘤生长的实际措施，因为限制膳食必然减少身体的营养素供给，造成机体衰弱、抵抗力下降，肿瘤却仍能发展。能量能间接地反映三大宏量营养素的数量和比例。研究发现摄入高能量食物能增加患乳腺癌、直肠癌、子宫内膜癌、膀胱癌、肾癌、卵巢癌、前列腺癌和甲状腺癌的危险，动物实验发现限制能量的进食可以明显减少乳腺癌和肺癌的发生，而且也能降低多种致癌物如黄曲霉毒素 B_1 诱发的多种癌症发生率。酒精也能够提供机体能量，大量饮酒与口腔癌、喉癌、食管癌、肝癌的发病有关。此外，通过增加运动来增加能量消耗也能收到相同的抑癌效果。

2. 蛋白质与癌症

动物蛋白及膳食总蛋白的摄取量与乳腺癌、结肠癌、胰腺癌及子宫内膜癌呈正相关，牛肉、猪肉增加乳腺癌的危险性。不同种族调查也认为动物蛋白的摄取量与乳腺癌、子宫癌和前列腺癌有关。流行病学和动物实验证实膳食中蛋白质含量较低时，能增加机体对致癌物的敏感性，易发生食管癌和胃癌，将蛋白质补充至正常需要量后，对于癌症的预防有利。也有研究认为低蛋白质膳食减少动物乳腺癌和白血病的发生。此外，某些氨基酸对癌症的发生也有影响，如低胱氨酸膳食抑制小鼠白血病的发生，低苯丙氨酸膳食使移植性肝癌和乳腺癌的发生率降低。

3. 脂肪与癌症

流行病学调查表明脂肪的摄入量与结肠癌、乳腺癌、直肠癌的发生率成正相关。饱和脂肪酸能增加肺癌、结肠癌、直肠癌、乳腺癌、子宫内膜癌、前列腺癌的发生危险。单不饱和脂肪酸几乎没有癌症发生的危险性，而对于多不饱和脂肪酸是否促癌存在争议。习惯于高胆固醇饮食的人群，肺癌、膀胱癌以及胰腺癌的发病危险增加。脂类促癌的可能机制：脂肪代谢时产生的脂质过氧化物和氧自由基可以攻击蛋白质和 DNA 大分子，促进癌症的发生；脂类摄入增加一方面会提高能量摄入，同时还可刺激胆汁分泌，从而影响肠道微生物菌群组成并刺激脂类中的胆固醇代谢产物次级胆汁酸产生，其是较强的促癌剂；高脂膳食使体内催乳素等激素浓度增高，促进乳腺癌的发生。$n-6$ 系列多不饱和脂肪酸摄入过多有促进肿瘤发生的作用，而 $n-3$ 系列多不饱和脂肪酸则可抑制癌变。多食红肉（牛、羊、猪肉），使肝脏胆汁分泌增多，其中初级胆汁酸在肠道厌氧菌的作用下变成脱氧胆酸和石胆酸，二者均为促癌物质。

4. 碳水化合物与癌症

日本近 50 年的胃癌发病率减低与碳水化合物的摄入减少相关，其可能机制是高碳水化合物膳食使胃的容积变大，对胃黏膜造成损伤。对不同国家胃癌发病情况的研究表明，胃癌病人吃淀粉的量和次数明显的多于对照者，有的国家居民随着减少膳食中的土豆、面包而增加脂肪、动物蛋白，则胃癌发病率下降。但并不是以高淀粉为膳食主要成分的国家胃癌都高发，并且食物中碳水化合物增多，必然影响到其他食物成分的变化，如高淀粉膳食可能缺乏其他的保护因子。因此难以确定高碳水化合物是胃癌高发的普遍性因素。精制的糖主要指蔗糖，含量高的膳食可能增加直肠癌、结肠癌的危险性。如一些病例对照研究说明，外加糖和富含糖食物由 0 g/d 增至 30 g/d 时结肠癌和直肠癌的危险性明显增加，至 60 g/d 时危险性增加一倍以上，除癌外，腺瘤性息肉也增加。研究报道乳腺癌的死亡率与大分子的碳水化合物成负相关，与蔗糖的摄入量成正相关，尤其摄入过多的精制糖，是乳腺癌发生率增加的因素之一。

5. 维生素与癌症

维生素 A 或类胡萝卜素的摄入量和肿瘤的发生为负相关，包括胃癌、食管癌、肺癌、宫颈癌、膀胱癌、喉癌、结肠癌等。维生素 A 对肿瘤的抑制作用，主要是防止上皮组织癌前病变发展成癌变。大剂量天然维生素 A 有毒性作用，且在体内主要分布于肝脏，限制了其实际应用。现人工合成的视黄醇类已有近百种，其中全反式视黄酸于体内分布均匀，毒性小。胡萝卜素与维生素 A，能捕捉破坏细胞的自由基，避免细胞的氧化损伤，强化上皮细胞和正常的酶功能，刺激免疫细胞杀灭初始的癌化细胞。

维生素 C 和维生素 E 都有清除自由基和抗氧化作用，保护 DNA 和蛋白质免受自由基的攻击。维生素 C 可保护其他水溶性维生素不被氧化，促进胶原细胞的形成，使细胞与细胞间排列整齐，以对抗癌细胞的侵袭。维生素 C 能提高细胞免疫功能，具有抗辐射作用从而保护正常细胞。此外，维生素 C 还能阻止亚硝酸盐与胺类结合生成亚硝胺，减少胃癌与食道癌的发生。它还具有促使维生素 E 恢复抗氧化活性及节省其他抗氧化物的功能。维生素 E 抗癌主要与细胞膜的抗氧化作用有关。维生素 E 分布在细胞膜上，可抵御来自细胞代谢过程中所产生的自由基的攻击，防止细胞膜上多不饱和脂肪酸的氧化，维持细胞结构的完整及细胞正常功能。当叶酸缺乏时，化学致癌物诱发的动物结肠癌发生速度快，并且病变程度重，人群干预研究发现，补充叶酸能使宫颈上皮细胞和支气管上皮细胞的癌前病变好转。叶酸的摄入量与结肠和直肠的远端腺瘤性息肉发生成负相关。叶酸的抑癌作用可能与 DNA 的甲基化程度有关。

B 族维生素中维生素 B_2 缺乏可增强化学致癌物的致癌作用。实验证明，不论用何种方法造成动物缺乏维生素 B_2，用偶氮染料诱发肝肿瘤时，肝肿瘤生长速度加快，肿瘤发生率高。叶酸和维生素 B_{12} 以及胆碱、蛋氨酸都是抗脂肪肝物质或甲基供体，参与 DNA 的甲基化，而 DNA 的甲基化异常是癌的特性。有资料证明，这类物质摄入不足或缺乏与癌症的危险性有关。叶酸和蛋氨酸含量高的膳食可能降低患结肠癌、直肠癌的危险性。

6. 微量元素与癌症

目前已知在膳食防癌中有重要作用的微量元素有硒、锌、碘、钼、铁、钙等。动物试验表明，硒对化学致癌、动物自发性癌以及移植癌均有不同程度的抑制作用。我国在江苏省启东县肝癌高发区进行的补硒（每克加硒盐中含有 15 μg 亚硒酸钠，相当于 6.8 μg 硒，按照中国人每天吃盐 6～10 克计算，加硒盐可以提供 40～70 μg 的硒）干预试验表明，其肝癌发病率降低了 35%。美国在对有皮肤癌史的 1 213 名患者进行了为期 13 年的补硒双盲干预试验中，653 人每天服用含硒 200 μg 的酵母片，虽未能得到原先预期阻止皮肤癌复发效果，但发现服硒组患病发生率和死亡率分别下降了 37% 和 50%，肺癌、前列腺癌和结肠癌的发生率分别下降了 46%、63% 和 58%。进一步分析，个体原先硒水平越低，补硒效果越好。在我国全身恶性肿瘤中，肺癌是常见的恶性肿瘤之一，城市较农村多，发病率和死亡率迅速上升。研究表明，肺癌的发病率和死亡率与体内，外环境的含硒水平通常呈负相关。人们对患有肺癌患者的肺组织进行硒含量测试，结果较低，但癌组织较癌旁组织硒含量为高。分析认为癌细胞对硒有非特异性的摄取能力，造成全身癌旁组织的含量下降。

硒抗癌的机制主要有：①调节代谢和免疫功能：硒分布在网状内皮细胞内，包括淋巴细胞，巨噬细胞，中性粒细胞等，能促进淋巴细胞的增殖及抗体的合成，调节巨噬细胞的吞噬作用，对网状内皮细胞的免疫细胞毒性有重要的作用，控制肝细胞和肝癌细胞的结构和功能，选择限制肝癌细胞的能量代谢，抑制癌细胞的生长；②硒可抵抗环境致癌物质对细胞DNA 的侵袭，并能修复被损伤 DNA；③硒能选择性地抑制肿瘤细胞增殖蛋白的合成和 DNA 的复制，从而起到抑制癌症作用；④硒通过在 GSH－Px 中的作用发挥其防治癌症和抗癌功能，保护细胞的完整性，增强细胞的活性，调节体内不饱和脂肪酸的代谢而起到抗肿瘤转移的作用。

锌的缺乏可能与食管癌发生有关，在分析了中国香港居民食管癌患者的血、头发、食管癌组织和无癌食管样品中锌含量，并与其他病人（其他类型肿瘤或非肿瘤患者）及正常人比较，食管癌患者血中锌含量显著降低，头发中含量也低。

锌抗癌机制主要是：锌是 200 多种酶发挥生物活性所需的因素，参与聚合酶的合成，直接影响蛋白质及核酸的代谢，参与免疫机制等重要生理功能。抑制巨噬细胞上的 ATP 细胞酶，减弱趋化作用，抑制吞噬细胞中的氧化酶的活力，造成过氧化氢的生成不足，减少免疫细胞器官的损伤。缺乏导致免疫功能变化直接影响肿瘤的发生和发展。

碘可预防甲状腺癌；钼可抑制食管癌的发病率；缺铁常与食道和胃部肿瘤有关。钙能与脱氧胆酸结合，减少次级胆酸对胃肠的损伤，因此钙与结肠癌和直肠癌成负相关。习惯于高盐饮食的人群，胃癌发病率明显增高。

7. 膳食纤维与癌症

人群干预研究提示，食用蔬菜、水果、谷物等富含膳食纤维的膳食，有预防结肠癌、直肠癌作用，也有一定的预防乳腺癌的作用。流行病学资料说明，膳食中纤维低，会促进大肠癌的发生。据对 23 个国家妇女食肉量与大肠癌关系的研究表明，食肉量与大肠癌发病呈正比关系，证明少渣食物有增加大肠癌的危险。美国一些地区，随牛肉消费量增加，谷物消费量减少，大肠癌发病率 20 年内上升 35%。我国近年来结肠癌、直肠癌发病率也在上升。

膳食纤维抑癌的主要机制：膳食纤维刺激肠蠕动和排便，减少致癌因素在肠道的作用时间；纤维素可与胆汁酸及其代谢产物结合；结肠细菌将膳食纤维分解产生挥发性短链脂肪酸，它能诱导癌细胞的凋亡。

8. 植物化学物与癌症

大约有 30 余种植物化学物质在降低人群癌症发病率方面可能具有实际意义。欧洲一些国家坚持推荐食用蔬菜、水果和富含纤维的谷类食品，结果明显降低了胃癌的发生率。癌症的发生是一个多阶段过程，植物化学物几乎可以在每一个阶段抑制肿瘤的发生。芥子油苷、多酚、单萜类、硫化物等通过抑制 I 相酶和诱导 II 相酶来抑制致癌物的活化，单萜类可减少内源性细胞生长促进物质的形成，大豆中的金雀异黄素和植物雌激素在离体条件下可抑制肿瘤细胞和肿瘤血管生长，多酚、植物雌激素、蛋白酶抑制剂和硫化物等通过抗氧化作用抑制肿瘤的发生、发展。蕨类可使牛产生膀胱癌，大鼠产生膀胱癌和小肠腺癌，豚鼠产生膀胱肿瘤，小鼠产生肺腺瘤，鹌鹑产生小肠腺癌等。近年来土耳其及巴西的家畜食管和胃肿瘤发病率高，归因于蕨类中的致癌物质。日本胃癌发病率高，曾有人认为与日本人喜食蕨类有关，但流行病学调查未能证实。蕨类对人类危害，可能因直接食用蕨类；也可能是间接的，奶牛如食蕨类，其乳汁中可含有毒性物质，如用此乳喂小牛，小牛骨髓所发生的损害与直接食蕨类所造成的损害相似。通过乳及乳制品带给人类健康的危害更为严重。槟榔是我国云南、广西、广东部分地区居民非常喜欢嚼食的食物，调查显示这与空腔、喉、食管和胃肿瘤发生有关。印度人主要是女性有嚼槟榔习惯，因此，女性上消化道肿瘤发病率高于男性。

7.5.2.3 膳食致癌因素

食物在生产、加工、贮存、运输和销售等各个环节中，均可由于自然因素或人为因素的作用，使食物污染上对人体有害的物质，其中有些是致癌物质。常见的污染物有多环芳烃、霉菌毒素、亚硝胺、重金属和某些农药等。如重铬酸盐、有机氯、有机磷、氨基甲酸酯类农药以及某些增效剂、熏蒸剂和除草剂等均具有致癌作用，这些农药可由于使用不当而残留在食品中。

食品在加工过程中，如果不按规定卫生标准使用某些食品防腐剂、甜味剂、色素、香料等，可使食品污染上致癌物（carcinogen）。如色素中的奶油黄、甜味剂中的环胺类化合物等均有致癌性。亚硝基化合物是一大类有致癌性的物质，其中亚硝胺是一种公认的强致癌物质。

肉类、鱼类、酒类及发酵食品中亚硝基化合物较为多见。肉制品如用硝酸盐、亚硝酸盐作添加剂多数能测出含有亚硝基化合物。如香肠、火腿、腌制肉中都含较高的亚硝基化合物。

食物储存不当最常见的是食物霉变所产生的霉菌毒素，其中黄曲霉素（aflatoxin）是霉菌毒素中致癌性最强的一种。黄曲霉素主要污染粮油及其制品，如花生、花生油、玉米、大米、棉籽、豆类、麦子、山芋、酸菜等，一般烹调加工很少破坏，并且耐热。肝癌高发区往往粮食受黄曲霉素的污染严重，埃及等干燥地区污染不重，肝癌发病率则低。黄曲霉素能促进正常细胞发生癌变，其中以消化系统最为严重，尤以肝、胃、食管癌为甚。预防黄曲霉素危害人类健康的主要措施是防止食品受黄曲霉菌及其毒素的污染，并尽量减少人类随同食品摄入毒素的可能性。

食物在烹调加工过程中往往也发生一些致癌物质。如食品在烟熏时，烟雾中有一种很强的致癌物——苯并（a）芘，直接污染食品。长期食用这种被污染的食品极易患胃癌。据调查，冰岛是世界上胃癌发病率最高的国家，这与当地居民喜欢食烟熏食品有关。一些食品如果煎、炸、炒过度，食物被烧焦也会产生致癌物质。研究发现肉或鱼经高温加热烧焦的表面有很强的致突变物质（mutagen），此外，还发现蛋、奶、动物内脏、干酪和豆腐等经高温烹调都可产生强致突变物质。目前普遍认为人体的癌瘤即为一种突变，所以，高温烹调都可产生致突变物质，其实质即为致癌物。家庭中最大的污染源是厨房，而厨房中危害最严重的污染物则是烹调油烟。中国预防医学科学院对烹调油烟进行了专门研究，发现其中含有醛、烃、酮、羟酸、苯并（a）芘等200多种有害物质，其中有些属于致癌物质。专家们还调查了10户以液化气为燃料的家庭，发现其抽油烟机油盒中的冷凝物中含有的强致癌物苯并（a）芘的平均浓度为0.035 μg/g。专家们发现，苯并（a）芘浓度的高低与厨房的容积、燃料及食油的种类、通风状况以及烹调习惯等因素密切相关。据测定，食油产生油烟雾的温度为：菜籽油50℃，花生油150℃，豆油160℃，精制菜油180℃。食油的发烟温度越低就越容易造成污染。据测定，当油温升至210℃时，菜籽油的污染程度比豆油高2倍；比花生油高4倍；比精制菜油高9倍。调查发现，常用菜籽油炒菜的家庭主妇，其癌症患病率相对较高。

在烹调过程中调味品的用量过度或用法不当也可能产生致癌的危险，如动物实验表明服用大量糖精后有致癌作用。因此世界卫生组织和联合国粮农组织建议将糖精的摄入量限制在最低限度。

总之，癌的病因很复杂，营养成分与癌的关系也十分复杂。一些物质是致癌物，一些可能是促癌物，而另外一些却是抑癌物。因此，在兼顾营养需要和降低癌变危险性的前提下，控制或尽可能避免致癌物和促癌物的摄入量，充分发挥抑癌物的作用，平衡膳食结构，就有可能达到膳食抗癌的目的。

7.5.3　癌症的营养防治

7.5.3.1　癌症的营养支持治疗

营养支持治疗是根据病人的诊断和病理、生理及心理的变化，选择适宜的途径，补充人体需要的营养物质和能量，达到疾病的好转或痊愈的治疗方法。该类治疗方法的途径包括胃肠内营养（enteral nutrition，EN）和胃肠外营养（parenteral nutrition，PN）。在癌症病人的综合治疗中，营养治疗是非常重要的组成部分。许多癌症病人都因营养不良而发生恶病质，导致愈后不良。借助营养支持治疗方法，预防和纠正癌症发展过程中所发生的营养缺乏，改善营养状况，恢复体质，防止和纠正病人体重减少，延缓癌症的复发和转移，改善患者的生命质量。

如果肿瘤病人在手术后或病情严重时，自然膳食已经不能解决病人问题时，必须采用外科上常用的营养支持疗法。营养支持治疗的目的是预防和纠正患者在疾病和治疗中可能出现的或已经出现的营养不良。营养支持治疗包括肠内和肠外两种方法。肠内营养包括经口和喂养管提供机体代谢所需的营养物质。肠外营养指通过静脉途径提供完全和充足的营养素，以达到维持机体代谢所需的目的。当患者被禁食，所有营养物质均经静脉途径提供时，称之为全胃肠外营养(totalparenteral nutrition，TPN)。

1. 管饲疗法

管饲营养的特点是符合人体生理、操作方便、费用低；维持肠黏膜结构和屏障功能完整性；是营养支持的首选。管饲营养所用的制剂包括二种，即匀浆膳和要素膳。匀浆膳就是经常食用的多种自然食物经粉碎加工后混合成流质的营养液。匀浆膳的适应症：胃肠道具有消化、吸收功能，但是不能经口饮食的患者；匀浆膳禁忌症主要包括胃潴留或肠梗阻消化道活动出血、肠道感染、严重腹泻休克。匀浆膳的理化特性：成分接近正常人的膳食结构，具备自然风味；可以自己配制，营养素含量难以精确计算；受食物种类限制，营养成分不全面。要素膳是一种营养素全面、化学成分明确，无需消化即能被肠道直接吸收利用的无渣膳食。要素膳的组成是根据人体每日膳食营养素需要量和推荐量为依据，用水解蛋白、碳水化物、脂肪和微量营养素配制的；要素膳的特点是化学成分明确，含量精确；无需消化；易溶解；热量 1 kcal/mL；渗透压高，弱酸性；不含乳糖；适口性差，不宜口服。

2. 肠外营养

通过静脉途径提供完全和充足的营养素，维持机体代谢所需。当患者被禁食，所有营养物质均经过静脉途径提供时，为全肠外营养(TPN)。肠外营养的适应症是蛋白质—能量营养不良、胃肠道功能障碍、急性胰腺炎、肠梗阻、肠瘘、短肠综合症、炎性肠道疾病、高分解代谢状态、围手术期、抗肿瘤治疗期间、低体重出生儿、7 天以上不能进食者等。肠外营养的禁忌症有：严重水电解质失衡、酸碱失衡、休克。肠外营养的制剂通常有专业厂家制造，自己不能配制。

7.5.3.2 癌症预防的膳食原则

大多数的癌症是可以预防的。减少癌症危险性的三种主要方法是避免使用烟草、摄入适宜的膳食和限制接触致癌物。此外，还要注意保持心理平衡、精神愉快。专家们估计通过合理平衡的膳食可以预防全世界 30%~40% 的癌症。含有丰富蔬菜水果的膳食可以减少 20% 或更多的癌症病人。

以食物为主的膳食指南正在被国际营养学界所认可，世界癌症研究基金会和美国癌症研究会专家组提出了 14 条预防癌症的膳食建议。

(1)饮食安排 每天合理多样化饮食，植物性食物为主，如蔬菜、水果、豆类等。

(2)保持适宜的体重，避免体重过轻或过重 成人体质指数(BMI)18.5~25 为宜。成年期增重在 5 kg 以下。

(3)坚持体力活动 每天快步走路或类似运动 1 h，并且每周至少参加活动量较大的运动 1 h。

(4)蔬菜和水果 坚持每天吃各种蔬菜和水果 400~800 g，保持蔬菜 3~5 种，水果 2~4

种。

（5）其他植物性食物　每天吃富含淀粉和蛋白质的植物性食物 600～800 g，如谷类、豆类、根茎类和薯类食物，最好吃粗加工的食物，限制精糖的摄入。

（6）鼓励不饮酒　如果饮酒，男性限制在 2 杯以内，女性限制在 1 杯以内。（1 杯酒相当于啤酒 250 mL、葡萄酒 100 mL、白酒 25 mL）。

（7）控制肉的摄入量　如果喜吃肉，瘦肉摄入量每天在 80 g 以下，最好选用鱼、禽肉取代红肉（猪、牛、羊肉）。

（8）脂肪和油　限制脂肪含量高，特别是动物性脂肪含量高的食物。选择植物油，尤其是单不饱和脂肪酸含量高、氢化程度低的油。摄入油脂的能量占总能量的 15%～30%。

（9）盐和腌制食物　成人每天食盐量少于 6 g，限制腌制食物的摄入及烹饪、调料用盐，使用调味品和中草药、香料进行季节性食品保存。

（10）妥善贮藏　避免食用被真菌毒素污染又在室温下长期储藏的食物。

（11）保质保鲜　在家用冰箱和其他恰当的方法保存易腐烂食物，吃不完的食品最好冷冻保存。

（12）添加剂及残留物　控制食物中的食品添加剂、农药及其残留物在安全限量水平以下，并且实行适当有效的监督管理。

（13）烹调方法　低温烹调，不吃烧焦的食物。避免把肉、鱼烧焦，尽量少吃火焰上直接熏烤的肉和鱼，以及熏制和烟熏的肉和鱼。

（14）营养补品　对大多数人来说，服用营养补品对减少癌症的危险性没什么帮助。一般不需要服用营养补充剂，应从饮食中获取营养成分。

7.5.4　抗癌食品

（1）葱蒜类　大蒜、洋葱、韭菜、芦笋、青葱等；葱蒜类中含有一种有机硫化物——硫化丙烯，这种成分可以促使体内排除致癌物质的酶增加，相对减少了身体患癌症的危险性，而且还可抑制肠道细菌将硝酸盐转变为亚硝酸盐，阻断了后续的致癌过程。另外，葱蒜类含有丰富的硫、硒及磺烯丙基半胱氨酸，能帮助肝脏解毒及防止肝癌的发生。葱叶中还含有多糖体，可与癌细胞凝集，抑制癌细胞的生长，预防癌症的发生。大蒜有很强的杀菌、防癌和抗癌作用，与它能减少强致癌物亚硝胺的生成有关。那些常吃大蒜的人其胃癌发生率较不吃者明显降低。

（2）十字花科　如芥蓝、油菜、花椰菜、莴苣、白菜、萝卜等，除了含有丰富的维生素 C 及胡萝卜素外，另外含有吲哚和含硫有机化合物，前者可预防乳腺癌，后者则能产生许多分解毒素的酶，因此可消除致癌物的危害。卷心菜被胃酸分解后产生 3，3′－二吲哚甲烷（diindolymethane，DIM），它可抑制癌细胞的分裂生长，并且促使其他具有杀灭癌细胞作用的蛋白质的分泌，因此具有抑制癌细胞的效果。

（3）豆类　大豆富含优质蛋白质，易于被人体利用。素食者只要膳食中有足够的豆类蛋白质，就能保持健康。大豆中还含有多种非营养素活性因子，对预防心血管疾病、肿瘤和骨质疏松具有独特的功能。目前研究最多的是大豆异黄酮。大豆异黄酮具有弱的雌激素活性，并且不会发生雌激素的副作用。大豆异黄酮能与人体的雌激素受体结合，从而阻断雌激素的有害效应。因此多食大豆对一些与雌激素有关的肿瘤（如乳腺癌、前列腺癌等）有一定的防治功效。动物试验还表明，大豆异黄酮具有抗生物过氧化作用，可以抑制产生肿瘤的关键酶而抑制肿瘤的形成。大豆皂苷可明显抑制肿瘤生长和杀伤肿瘤细胞，对人类白血病细胞的 DNA 合成有很强的抑制作用。

(4)水果　大枣中含有环磷酸腺苷，是存在于细胞膜上的一种重要物质，广泛参与调节细胞生长代谢，维持人体正常的生理状态，对癌症的发生发展有一定的抑制作用。而且，大枣维生素 C 的含量比柑橘多 7~10 倍，维生素 P 的含量亦很高。水果中抗癌作用最明显的首推猕猴桃。猕猴桃含有极丰富的维生素 C，可防止体内亚硝胺的生成。近年来发现杏也是一种抗癌佳品，杏中含有丰富的胡萝卜素、儿茶酚和黄酮类物质，对人体具有防癌和抗癌的作用。据调查发现，斐济是世界上唯一没有癌症患者的国家，与当地人喜欢吃杏有一定的关系。柑橘类水果除了富含胡萝卜素与维生素 C、膳食纤维等抗癌营养素外，还含有黄酮成分具有抵抗肺癌与黑色素瘤的功效。

(5)茄科　如番茄、木瓜、香瓜、甘薯等都富含胡萝卜素，能在体内转化成维生素 A。番茄中所含的番茄红素是一种强有力的抗氧化剂，能够抑制某些致癌的氧游离基，对抗癌症的发生。甘薯中含有一种化学物质称为氢表雄酮，可预防结肠癌和乳腺癌。

(6)茶叶　特别是绿茶，具有一定的抗癌作用。起作用的主要成分是茶多酚。茶多酚是一类生物类黄酮，具有清除自由基和增强免疫的功能。茶叶所含有的其他成分如维生素 C、维生素 E、胡萝卜素、微量元素等也能起一定作用。

7.5.5　癌症患者需要忌口

(1)因人制宜　是指根据患者的寒热属性选择食品，以寒症为主，则应忌梨、西瓜、鸭等凉性食品；以内热为主，则应少吃羊肉、狗肉、鹿肉、黄鳝、辣椒等热性食品；如患者脾胃虚弱，则应忌食粘、冷、滑、腻之品，如葵花子、年糕、生葱、辣椒、胡椒等。

(2)因时制宜　春夏阳气旺盛，万物生机盎然，肿瘤细胞增殖快，因而尽量少食温燥"发物"，如忌食狗肉、羊肉等；秋季气候干燥，万物萧条，病人常见口鼻干燥，此时尽量不要吃辛热干燥食物，多食含水分多的水果；冬季严寒，尽量少食寒凉生冷食物。

(3)因病制宜　是指所患癌种所需忌口的食物，胃癌患者忌食熏制食品、刺激性调料等；食道癌患者忌食过热饮料、酒；肝癌患者应忌食硬、油炸、刺激性食品和酒；乳腺癌患者，不要吃刺激性食物，忌饱和动物脂肪及酒；肠癌患者忌酒精、加工肉食、饱和动物脂肪；肺癌患者忌烟酒、刺激性食物；前列腺癌忌食含雄激素的食物如海马、鹿茸、韭菜及韭花；胆囊癌则忌食高脂肪、酒、油炸食品，并避免暴饮暴食。

7.5.6　影响营养治疗的常见症状及其处理措施

由于肿瘤和肿瘤治疗所产生的许多症状会影响病人的膳食营养摄入，通过膳食及药物手段可减轻这些症状带来的不良影响。

(1)厌食　是肿瘤和肿瘤治疗中最常见的症状之一。为减轻厌食，应当从心理和食物加工的方法上进行改进。

(2)味觉迟钝　少量多餐，多进食新鲜水果、蔬菜，增加食物的色泽和香味，并避免可能引起异味的某些蛋白质食物，有可能部分克服味觉迟钝带来的不良影响。

(3)口干　出现于头颈部放疗之后，由于唾液腺分泌减少所致。可增加多汁的饮食和水果，咀嚼无糖的口香糖，酸辣食物应慎用。

（4）吞咽困难 常常是头颈部放疗或口腔手术的并发症，如症状不严重，可用进软食，但不主张进流质以避免食物吸入呼吸道。如症状严重，则需用管饲或静脉营养。

（5）腹胀 是因胃肠道消化能力下降和食物通过的时间延长所致，也与所进食物性质有关。少量多餐，餐前餐后坐起或适当行走，避免进食肥腻、油炸、产气食物以及牛奶和碳酸饮料。

（6）便秘 可由于缺乏膳食纤维、活动减少和使用麻醉药品所致。膳食中应增加新鲜蔬菜、水果、全谷面包和麦片，也应增加进液量，必要时可用轻泻剂或灌肠。

（7）腹泻 可因化疗、腹部放疗或肠道手术所致。开始仅服液体使肠道休息，逐步增加无渣或少渣食物，再过渡至低渣软食再至正常饮食。应避免进食油腻、辛辣、刺激、过冷以及含纤维素多的食物。必要时可用药物。

（8）食管炎 由化疗或头颈区放疗所致。往往造成吞咽疼痛和困难。含漱或咽下止痛液如利多卡因可缓解疼痛和刺激，有助于缓和对食管黏膜的刺激，必要时可口服解热镇痛药来减轻痛苦。

阅读材料

致癌食品

致癌食品

咸腌制品鱼：咸鱼中产生的二甲基亚硝酸盐，在体内可以转化为致癌物质二甲基亚硝酸胺。虾酱、咸蛋、咸菜、腊肠、火腿、熏猪肉同样含有致癌物质，应尽量少吃。

烧烤食物：烤牛肉、烤鸭、烤羊肉、烤鹅、烤乳猪、烤羊肉串等，因含有强致癌物不宜多吃。

熏制食品：如熏肉、熏肝、熏鱼、熏蛋、熏豆腐干等含苯并(a)芘致癌物，常食易患食道癌和胃癌。

油炸食品：煎炸过焦后，产生致癌物质多环芳烃。咖啡烧焦后，苯并(a)芘会增加20倍。油煎饼、臭豆腐、煎炸芋角、油条等，因多数是使用重复多次的油，高温下会产生致癌物。

霉变物质：米、麦、豆、玉米、花生等食品易受潮霉变，被霉菌污染后会产生致癌毒素——黄曲霉菌素。

隔夜熟白菜和酸菜：会产生亚硝酸盐，在体内会转化为亚硝酸胺致癌物质。

槟榔：嚼食槟榔是引起口腔癌的一个因素。

反复烧开的水：反复烧开的水含亚硝酸盐，进入人体后生成致癌的亚硝酸胺。

7.6 膳食营养与心血管疾病

广义的心血管疾病（cardiovascular diseases, CVD）是指由于高血压、高脂血症、动脉硬化等各种血管疾病引起的心脏和脑部疾病的总称。流行病学资料提示冠状动脉硬化性心脏病、高血压等心血管疾病的发病率处在上升阶段。

7.6.1　冠状动脉硬化性心脏病的定义和分类

冠状动脉硬化性心脏病简称冠心病(coronary heart disease，CHD)，是指由于冠状动脉硬化使管腔狭窄或阻塞导致心肌缺血、缺氧而引起的心脏病。

根据国际疾病分类，心血管疾病包括慢性风湿性心脏病、高血压、缺血性心脏病(即冠状动脉硬化性心脏病)、肺源性心脏病和肺循环疾病、脑血管疾病以及其他心脏和循环系统疾病等。当前这些疾病中以冠状动脉硬化性心脏病、高血压和脑卒中对人类健康的危害最为严重。严格地讲，脑卒中属于神经系统疾病，该病病因、预防控制策略和措施与冠状动脉硬化性心脏病、高血压有许多相似之处。本病种类繁多，病因复杂。冠状动脉硬化性心脏病的早期诊断不容易，当疾病发展到一定程度时，会出现心绞痛、心肌梗死以及器官明显病变，如冠状动脉粥样硬化、主动脉变化、主动脉瘤等。根据病变部位、程度和范围，临床上将冠状动脉硬化性心脏病分为隐匿型冠心病、心绞痛、心肌梗死、缺血性心肌病和猝死5型。

7.6.2　冠状动脉硬化性心脏病的流行情况和对健康的危害

心血管流行性特点为"四高一多"，即死亡率高、发病率高、致残率高、复发率高和并发症多。据统计，全球每年有1 000多万人死于心血管疾病，冠状动脉硬化性心脏病是心血管疾病死亡的主要原因之一。在美国，冠状动脉硬化性心脏病占人口死亡数的1/3~1/2，占心脏病死亡数的50%~70%。我国冠状动脉硬化性心脏病占心脏病死亡数的10%~20%。

动脉粥样硬化引起的器官病变是导致冠状动脉硬化性心脏病的最常见原因。冠状动脉硬化性心脏病是严重危害人民健康的常见病，在发达国家被称为"头号杀手"，是世界范围内的主要死亡原因。

冠状动脉硬化性心脏病人通常血脂较高，其病因主要是脂质代谢紊乱，而导致的动脉粥样硬化。当冠状动脉内膜脂质沉着，粥样斑块形成，可使冠状动脉管腔变小、狭窄，心脏供血不足，造成心肌缺血、坏死，引起心绞痛、心肌梗塞。或由于冠状动脉硬化，使心肌的血供长期受到障碍，引起心肌萎缩、变性、纤维组织增生，出现心肌硬化或纤维化。虽然该病在中年以后才出现临床症状，但冠状动脉硬化的病理改变从儿童早期就已经开始，而且这个过程与升高的血浆胆固醇水平有相当密切的联系。有资料报道，3岁时主动脉脂质条纹已比较明显，10~20岁时冠状动脉血管的纤维斑块已开始出现。这提示，冠心病的部分危险因素在儿童期即可存在并且能加剧儿童动脉粥样硬化发展的病理过程。

7.6.3　冠状动脉硬化性心脏病的危险因素

7.6.3.1　遗传因素

冠状动脉硬化性心脏病不是一个明确的遗传疾病，但具有明显的家族聚集倾向，目前对冠状硬化性心脏病的遗传机制尚不清楚。有报道父母双亲均患冠状动脉硬化性心脏病，其子女冠状动脉硬化性心脏病的患病率为双亲正常者的4倍。若父母早年(<50岁)患冠状动脉硬化性心脏病，则其子女冠状动脉硬化性心脏病的患病率为双亲正常者的5倍。这可能是由于冠状动脉性心脏病的一些已知易患因素如高血压、某些类型的高脂血症、肥胖体型、性格类型均有明显的遗传倾向。但随着分子生物学研究的进展，已发现低密度脂蛋白(LDL)各亚型、高密度脂蛋白(HDL)、载脂蛋白B(ApoB)、载脂蛋白E(ApoE)和载脂蛋白a(Apoa)的升

高均与遗传有关或有遗传现象。调节 LDL 各亚型的一个主基因，可能是多数血脂家庭聚集性和冠状动脉硬化性心脏病危险的原因。

7.6.3.2　膳食因素

近 10 年，我国居民膳食质量明显提高。我国城乡居民能量及蛋白质摄入得到基本满足，肉、禽、蛋等动物性食物消费量明显增加，优质蛋白比例上升。中式餐饮更是迎合中国人口味，以高脂类烹饪来增加菜肴的色香味。各类炒菜、煮菜大量用油，形成高油脂饮食，其中北京和上海居民油脂消费量分别达到 83 g/d、85 g/d，平均每日总能量摄入量超过 11 704 kJ/d。近年高血脂、脂肪肝、动脉粥状硬化和冠状动脉硬化性心脏病呈现低龄化趋势，群体也在逐年增加。

1. 脂类与冠状动脉硬化性心脏病

(1) 脂肪酸　流行病学研究表明膳食脂肪的摄入总量，尤其是饱和脂肪酸的摄入量与动脉硬化呈正相关。饮食脂肪总量是影响血中胆固醇浓度的主要因素，摄入脂肪占总热能 40% 以上的地区，居民动脉粥样硬化发病率明显升高。饮食脂肪的质比量对动脉粥样硬化发病率影响更加重要。丹麦人摄入脂肪 140 g/d，而英美人为 120 g/d，冠心病发病率前者低于后者，因丹麦人饮食中动物脂肪较少，而英美人饮食中每天动物脂肪可达 l00 g，这提示脂肪质比量对冠心病发病影响更大。

此外，膳食脂肪酸的组成如饱和程度和碳链长度不同对血脂的影响不同。饱和脂肪酸被认为是膳食中使血液胆固醇含量升高的主要脂肪酸，但是小于 10 个碳原子和大于 18 个碳原子的饱和脂肪酸几乎不升高血液胆固醇，而豆蔻酸($C_{14:0}$)、棕榈酸($C_{16:0}$)和月桂酸($C_{12:0}$)有升高血胆固醇的作用。其机制可能与抑制 LDL 受体的活性，从而干扰 LDL 从血液循环中清除有关。膳食中的多不饱和脂肪酸主要为 $n-6$ 多不饱和脂肪酸和 $n-3$ 多不饱和脂肪酸。$n-6$ 多不饱和脂肪酸如亚油酸($C_{18:2}$)能降低血液胆固醇含量，降低 LDL 胆固醇的同时也降低 HDL 胆固醇。膳食中的 $n-3$ 多不饱和脂肪酸具有改善血管内膜的功能，如调节血管内膜一氧化氮的合成和释放等。然而，多不饱和脂肪酸由于双键多，在体内易被氧化。大量多不饱和脂肪酸的摄入可提高机体内的氧化应激水平，从而促进动脉硬化的形成或发展。

(2) 反式脂肪酸　反式脂肪酸是在植物油氢化成人造黄油的生产过程中形成的顺式脂肪酸异构体。反式脂肪酸对心血管疾病的影响是近年来研究的热点之一。自然界绝大多数不饱和脂肪酸均为顺式，但在食品加工过程中，如将液态的植物油氢化后变为固态的人造黄油的过程中，会产生反式脂肪酸。反式脂肪酸不仅和饱和脂肪酸一样能增加 LDL，同时还引起 HDL 降低。经常摄入反式脂肪酸将增加患冠心病的危险。2006 年 10 月，美国禁止氢化植物油(麦琪凌)在麦当劳和肯德基等快餐食品中使用。

(3) 磷脂　磷脂是一种强乳化剂，可使血液中胆固醇颗粒变小，易于透过血管壁为组织利用，使血浆胆固醇浓度减少，避免胆固醇在血管壁的沉积，有利于防治动脉硬化。另外，磷脂，主要是卵磷脂，还可使胆固醇转化为胆固醇酯，酯化的胆固醇不易在血管壁沉积，且容易被代谢而排出体外，从而对动脉硬化也能起到一定的防治作用。在肝内合成，以结合蛋白的形式在血液中运输，卵磷脂是血浆主要成分。黄豆卵磷脂能有效地降低血胆固醇浓度，并能防止动脉硬化。

(4) 膳食胆固醇　人体内的胆固醇来自食物和肝脏合成，直接来自于膳食的外源性胆固醇占总量的 30% ~40%。从膳食中摄入的胆固醇增加时，体内减少胆固醇的肝脏合成，从而维持体内胆固醇总量的相对稳定，但这种反馈调节并不完善，当摄入大量高胆固醇食物时，仍可使血中胆固醇含量升高。值得注意的是，人群对于膳食胆固醇摄入量的反馈调节存在较大的个体差异，膳食史、年龄、遗传因素及膳食中各种营养素之间的比例等都是影响这种个体差异的主要因素。人群调查发现，膳食胆固醇摄入量与动脉硬化发病率呈正相关。

植物固醇：植物中含有与胆固醇结构类似的化合物，称为植物固醇（phytosterol），它能够在消化道与胆固醇竞争性形成"胶粒"，抑制胆固醇的吸收，降低血浆胆固醇。

2. 膳食能量与冠状动脉硬化性心脏病

膳食中总能量长期摄入量大于机体对能量的消耗则引起人体肥胖，而肥胖者体内血浆胆固醇水平和甘油三酯水平都会升高，引起高甘油三酯血症，不利于动脉硬化的防治。限制能量体重下降，血清胆固醇和甘油三酯亦显著下降。能量分配对血清胆固醇有影响，如把全天能量过多地集中于某一餐，可使高脂血症发病率增高。但增加能量供给同时加大活动量，对机体无任何影响，不会导致血脂和胆固醇升高。

3. 碳水化合物与冠状动脉硬化性心脏病

膳食中碳水化合物，特别是可被机体吸收利用的碳水化合物摄入过多，易造成人体能量摄入过多，而过多的能量则以脂肪的形式储存在体内，肝脏能利用游离脂肪酸和碳水化物合成极低密度脂蛋白（VLDL），故碳水化物摄入过多，同样使血甘油三酯增高。碳水化物可引起高脂血症，高脂血症可分为脂肪性和碳水化物性高脂血症。碳水化合物对血脂的影响主要与种类有关，果糖的作用大于葡萄糖。肥胖者脂肪细胞对胰岛素敏感性降低，引起葡萄糖的吸收和利用受限；为了维持葡萄糖水平稳定，血中胰岛素滞后性升高，促进肝脏更快地利用葡萄糖合成甘油三酯和血浆 HDL 显著降低，直接诱发高脂血症，尤其是 IV 型高脂血症。主要表现为血浆极低密度脂蛋白胆固醇（VLDL－C）和甘油三酯（triglyceride，TG）增高，这是肝脏利用多余的碳水化合物合成甘油三酯增多所致。由于我国膳食中碳水化合物含量较高，所以人群中高甘油三酯血症较为常见。

4. 蛋白质与冠状动脉硬化性心脏病

蛋白质与动脉硬化的关系尚未完全阐明。但在动物实验中发现，高蛋白膳食可促进动脉硬化的形成。研究还发现一些氨基酸可影响心血管的功能，如牛磺酸能减少氧自由基的产生，使还原型谷胱甘肽增加，保护细胞膜的稳定性，同时还具有降低血胆固醇和肝胆固醇的作用；蛋氨酸（Met）为同型半胱氨酸（H－Cys）的前体，后者是动脉硬化的独立的危险因素，增加蛋氨酸摄入量能引起动脉内膜的损伤。适当的蛋白质摄入不影响血脂。

动物性蛋白质比植物性蛋白质更容易升高血胆固醇。供给动物蛋白质越多，动脉硬化形成所需要的时间越短，且病变越严重。植物蛋白，尤其是大豆蛋白有降低血胆固醇和预防动脉硬化作用；用大豆蛋白替代动物蛋白，可使血胆固醇下降19%左右。

5. 维生素与冠状动脉硬化性心脏病

维生素 E：实验表明维生素 E 预防动脉粥样硬化和冠状动脉硬化性心脏病的作用可能与其抗氧化作用有关，即防止多不饱和脂肪酸氧化，有助于维持细胞膜的完整性，改善末梢循环，防止动脉粥样硬化；还可能通过抑制炎症因子的形成和分泌，以及抑制血小板凝集而发挥抗动脉粥样硬化的作用。

维生素 C：维生素 C 在体内参与多种生物活性物质的羟化反应，包括参与肝脏胆固醇代谢成胆酸的羟化反应，促进胆固醇转变为胆汁酸而降低血中胆固醇的含量。维生素 C 参与体

214 / 第7章 膳食与疾病

内胶原的合成，降低血管的脆性和血管的通透性；大剂量维生素 C 可加快冠状动脉血流量，保护血管壁的结构和功能，从而有利于防治心血管疾病。

维生素 B 族：维生素 B_6、维生素 B_{12}、叶酸参与体内同型半胱氨酸转换成蛋氨酸和胱氨酸过程，可以降低高血浆同型半胱氨酸对血管的损伤。维生素 B_6 与动脉管壁酸性黏多糖的合成、脂蛋白酯酶活性有关，缺乏时可引起脂质代谢紊乱和动脉粥样硬化，与亚油酸同时应用能降低血脂。

6. 微量元素与冠状动脉硬化性心脏病

多数研究者认为，膳食中微量元素的含量与动脉硬化的发病呈现一定的相关性。一般情况下，足量的镁、钙、铬、铜、碘、硒、钾等有利于防止动脉硬化，而钠、锌和铁则会促进动脉硬化的发生。镁可改善脂质代谢，并具有抗凝血功能，缺镁易发生血管硬化和心肌损害。高钙饲料可降低动物 TG。铬是葡萄糖耐量因子的组成成分，缺乏可引起血胆固醇和甘油三酯升高，增加动脉硬化的危险性；补充铬可降低 TG 和 LDL，提高 HDL 水平，防止硬化斑块的形成。锌过多或铜过低血清胆固醇含量增加，锌铜比值高时，血清胆固醇也增高，流行病学调查发现冠心病发病率高的国家锌铜比值也高。过量铁可引起心肌损伤、心律失常和心衰等，应用铁螯合剂可促进心肌细胞功能和代谢的恢复。此外，碘可减少胆固醇在动脉壁的沉着，硒是体内抗氧化酶——谷胱甘肽过氧化物酶的核心成分。谷胱甘肽过氧化物酶使体内形成的过氧化物迅速分解，减少氧自由基对机体组织的损伤。缺硒也可减少前列腺素的合成，促进血小板的聚集和血管收缩，增加动脉粥样硬化的危险性。钠与钾对冠心病的作用往往联系在一起，钠摄入过多时，血清钠离子含量增高，血液离子渗透压增加，水分向血液移动，造成血容量增加，血压升高。高血压不仅可以增加甘油三酯、胆固醇的沉积速度，还增加了血管老化的速度，是血管弹性降低，增加了冠心病发生的危险性。而钾离子可促进钠离子的肾脏排泄，减少体内的钠潴留，降低血压。

7. 膳食纤维与冠状动脉硬化性心脏病

膳食纤维能够降低胆固醇和胆酸的吸收，具有降低血脂的作用。高膳食纤维饮食可缩短食物通过小肠的时间，减少胆固醇的吸收；在肠道与胆酸形成络合物，减少胆酸重吸收。而低膳食纤维时仅少量胆固醇变成胆酸，绝大部分进入血液，使血清胆固醇增高。可溶性膳食纤维比不溶性膳食纤维的作用更强，前者主要存在于燕麦、豆类、水果中。

8. 其他食物成分与冠状动脉硬化性心脏病

乙醇：少量饮酒可增加血 HDL 水平，大量饮酒可引起肝脏损伤和脂代谢的紊乱，主要是升高血 TG 和 LDL。

茶多酚：这类物质具有抗氧化作用和降低胆固醇在动脉壁的聚集作用。

大蒜和洋葱中的含硫化合物：它们有降低血 TG 水平和提高 HDL 的作用。

7.6.3.3 社会环境因素

社会生活中的应激因素如亲人死亡、环境变化等常被认为是冠心病的重要病因之一。国外许多回顾性调查显示，心肌梗塞病人出现症状前的 6 个月内，其生活事件明显增多。国内邹之光等(1984)调查也发现，心肌梗塞前的 6 个月内病人生活事件明显高于对照组。冠心病发病率西方发达国家高于发展中国家、城市居民高于农村、脑力劳动者高于体力劳动者，这些结果也间接地证明社会因素与冠心病的发生有密切关系。虽然有人提出上述差异可能是通过饮食方式的不同而发生作用的，但也有许多跨文化调查结果不完全支持这一点，例如世界冠心病发病率最高的地区之一芬兰和最低的爱斯基摩都是以肉类为主食的，而处于应激环境中的移民比具有相同饮食习惯的原籍居民的冠心病发病率要高。

7.6.3.4　行为危险因素

冠心病的行为危险因素包括吸烟、缺乏运动、过食与肥胖，以及对社会压力的适应不良等。它们往往是在特定社会环境和心理环境条件下形成。例如，一定的经济条件、饮食习惯、文化背景易造成肥胖；特定的工作条件和技术的进步常造成运动的缺乏等等。行为危险因素则又进一步通过机体的生理病理作用促进冠心病的形成。由此可见，社会因素与行为危险因素对于冠心病是两类既互相联系，又互相独立的致病危险因素。认识这一点，对于如何预防冠心病具有重要的意义。

7.6.4　预防冠状动脉硬化性心脏病的膳食原则

发达国家在心血管疾病的膳食防治方面取得了很好的效果。美国自 20 世纪 60 年代，通过改进膳食模式和生活方式极大降低了心血管疾病的发病率，同样的预防措施也在欧洲、日本、澳大利亚等国家和地区起到了良好的预防效果。因此，通过改善膳食模式和生活方式来降低我国心血管疾病的发病率显得非常重要。膳食具体的要求如下：

（1）限制总能量摄入，保持理想体重　肥胖是动脉硬化的重要危险因素，应该控制总能量的摄入。碳水化合物应占总能量的 60% 左右，应限制单糖和双糖的摄入，少吃甜食和含糖饮料。并且适当增加运动，保持理想体重。

（2）限制高脂和高胆固醇食品的摄入　限制膳食中脂肪总量和胆固醇摄入量是防治高胆固醇血症、动脉硬化以及冠状动脉硬化性心脏病的重要措施。膳食中动物性食品一般都含有一定量的脂肪和胆固醇，应限制摄入总量，使膳食脂肪摄入量占总热能的 20% ~ 25%，且以植物脂肪为主，如玉米油、花生油、豆油、麻油、茶油等，这些脂肪含不饱和脂肪酸较多，能促进血浆胆固醇转化为胆酸，防止动脉粥样硬化的形成。胆固醇摄入量低于 300 mg/d，特别要限制含脂肪和胆固醇较高的食品，如肥肉、猪油、奶油、椰子油、猪脑、鱿鱼、牡蛎、蟹黄、蛋黄、动物内脏等。

（3）多摄入大豆及其制品　适当降低动物蛋白的摄入，提高植物蛋白的摄入，对冠心病患者是有益的。大豆是优质植物蛋白的良好来源，研究发现多摄入植物蛋白质有很好的降低血脂作用，但是，摄入蛋白质的总量以占膳食总能量的 15% 为宜。

（4）摄入高膳食纤维　膳食纤维有明显降低血清胆固醇的作用，因此，应多摄入含膳食纤维高的食物，如燕麦、玉米、蔬菜、水果等，保证膳食纤维的充足。膳食纤维素可促进粪便的排泄，这样既可减少膳食中脂肪和胆固醇的吸收，又可促进胆酸的排泄。提高膳食中的纤维素含量，还可增加饱腹感，避免饮食过量而产生高血糖和高血脂。应限制蔗糖、果糖等的摄入。

（5）多食用新鲜的蔬菜和水果　冠心病患者保证有充分的维生素供给是十分必要的，如维生素 C、尼克酸、维生素 E 等。同时，增加钙、钾、镁、锌、碘、铜、铁等矿物质，有降低血胆固醇和改善心肌功能的作用。新鲜的蔬菜和水果中含有丰富的维生素和矿物质。很多水溶性维生素以及矿物质具有改善心血管功能的作用，特别是维生素 E 和维生素 C 具有抗氧化作用，对心血管的保护作用明显。此外，新鲜的蔬菜和水果中还含有许多对心血管具有保护作用的植物化学物。比如：谷类、豆类、蔬菜、水果、虾蟹、海藻类植物（如海带、紫菜）、坚果

（如花生）、瘦肉、牛乳、禽蛋等食品中都有。

（6）饮食清淡，少盐和少饮酒 高血压是动脉硬化的重要危险因素，为预防高血压，每日盐的摄入量应限制在 6 g 以下。少量饮酒，严禁酗酒。

（7）适当多吃保护性食品 蘑菇、草莓、洋葱、大豆等都是保护性食品，含有多种植物化学物。摄入富含植物化学物的食物可以抑制动脉粥样硬化的形成。

（8）适当进行体育锻炼。

7.6.5 常见的降脂食品

（1）牛奶 牛奶含有丰富的乳清酸和钙质，既能抑制胆固醇沉积于动脉血管壁，又能抑制人体内胆固醇合成酶的活性，减少胆固醇的产生。

（2）葡萄 葡萄、葡萄汁与葡萄酒一样含有白藜芦醇，这是能降低胆固醇的天然物质。动物实验也证明，它能使胆固醇降低，还能抑制血小板凝集，所以葡萄是高血脂血症患者最好的食品之一。

（3）苹果 苹果因富含果胶、纤维素和维生素 C，有非常好的降脂作用。如果每天吃两个苹果、坚持一个月，大多数人血液中的低密度脂蛋白会降低，而对心血管有益的高密度脂蛋白会升高。

（4）大蒜 大蒜是含硫化合物的混合物，可以减少血中胆固醇和阻止血栓形成，并有助于增加高密度脂蛋白。

（5）韭菜 韭菜除了含钙、磷、糖、蛋白质、维生素 A、维生素 C 外，还含有胡萝卜素和大量的纤维素等，能增强胃肠蠕动，有很好的通便作用，能排除肠道中多余的脂肪。

（6）洋葱 洋葱含前列腺素 A，有舒张血管、降低血压的功能。洋葱还含有烯丙基三硫化合物及少量含硫氨基酸，除了降血脂外，还可预防动脉硬化。

（7）香菇 香菇能明显降低血清中胆固醇、甘油三酯及低密度脂蛋白的水平，经常食用可使身体内高密度脂蛋白相对增高。

（8）冬瓜 经常食用冬瓜，能去除身体多余的脂肪和水分，起到减肥作用。

（9）胡萝卜 胡萝卜富含果胶酸钙，与胆汁酸混合后从粪便排出。产生胆汁酸需要消耗血液中的胆固醇，从而促使血液中的胆固醇含量降低。

（10）海带 海带富含牛磺酸、食物纤维藻酸，可降低血脂及胆汁中的胆固醇。

（11）燕麦 燕麦含有丰富的亚油酸和皂苷素等，可防治动脉粥样硬化。

（12）玉米 玉米含有丰富的钙、磷、硒、卵磷脂和维生素 E 等，均具有降低血清胆固醇的作用。

（13）牡蛎 牡蛎富含微量元素锌及牛磺酸等，尤其是牛磺酸可以促进胆固醇分解，有助于降低血脂水平。

另外，其他富含纤维素、果胶及维生素 C 的新鲜绿色蔬菜、水果和海藻，诸如芹菜、青椒、山楂、鲜枣、柑橘以及紫菜、螺旋藻等，均具有良好的降脂作用。

本章关键词

免疫 肥胖症 糖尿病 高血压 肿瘤 心血管疾病

本章小结

  本章主要分别从营养与免疫、肥胖症、糖尿病、高血压、肿瘤、心血管疾病等相关基本概念着手，分析了肥胖症、糖尿病、高血压、肿瘤、心血管疾病等的流行情况和对健康的危害；导致这些疾病的危险因素，重点分析其膳食因素；提出了预防肥胖症、糖尿病、高血压、肿瘤、心血管疾病等的膳食原则。

本章思考题

1. 何谓免疫、肥胖症、糖尿病、高血压、肿瘤、心血管疾病？
2. 日常生活中，应如何调整膳食结构，提高机体免疫力？
3. 肥胖症有哪些危害？肥胖症的饮食调控原则是什么？
4. 简述糖尿病人的饮食治疗原则？
5. 膳食因素对原发性高血压的发生有哪些影响？
6. 简述膳食营养与癌症发生的关系？
7. 简述膳食营养因素与动脉粥样硬化的关系？

第8章

平衡膳食及营养食谱的编制

本章学习目的与要求

1. 了解膳食结构模式的类型及平衡膳食、膳食
   营养素参考摄入量等基本概念；

2. 掌握膳食调查的方法及评价；

3. 掌握计算法和食物交换份法编制食谱的方法。

8.1　膳食结构

膳食结构是指膳食中各类食物的数量及其在膳食中所占的比重。膳食结构主要取决于人体对营养的生理需要及实际生产条件下所能提供的食物资源，因此不同的社会、不同的生产条件、不同的经济水平及科学水平，其膳食结构是不一致的。

8.1.1　世界各国的膳食结构模式和特点

世界各国的膳食结构模式共分4种类型：

1）动植物性食物平衡的膳食结构

膳食中动物性食物和植物性食物所占的比例较适当。以日本为例，其膳食特点是谷物消费量年人均约 94 kg，动物性食品消费量年人均约 63 kg（其中海产品所占比例达到 50%），每天能量摄入 2 000 kcal 左右，三大营养素供能比例为：碳水化合物 57.7%、脂肪 26.3%、蛋白质 16.0%。该类膳食结构营养平衡，已成为世界各国调整膳食结构的参考。

2）以植物性食物为主的膳食结构

膳食以植物性食物为主，动物性食物为辅。以大多数发展中国家为例，其膳食特点是谷物消费量年人均约 200 kg，动物性食物消费量年人均约 10～20 kg，每天能量摄入基本能够满足机体需要，其中碳水化合物供能比达 90% 左右。该类膳食结构膳食纤维摄入水平高，但容易出现营养缺乏病。

3）以动物性食物为主的膳食结构

膳食以动物性食物为主。以欧美为例，其膳食特点是谷物消费量年人均约 65～70 kg，动物性食物消费量年人均约 100 kg 以上。每天能量摄入 3 300～3 500 kcal。三大营养素供能比例为：碳水化合物 42%、脂肪 40%、蛋白质 18%。此类膳食结构高脂肪、高蛋白和高能量，膳食纤维摄入低，是动脉粥样硬化、冠心病、脑血管疾病和肿瘤等慢性退化性疾病的主要原因。

4）地中海膳食结构

地中海膳食是指围绕以希腊为代表的地中海沿岸的南欧各国家，其膳食结构的特点是：饱和脂肪酸含量低而不饱和脂肪酸含量高，动物蛋白质含量低，碳水化合物含量高，蔬菜和豆类含量高。此外，食物加工程度低、主要食用油为橄榄油、每天食用适量奶酪或酸奶、常饮葡萄酒等也是其膳食特点。调查研究表明，在地中海沿岸国家居民中，冠心病、脑血管疾病和肿瘤的发病率都很低，因此他们的寿命很长。

8.1.2 我国当前的食物结构

中国传统的膳食以植物性食物为主，其特点是高碳水化合物，高膳食纤维，低动物脂肪。但近年来我国居民膳食结构正在逐步发生变化，目前我国食物总量供求已基本平衡，居民膳食结构朝合理方向发展，人均日摄入能量 2 387 kcal，蛋白质 70.5 g，脂肪 54.7 g，已经基本达到营养专家提出的理想膳食标准。根据我国居民的饮食习惯、国情和食物结构的特点，我国人民的膳食结构应当仍保持植物性食物为主、动物性食物为辅的基本特点，适当降低谷类食物所占膳食能量的比例，在保持膳食的能量主要来自谷物的同时，逐步提高动物性食物与大豆蛋白在膳食成分中的比例，可以改进膳食蛋白质的营养质量；同时也要避免出现过多地摄入动物性食物而导致的营养问题。

> 相关阅读

"地中海式膳食"模式

"没有不好的食物，只有不合理的膳食"，这是营养学界常说的一句话。如今吃什么、怎么吃才是有营养，才是合理搭配成为老百姓关心的日常饮食问题。营养专家介绍，近年来，以橄榄油为核心，搭配蔬菜水果、鱼类、五谷杂粮和豆类的"地中海式饮食"模式渐成流行的新型健康饮食模式。

生活在欧洲地中海沿岸的意大利、西班牙、希腊等国居民心脏病发病率很低，是世界上长寿地区之一。经过大量研究调查分析发现这与该地区的饮食结构——"地中海式饮食"模式有关。"地中海式饮食"模式对人体健康相当有利处，可以帮助预防心血管疾病、糖尿病，乃至胆结石，延长人类的寿命。

地中海式饮食模式：淀粉类食物 + 蔬菜 + 水果

1990 年，世界卫生组织（WHO）号召人们接受"地中海式饮食"。报告推荐的"地中海式饮食"是含高碳水化合物和低脂肪的食品，并有丰富的蔬菜和水果；另外还配有开胃食品，其中有味道浓厚的调料，如当地的西红柿酱和鱼籽酱。而肉类则很少，因为即便是瘦肉也会增加体内的脂肪（瘦猪肉中仍含有约 28% 的脂肪）。概括而言，淀粉类食品、菜糊做的调料，加上大量的绿叶蔬菜和新鲜水果就是典型的地中海式饮食。

地中海式饮食的食谱是：面包和用味道浓厚的菜糊制作的糊状调料。古地中海国家的饮食中几乎没有肉，因为当时肉的价格很昂贵，穷人吃不起肉，他们吃的是羊奶酪。营养学家经过十多年的研究分析，认为地中海周围国家的饮食是有利于健康的。意大利人冠心病发病率低这一点在西欧很突出，这可能与他们喜欢食用使用含高质量蛋白质的硬小麦制作的面包和通心粉，而且进食时总是包括鸡蛋、蔬菜、水果、乳酪、火腿，外加西红柿酱和绿叶蔬菜等有关。

8.2　膳食类型

8.2.1　基本概念

(1)膳食　人们有规律地进食的食物或食品。

(2)混合膳食　由植物性食品和动物性食品组成。

(3)平衡膳食　概括地说，平衡膳食是指食品中所含的营养素不仅种类齐全、数量充足、而且配比适宜，膳食中所供给的营养素与集体的需要能保持平衡。平衡膳食既能满足机体的生理需要，又可避免因膳食构成的营养素的比例不当，甚至某种营养素缺乏或过剩所引起的营养失调，从而对促进身体健康发挥最好的作用。

(4)合成平衡膳食　由纯净的 L-赖氨酸、单糖、必需脂肪酸、维生素和矿物质等人工合成的膳食。其配比符合平衡膳食的要求，不含高分子类难消化的物质。故它实际上可被机体全部吸收利用。合成平衡膳食中在全部化学合成营养素成分或其他纯品物质可能的前提下，在营养学已经发展到相当程度以后才有可能得到充分的发展。在医学上合成平衡膳食也很受重视，并常称之为"要素膳"。

8.2.2　膳食类型

膳食类型是一个人在长期时间里，经常进食食品的组成及其烹调方式的类型。在食品的组成中，首先包括质的构成，即食品种类和食品成分，其次是量的构成，特别是对机体生长、发育和治疗时期所需要的能量数量。对于膳食类型中的烹调方式，除公共饮食业或特别饮食业中的各种有名的类型外(这些类型大多与地区或民族有直接的联系，如我国的川味膳食和清真膳食等)，还有千百万家庭单位结构中的个人饮食制备，这种个人式的烹调类型，大多与人们自身所拥有的饮食习惯相关联，一般都比较适合于个人或家庭单位的少数人们的口味和饮食观点。

具体的膳食类型，可以从膳食构成及饮食对象两个方面进行分类，一般划分如下：

(1)从膳食构成上划分，将膳食类型区分为两大类，即组合膳食和素膳。

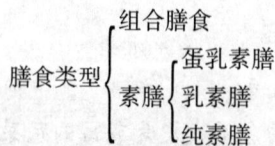

$$
\text{膳食类型}\begin{cases} \text{组合膳食} \\ \text{素膳}\begin{cases} \text{蛋乳素膳} \\ \text{乳素膳} \\ \text{纯素膳} \end{cases} \end{cases}
$$

图 8-1　膳食类型

对于素膳中的蛋乳素膳和乳素膳，虽然其主要构成原料为素膳性的（植物性食品），但是由于其中包括有乳和蛋类食品，所以从广义角度上称其为组合膳食。

（2）从饮食对象上划分，可以大体上将膳食类型区分为健康人膳食和病弱者膳食。对于病弱者膳食，其内容十分丰富，很难一一列举，因此这里只是选取了具有典型意义的部分，将其分列在保护性膳食和治疗膳食名目之下。

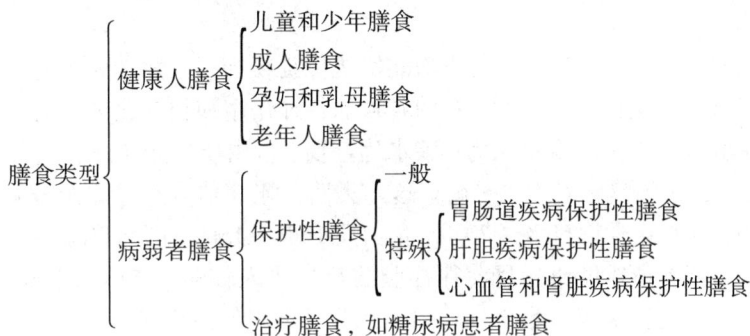

图 8-2　膳食类型

8.2.3　膳食类型的评价

膳食类型的评价是基于膳食构成的质量与烹调方式两方面。由某种膳食类型所制作出来的膳食，必须是容易消化且具有完全营养价值的安全食品。膳食构成中，食品成分对机体生长、发育以及其他特殊要求的满足，包括质和量两个方面的要求；运用膳食类型的烹调方式，所烹调出来的食品，在吸引人们进食方面的作用效果；膳食的包袱程度和消化的难易程度。

8.3　合理膳食与健康

合理膳食不但能提供足够数量的热能和各种营养素满足人体的正常需要，而且还要保持各种营养素之间的数量平衡，以利于它们的吸收和利用，以期达到合理营养的目的。

当人们的膳食结构合理，营养平衡时，必能满足机体对热能和各种营养素的需要，促进机体的抗病能力，提高工作效率，而且还能预防和治疗某些疾病；当膳食结构不合理，摄入的热能和营养素不平衡，即营养失调时，因某个或某些营养素摄入不足，不能满足机体的需要，久之，体内的营养储备严重消耗，则出现相应的病理性改变，继而发生临床上可见的营养缺乏病。反之，过量摄入热能和某些营养素，则可导致肥胖，心血管疾病、肿瘤等疾病的发生，或因某些营养素过量而发生中毒，有碍健康。因此，平衡膳食、合理营养，是维持人体健康与生存的重要条件。

8.3.1　平衡膳食

合理膳食即平衡膳食，也就是膳食营养供给与机体生理需要之间建立平衡关系，只有这样才有利于营养素的吸收和利用，如果平衡关系失调，会引起营养不良（缺少和过剩），对健康造成不良影响。

　　平衡膳食的基本要求是必须供给人体需要的各种营养素和热能,且比例平衡;食物的储存、加工烹饪合理;食物应对人体无毒无害;膳食制度合理。平衡膳食,主要指四个方面同时与机体建立平衡的关系,即氨基酸平衡、热能营养素平衡、酸碱平衡和各种营养素平衡。

　　1. 氨基酸平衡

　　食物蛋白质营养价值的高低,很大程度上取决于食物中所含的9种必需氨基酸的数量及比例,只有数量与比例同人体的需要接近时,才能合成人体的蛋白质。

　　2. 热能营养素构成平衡

　　食物中的碳水化合物、脂肪和蛋白质均能给机体提供能量,称之为热能营养素。当从食物中摄入的这三种营养素比例平衡时,它们各自的特殊作用和相互促进作用才有可能发挥。

　　通过动物试验和对人体的观察认为:碳水化合物、蛋白质和脂肪三种营养素的摄入量为 $6.5:1.0:0.7$ 时,能达到营养素构成平衡。这三类营养素在体内经过完全分解后,提供给机体的热能分别为:碳水化合物 $60\% \sim 70\%$、蛋白质 $10\% \sim 15\%$、脂肪 $20\% \sim 25\%$。三者摄入不平衡时,往往会影响身体健康。目前往往脂肪热量摄入较多,破坏了平衡,易引起肥胖、高血压、糖尿病及心血管疾病。除全日总的热能营养素应保持构成平衡外,一日内的三餐总的热能结构也应保持平衡,建议:早餐占 30%,午餐占 40%,晚餐占 30%。

　　3. 脂肪酸平衡

　　脂肪酸平衡是指膳食脂肪酸中饱和脂肪酸、单不饱和脂肪酸、多不饱和脂肪酸三者比例适当,多不饱和脂肪酸中的 $n-6$ 与 $n-3$ 的比例适当。脂肪酸的失衡是引发血脂异常、心脑血管疾病等多种慢性疾病的重要原因之一。含饱和脂肪酸过多的膳食是心血管疾病、肿瘤的危险诱因,但植物油摄入量也不能过量,因为多不饱和脂肪酸在体内氧化易产生过氧化物,具有促进衰老的作用。

　　4. 酸碱平衡

　　正常情况下,人的体液是由自身的缓冲作用,使 pH 保持在 $7.3 \sim 7.4$。人们食用适量的酸性食品,也将会维持体液的酸碱平衡的。但如果搭配不当,则会引起生理上的酸碱失调。

8.3.2　营养失调

　　营养失调既包括营养不足,营养缺乏,也包括营养过剩。在发展中国家,存在着四个普遍性营养问题,即蛋白质－能量营养不良、维生素 A 缺乏、碘缺乏和铁缺乏。这也是世界范围内的四大营养问题。

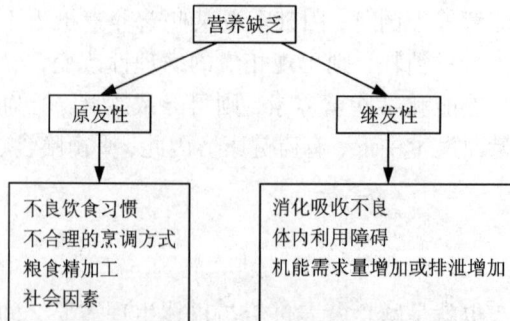

图 8-3　营养缺乏类型

1. 营养缺乏

由于机体所摄取的营养素不能满足自身的需要而出现各种营养素缺乏所特有的症状与体征,即营养缺乏病(症)。一般将营养缺乏病分为原发性与继发性两大类。由于膳食中营养缺乏或摄入不足而引起的营养障碍性疾病称为原发性营养缺乏病。如蛋白质–能量营养不良、营养性贫血、干眼病等都是原发性营养缺乏病,只要补充足够的相应营养素即可痊愈。其致病原因有:①不良的饮食习惯。如不合理的烹调,使营养素大量破坏或丢失,或因偏食、挑食、禁食、忌食等原因,使营养素的摄入量减少,从而造成机体营养素缺乏;②过多食用精制白米、白面。由于粮谷类的过分加工,可使其中的硫胺素(维生素 B_1)损失 90%,核黄素(维生素 B_2)、烟酸(维生素 PP)和铁损失 70% ~ 85%。这些营养素在麸皮与胚芽中分布较多;③经济原因。在经济落后的国家或地区里,人们生活水平低下,副食品食入较少,单纯或主要以主食提供热能与各种营养素,往往造成营养缺乏病的发生。

由于体内体外的各种原因,妨碍营养素的吸收与利用,或因病理、生理需要量增多而不能及时供应,或因某种原因使营养素在体内的破坏和排泄过多而在成的营养缺乏病称为继发性营养缺乏病。

营养缺乏发生过程是首先表现为机体组织储存减少,接着出现低水平的代偿,继之打破平衡而发生生化指标的改变,进一步出现病理形态学的改变。

常见的营养缺乏病有:蛋白质–能量营养不良(PEM)、维生素 A 缺乏症、维生素 D 缺乏症、维生素 B_1 缺乏病、维生素 B_2 缺乏病、维生素 PP 缺乏病、维生素 C 缺乏病、营养不良性贫血、碘缺乏病及其他营养缺乏病等。

2. 营养不足

体内某种营养素含量不足,尚未达到缺乏的程度,可毫无症状或仅有轻微症状,处于亚临床表现状态。若能在此状态下通过生化检验及时发现,及时给予补充相应的某种营养素,可以得到纠正,防止营养缺乏病的发生。

3. 营养过多

当摄入的营养素超过机体的需要时,除增加机体代谢负担外,多余的营养素将储存在体内,导致营养过多症,有的还可引起中毒。例如,摄入过多的热能可导致食饵性肥胖(alimentary obesity),因摄入过多的维生素 A、维生素 D 引起中毒及摄入过多的碘所致甲状腺肿大。

8.4 膳食指南

中国营养学会制订的《中国居民膳食指南》(2011)。该指南适用于 6 岁以上人群,共有 10 个条目,主要内容如下。

1. 食物多样,谷类为主,粗细搭配

人类的食物是多种多样的。各种食物所含的营养成分不完全相同,每种食物都至少可提供一种营养物质。平衡膳食必须由多种食物组成,才能满足人体各种营养需求,达到合理营养、促进健康的目的。

谷类食物是中国传统膳食的主体,是人体能量的主要来源。谷类包括米、面、杂粮,主要提供碳水化合物、蛋白质、膳食纤维及 B 族维生素。坚持谷类为主是为了保持我国膳食的良好传统,避免高能量、高脂肪和低碳水化合物膳食的弊端。人们应保持每天适量的谷类食物摄入, 一般成年人每天摄入 250 ~ 400 g 为宜。要注意粗细搭配, 经常吃一些粗粮、杂粮和全谷类食物。稻米、小麦不要研磨得太精, 以免所含维生素、矿物质和膳食纤维流失。

2. 多吃蔬菜水果和薯类

新鲜蔬菜水果是人类平衡膳食的重要组成部分, 也是我国传统膳食重要特点之一。蔬菜水果能量低, 是维生素、矿物质、膳食纤维和植物化学物质的重要来源。薯类含有丰富的淀粉、膳食纤维以及多种维生素和矿物质。富含蔬菜、水果和薯类的膳食对保持身体健康, 保持肠道正常功能, 提高免疫力, 降低患肥胖、糖尿病、高血压等慢性疾病风险具有重要作用。推荐我国成年人每天吃蔬菜 300 ~ 500 g, 水果 200 ~ 400 g, 并注意增加薯类的摄入。

3. 每天吃奶类、大豆或其制品

奶类营养成分齐全, 组成比例适宜, 容易消化吸收。奶类除含丰富的优质蛋白质和维生素外, 含钙量较高, 且利用率也很高, 是膳食钙质的极好来源。各年龄人群适当多饮奶有利于骨健康, 建议每人每天平均饮奶 250 mL。饮奶量多或有高血脂和超重肥胖倾向者应选择低脂、脱脂奶。

大豆含丰富的优质蛋白质、必需脂肪酸、多种维生素和膳食纤维, 且含有磷脂、低聚糖, 以及异黄酮、植物固醇等多种植物化学物质。应适当多吃大豆及其制品, 建议每人每天摄入 30 ~ 50 g 大豆或相当量的豆制品。

4. 常吃适量的鱼、禽、蛋和瘦肉

鱼、禽、蛋和瘦肉均属于动物性食物, 是人类优质蛋白、脂类、脂溶性维生素、B 族维生素和矿物质的良好来源, 是平衡膳食的重要组成部分。瘦畜肉中铁含量高且利用率好。鱼类脂肪含量一般较低, 且含有较多的多不饱和脂肪酸; 禽类脂肪含量也较低, 且不饱和脂肪酸含量较高; 蛋类富含优质蛋白质, 各种营养成分比较齐全, 是很经济的优质蛋白质来源。

目前我国部分城市居民食用动物性食物较多, 尤其是食入的猪肉过多。应适当多吃鱼、禽肉, 减少猪肉摄入。相当一部分城市和多数农村居民平均吃动物性食物的量还不够, 还应适当增加。动物性食物一般都含有一定量的饱和脂肪和胆固醇, 摄入过多可能增加患心血管病的危险性。

5. 减少烹调油用量, 吃清淡少盐膳食

脂肪是人体能量的重要来源之一, 并可提供必需脂肪酸, 有利于脂溶性维生素的消化吸收, 但是脂肪摄入过多是引起肥胖、高血脂、动脉粥样硬化等多种慢性疾病的危险因素之一。膳食盐的摄入量过高与高血压的患病率密切相关。食用油和食盐摄入过多是我国城乡居民共同存在的营养问题。为此, 建议我国居民应养成吃清淡少盐膳食的习惯, 即膳食不要太油腻, 不要太咸, 不要摄食过多的动物性食物和油炸、烟熏、腌制食物。

6. 食不过量, 天天运动, 保持健康体重

进食量和运动是保持健康体重的两个主要因素, 食物提供人体能量, 运动消耗能量。如果进食量过大而运动量不足, 多余的能量就会在体内以脂肪的形式积存下来, 增加体重, 造成超重或肥胖; 相反若食量不足, 可由于能量不足引起体重过低或消瘦。正常生理状态下, 食欲可以有效控制进食量, 不过有些人食欲调节不敏感, 满足食欲的进食量常常超过实际需要。食不过量意味着少吃几口, 不要每顿饭都吃到十成饱。由于生活方式的改变, 人们的体力活动减少, 目前我国大多数成年人体力活动不足或缺乏体育锻炼, 应改变久坐少动的不良生活方式, 养成天天运动的习惯, 坚持每天多做一些消耗能量的活动。

7. 三餐分配要合理，零食要适当

合理安排一日三餐的时间及食量，进餐定时定量。早餐提供的能量应占全天总能量的25% ~30%，午餐应占30% ~40%，晚餐应占30% ~40%，可根据职业、劳动强度和生活习惯进行适当调整。一般情况下，早餐安排在6：30 - 8：30，午餐在11：30 - 13：30，晚餐在18：00 - 20：00进行为宜。要天天吃早餐并保证其营养充足，午餐要吃好，晚餐要适量。不暴饮暴食，不经常在外就餐，尽可能与家人共同进餐，并营造轻松愉快的就餐氛围。零食作为一日三餐之外的营养补充，可以合理选用，但来自零食的能量应计入全天能量摄入之中。

8. 每天足量饮水，合理选择饮料

水是膳食的重要组成部分，是一切生命必需的物质，饮水不足或过多都会对人体健康带来危害。饮水应少量多次，要主动，不要感到口渴时再喝水。饮水最好选择白开水。

饮料多种多样，需要合理选择，如乳饮料和纯果汁饮料含有一定量的营养素和有益膳食成分，适量饮用可以作为膳食的补充。有些饮料添加了一定的矿物质和维生素，适合热天户外活动和运动后饮用。有些饮料只含糖和香精香料，营养价值不高。有些人尤其是儿童青少年，每天喝大量含糖的饮料代替喝水，是一种不健康的习惯，应当改正。

9. 饮酒应限量

在节假日、喜庆和交际的场合，人们饮酒是一种习俗。高度酒含能量高，白酒基本上是纯能量食物，不含其他营养素。无节制的饮酒，会使食欲下降，食物摄入量减少，以致发生多种营养素缺乏、急慢性酒精中毒、酒精性脂肪肝，严重时还会造成酒精性肝硬化。过量饮酒还会增加患高血压、中风等疾病的危险；并可导致事故及暴力的增加，对个人健康和社会安定都是有害的，应该严禁酗酒。另外饮酒还会增加患某些癌症的危险。若饮酒尽可能饮用低度酒，并控制在适当的限量以下，建议成年男性一天饮用酒的酒精量不超过25 g，成年女性一天饮用酒的酒精量不超过15 g。孕妇和儿童青少年应忌酒。

10. 吃新鲜卫生的食物

食物放置时间过长就会引起变质，可能产生对人体有毒有害的物质。另外，食物中还可能含有或混入各种有害因素，如致病微生物、寄生虫和有毒化学物等。吃新鲜卫生的食物是防止食源性疾病、实现食品安全的根本措施。

8.5 中国居民平衡膳食宝塔

中国居民平衡膳食宝塔是根据中国居民膳食指南结合中国居民的膳食结构特点设计的。它把平衡膳食的原则转化成各类食物的重量，并以直观的宝塔形式表现出来，便于理解和在日常生活中实行。

平衡膳食宝塔提出了一个营养上比较理想的膳食模式。

8.5.1 平衡膳食宝塔说明

平衡膳食宝塔(图8 - 4)共分为5层，包含我们每天应吃的主要食物种类。宝塔各层位置和面积不同，这在一定程度上反映出各类食物在膳食中的地位和应占的比重。谷类薯类及杂豆食物位居底层，每人每天应摄入250 ~400 g。蔬菜和水果居第二层，每天应摄入300 ~500 g和200 ~400 g。鱼、禽、肉、蛋等动物性食物位居第三层，每天应摄入125 ~225 g(鱼虾类50～100 g，畜、禽肉50～75 g，蛋类25～50 g）。奶类、大豆及坚果类食物居第四层，每天应吃相当于鲜奶300 g的奶类及奶制品和相当于干豆30～50 g的大豆及制品。第五层塔顶是烹调油和食盐，每天烹调油不超过25 g或30 g，食盐不超过6 g。

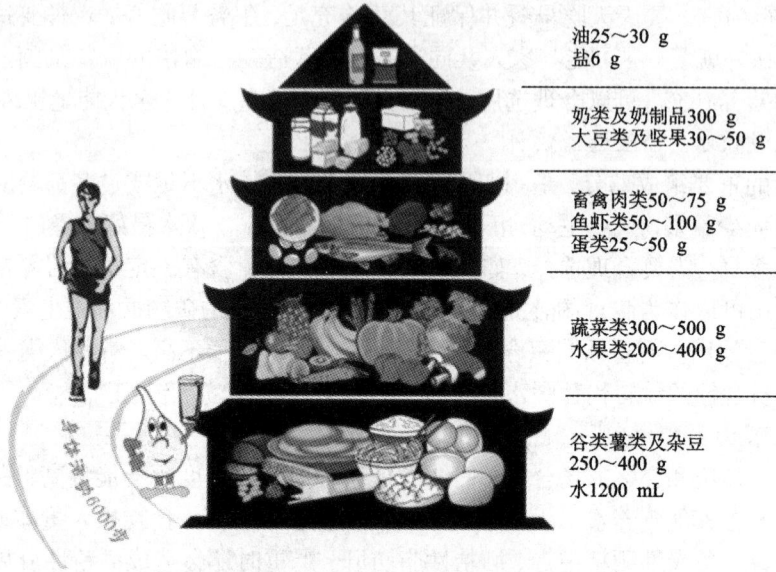

油25～30 g
盐6 g

奶类及奶制品300 g
大豆类及坚果30～50 g

畜禽肉类50～75 g
鱼虾类50～100 g
蛋类25～50 g

蔬菜类300～500 g
水果类200～400 g

谷类薯类及杂豆
250～400 g
水1200 mL

图8-4　中国居民平衡膳食宝塔

　　新膳食宝塔增加了水和身体活动的形象，强调足量饮水和增加身体活动的重要性。水是膳食的重要组成部分，是一切生命必需的物质，其需要量主要受年龄、环境温度、身体活动等因素影响。在温和气候条件下生活的轻体力活动成年人每日至少饮水1 200 mL（约6杯）；在高温或强体力劳动条件下应适当增加。

　　目前我国大多数成年人身体活动不足或缺乏体育锻炼。建议成年人每天进行累计相当于步行6 000步以上的身体活动，如果身体条件允许，最好进行30分钟中等强度的运动。

　　"宝塔"没有建议食糖的摄入量。因为我国居民现在平均吃食糖的量还不多，少吃些或适当多吃些可能对健康的影响不大。但多吃糖有增加龋齿的危险，尤其是儿童、青少年不应吃太多的糖和含糖食品。食盐和饮酒的问题在《中国居民膳食指南》中已有说明。

　　宝塔建议的各类食物的摄入量一般是指食物的生重。各类食物的组成是根据全国营养调查中居民膳食的实际情况计算的，所以每一类食物的重量不是指某一种具体食物的重量。

　　（1）谷类　谷类是面粉、大米、玉米粉、小麦、高粱等的总和。它们是膳食中能量的主要来源，在农村中也往往是膳食中蛋白质的主要来源。多种谷类掺着吃比单吃一种好，特别是以玉米或高粱为主要食物时，应当更重视搭配一些其他的谷类或豆类食物。

　　（2）蔬菜和水果　蔬菜和水果经常放在一起，因为它们有许多共性。但蔬菜和水果终究是两类食物，各有优势，不能完全相互替代。尤其是儿童，不可只吃水果不吃蔬菜。蔬菜、水果的重量按市售鲜重计算。

　　一般说来，红、绿、黄色较深的蔬菜和深黄色水果所含营养素比较丰富，所以应多选用深色蔬菜和水果。

（3）鱼、肉、蛋　鱼、肉、蛋归为一类，主要提供动物性蛋白质和一些重要的矿物质和维生素。但它们彼此间也有明显区别。

鱼、虾及其他水产品含脂肪很低，有条件可以多吃一些。这类食物的重量是按购买时的鲜重计算。肉类包含畜肉、禽肉及内脏，重量是按屠宰清洗后的重量来计算。这类食物尤其是猪肉中含脂肪较高，所以生活富裕时也不应吃得过多。蛋类含胆固醇相当高，一般每天不超过 1 个为好。

（4）奶类和豆类食物　奶类及奶制品当前主要包含鲜牛奶和奶粉。"宝塔"建议的 100 g 按蛋白质和钙的含量来折合约相当于鲜奶 200 g 或奶粉 28 g。中国居民膳食中普遍缺钙，奶类应是首选补钙食物，很难用其他类食物代替。有些人饮奶后有不同程度的肠胃不适，可以试用酸奶或其他奶制品。豆类及豆制品包括许多品种，"宝塔"建议的 50 g 是个平均值，根据其提供的蛋白质可折合为大豆 40 g 或豆腐干 80 g 等。

8.5.2　平衡膳食宝塔的应用

1. 确定食物需要

宝塔建议的每人每日在各类食物适宜摄入量范围适用于一般健康成人，应用时要根据个人年龄、性别、身高、体重、劳动强度、季节等情况适当调整。年轻人、劳动强度大的人需要能量高，应适当多吃些主食；年老、活动少的人需要能量少，可少吃些主食。

2. 同类互换，调配丰富多彩的膳食

人们吃多种多样的食物不仅是为了获得均衡的营养，也是为了使饮食更加丰富多彩以满足人们的口味享受。宝塔包含的每一类食物中都有许多品种，虽然每种食物都与另一种不完全相同，但同一类中各种食物所含营养成分往往大体上近似，在膳食中可以互相替换。按照同类互换、多种多样的原则调配一日三餐。同类互换就是以粮换粮、以豆换豆、以肉换肉。例如大米可与面粉或杂粮互换，馒头可以和相应量的面条、烙饼、面包等互换；大豆可与相当量的豆制品或杂豆类互换；瘦猪肉可与等量的鸡、鸭、牛、羊、兔肉互换；鱼可与虾、蟹等水产品互换；牛奶可与羊奶、酸奶、奶粉或奶酪等互换。

3. 要合理分配三餐食量

三餐食物量的分配及间隔时间应与作息时间和劳动状况相匹配，一般以早、晚餐各占 30%，午餐占 40% 为宜，特殊情况可适当调整。

4. 要因地制宜充分利用当地资源

我国幅员辽阔，各地的饮食习惯及物产不尽相同，只有因地制宜充分利用当地资源才能有效地应用平衡膳食宝塔。

5. 要养成习惯，长期坚持

膳食对健康的影响是长期的结果。应用平衡膳食宝塔需要自幼养成习惯，并坚持不懈，才能充分体现其对健康的重大促进作用。

8.6　营养调查

8.6.1　膳食调查

膳食调查是营养调查工作中的一个基本组成部分，是营养工作的基本手段，它本身又是相对独立的内容。单独的膳食调查结果也可以成为对所调查的单位或人群改善营养和进行咨询、指导的主要工作依据。

膳食调查的目的是为了解在一定时间内调查对象通过膳食所摄取的能量和各种营养素的数量和质量,借此来评定正常营养需要能得到满足的程度。具体来说,是通过了解一定时期内不同地区不同生活条件下人群的饮食习惯,日常所进食的食物种类及数量,计算出每人每日能量和各种营养素的摄入量,并与推荐摄入量(RNI)进行比较。再结合体格检查和营养状况实验室检查的结果,根据营养学知识,评定膳食的优缺点,了解存在的主要问题,研究其对人群健康以及儿童的生长发育的影响,从而进行膳食结构的调整。总之,就是为了解人群的膳食和营养水平,为改进个体或群体的营养状况提供科学依据。

8.6.1.1 膳食调查对象和时间

为了使调查的结果能反映所调查地区大多数人的膳食情况,所选择的调查对象必须有足够的代表性。作为一个全面的膳食状况调查,在一个省(区)内应当选择大、中、小城市和农村(如山区、平原区、杂粮作物区、小麦区和水稻区)以及牧区、林区、渔区和垦区,并包括不同经济水平的区域。在一个城市或地区内,对各类人群的选择也要注意其代表性,如工厂既要选择大型厂也要选择小型厂,托幼机构同样应包括不同类型。

调查日数应随膳食管理和调查方法而定。如在托儿所、幼儿园或部队的连队可用记账法进行调查,日数可长到一个月至全年,应用询问记账法可以对一个儿童一个月以内的膳食情况作出估计。称重法调查由于工作繁琐,通常只调查 5~7 天。

有些地区食物的生产和供应有很大的季节性,调查时间的确定应考虑季节性。

8.6.1.2 膳食调查内容及调查工具

1.调查内容

调查期间每天进食的食物品种、数量是膳食调查中最基本的资料。

注意了解食物烹调加工方法对营养素尤其是维生素的影响等;注意了解饮食制度、餐次能量分配、进餐环境、饮食卫生情况及炊事人员的健康等;注意了解过去的膳食情况、饮食习惯、生理状况及是否有慢性病等。

2.调查工具——食物成分表

食物成分表是调查所必需的工具。如果没有食物成分表,膳食调查结果就无法计算,评价膳食好坏和营养改善计划就没有数据依据。

8.6.1.3 膳食调查方法概述

膳食调查通常采取如下方法。

1.称量法

又称称重法,系对某一伙食单位(集体食堂或家庭等)所消耗的食物全部分别称重的方法。此法可以应用于团体、家庭以及个人的膳食调查。称量每餐烹调前生食(可食部)重,烹调后的熟食重以及吃后剩食重,并统计准确的用膳人数。将所消耗的食物加以分类、综合,求得每人每日的食物消耗量,然后按食物成分表计算出每人每日各种营养素的摄入量。

称重时,要准确掌握两方面的情况:一是厨房中每餐所用各种食品的生重和经烹调后熟食的重量,由此计算出与每单位重量熟食物相当的生食品数量,即求出各种熟食物与其生食品原料间的重量比,或称生熟比例。二是根据调查需要,从进餐人员中,选取一部分在劳动强度、年龄和性别等方面有代表性的人员,将每人每餐摄取的熟食称重,然后按上述生熟比例，计算出每人每日各种生食品的平均摄取量。若被调查单位进餐人员的组成一致，年龄、性别和劳动强度无很大差别，例如部队战士食堂，亦可不作个人进餐记录，只准确记录进餐人数，由食品总消费量求出相当每人每日各种食品的平均摄取量即可。

从进餐人员中，选取的调查对象至少应占同类人员的 10% 以上，总数不少于 20 人。生食品称重时，应为食品的可食部重量，否则应按食品的废弃率折算。最后将调查对象的各种食品实际摄取量，按当地适用的食品成分表，计算出每人每日能量和各种营养素平均摄入量。然后参照相应的营养素推荐摄入量，对膳食进行营养价值的分析评价。在调查中，还应了解膳食管理、烹调方法和食堂卫生方面存在的问题，提出改进建议。

这种调查方法的结果精确，可调查出每人每餐膳食的变动情况，但不适合于大规模的调查，因工作量较大。

2. 记账法

又称查账法，适用于有详细账目，且就餐人数变动不大的集体食堂的膳食调查。对建有伙食账目的集体食堂等单位，可查阅过去一定时期食堂的食品消费总量（通过发票和账目），并根据同一时期的进餐人数，粗略计算每人每日各种食品的摄取量，再按照食物成分表计算这些食物所提供的能量和各种营养素的数量。此法在账目精确和每餐用膳人数统计确实的情况下，能够达到相当准确的程度，并可以调查较长时期的膳食。一般统计一个月。适合于进行全年四个季度的调查（在托幼单位，用适当的计算方法也可以分析出某一个班或某一年龄组儿童的各种营养素摄入量）。调查的手续较简便，所费的人力少且易于为膳食管理人员掌握，使被调查单位在以后能定期自行调查计算，作为改进膳食的参考。

记账法虽简便快速，但不够精确。如希望在较短时间内，完成较多单位的调查，目的在于对膳食营养状况作粗略估计，对每个单位或个人情况，并不精确要求时，即可采用。不过仍应尽量减少方法本身的误差。例如查账时应尽量延长查阅期限（例如一个月）；进餐人数必须核对准确；计算相当每人每日各种食品摄入量时，不按进餐总"人日数"（即进餐人数 × 每人进餐日数）平均，而是按每一进餐者的劳动强度、性别、年龄以及孕乳等生理情况，分别定出相应的"进食系数"，并以总系数求出平均摄取量。在缺乏专门的统计学资料情况下，一般可按各类进餐人员能量需要量，规定其相对的进餐系数。例如以能量需要量 3 000 kcal 的人为 1.0，则需 2 400 kcal 的人为 0.8，需 3 600 kcal 的人为 1.2 等等。按进食系数计算的方法，特别适用于用餐人员进食量相差悬殊的伙食单位，例如家庭。家庭一般没有食品消耗账目，关于一定时期内食品消费量的调查，可采用变通记账法，即在调查开始前称量家庭存放的所有食品数量，任其照常取食。并请其记录调查期间（1 周、10 天或更长时间）购入的各种食品的数量。调查结束时，再次称量全部剩余食品，即可计算出调查期间全家消费的食品总量；再按家庭成员进食系数的总和，求出不同系数每个成员的粗略摄入量。此法对人数不多的集体食堂，特别是短期内广泛开展多种人群的调查时最为适用，既节省人力、时间，又可取得大量人群数据。

3. 询问法

又称 24 小时回顾法，是经过询问由调查单位或对象提供的每一个 24 小时内的膳食组成情况，据此进行估计评价的一种方法。这种调查方法最方便，但不太准确，结果出入较大，但有经验的营养工作者，仍可从中发现膳食营养的明显缺陷并估计其概略水平。在受客观条件限制不能进行记账法与称量法时，应用此法也能得到初步的了解。如对一般门诊病人可询问在最近三日或一周内每日所摄入食物的种类及数量,同时也可了解患者的膳食历史及有无忌、偏食等习惯。当发现人群健康状况可能存在与营养有关问题时,例如某地区或人群中出现疑似营养缺乏症,进行流行病学调查或发现与营养有关因素时,此法较为适宜。

4. 称量记账法

它综合了称量法和记账法的优点,是一种比较简便精确切实可行的方法。

在调查的前一天晚饭后,称量调查食堂中所剩的各种生熟食物的重量,计为"结存量";然后将从调查之日起至调查最后一天止,逐日购得各种食物计为"购入量";最后一日晚餐后,再将一切剩余食物称量,计为"剩余量"。结存量,购进量和剩余量中的熟食物,均折合成生重。有不可食部分食物应扣除不可食部分,以可食部计重。结存量加购入量减去剩余量,即得调查期间食物的总消耗量。调查期间,制定好专人负责统计每餐用餐人数,并折合成人日数。一般调查 5~7 天。

5. 化学分析法

这是将调查对象的一日份全部熟食收集齐全,在实验室中进行化学分析,测定其中能量和各种营养素含量的方法。此法准确,但手续繁琐,且需一定设备条件,一般有必要进行精确测定时才采用,只适合于平衡研究用,不适合于一般膳食调查。例如核实营养代谢试验膳食或治疗膳食所含营养素是否符合严格规定要求。但往往仅根据需要,就其中某一种或几种食物测定其一种或几种有关营养素。

8.6.1.4 几种主要膳食调查方法的调查步骤及相关计算方法

1. 称重法

1)调查步骤

①准确记录每餐各种食物及调味品的名称;

②准确称量食物的生重、熟重、剩余量、零食;

a. 从市场买回的食物——市品;

b. 去掉不可食部分后所剩余的食物——食部。

c. 食物烹调后的食品重量——熟重;

d. 吃剩饭菜的重量——剩余量。

③计算生熟比公式:

$$生熟比 = 生食物重量/熟食物重量$$

④将食物按品种分类,求得平均每人每日的食物消耗量;

⑤查食物成分表计算平均每人每日的营养素摄入量。

2)相关的计算

①净含量(即所吃熟食折算成生食重)的计算:根据生的食物重量(可食部净重)和熟的食物总重量计算出生熟比例,再根据实际所吃熟食重,推算出所吃生食物重量,以便利用食物成分表计算各种营养素摄入量。

例题1:用标准面粉 2 500 g 做馒头,熟的馒头 3 750 g,食后剩馒头 750 g,问共吃标准粉多少 g?

设所吃标准粉重量为 X g。

$2\ 500 : 3\ 750 = X : (3\ 750 - 750)$

$X = (2\ 500 \times 3\ 000)/3\ 750 = 2\ 000(g)$

例题2：白菜烧肉，用大白菜5 000 g，猪肉500 g，烹调后熟重9 000 g，食后剩余2 250 g，共吃鲜白菜和生猪肉多少g?

设所吃鲜白菜重量为X_1

$5\ 000:9\ 000 = X_1:(9\ 000 - 2\ 250)$

$X_1 = (5\ 000 \times 6\ 750)/9\ 000 = 3\ 750(g)$

设所吃生猪肉重量为X_2

$5\ 000:9\ 000 = X_2:(9\ 000 - 2\ 250)$

$X_2 = (5\ 000 \times 6\ 750)/9\ 000 = 375(g)$

②计算平均每人每日各种食物摄入量：如上述所食标准面粉2 000 g，共两人3天食用。则平均每人每日食用2 000/(2×3) = 333 g，即所食用食物的生食量，除以就餐人数和调查天数，得出平均每人每日各种食物的摄入量。

③计算平均每人每日热量及各种营养素摄入量：根据平均每人每日所吃各种食物(净食重)的克数，查食物成分表，按可食部每百克所含热量及营养成分，计算出热量及各种营养素摄入量。

例题3：平均每人早餐食入籼米30 g，查食物成分每100 g籼米含蛋白质7.7 g，则30 × 7.7% = 2.31 g(蛋白质)。

④食物营养成分的计算

关于"食部"：食物成分表中"食部"一栏的系数表示某一食物中可食部分占市品的百分比(即每100 g市品中有多少克是可食的)。表中各营养成分含量均以每100 g可食部分(而不是100 g市品)计算的。食物的可食部分比例不是固定不变的，它会因运输、贮藏和加工处理等方面的不同而有所不同。因此，当认为食物实际的可食部分与表中的数值有较大出入时，可采用自己实际测定的食物可食部分的比例来计算营养素含量。

计算一定量市品中的某营养成分含量，可用下面公式：

某营养成分含量 = 市品重量×食部(%)×营养成分含量(%)

例题4：某人食用1 000 g河虾，查表得其可食部为86%，100 g河虾中含蛋白质16.4 g，则1 kg河虾中蛋白质的含量为：1 000 ×86% ×16.4% = 141.04(g)

3)称重法的注意事项

①准确称重和记录熟食的实际摄入量：进行称重记录时，调查者要在调查对象每餐食用前准确称量和记录各种食物，吃完后还要将剩余或废弃部分称重并加以扣除，得出每种食物的实际摄入量。

②零食也要称重并记录：三餐之外的水果、糖果和花生、瓜子等零食也要称重并记录。

③膳食调查的时间：时间不宜太长，但也不能太短，太长消耗人力物力，太短又不能反映真实水平，一般定为5~7天。

④在不同季节分次调查：不同地区不同季节的人群膳食营养状况往往有明显差异，为了使调查结果具有良好的代表性和真实性，最好在不同季节分次调查。

2.记账法

1)调查步骤

①食物消耗量的记录：

开始调查前需记录现存(库存)的食物量，调查过程中详细记录各种食物的采购量，在调查结束时记录剩余(库存)的食物量。

公式：食物消耗量＝(调查前的库存量＋采购量)－调查结束时的库存量

②进餐人数登记：

集体调查要记录每日每餐进食人数，以计算总人日数。对于有伙食账目的集体食堂等单位，可查阅过去一定时期内全体人员的食物消费量，并除以同一时期的进餐人数，算出平均每人每日各种食物的摄入量。

2)相关的计算

①人日数：

人日数是代表被调查者用一日三餐为标准折合的用餐天数，一个人吃早、午、晚 三餐为1 个人日。在现场调查中，不一定能收集到整个调查期间被调查者的全部进餐次数，可根据餐次能量比来折算，折算公式如下：

就餐人日数＝早餐人次×早餐能量比＋午餐人次×午餐能量比＋晚餐人次×晚餐能量比

②群体的折合标准人系数及混合系数

由于被调查的不同人群其年龄、性别和劳动强度有很大差别，无法用食物或营养素的平均摄入量直接进行比较。因此，一般将各个人群都折合成标准人进行比较。

折合方法是：以成年男子轻体力劳动者为标准人，以其能量供给量 2 400 kcal/d 作为1，其他各类人员按其能量供给量与 2 400 kcal/d 之比得出各类人的折合标准人系数。用公式表达为：

折合标准人系数＝能量供给量(kcal)/2 400(kcal)

然后将一个群体中各类人的折合标准人系数乘以其人日数，将各项乘积相加(求和)的结果除以其总人日数，即得出该群体的折合标准人系数即混合系数。公式表达为：

某一人群的混合系数＝∑(某类人的折合标准人系数×人日数)/总人日数

③食物营养成分的计算

计算一定量市品中的某营养成分含量，可用下面公式：

某营养成分含量＝市品重量×食部(%)×营养成分含量(%)

例题5：相关计算示例。

假设家庭中某一成员仅询问到早、午两餐，且规定能量比是：早餐占 20%，午餐占40%。则其人日数为：

1×20%＋1×40%＝0.2＋0.4＝0.6(人日)

假设对某幼稚园进行膳食调查，如果三餐能量比均为 1/3，早餐有 20 名儿童进餐、午餐有 25 名、晚餐有 30 名。则总人日数为：

(20＋25＋30)×1/3＝25(人日)

如果三餐能量比分别是 30%，40%，30%，该幼稚园儿童就餐的总人日数为：

20×0.3＋25×0.4＋30×0.3＝25(人日)

某被调查人群由三类人员组成，其中能量供给量为 2 000 kcal 的有 12 人、2 400 kcal 的有 8 人，2 600 kcal 的有 6 人，对三类人员均进行了 3 天的膳食调查，请计算该人群的折合标准人系数及混合系数。若查表得知该类人群每日蛋白质平均摄入量是 75 g，则该人群的折合标准人的蛋白质摄入量应该是多少克？

第一步：分别计算三类人员的折合标准人系数。

折合标准人系数 = 能量供给量(kcal)/ 2 400(kcal)

2 000 kcal 人群(12 人)的折合标准人系数：2 000 kcal/2 400 kcal = 0.83

2 400 kcal 人群(8 人)的折合标准人系数：2 400 kcal/2 400 kcal = 1.0

2 600 kcal 人群(6 人)的折合标准人系数：2 600 kcal/2 400 kcal = 1.08

第二步：运用公式再计算混合系数。

混合系数 = ∑(某类人的折合标准人系数 × 人日数)/总人日数

$(0.83 \times 12 \times 3 + 1.0 \times 8 \times 3 + 1.08 \times 6 \times 3) \div (12 \times 3 + 8 \times 3 + 6 \times 3) = 0.94$

第三步：最后计算该人群的蛋白质平均摄入量。

假如调查该人群的蛋白质平均摄入量，查表知是 75 g/d，则该人群的折合标准人的蛋白质平均摄入量是：75 ÷ 0.94 = 80 g。

3. 询问法(24 小时回顾法)

1)调查步骤

①设计熟悉表。

②动员。

③填表。

④计算没每人每日各类食物摄入量。

每人每日摄取食物量(g) = 某种食物总消耗量(g)/总人日数

⑤计算每人每日营养素摄入量。

根据每人每日摄取食物量，查阅食物成分表即可算出每人每日营养素和能量的摄入量。

⑥计算平均每人每日各种营养素和能量推荐摄入量。

按中国居民"每人每日膳食中营养素推荐摄入量"表，查出各类人群的营养素和能量推荐摄入量，乘以该组的人日数，则得各组的营养素和能量推荐摄入量的总和。将各组营养素和能量推荐摄入量的总和加起来，除以总人日数，则得被调查者的平均推荐摄入量。

例题6：某单位调查结果的人日数为 24 人日，年龄、性别、劳动强度分布如表所示，计算能量平均推荐摄入量。

年龄	性别	劳动强度	人日数	能量推荐摄入量(kcal)	推荐摄入量总和(kcal)
成人	男	轻	8	2 400	19 200
	女	轻	8	2 100	16 800
1~2 岁	男		4	1 100	4 400
60 岁以上	男	轻	4	1 900	7 600
合计			24		48 000
能量平均推荐摄入量			48 000 ÷ 24 = 2 000		

即能量平均推荐摄入量为 2 000 kcal。其他营养素也按照此法计算。

⑦平均推荐摄入量与实际摄入量进行比较，用实际摄入量占平均推荐摄入量的百分比来表示。例如：续例题6计算结果，若实际摄入能量为 1 850 kcal，则

实际摄入量占平均推荐摄入量百分比 = (1 850/2 000) × 100 = 92.5%

⑧计算三大营养素供热比例。

蛋白质供热(%) = $C_P/(C_P + C_F + C_C) \times 100\%$

脂肪供热(%) = $C_F/(C_P + C_F + C_C) \times 100\%$

碳水化合物供热(%) = $C_C/(C_P + C_F + C_C) \times 100\%$

上述 C_P、C_F、C_C 分别代表膳食中蛋白质、脂肪与碳水化合物所供能量。

三者能量来源分配比例最好是 $C_P = 10\% \sim 14\%$，$C_F = 20\% \sim 30\%$，$C_C = 55\% \sim 65\%$。

⑨三餐能量分配比例。

早餐能量(%) = 早餐能量/膳食总能量 × 100%

午餐能量(%) = 午餐能量/膳食总能量 × 100%

晚餐能量(%) = 晚餐能量/膳食总能量 × 100%

早、中、晚三餐能量所占比例，成人最好是 25% ~ 30%、35% ~ 40% 和 30% ~ 35%，当然还可按照其劳动强度和作息制度作调整。儿童则早餐占 25%、午餐占 35%、晚餐占 30%、点心占 10% 为宜。

⑩蛋白质的计算。

优质蛋白质(%) = (动物性蛋白质 + 大豆蛋白质)/膳食总蛋白质 × 100

一般认为优质蛋白质应占 1/3 以上，最理想为 1/2。

⑪视黄醇当量的计算。

根据 1 μg β - 胡萝卜素 = 0.167 或 1/6 μg 视黄醇；1IU 维生素 A = 0.3 μg 视黄醇进行计算。

例题 7：某份膳食提供 β - 胡萝卜素 3.2 mg，维生素 A 1580 IU，计算其视黄醇当量。

视黄醇当量(μg) = 3.2 × 1 000 × 0.167 + 1580 × 0.3 = 543 + 474 = 1 008

⑫完成 24 h 回顾法膳食调查总结。

2)注意事项及要求

①调查人员必须明确调查目的，语言表达能力强，具有熟练的技能及诚恳的态度。

②调查时应佩带或携带有效证件，遵守预约时间并尊重调查对象的习俗。

③选用 24 小时回顾调查法应连续进行 3 天。

④对年龄太小的儿童或年龄太大的老人不适合"24 小时回顾法"。

⑤引导调查对象准确描述进餐情况，力求不遗漏、不多报或少报。

⑥主副食的名称，规格和数量要详细记录，如大米要写出是何种大米。

⑦营养素的实际摄入量应包括零食、补品食物在内，在备注栏内要注明零食、补品食物的名称、价格和数量。在计算时可到有关的食品生产单位去了解此类食品的主要配方，将其折合成食物重量，填入"食物量记录表"内，然后一并计算。

⑧查食物成分表计算营养素含量时，尽可能使用本地区的，若无本地区的，可借用相邻地区的。一律按可食部计算。

8.6.1.5 膳食调查及计算结果的评价

1.膳食结构的评价

膳食结构是指膳食中各类食物的数量及其在膳食中的比例。一般指提供的能量占总能量的比例。膳食结构的评价一般可以参考平衡膳食宝塔的模式进行评价。

膳食结构的评价要特别注意：

①种类要求：膳食食物是否多样化；

②数量要求——差距描述：平衡膳食宝塔是理想化的模式，与个人现实有差距；

③适用条件：平衡膳食宝塔是长期模式，不适宜用于个人短期的评价。

2. 能量和营养素摄入量的评价

应用"中国居民膳食营养素参考摄入量（DRIs）"对个体和群体的能量和营养素摄入量进行评价。

一般认为应达到 DRIs 中的 RNI 或 AI 的 90% 以上可认为正常，低于 80% 为摄入不足，低于 60% 为严重不足。

3. 能量来源分布评价

能量来源分布评价一般包括食物来源和营养素来源分布评价。

食物来源：我国推荐的 2000 年膳食目标要求总能量 60% 来自于谷类，动物性食物比为 14%。

营养素来源：蛋白质供能比：11% ~ 15% 为宜（婴幼儿为 12% ~ 15%，成人为 11% ~ 14%）；脂肪供能比：25% ~ 30%；碳水化合物供能比：55% ~ 65%。

4. 蛋白质的来源分布评价

对膳食蛋白质的评价不但要考虑其数量，还要对其质量进行分析评价。

一般认为，合理膳食应在蛋白质数量足够（成人 70 g）的基础上，优质蛋白质（动物性蛋白及豆类蛋白）应占总蛋白质的 1/3 以上。

5. 能量餐次分配的评价

一般认为三餐能量分配的适宜比例为：早餐 30%；午餐 40%；晚餐 30%。

例题 8：某工厂工人食堂就餐人数约 400 人，男 360 人，女 40 人，年龄 20 ~ 30 岁，重体力活动。采购员当天采购的食物用去大米 100 kg，面粉 160 kg，鸡蛋 30 kg，猪肉 40 kg，豆浆 200 kg，冬瓜 240 kg，葵花油 12 kg，豆浆剩余 20 kg。

如果工人一日三餐都在食堂就餐，该采购员所采购的膳食能否满足工人当天能量和营养素（蛋白质、维生素 A、B_1、B_2、C、钙和铁）的需要？膳食组成是否合理？如何合理改进？

解答：

步骤 1：按中国营养学会制定的 DRIs 标准，查表，并计算平均每人每天应该标准需要量值，并填入表中。

步骤 2：按目前消耗的食物，计算平均每人每天能量及蛋白质等营养素的实际摄入量，将计算出的平均每人每天实际摄入量，填入表中。

	能量 /kcal	蛋白质 /g	维生素 A /μgRE	维生素 B_1 /mg	维生素 B_2 /mg	维生素 C /mg	钙 /mg	铁 /mg
男标准	3 200	75	800	1.4	1.4	100	800	15
女标准	2 700	65	700	1.3	1.2	100	800	20
平均每人需要量标准	3 150	74	790	1.39	1.38	100	800	15.5
平均每人实际摄入量	3 112	94.2	312.9	1.826	0.921	86.4	336.26	26.2
百分比%	98.8	127.3	39.6	131.4	66.7	86.4	42.0	169.0

（1）能量：平均每人需要量标准 = （360 人 ×3 200 +40 人 ×2 700）/400 = 3 150（kcal）

实际摄入能量 = （100 kg/100 g ×346 +160 kg/100 g ×344 +30 kg/100 g ×144 ×0.88 +40 kg/100 g ×395 +180 kg/100 g ×13 +240 kg/100 g ×11 ×0.8 +12 kg/100 g ×899 = （346 000 + 550 400 +38 016 +158 000 +23 400 +21 120 +107 880）= 1 244 816（kcal）

平均每人摄入量 = 1 244 816/400 人 = 3 112（kcal）

（2）蛋白质：平均每人需要量标准 = （360 人 ×75 +40 人 ×65）/400 = 29 600/400 = 74（g）

实际摄入量 = （100 kg/100 g ×7.4 +160 kg/100 g ×11.2 +30 kg/100 g ×13.3 ×0.88 +40 kg/100 g ×13.2 +180 kg/100 g ×1.8 +240 kg/100 g ×0.4 ×0.8 +12 kg/100 g ×0 = （7 400 + 17 920 +3 511 +5 280 +2 592 +960）= 37 663（g）

平均每人摄入量 = 38311/400 人 = 94.2（g）

（3）维生素 A：平均每人需要量标准 = （360 人 ×800 +40 人 ×700）/400 = 316 000/400 = 790（μgRE）

实际摄入量 = （100 kg/100 g ×0 +160 kg/100 g ×0 +30 kg/100 g ×234 ×0.88 +40 kg/100 g ×18 +180 kg/100 g ×15 +240 kg/100 g ×13 ×0.8 +12 kg/100 g ×0 = （0 +0 +61 776 +7 200 +25 000 +31 200 +0）= 125 176（g）

平均每人摄入量 = 125176/400 人 = 312.9（g）

（4）维生素 B$_1$：平均每人需要量标准 = （360 人 ×1.4 +40 人 ×1.3）/400 = 556/400 = 1.39（mg）

实际摄入量 = （100 kg/100 g ×0.11 +160 kg/100 g ×0.28 +30 kg/100 g ×0.11 ×0.88 + 40 kg/100 g ×0.22 +180 kg/100 g ×0.02 +240 kg/100 g ×0.01 ×0.8 +12 kg/100 g ×0 = （110 +448 +29.04 +88 +36 +19.2 +0）= 730（mg）

平均每人摄入量 = 730/400 人 = 1.825（mg）

（5）维生素 B$_2$：平均每人需要量标准 = （360 人 ×1.4 +40 人 ×1.2）/400 = 552/400 = 1.38（mg）

实际摄入量 = （100 kg/100 g ×0.05 +160 kg/100 g ×0.08 +30 kg/100 g ×0.27 ×0.88 + 40 kg/100 g ×0.16 +180 kg/100 g ×0.02 +240 kg/100 g ×0.01 ×0.8 +12 kg/100 g ×0 = （50 +128 +71.3 +64 +36 +19.2 +0）= 368.5（mg）

平均每人摄入量 = 373.3/400 人 = 0.921（mg）

（6）维生素 C：平均每人需要量标准 = 100（mg）

实际摄入量 = （100 kg/100 g ×0 +160 kg/100 g ×0 +30 kg/100 g ×0 ×0.88 +40 kg/100 g ×0 +180 kg/100 g ×0 +240 kg/100 g ×18 ×0.8 +12 kg/100 g ×0 = （0 +0 +0 +0 +0 +34 560 +0）= 34 560（mg）

平均每人摄入量 = 34 560/400 人 = 86.4（mg）

（7）钙：平均每人需要量标准 = 800（mg）

实际摄入量 = （100 kg/100 g ×13 +160 kg/100 g ×31 +30 kg/100 g ×56 ×0.88 +40 kg/100 g ×6 +180 kg/100 g ×10 +240 kg/100 g ×19 ×0.8 +12 kg/100 g ×2 = （13 000 + 49 600 +14 784 +2 400 +18 000 +36 480 +240）= 134 504（mg）

平均每人摄入量 = 134 504/400 人 = 336.26（mg）

（8）铁：平均每人需要量标准 = （360 人 ×15 +40 人 ×20）/400 = 6 200/400 = 15.5（mg）

实际摄入量 = (100 kg/100 g × 2.3 + 160 kg/100 g × 3.5 + 30 kg/100 g × 2 × 0.88 + 40 kg/100 g × 1.6 + 180 kg/100 g × 0.5 + 240 kg/100 g × 0.2 × 0.8 + 12 kg/100 g × 1 = (2 300 + 5 600 + 528 + 640 + 900 + 384 + 120) = 10 472(mg)

平均每人摄入量 = 10 472/400 人 = 26.2(mg)

答：将平均实际摄入量除以平均需要量标准，乘以 100%，如小于 80% 则不足，小于 70% 则缺乏。80% ~ 120% 为正常。可见能量、蛋白质、维生素 B_1、维生素 C、铁达到标准需要量；而维生素 A、维生素 B_2、钙不能达到标准需要量，为摄入量缺乏。

膳食改善建议：补充含维生素 A 量高的食物，如动物肝脏，胡萝卜等；含维生素 B_2 的食物如动物肝脏，含钙高的食物如奶和奶制品。故在食谱中应适当可减少豆浆，增加奶和奶制品、鱼虾类、动物肝脏、水果等食物。

8.6.2 人体测量

8.6.2.1 测量项目

人体测量项目有：体重；身高；胸围；腰围、臀围；上臂围及上臂肌围和皮脂厚度等，其中以身高和体重最重要，因为它综合地反映了蛋白质、热能以及一些无机元素的摄入、利用和贮备情况，反映了机体、肌肉、内脏的发育和潜在能力。当蛋白质和热能供应不足时体重的变化比身高更为灵敏，因此常作为了解蛋白质和人能营养状况的重要观察指标。上臂肌围是反映体内蛋白质营养贮备的简易指标。它是根据上臂围及三头肌皮脂厚度推算出来的。皮脂厚度是测定身体构成成分的一项指标，根据皮下脂肪厚度测量可评价体内脂肪的贮备情况。体内脂肪的变动与热能供给关系十分密切，测定皮下脂肪厚度的方法也非常简便，又可以计算全身体的脂肪含量百分数，因此被 WHO 列为营养调查必测项目。

8.6.2.2 测量方法

1. 体重

体重在一年当中，秋季显著增加；一日内随着饮食而增加，随着运动、排泄、出汗而减少。最适宜的测量时间为每天早晨空腹排便之后，条件有困难者也可在每天上午 10 时左右测量。

体重测量，可用磅秤或杠杆式体重计，秤的最大载重量可为 100 kg，准确读数不得超过 100 g。磅秤或体重计在使用前应仔细检验是否合乎标准。每次测量前应将磅秤或体重计平稳地放在地上，查看底踏板下的挂钩是否联结好。检查零点是否准确，若不准确可以旋动杠杆一端的调节螺丝进行校正。当确认已准确无误时方可开始测量。

被测者在测量之前 1 小时内禁食，排空大小便。测量时脱去衣服、帽子和鞋袜，只着背心（或短袖衫）和短裤，安定地站于秤盘中央。读数以 kg 为单位，记录至小数点后两位。

2. 身高

身高在一日当中的变化为 1 ~ 2 cm，一日当中随着脊柱弯曲度的增加，随着脊柱、股关节、膝关节等软骨的压缩，上午减少急剧，下午减少缓慢，晚上变化很小，所以测量身高应当固定时间。一般在上午 10 时左右，此时身高为全日的中间值。

身高测量，专用的身高计。测量前应仔细检查身高计的立柱与木踏板是否成直角，固定是否牢靠，放置是否平稳，滑测板位置是否正确。并用 2 m 长的刻度钢尺（精确到 mm）检查量具的刻度是否准确，若 2 m 相差 0.5 cm 以上则不能使用。

测量时应脱去鞋袜、帽子和衣服,仅穿单衣单裤,立于木板台上,取立正姿势。两眼平视前方,下颚微后收,胸部稍挺起,小腹微后收,两臂自然下垂,手指自然弯曲,两足跟靠拢,脚尖向外张开约 60 度。脚跟、臀部、两肩胛角间几个点同时接触立柱,使脊柱的投影正好重叠在测高的标尺上。测量者手扶滑板使之轻轻向下滑动,直到板底与颅顶点接触,此时再检查一次被测者的姿势是否正确,然后读滑测板底面立柱上所示的标高,以厘米为单位,记录至小数点后一位。

3. 胸围

成人取立位,不要取坐位。被测者处于平静状态,两手自然平放或下垂,两眼平视。测量者立于其前或右方,用左手拇指将软尺零点固定于被测者胸前乳头下缘(男性),女性以胸骨中线第四肋间高度为固定点,右手拉软尺使其绕经右侧后背以两肩胛下角下缘为准,经左侧面回至零点。各处软尺轻轻接触皮肤,吸气末和呼气末各测一次,取平均值,读至 0.1 cm。

4. 腰围、臀围

是估计腹部脂肪过多最简单实用的指标。可用于对肥胖者的最初评价,也可作为治疗过程中判断减肥效果的指标。

腰围测量方法:受试者直立两脚分开 30 ~ 40 cm,用软尺在腋中线髂骨上缘与第十二肋骨下缘连线中点沿水平方向绕腹一周测量。

臀围测量方法:测量臀部的最大周径。

5. 上臂围

右臂自然下垂,用软尺先测出上臂中点的位置,然后测上臂中点的周长,读到 0.1 cm。

6. 皮脂厚度

皮脂厚度的测量可用特制的皮脂厚度计,使用前须将仪器圆盘内指针调整到圆盘刻度表上的"0"位。然后将皮脂厚度计两个接点间的压力调节到国际规定的 10 g/mm^2 的范围。

测定时,受试者应着背心。实验者右手握皮脂计使两半弓形测试臂张开,左手拇指和食指将受试者所测部位的皮肤捏紧提起。拇、食指捏住提起时,拇、食指间应保持适当距离。这样捏紧提起皮肤既包括皮肤亦包括皮下组织,但要防止将所在部位的肌肉也提起。为检查是否将肌肉也提起可令受试者主动收缩该部位的肌肉,此时肌肉即滑脱。然后将张开的皮脂计距离手指捏起部位 1 cm 处钳入,右手指将皮脂计的把柄放开 2 秒即读指针的数值(mm),并记录下来。每个部位应重复测三次,所测的数值误差不应超过 5%。常用的测量部位如下:

①三头肌部 右上臂背侧中点(右肩峰至尺骨鹰嘴连线之中点)上约 2 cm 处。即肱三头肌肌腹部位。实验者立于受试者的后方,使受试者上肢自然下垂,实验者以左手拇指与另四指将皮肤连同皮下脂肪捏起,在距拇约 1 cm 处测量皮脂厚度,应注意皮脂计与上臂垂直。

②肩胛下部 右肩胛角下方约 2 cm 处。肩、腕不要用力,上肢自然下垂。测量方法同上。注意皮脂计与水平成 45°角测量。

③腹部 受试者取立位,实验者用左手拇指及另四指将受试者距脐右方 1 cm 处的皮肤连同皮下脂肪沿正中线平行方向捏起成皱褶,不要用力加压,在距拇指约 1 cm 处的皮肤皱褶根部用皮脂计测量。

④髂部 沿腋中线在髂峰与最低肋骨之间与腋中线成 45°角测髂前上棘上缘皮褶。测量方法同上。

应当指出,用皮脂计所测的皮下脂肪厚度是皮肤和皮下脂肪组织双倍的和。因此还应将所测数据的均值除以 2，此结果才是该处皮脂厚度(mm)。

8.6.2.3 结果计算与评价

上述各项测量数据的计算与评价指标主要有：标准体重、体质指数、胸围、腰围、上臂围、上臂肌围、三头肌皮脂厚度、皮脂指数、体脂含量等。其中标准体重、体质指数、胸围和腰围的计算和评价标准见第 7 章 7.2.1 节部分。

1. 上臂围

标准值：男 27.5 cm　　　　女 25.8 cm

评价：实测值占标准值的百分数　　　营养状况
　　　　　>90%　　　　　　　　正常
　　　　　80% ~ 90%　　　　　轻度营养不良
　　　　　60% ~ 79%　　　　　中度营养不良
　　　　　<60%　　　　　　　　重度营养不良

2. 上臂肌围

上臂肌围 = 上臂围(cm) – 3.14 × 三头肌皮脂厚度(cm)

正常标准值：男 25.3 cm　　　　女 23.2 cm

评价：实测值占标准值的百分数　　　营养状况
　　　　　>90%　　　　　　　　正常
　　　　　80% ~ 90%　　　　　轻度营养不良
　　　　　60% ~ 79%　　　　　中度营养不良
　　　　　<60%　　　　　　　　重度营养不良

3. 三头肌皮脂厚度(mm)

标准值：男 12.5 mm　　　　女 16.5 mm

评价：实测值占标准值的百分数　　　营养状况
　　　　　>90%　　　　　　　　正常
　　　　　80% ~ 90%　　　　　轻度营养不良
　　　　　60% ~ 79%　　　　　中度营养不良
　　　　　<60%　　　　　　　　重度营养不良

4. 皮脂指数(sebum index)

皮脂指数(mm) = 三头肌部皮脂厚度(mm) + 肩胛下部皮脂厚度(mm)

评价标准	瘦弱	中等	肥胖
男	<10	10 ~ 40	>40
女	<20	20 ~ 50	>50

5. 体脂含量

可用回归方程计算：$F(\%) = 0.91137S_1 + 0.17871S_2 + 0.15381S_3 - 3.60146$

式中：F——体脂含量；S_1——三头肌皮脂厚度；S_2——肩胛下角皮脂厚度；S_3——髂部皮脂厚度。

我国男性青年体脂含量为 $8.32 \pm 4.26\%$，超过 20% 可以视为体脂过多。女性暂无标准。

将各项测量结果按上述指标的标准进行计算并作出结果评价。

8.6.3　实验室检查

8.6.3.1　蛋白质

(1)实验室检查指标：血清白蛋白、运铁蛋白、前白蛋白。

(2)评价标准，见表8-1。

表8-1　蛋白质营养状况评价标准

评价指标	正常	轻度缺乏	中度缺乏	重度缺乏
血清白蛋白/g·L^{-1}	>35	30~35	25~29	<25
血清运铁蛋白/g·L^{-1}	>2.0	1.5~2.0	1.0~1.4	<1.0
血清前白蛋白/g·L^{-1}	>250	150~250	100~149	<100

8.6.3.2　脂肪

(1)检查指标：血清总胆固醇、甘油三酯、LDL-C、HDL-C。

(2)评价标准，见表8-2。

表8-2　脂质营养状况评价标准

评价指标	正常	临界	高血脂
血清总胆固醇/mol·L^{-1}	≤5.20	5.21~5.69	≥5.70
血清总甘油三酯/mol·L^{-1}	≤1.70	——	≥1.70
LDL-C/mol·L^{-1}	≤120	121~139	≥140
HDL-C/mol·L^{-1}	≥40	36~39	≤35

8.6.3.3　铁营养状况

(1)检查指标：血清铁蛋白、血红蛋白。

(2)评价标准，见表8-3。

表8-3　铁营养状况评价标准

评价指标	正常	缺铁性贫血
血清铁蛋白/μg·L^{-1}	≥14	<14
血红蛋白/g·L^{-1}	≥120	<120

8.6.3.4　维生素

(1)维生素A

检查指标：血清维生素A

评价标准：正常：≥0.7 mmol/L；不足：0.35~0.69 mmol/L；缺乏：<0.35 mmol/L。

（2）维生素 B_1

检查指标：4 h 尿负荷试验，红细胞转酮醇酶的焦磷酸硫胺素效应（ETK - TPP 效应）。

4 h 负荷尿试验：口服一定的维生素后，收集 4 h 尿并测定其中该维生素的含量，如果减少表明体内不足或缺乏，若含量排出多表明充足，此种方法称 4 h 负荷尿实验。

评价标准，见表 8 -4。

表 8 -4　维生素 B_1 营养状况评价标准

评价指标	正常	不足	缺乏
4 h 负荷尿中维生素 B_1/μg	>200	100 ~ 200	<100
ETK - TPP/%	<15	15 ~ 20	>20

（3）维生素 B_2

检查指标：4 h 尿负荷实验，全血谷胱甘肽还原酶活性系数（BCR - AC）。

评价标准，见表 8 -5。

表 8 -5　维生素 B_2 营养状况评价标准

评价指标	正常	不足	缺乏
4 h 负荷尿中维生素 B_2/μg	>1300	500 ~ 1 000	<500
BGR - AC	<1.20	1.20 ~ 1.50	>1.50

8.6.3.5　维生素 C

检查指标：血浆总维生素 C、4 h 负荷尿试验。

评价标准，见表 8 -6。

表 8 -6　维生素 C 营养状况评价标准

评价指标	正常	不足	缺乏
4 h 负荷尿中维生素 C/mg	≥5	<5	—
血清总维生素 C/mg·(d·L)$^{-1}$	≥0.40	0.20 ~ 0.39	<0.20

8.6.4　营养状况综合评价

在对摄入量膳食调查和营养状况评价（包括实验室检查、体格检查）进行综合分析评价时，可能出现以下几种情况，一是可能出现两种评价指标都在正常范围之内，表明营养状况良好，两种营养评价指标都在异常范围之内，说明营养状况不良；二是所有的营养评价指标都不一致，这表明营养供给不足或缺乏。

表 8 - 7 营养评价结果分析

项目	第一种情况	第二种情况	第三种情况
膳食调查	正常	正常	不足
实验室检查	异常	正常	异常
体格检查	异常	异常	正常
原因分析	(1)吸收利用障碍 (2)烹调不当致营养素损失过多 (3)调查前缺乏较久,调查时已得到改善	(1)供给充足 (2)处于恢复期 (3)其他疾病引起的类似营养素缺乏症状	(1)供给不足 (2)缺乏时间较短

8.7 平衡营养食谱编制

按人们身体的需要,根据食物中各种营养物质的含量,设计一天、一周或一个月的食谱,使人体摄入的蛋白质、脂肪、碳水化合物、维生素和矿物质等几大营养素比例合理,达到平衡膳食。既按照《中国居民膳食营养素参考摄入量》的标准,合理安排每日膳食,以每日膳食计划的"日食谱"为基础,进而设计并编制出"周食谱"、"半月食谱"、"月食谱",成为有目的、有计划地安排和调节每餐食物的膳食计划。将各类人群的膳食营养素参考摄入量具体落实到用膳者的每日膳食中,使他们能按照需要摄入足够的能量和各种营养素,同时又防止营养素或能量的过高摄入。根据群体对各种营养素的需要,结合当地食物的品种、生成季节、经济条件和厨房烹调水平,合理选择各类食物,通过编制营养食谱,可指导食堂管理人员有计划地管理食堂膳食,也有助于家庭有计划地管理家庭膳食,并且有利于成本核算。编制时既要考虑色香味,又要考虑到食物易于消化,卫生安全。

8.7.1 营养食谱的编制原则

1.保证营养平衡

(1)按照《中国居民膳食指南》的要求,膳食应满足人体需要的能量、蛋白质、脂肪,以及各种矿物质和维生素。不仅品种要多样,而且数量要充足,膳食既要能满足就餐者需要又要防止过量。对于一些特殊人群,如生长期的儿童和青少年、孕妇和乳母,还要注意易缺营养素如钙、铁、锌等的供给。

(2)各营养素之间的比例要适宜。膳食中能量来源及其在各餐中的分配比例要合理。要保证膳食蛋白质中优质蛋白质占适宜的比例。要以植物油作为油脂的主要来源,同时还要保证碳水化合物的摄入。各矿物质之间也要配比适当。

(3)食物的搭配要合理。注意成酸性食物与成碱性食物的搭配、主食与副食、杂粮与精粮、荤与素等食物的平衡搭配。

(4)膳食制度要合理。一般应该定时定量进餐,成人一日三餐,儿童三餐以外再加一次点心,老人也可在三餐之外加点心。

2. 照顾饮食习惯，注意饭菜的口味

在可能的情况下，既使膳食多样化，又照顾就餐者的膳食习惯。注重烹调方法，色香味美、质地宜人、形状优雅。

3. 考虑季节和市场供应情况

主要是熟悉市场可供选择的原料，并了解其营养特点。

4. 兼顾经济条件

既使食谱符合营养要求，又要使进餐者在经济上有承受能力，才会使食谱有实际意义。

8.7.2 计算法编制营养食谱的制定方法

8.7.2.1 计算法编制食谱步骤

1. 确定用餐对象全日能量供给量

编制食谱首先应该考虑的是保证能从食物中摄入适宜的能量。用膳者一日三餐的能量供给量可参照膳食营养素参考摄入量（DRIs）中能量的推荐摄入量（RNI），根据用餐对象的劳动强度、年龄、性别等确定。例如办公室男性职员按轻体力劳动计，其能量供给量为 10.03 MJ（2 400 kcal）。集体就餐对象的能量供给量标准可以以就餐人群的基本情况或平均数值为依据，包括人员的平均年龄、平均体重，以及 80% 以上就餐人员的活动强度。如就餐人员的80% 以上为中等体力活动的男性，则每日所需能量供给量标准为 11.29 MJ（2 700 kcal）。能量供给量标准只是提供了一个参考的目标，实际应用中还需参照用餐人员的具体情况加以调整，如根据用餐对象的胖瘦情况制定不同的能量供给量。因此，在编制食谱前应对用餐对象的基本情况有一个全面的了解，应当清楚就餐者的人数、性别、年龄、机体条件、劳动强度、工作性质以及饮食习惯等。

2. 计算宏量营养素全日应提供的能量

能量的主要来源为蛋白质、脂肪和碳水化合物，为了维持人体健康，这三种能量营养素占总能量比例应当适宜，一般蛋白质占 10% ~15%，脂肪占 20% ~30%，碳水化合物占 55%~65%，具体可根据本地生活水平，调整上述三类能量营养素占总能量的比例，由此可求得三种能量营养素的一日能量供给量。

例题 9：如已知某人每日能量需要量为 11.29 MJ（2 700 kcal），若三种产能营养素占总能量的比例取中等值分别为蛋白质占 15%、脂肪占 25%、碳水化合物占 60%，则三种能量营养素各应提供的能量如下：

蛋白质　11.29 MJ（2 700 kcal）×15% =1.6935 MJ（405 kcal）

脂肪　11.29 MJ（2 700 kcal）×25% =2.8225 MJ（675 kcal）

碳水化合物　11.29 MJ（2 700 kcal）×60% =6.774 MJ（1 620 kcal）

3. 计算三种能量营养素每日需要数量

知道了三种产能营养素的能量供给量，还需将其折算为需要量，即具体的质量，这是确定食物品种和数量的重要依据。由于食物中的产能营养素不可能全部被消化吸收，且消化率也各不相同，消化吸收后，也不一定完全彻底被氧化分解产生能量。因此，食物中产能营养素产生能量的多少按如下关系换算：即 1 g 碳水化合物产生能量为 16.7 kJ（4.0 kcal），1 g 脂肪产生能量为 37.6 kJ（9.0 kcal），1 g 蛋白质产生能量为 16.7 kJ（4.0 kcal）。根据三大产能营养素的能量供给量及其能量折算系数，可求出全日蛋白质、脂肪、碳水化合物的需要量。

续例题9的计算结果，可算出三种能量营养素需要量如下：

蛋白质 1.6935 MJ÷16.7 kJ/g＝101 g(405 kcal÷4 kcal/g＝101 g)

脂肪 2.8225 MJ÷37.6 kJ/g＝75 g(675 kcal÷9 kcal/g＝75 g)

碳水化合物 6.774 MJ÷16.7 kJ/g＝406 g(1620 kcal÷4 kcal/g＝405 g)

4.计算三种能量营养素每餐需要量

知道了三种能量营养素全日需要量后，就可以根据三餐的能量分配比例计算出三大能量营养素的每餐需要量。一般三餐能量的适宜分配比例为：早餐占30%，午餐占40%，晚餐占30%。

续例题9的计算结果，按照30%、40%、30%的三餐供能比例，早、中、晚三餐各需要摄入的三种能量营养素数量如下：

早餐：蛋白质 101 g×30%＝30 g

脂肪 75 g×30%＝23 g

碳水化合物 406 g×30%＝122 g

中餐：蛋白质 101 g×40%＝40 g

脂肪 75 g×40%＝30 g

碳水化合物 406 g×40%＝162 g

晚餐：蛋白质 101 g×30%＝30 g

脂肪 75 g×30%＝23 g

碳水化合物 406 g×30%＝122 g

5.主副食品种和数量的确定

已知三种能量营养素的需要量，根据食物成分表，就可以确定主食和副食的品种和数量了。

(1)主食品种、数量的确定　由于粮谷类是碳水化合物的主要来源，因此主食的品种、数量主要根据各类主食原料中碳水化合物的含量确定。主食的品种主要根据用餐者的饮食习惯来确定，北方习惯以面食为主，南方则以大米居多。续例题9的计算结果，早餐中应含有碳水化合物122 g，若以小米粥和馒头为主食，并分别提供20%和80%的碳水化合物。查食物成分表得知，每100 g小米粥含碳水化合物8.4 g，每100 g馒头含碳水化合物44.2 g，则，

所需小米粥重量＝122 g×20%÷(8.4/100)＝290 g

所需馒头重量＝122 g×80%÷(44.2/100)＝220 g

(2)副食品种、数量的确定　根据三种产能营养素的需要量，首先确定了主食的品种和数量，接下来就需要考虑蛋白质的食物来源了。蛋白质广泛存在于动植物性食物中，除了谷类食物能提供的蛋白质，各类动物性食物和豆制品是优质蛋白质的主要来源。因此副食品种和数量的确定应在已确定主食用量的基础上，依据副食应提供的蛋白质质量确定。

计算步骤如下：

①计算主食中含有的蛋白质重量。

②用应摄入的蛋白质重量减去主食中蛋白质重量，即为副食应提供的蛋白质重量。

③设定副食中蛋白质的2/3由动物性食物供给，1/3由豆制品供给，据此可求出各自的蛋白质供给量。

④查食物成分表并计算各类动物性食物及豆制品的供给量。

⑤设计蔬菜的品种和数量。

仍以例题9的计算结果为例，已知该用餐者午餐应含蛋白质40 g、碳水化合物162 g。

假设以馒头（富强粉）、米饭（大米）为主食，并分别提供50%的碳水化合物，由食物成分表得知，每100 g馒头和米饭含碳水化合物分别为44.2 g和25.9 g，按上一步的方法，可算得馒头和米饭所需重量分别为184 g和313 g。

由食物成分表得知，100 g馒头（富强粉）含蛋白质6.2 g，100 g米饭含蛋白质2.6 g，则，

主食中蛋白质含量 = 184 g×（6.2/100）+ 313 g×（2.6/100）= 20 g

副食中蛋白质含量 = 40 g – 20 g = 20 g

设定副食中蛋白质的2/3应由动物性食物供给，1/3应由豆制品供给，因此，

动物性食物应含蛋白质重量 = 20 g×66.7% = 13 g

豆制品应含蛋白质重量 = 20 g×33.3% = 7 g

若选择的动物性食物和豆制品分别为猪肉（脊背）和豆腐干（熏），由食物成分表可知，每100 g猪肉（脊背）中蛋白质含量为20.2 g，每100 g豆腐干（熏）的蛋白质含量为15.8 g，则，

猪肉（脊背）重量 = 13 g÷（20.2/100）= 64 g

豆腐干（熏）重量 = 7 g÷（15.8/100）= 44 g

确定了动物性食物和豆制品的重量，就可以保证蛋白质的摄入。最后是选择蔬菜的品种和数量。蔬菜的品种和数量可根据不同季节市场的蔬菜供应情况，以及考虑与动物性食物和豆制品配菜的需要来确定。

⑥确定纯能量食物的量。油脂的摄入应以植物油为主，有一定量动物脂肪摄入。因此以植物油作为纯能量食物的来源。由食物成分表可知每日摄入各类食物提供的脂肪含量，将需要的脂肪总含量减去食物提供的脂肪量即为每日植物油供应量。

6.食谱的评价与调整

根据以上步骤设计出营养食谱后，还应该对食谱进行评价，确定编制的食谱是否科学合理。应参照食物成分表初步核算该食谱提供的能量和各种营养素的含量，与DRIs进行比较，相差在10%左右，可认为合乎要求，否则要增减或更换食品的种类或数量。值得注意的是，制定食谱时，不必严格要求每份营养餐食谱的能量和各类营养素均与DRIs保持一致。一般情况下，每天的能量、蛋白质、脂肪和碳水化合物的量出入不应该很大，其他营养素以一周为单位进行计算、评价即可。

（1）根据食谱的制订原则，食谱的评价应该包括以下几个方面：

①食谱中所含五大类食物是否齐全，是否做到了食物种类多样化？

②各类食物的量是否充足？

③全天能量和营养素摄入是否适宜？

④三餐能量摄入分配是否合理，早餐是否保证了能量和蛋白质的供应？

⑤优质蛋白质占总蛋白质的比例是否恰当？

⑥三种产能营养素（蛋白质、脂肪、碳水化合物）的供能比例是否适宜？

（2）以下是评价食谱是否科学、合理的过程：

①首先按类别将食物归类排序，并列出每种食物的数量。

②从食物成分表中查出每100 g食物所含营养素的量，算出每种食物所含营养素的量，计算公式为：

食物中某营养素含量 = 食物量(g) × 可食部分比例 × 每100 g 食物中营养素含量/100

③将所用食物中的各种营养素分别累计相加,计算出一日食谱中三种能量营养素及其他营养素的量。

④将计算结果与中国营养学会制订的"中国居民膳食中营养素参考摄入量"中同年龄同性别人群的水平比较,进行评价。

⑤根据蛋白质、脂肪、碳水化合物的能量折算系数,分别计算出蛋白质、脂肪、碳水化合物三种营养素提供的能量及占总能量的比例。

⑥计算出动物性及豆类蛋白质占总蛋白质的比例。

⑦计算三餐提供能量的比例。

7. 营养餐的制作

营养食谱还必须根据食谱原料,运用合理的烹饪方法进行营养餐的制作。在烹饪过程中,食物中的蛋白质、脂肪、碳水化合物、维生素、矿物质、水等营养素发生着多种变化,了解这些变化,对于合理选用科学的烹调方法,严格监控烹饪过程中食物的质量,提高营养素在食物中的保存率和在人体中的利用率都有着重要作用。此外,营养餐的制作应保证食物的色、香、味俱全,保证食物的正常摄入,达到营养配餐预期的营养素摄入量。

8. 食谱的总结、归档管理等

编制好食谱后,应该将食谱进行归档保存,并及时收集用餐者及厨师的反馈意见,总结食谱编制的经验,以便以后不断改进。随着计算机技术的发展,营养食谱的确定和评价也可以通过计算机实现。目前出现了许多膳食营养管理系统软件,使用者只要掌握基本的电脑技能,就可以方便快捷的确定营养食谱,并且得出营养素的营养成分。膳食营养管理系统软件有很多种,一般膳食营养管理系统软件都具有如下功能:

①提供自动挑选食物种类界面,并挑选出的食物自动编制出代量食谱,计算出各类食物的用量并自动将其合理的分配到一日三餐或三餐一点中。

②进行食谱营养成分的分析计算,并根据计算结果进行调整。

③分析膳食的食物结构和计算分析各种营养素的摄入量、能量和蛋白质的食物来源等。

许多软件采取开放的计算机管理方式,可随时扩充食物品种及营养成分。有的软件还可对个体和群体的膳食营养状况做出综合评价,针对儿童青少年还可实现生长发育状况的评价。另外,特殊营养配餐应用软件还有减肥配餐的设计功能及常见病病人膳食的设计功能。

例题10:某企业有工作人员 16 名(男女各一半,年龄 30~50 岁,轻等体力活动),另设食堂用餐。请按要求采用下列的存余食物,编制一日食谱一份。存余食物:面粉、大米、豆腐干、鸡蛋、菠菜、胡萝卜、虾仁、瘦猪肉、食油、食盐、味精。计算平均能量需要与三餐能量分配,按提供的食物安排副食种类并列出数量,按三餐列出食谱,并计算能量和营养素(蛋白质、脂肪、碳水化合物、钙、铁、维生素 A、维生素 B_1、维生素 B_2、维生素 C),按该份膳食的食物搭配进行营养评价。

解答:

(1)计算平均能量需要与三餐能量分配

平均能量需要 = (2 400 + 2 100)/2 = 2 250(kcal)

三餐能量分配 = 30%:40%:30% = (2 250 × 0.3):(2 250 × 0.4):(2 250 × 0.3)

= 675:900:675(kcal)

（2）按提供的食物安排副食种类并列出数量

①主食能量 2 250×65% =1 462.5（kcal），100 克粮谷类主食产生 350 kcal，故主食数量 =1 462.5 kcal×100 g/350 kcal =418（g）

主食 400 克，分配如下：面粉 100 g、大米 300 g

②根据蛋白质的需要量，结合平衡膳食宝塔来估算主要副食的步骤：

平均需要量：(75 +65)/2 =70（g）

主食中已有的蛋白质：100 g÷100 g×11.2 +300 g÷100 g×7.4 =11.2 +22.2 =33.4（g）

副食中蛋白质含量应为：70 –33.4 =36.6（g）

鸡蛋 75 g，蛋白质含量为：75 g/100 g×13.3 ×0.88 =8.8（g）

瘦猪肉 50 g，蛋白质含量：50 g/100 g×20.3 =10.2（g）

虾仁 50 g，蛋白质含量为：50 g/100 g×16.4 =8.2（g）

豆腐干 50 g，蛋白质含量为：50 g/100 g×16.2 =8.1（g）

8.8 g +10.2 g +8.2 g +8.1 g =35.3（g）

③其他副食

菠菜 300 g、胡萝卜 100 g、食油 30 g、食盐 6 g，味精 5 g

（3）按三餐列出食谱，并计算能量和营养素（蛋白质、脂肪、碳水化合物、钙、铁、维生素 A、维生素 B_1、维生素 B_2、维生素 C）

早餐：鸡蛋饼（鸡蛋 50 g，面粉 100 g，食油 10 g）；白米粥（大米 30 g）

午餐：米饭（大米 150 g）；豆腐干肉丝（豆腐干 50 g，肉丝 50 g，食油 5 g）；素炒菠菜（菠菜 200 g，食油 5 g）

晚餐：米饭（大米 150 g）；胡萝卜炒虾仁（虾仁 50 g，胡萝卜 100 g，食油 5 g）；菠菜蛋汤（菠菜 100 g，鸡蛋 25 g，食油 5 g）

能量和营养素计算如下：

①能量：平均每人需要量标准 =(2 400 +2 100)/2 =2 250（kcal）

实际摄入能量 =300 g/100 g×346 +100 g/100 g×344 +50 g/100 g×140 +75 g/100 g×144 ×0.88 +300 g/100 g×24 ×0.89 +100 g/100 g×43 ×0.97 +50 g/100 g×87 +50 g/100 g×143 +30 g/100 g×899 =1 038 +344 +70 +95 +64 +42 +44 +72 +270 =2 039（kcal）

②蛋白质：平均每人需要量标准：(75 +65)/2 =70（g）

实际摄入量 =300 g/100 g×7.4 +100 g/100 g×11.2 +50 g/100 g×16.2 +75 g/100 g×13.3 ×0.88 +300 g/100 g×2.6 ×0.89 +100 g/100 g×1.4 ×0.97 +50 g/100 g×16.4 +50 g/100 g×20.3 +30 g/100 g×0 =22.2 +11.2 +8.1 +8.8 +6.9 +1.4 +8.2 +10 =76.8（g）

③脂肪：平均每人需要量标准：2 250 kcal×20% =450 kcal 450/9 =50（g）

实际摄入量 =300 g/100 g×0.8 +100 g/100 g×1.5 +50 g/100 g×3.6 +75 g/100 g×8.8 ×0.88 +300 g/100 g×0.3 ×0.89 +100 g/100 g×0.2 ×0.97 +50 g/100 g×2.4 +50 g/100 g×6.2 +30 g/100 g×99.9 =2.4 +1.5 +1.8 +5.8 +0.8 +0.2 +1.3 +3.1 +30 =46.9（g）

④钙：平均每人需要量标准：800 mg

实际摄入量 =300 g/100 g×13 +100 g/100 g×31 +50 g/100 g×308 +75 g/100 g×56 ×0.88 +300 g/100 g×66 ×0.89 +100 g/100 g×32 ×0.97 +50 g/100 g×6 +50 g/100 g×13 +30 g/100 g×0 =39 +31 +104 +37 +176 +31 +3 +6.5 =427.5（mg）

⑤铁：平均每人需要量标准：$(15+20)/2=17.5(\text{mg})$

实际摄入量 $=300\text{ g}/100\text{ g}\times2.3+100\text{ g}/100\text{ g}\times3.5+50\text{ g}/100\text{ g}\times4.9+75\text{ g}/100\text{ g}\times2\times0.88+300\text{ g}/100\text{ g}\times2.9\times0.89+100\text{ g}/100\text{ g}\times0.5\times0.97+50\text{ g}/100\text{ g}\times3+50\text{ g}/100\text{ g}\times2+30\text{ g}/100\text{ g}\times0=6.9+3.5+2.45+1.32+7.74+0.49+1.5+1=24.9(\text{mg})$

⑥维生素 A：平均每人需要量标准：$(800+700)/2=750(\mu\text{gRE})$

实际摄入量 $=300\text{ g}/100\text{ g}\times0+100\text{ g}/100\text{ g}\times0+50\text{ g}/100\text{ g}\times0+75\text{ g}/100\text{ g}\times234\times0.88+300\text{ g}/100\text{ g}\times487\times0.89+100\text{ g}/100\text{ g}\times668\times0.97+50\text{ g}/100\text{ g}\times44+50\text{ g}/100\text{ g}\times0+30\text{ g}/100\text{ g}\times0=154.4+1300.3+648+22=2\,124.7(\mu\text{gRE})$

⑦维生素 B_1：平均每人需要量标准：$(1.4+1.3)/2=1.35(\text{mg})$

实际摄入量 $=300\text{ g}/100\text{ g}\times0.11+100\text{ g}/100\text{ g}\times0.28+50\text{ g}/100\text{ g}\times0.03+75\text{ g}/100\text{ g}\times0.11\times0.88+300\text{ g}/100\text{ g}\times0.04\times0.89+100\text{ g}/100\text{ g}\times0.04\times0.97+50\text{ g}/100\text{ g}\times0.54+50\text{ g}/100\text{ g}\times0+30\text{ g}/100\text{ g}\times0=0.33+0.28+0.015+0.07+0.11+0.04+0.27=1.12(\text{mg})$

⑧维生素 B_2：平均每人需要量标准：$(1.4+1.2)/2=1.3(\text{mg})$

实际摄入量 $=300\text{ g}/100\text{ g}\times0.05+100\text{ g}/100\text{ g}\times0.08+50\text{ g}/100\text{ g}\times0.07+75\text{ g}/100\text{ g}\times0.27\times0.88+300\text{ g}/100\text{ g}\times0.11\times0.89+100\text{ g}/100\text{ g}\times0.04\times0.97+50\text{ g}/100\text{ g}\times0.1+50\text{ g}/100\text{ g}\times0+30\text{ g}/100\text{ g}\times0=0.15+0.08+0.035+0.18+0.29+0.04+0.05=0.825(\text{mg})$

⑨维生素 C：平均每人需要量标准：100 mg

实际摄入量 $=300\text{ g}/100\text{ g}\times0+100\text{ g}/100\text{ g}\times0+50\text{ g}/100\text{ g}\times0+75\text{ g}/100\text{ g}\times0\times0.88+300\text{ g}/100\text{ g}\times32\times0.89+100\text{ g}/100\text{ g}\times16\times0.97+50\text{ g}/100\text{ g}\times0+50\text{ g}/100\text{ g}\times0+30\text{ g}/100\text{ g}\times0=85.4+15.5=100.9(\text{mg})$

(4)按该份膳食的食物搭配进行营养评价

答：该份食谱基本可以满足就餐者的一日各种营养素需要；钙缺乏，原因主要是未提供奶和奶制品；维生素 B_2 缺乏，原因主要是未提供奶、豆类、内脏等含维生素 B_2 高的食物；维生素 A 的摄入量达偏高，因为提供的 2 种蔬菜胡萝卜素的含量都很高。应在目前此菜谱基础上增加牛奶 250 mL，增加 1 种水果 $100\sim200$ g，调整蔬菜品种。

8.7.2.2 注意事项

为了让编排的食谱不但符合平衡膳食的要求，还更能被就餐者接受，要注意以下几个方面：

(1)早餐时许多人因为时间比较紧张，往往食欲不佳，要考虑食欲因素，食物的量不宜过多，一般情况下主食以一到两种为宜；中国居民早餐往往蛋白质的供给不足，因此早餐中要有牛奶和(或)鸡蛋；蔬菜也是不可少的，考虑到中国居民的生活习惯，可以用凉拌的方法供给，要逐步改变每天吃咸菜的习惯；早餐时身体内比较缺水，因此要有一定的水分供给，但也要注意胃容量，水分含量不宜太多。

(2)中餐在一天食物和营养素的供给中起着承上启下的作用，主食可以有一到两种；副食的品种可略多于晚餐，可以两荤两素再加汤。

(3)晚餐要尽量清淡。主食一到两种；副食仍可以两荤两素，但在原料的选择上以鱼、虾为主。

(4)主食选择时，尽量选标准米、标准面，少选精白米、精白面；同时每周吃三、四次粗粮、杂粮。

（5）在编排一周食谱时，用同样的方法与步骤，根据就餐者的膳食习惯，应了解与掌握本地区的食物资源，如对商店和集贸市场各种主副食的供应情况、价格变化状况等，都需要了解和掌握。选择食物品种应注意来源和品种的多样性，做到有主有副、有精有粗、有荤有素、有干有稀，保证人体的各种营养需要。食物调整的基本原则是主食粗细合理安排，合理选择食物原料和烹调方法，菜肴品种、色、香、味、形经常变化，尽量做到一周内没有过多的重复。在编制一周食谱时，有些营养素的供给量必须每天都达到需要量，如蛋白质、水溶性维生素等；但有些营养素如维生素 A、维生素 D、钙、铁等只要在一周内平衡，也能满足人体的需要。

（6）贫困地区的居民或素食者，膳食中优质蛋白质的供给不足，同时钙、铁等矿物质、维生素 A、维生素 B_2 的供给也不足。食谱中的这些营养物质若不能达到供给量标准的80% ~ 90%时，则需要设法弥补。应合理利用大豆及其制品，优质蛋白质可以得到补充，而且钙和维生素的供给量也会相应增加。

8.7.3 食物交换份法编制营养食谱的制定方法

8.7.3.1 食物交换份法

食品交换份进食的优点是：易于达到平衡。食品交换份法将常用食品分为四个组，共九类（见表 8 – 8），每类食物交换法份的食品所含热能相似（一般定位 90 kcal，即 377 kJ），每个交换份的同类食品中蛋白质、脂肪、糖类等营养素含量相似。因此，在制定食谱时同类的各种食品可以相互交换。

表 8 – 8　各类食品交换份的营养价值

组别	类别	每份重量 /g	能量 /kcal	蛋白质 /g	脂肪 /g	碳水化合物 /g	主要提供营养素
谷薯组	谷薯类	25	90	2.0	—	20.0	碳水化合物、膳食纤维
蔬果组	蔬菜类	500	90	5.0	—	17.0	无机盐、维生素 膳食纤维
	水果类	200	90	1.0	—	21.0	
肉蛋组	大豆类	25	90	9.0	4.0	4.0	蛋白质
	奶类	160	90	5.0	5.0	6.0	
	肉蛋类	50	90	9.0	6.0		
供热组	坚果类	15	90	4.0	7.0	2.0	脂肪
	油脂类	10	90	—	10.0		碳水化合物
	纯糖类	20	90	—	—	20.0	

1）根据膳食指南，按常用食物所含营养素的特点划分为五大类食物。

第一类：谷类及薯类。谷类包括米、面、杂粮；薯类包括马铃薯、甘薯、木薯等。主要提供碳水化合物、蛋白质、膳食纤维、B 族维生素。

第二类：动物性食物。包括肉、禽、鱼、奶、蛋等，主要提供蛋白质、脂肪、矿物质、维生素 A 和 B 族维生素。

第三类：豆类及制品。包括大豆及其他干豆类，主要提供蛋白质、脂肪、膳食纤维、矿物质和 B 族维生素。

第四类：蔬菜水果类。包括鲜豆、根茎、叶菜、茄果等，主要提供膳食纤维、矿物质、维生素 C 和胡萝卜素。

第五类：纯能量食物。包括动植物油、淀粉、食用糖和酒类，主要提供能量。植物油还可提供维生素 E 和必需脂肪酸。

2）食物交换换算

各类食物的每单位食物交换代量表。

（1）谷类、薯类 每份约可提供能量 735 kJ（180 kcal）、蛋白质 4 g、碳水化合物 38 g。

表 8-9 谷类、薯类每单位食物交换代量

分类	质量/g	食品
糕点	20	饼干、蛋糕、江米条、麻花、桃酥等
米	25	大米、小米、糯米、薏米、米粉
面	25	面粉、干挂面、龙须面、通心粉、油条、油饼
杂粮	25	高粱、玉米、燕麦、荞麦、莜麦
杂豆	25	绿豆、红豆、干豇豆、干豌豆、干蚕豆、芸豆
面食	35	馒头、面包、花卷、窝头、烧饼、烙饼、切面
鲜品	100	马铃薯、红薯、白薯、鲜玉米
	200	鲜玉米（中等带棒心）
其他熟食	75	燕麦饭、煮熟的面条

（2）蔬菜、水果类 每份约可提供能量 376.6 kJ（90 kcal）、蛋白质 5 g、碳水化合物 15 g。

表 8-10 蔬菜、水果类每单位食物交换代量

食物（可食部分）	质量/g	食物（可食部分）	质量/g
大白菜、油菜、圆白菜、韭菜、菠菜等	500~750	鲜豌豆	100
芹菜、莴笋、雪里红（鲜）、空心菜等	500~750	倭瓜	350
西葫芦、番茄、茄子、苦瓜、冬瓜、南瓜等	500~750	胡萝卜	200
菜花、绿豆芽、茭白、蘑菇（鲜）等	500~750	白萝卜	350
李子、葡萄、香蕉、苹果、桃、橙子、橘子等	200~250	水浸海带	350
柿子椒	350	蒜苗	200
鲜豆角	250		

（3）动物性食物 每份约可提供能量 377 kJ（90 kcal），蛋白质 9 g，脂肪 6 g，碳水化合物 2 g。

表 8-11 动物性食物每单位食物交换代量

食物	质量/g	食物	质量/g
瘦猪肉	50	鸡蛋(8 个，约 500 g)	1 个
瘦羊肉	50	禽	50
瘦牛肉	50	肥瘦猪肉	50
肥瘦羊肉	50	肥瘦牛肉	50
鱼虾	50	酸奶	200
鲜牛奶	250	奶粉	30

（4）豆类　每份约可供能 138 kJ（90 kcal），蛋白质 9 g，脂肪 4 g，碳水化合物 4 g。

表 8-12　豆类每单位食物交换代量

食物	质量/g	食物	质量/g
豆浆	125	油豆腐	20
南豆腐	70	北豆腐	42
豆腐干	25	熏干	25
腐竹	5	千张	14
豆腐皮	10	豆腐丝	25

（5）纯能量食物　每份约可提供能量 376.6 kJ（90 kcal），脂肪 10 g。

表 8-13　纯能量每单位食物交换代量

食物	质量/g
菜籽油	5
豆油、花生油、菜籽油、芝麻油	5
牛油、羊油、猪油（未炼）	5

3）按照中国居民平衡膳食宝塔上标出的数量安排每日膳食

根据个人年龄、性别、身高、体重、劳动强度及季节等情况适当调整。从事轻体力劳动的成年男子如办公室职员等，可参照中等能量膳食来安排自己的进食量；从事中等以上强度体力劳动者如一般农田劳动者，可参照高能量膳食进行安排；不参加劳动的老年人可参照低能量膳食来安排。女性一般比男性的食量小，因为女性体重较轻及身体构成与男性不同。女性需要的能量往往比从事同等劳动的男性低 200 kcal 或更多些。一般说来，人们的进食量可自动调节，当一个人的食欲得到满足时，他对能量的需要也就会得到满足。

表 8-14 中国居民平衡膳食宝塔上标出的数量安排每日膳食

食物	低能量(约 1800 kcal)	中等能量(约 2400 kcal)	高能量(约 2800 kcal)
谷类/g	300	400	500
蔬菜/g	400	450	500
水果/g	100	150	200
肉、禽/g	50	75	100
蛋类/g	25	40	50
鱼虾/g	50	50	50
豆类及制品/g	50	100	100
奶类及制品/g	100	100	100
油脂/g	25	25	25

4)根据不同能量的各种食物需要量,参考食物交换代量表,确定不同能量供给量的食物交换份数。

例题 11:如对于在办公室工作的男性职员,根据表 8-15 中等能量膳食各类食物的参考摄入量,相当于 19 份谷薯类食物,2 份果蔬类食物,3 份肉蛋奶等食物,2 份豆类食物,3 份油脂类食物。

表 8-15 中国居民平衡膳食宝塔上标出的食物交换代量

热能/kcal	交换份	谷薯组	蔬果组	肉蛋组	供热组
1 200	13.5	8	2	1.5	2
1 400	16	10	2	2	2
1 600	18	12	2	2	2
1 800	20.5	14	2	2.5	2
2 000	22.5	15	2	2.5	3
2 200	25	17	2	3	3
2 400	27	19	2	3	3
2 600	29.5	20	2	4	3.5
2 800	32	22	2	4.5	3.5
3 000	34	24	2	4.5	3.5

这些食物分配到一日三餐可以这样安排:

早餐:牛奶 250 g、白糖 20 g、面包 150 g、大米粥 25 g

午餐:饺子 200 g(瘦猪肉末 50 g、白菜 300 g)、小米粥 25 g、炝芹菜 200 g

加餐:梨 200 g

晚餐：米饭 150 g、鸡蛋 2 个、炒莴笋 150 g(全日烹调用油 25 g)

还可以根据食物交换表，改变其中的食物种类，这样安排：

早餐：糖三角 150 g、高粱米粥 25 g、煎鸡蛋 2 个、咸花生米 15 g

午餐：米饭 200 g、瘦猪肉丝 50 g、炒菠菜 250 g

加餐：梨 200 g

晚餐：烙饼 100 g、大米粥 25 g、炖大白菜 250 g、北豆腐 100 g(全日烹调用油 20 g)

食物交换份法是一个比较粗略的方法，实际应用中，可将计算法与食物交换份法结合使用，首先用计算法确定食物的需要量，然后用食物交换份法确定食物种类及数量。通过食物的同类互换，可以以一日食谱为模本，设计出一周、一月食谱。

例题 12：以 30 岁的男性轻体力劳动者(能量需要量 2400 kcal)为例，采用食物交换份法，为他编制一日食谱：

1)计算每日所需要的总食物交换份

总食物交换份 = 2400 ÷ 90 = 26.7 份

2)计算每组食物的交换份(注：也可按照表 8 - 15 安排)

谷薯组 = 2400 × 62% ÷ 90 = 16.5 份

肉蛋组 = 2400 × 13% ÷ 90 = 3.5 份

油脂组 = 2.5 份

蔬果组 = 26.7 - (16.5 + 3.5 + 2.5) = 4.2 份

3)确定主食的需要量：按 16.5 份主食，据表 8 - 15 进行选择：

大米 10 份—250 g；面粉 4 份—75 g；玉米 2.5 份—62 g

4)确定动物性食物的需要量按肉蛋组 3.5 份计，据表 8 - 15 进行选择：

瘦猪肉 1 份，100 g

鸡蛋 1 份，60 g

带鱼 0.5 份，75 g

鲜奶 1 份，160 g

5)确定植物性食物的需要量

嫩豆腐 1 份，150 g

叶类蔬菜 1 份，100 g 白菜 + 100 g 青菜

根类 1 份，茭白 150 g

菌藻类 0.5 份，蘑菇 100 g

水果类 0.7 份，橘子 150 g

6)确定油脂的需要量

油脂类 2.5 份，豆油 25 g

7)编制食谱

最后将这些食物按热能 3:4:3 分配至一日三餐中，其他要求与计算法相同。

8.7.3.2 注意事项

(1)等热能的食品可以进行交换，一般是同类食品进行交换。在四组食品内部亦可互换，但若跨组进行交换将影响平衡膳食原则。水果一般不和蔬菜交换，因水果含糖量高，故不能用水果代替蔬菜。坚果类脂肪含量高，如食用少量坚果可减少烹调油使用量。

(2)食物交换份法的关键是相同热能情况下食物的可交换性。本例是以每90 kcal 为一交换份单位，在实际工作中，可以按需要设立交换份的热能，例如可以100 kcal 为1交换份，也可以更精确一些，以60 或 50 kcal 为一交换份。

(3)食品交换份法是一种较为粗略的食谱编排方法。它的优点是简单、实用，并可根据等热能的原则，在蛋白质、脂肪、碳水化合物含量相近的情况下进行食品交换，可避免摄入食物太固定化，并可增加饮食和生活乐趣。

食物交换份法，实际应用中，可将计算法与食物交换份法结合使用，首先用计算法确定食物的需要量，然后用食物交换份法确定食物种类及数量。通过食物的同类互换，可以以一日食谱为模本，设计出一周、一月食谱。

本章关键词

平衡膳食　膳食调查　食谱编制

本章小结

本章主要从膳食结构、膳食类型等相关基本概念着手，阐述了膳食调查及营养调查的方法，同时深入重点介绍了食谱的编制方法。

本章思考题

1. 某老年人，65 岁，身高 168 cm，体重 65 kg，退休在家，身体健康，请你对下列问题作出答复：

问题一：确定该老年人全日膳食热能摄入量(kcal)。

问题二：简述老年人对 Fe 营养素的需求。

2. 下面是一个成年女性缺铁性贫血病人的全天代表食物摄取量：大米 350 g、液态牛奶 600 g、鸡蛋 60 g(市品)、香干(豆腐干)100 g、木耳(干)10 g、鲜蘑菇 100 g、海带(干)50 g、芹菜(茎)150 g、油菜苔 100 g、苹果 100 g。另有每天干茶叶消耗量为 25 g。

请对下列问题作出答复：

问题一：对该病人铁的营养水平进行膳食营养评价。

问题二：请解释该病人为何会出现铁的膳食营养水平与体内营养水平不一致的情况。

问题三：对该病人提出膳食改进意见。

3. 为妊娠期 7 个月的孕妇设计周一至周五午餐食谱。

第9章

食品污染及其预防

本章学习目的与要求

1. 掌握食品污染、农药残留、兽药残留、放射性污染等基本概念；

2. 了解食品污染的卫生学意义；

3. 了解食品污染的来源、渠道，污染源的性质、特点及其预防措施；

4. 理解食品卫生学与食品科学及农业科学的关系，了解我国人民目前的食品卫生状况。

　　食品污染是指在各种条件下，环境中有毒、有害物质进入正常食品，造成食品安全性、营养性和感官性状发生改变的过程。食品在生产、加工、储存、运输和销售的过程中有很多污染的机会，会受到多方面的污染，降低食品的卫生质量。污染后有可能引起具有急性短期效应的食源性疾病或具有慢性长期效应的长期性危害。

　　食品污染的种类按其性质可分为以下三类：

　　(1)生物性污染　　食品的生物性污染包括微生物、寄生虫和昆虫的污染，其中微生物污染危害较大，包括细菌和细菌毒素、霉菌和霉菌毒素、病毒污染。出现在食品中的细菌除包括可引起食物中毒、人畜共患传染病等的致病菌外，还包括能引起食品腐败变质并可作为食品受到污染标志的非致病菌。寄生虫和虫卵主要是通过病人、病畜的粪便间接通过水体或土壤污染食品或直接污染食品。昆虫污染主要包括粮食中的甲虫、螨类、蛾类以及动物食品和发酵食品中的蝇、蛆等。病毒污染主要包括肝炎病毒、脊髓灰质炎病毒和口蹄疫病毒，其他病毒不易在食品上繁殖。

　　(2)化学性污染　　食品的化学性污染来源复杂，种类繁多。主要有：①来自生产、生活和环境中的污染物，如农药、兽药、有害金属、多环芳烃化合物、N-亚硝基化合物、二噁英、三氯丙醇等;②从生产加工、运输、储存和销售工具、容器、包装材料及涂料等溶入食品中的原料材质、单体及助剂等物质;③在食品加工储存中产生的物质,如酒类中有害的醇类、醛类等;④滥用食品添加剂等。

(3)物理性污染　主要来源于复杂的多种非化学性的杂物,虽然有的污染物可能并不危害消费者的健康,但是严重影响了食品应有的感官性状或营养价值。来源主要有:①来自食品产、储、运、销的污染物,如粮食收割时混入的草籽、液体食品容器池中的杂物、食品运销过程中的灰尘及苍蝇等;②食品的掺假使假,如粮食中掺入的沙石、肉中注入的水、奶粉中掺入大量的糖等;③食品的放射性污染,主要来自放射性物质的开采、冶炼、生产、应用及意外事故造成的污染。

本章着重讲解食品的生物性污染和化学性污染。

9.1　食品的生物性污染及其预防

9.1.1　食品的细菌污染及其预防

食品中的细菌,绝大多数是非致病菌。它们对食品的污染程度是间接估测食品腐败变质可能性及评价食品卫生质量的重要指标,同时也是研究食品腐败变质的原因、过程和控制措施的主要对象。

致病菌主要包括芽孢杆菌科、分支杆菌科、肠杆菌科、球菌科、棒状杆菌科、微小杆菌科、乳菌科和假单胞菌科等,污染食品后会引发人畜共患病,其产生的细菌毒素可引起食物中毒。如1996年引起全世界极大关注的日本大肠杆菌O157食品中毒事件;1999年美国和2000年底至2001年初法国的李斯特氏菌污染食品事件;2000年日本的金黄色葡萄球菌肠毒素污染牛奶事件等。

9.1.1.1　食品的细菌污染

1.细菌污染的来源

1)原材料受污染

原料食品在采集、加工前表面往往附着细菌,尤其在原料破损之处大量聚集。

2)加工过程的污染

(1)环境污染　空气中的细菌会随灰尘沉降到食品。

(2)加工中的交叉污染　灭菌不彻底;加工用水、用具、设备和杂物不清洁以及加工过程原料、半成品、成品交叉污染。

(3)从业人员的污染　从业人员的手直接接触食品(半成品、成品);加工人员的鼻涕、唾液,皮肤生疖、脓疮、粉刺等可直接或间接地污染食品。

3)储藏过程的污染

不良的储藏条件会使细菌通过空气、鼠,或昆虫污染食品,不良的储藏条件会使残留细菌生长繁殖。

4)运输与销售过程的污染

运输工具,容器具不符合卫生标准,散装食品销售用具,包装材料的污染,销售人员不合理操作。

5）食品消费的污染

生熟不分，在冰箱中存放时间过长，烹调用具不卫生。

2. 食品中的细菌菌相及其食品卫生学意义

食品菌相：共存于食品中的细菌种类及其相对数量的构成。

优势菌：食品中数量较大的细菌。

食品卫生学意义：食品在细菌作用下发生变化的程度与特征主要取决于细菌菌相，特别是优势菌。

（1）通过食品的理化性质及其所处的环境条件往往可预测污染食品的菌相。

（2）食品细菌菌相及其优势菌种不同，食品腐败变质引起的变化也会出现相应的特征。

3. 评价食品卫生质量的细菌污染指标与食品卫生学意义

反映食品卫生质量的细菌污染指标可分为两个方面：为细菌总数和大肠菌群。

1）食品中的细菌数量及卫生学意义

食品中的细菌数量一般是以单位（g、mL、cm^2）食品中细菌的数量，并不考虑细菌的种类，常用菌落总数来表示。

菌落总数：是指在被检样品的单位重量（g）、容积（mL）或表面积（cm^2）内，所含能在严格规定的条件下（样品处理、培养基及其 pH、培养温度及时间、计数方法等）培养所形成的细菌菌落总数。以菌落形成单位（colony forming unit，CFU）表示。

其食品卫生学意义：一是作为食品被污染程度（标志）指标，即清洁状态的指标，借以控制食品污染的允许程度，起到监督食品清洁状态的作用。如瓶装汽水、冷饮细菌总数 ≤100 个/mL（g），在食品卫生调查中以此为合格与否的判断标准。二是用来预测食品耐存放程度或期限，即可作为评定食品腐败变质程度和新鲜度的指标，以提出食品腐败变质的界限值。食品的菌落总数与保存时间的关系如表 9 - 1 所示。

表 9 - 1　食品的菌落总数与保存时间

食物名称	菌落总数/个·cm^{-2}	保存温度/℃	可保存天数/天
牛肉	105	0	7
	103	0	18
鱼	105	0	6
	103	0	12

2）大肠菌群

大肠菌群及来源：包括肠杆菌科的埃希氏菌属、柠檬酸杆菌属、肠杆菌属和克雷伯菌属。

大肠菌群最近似数：食品中大肠菌群的数量一般以 100 g 或 100 mL 食品中的最可能数（most probable number，MPN）来表示，简称大肠菌群最近似数。

食品卫生学意义：大肠菌群一般都是直接或间接来自人与温血动物粪便。食品中如检出大肠菌群：一是表示食品曾受到人与温血动物粪便的污染；二是作为肠道致病菌污染食品的指示菌。因为大肠菌群与肠道致病菌来源相同，且在一般条件下大肠菌群在外界生存时间与主要肠道致病菌是一致的。

4.预防细菌污染的措施

食品细菌污染防护是食品安全体系中的一个环节，其重点在于生产加工过程中，如何有效避免细菌对食品非蓄意的污染，并将这种非蓄意污染预测出来，建立相应的细菌污染防护措施。以此保证食品不被细菌二次污染或二次交叉感染，保证食品质量的安全卫生，有效的延长食品的保质期。综合预防措施如下：

1）对人的消毒及防护

①员工的卫生素养管理：应100%定期体检，取得健康证明。培养员工的卫生意识，杜绝麻痹思想和侥幸心理，做到警钟长鸣。进入车间员工必须戴口罩和帽子并保持衣帽鞋干净，不留长指甲，不佩戴饰品，头发应包裹在帽子里，以免发屑中细菌散落空中污染空气；②员工手部、工作服及鞋靴的消毒：建立"自动洗手、自动干手、自动杀菌"流程，建立定期清洗、消毒制度，将工作服、鞋帽等置于有消毒设施的衣柜内，不得与私人在外面穿进来的衣服混放，防止私人衣物污染更衣室及工作服。

2）车间硬件设施的配备或改造

①若车间地面为常湿，则生产车间进口处设置与门等宽的鞋靴消毒池，消毒液多用浓度为200 mg/L 的含氯消毒剂，每班更换。若车间地面为常干式操作的，则为更换清洁鞋方式代替鞋靴消毒池消毒鞋靴，车间进口处设置阻挡式换鞋柜；②完善防鼠防虫防蚊设施，并建立生物消杀制度。进入车间通道安装灭蝇杀蚊设置，通风管道预装400目以下的防腐过滤网，地缝、墙缝定期喷射消杀药物或打上玻璃胶，在隐蔽处的墙角放置防蟑螂粘板等。

3）建筑硬件设施的定期消毒

包括天花板、门窗、墙面的清洗和消毒，以及间接接触物包括：门扶手、门帘、通风管道的清洗和消毒。

4）生产配套设备及设施消毒

包括生产设备、传输带、操作台表面，工用器具如盛原料盆、周转箱、电子秤、不锈钢夹具等的清洗和消毒。

5）生产车间空气消毒

采用臭氧、紫外线及 NICOLER 动态杀菌技术对车间环境消毒，即在工作时间采用NICOLER 动态杀菌技术，此技术对人体没有伤害，时时在线灭杀空气中大肠杆菌、沙门氏菌等，严格控制生产过程中含菌空气二次污染食品。在休息时间，则采用臭氧、紫外线及药物喷洒对车间环境进行消毒，此种方式消毒对人体有伤害，但是成本低廉。所以，这些杀菌技术组合起来使用效果最佳。

6）包装材料的消毒

在进入车间前必须经过有效的清洗、消毒，如若无需消毒，须经过质检人员严格化验后，确认无菌后方可进入包装车间生产使用。

食品防护计划可以帮助食品企业将细菌污染降到最小化的步骤，并有助于企业为员工创造一个安全的工作环境，为顾客提供有质量保证的产品，使得企业打造食品安全零缺陷的同时，也保障了企业的盈利。

9.1.1.2 食品的腐败变质

食品的腐败变质(广义)：是指食品在一定环境的影响下，在微生物为主的各种因素作用下，所发生的食品成分与感官性状的各种变化。

食品的腐败变质(狭义):在厌氧菌的作用下,蛋白质产生的以恶臭为主的变化。

1.食品腐败变质的原因

(1)微生物的作用　是引起食品腐败变质的重要原因。微生物包括细菌、霉菌和酵母菌。

(2)食品本身的组成和性质　包括食品本身的成分、所含水分、pH 值高低和渗透压的大小;食品的组织完整状态和食品的状态及所含的不稳定的物质等。

(3)环境因素　食品所处环境的氧气、温度、湿度、阳光(紫外线)的照射等对食品的腐败变质均有直接作用。

2.食品腐败变质的化学过程、产物与鉴定指标

(1)食品中蛋白质的分解　肉、鱼、禽、蛋、奶及豆类等食品,富含蛋白质,故以蛋白质分解为腐败变质的特征。

鉴定指标:包括感观、物理和化学指标。

①感观指标　以蛋白质为主的食品目前仍以感官指标最为敏感可靠,特别是通过嗅觉可以判定极轻微的腐败变质。蛋白质的分解产物如氨、硫化氢、甲基吲哚等。

②物理指标　蛋白质分解时小分子物质增多这一现象,先后研究有食品浸出物量、浸出液电导率、折光率、冰点下降、粘度上升及 pH 改变等变化。

③化学指标　目前认为与食品腐败变质程度符合率较高的化学指标有三个,均为根据蛋白质分解产物的定量测定,分别是:

挥发性盐基总氮(total volatile basic nitrogen, TVBN):食品水浸液在碱性条件下能与水蒸气一起蒸馏出来的总氮量,即在此条件下能形成氨的含氮物。

二甲胺与三甲胺:均是季胺类含氮物经微生物的还原作用产生的。

K 值:指 ATP 分解的低级产物肌苷(HxR)和次黄嘌呤(Hx)占 ATP 系列分解产物 ATP + ADP + AMP + IMP + HxR + Hx 的百分比,主要适用于鉴定鱼类早期腐败(ATP 顺次分解过程中,以终末产物多少来判定鱼体新鲜程度)。K≤20% 表明鱼体新鲜;K≥40% 表示鱼体开始腐败。

(2)食品中脂肪的酸败　食用油脂和食品中脂肪的酸败程度,受脂肪本身的饱和程度、紫外线、氧、水分、天然抗氧化成分以及铜、铁、镍等金属离子的存在及食品中微生物的解脂酶的影响。表现为过氧化物值增高,酸价升高。

(3)碳水化合物的分解　以碳水化合物为主的分解,通常称为发酵或酵解。表现为产酸产气。

3.常见致腐细菌种类

(1)假单胞菌属　食品腐败性细菌的代表,广泛分布于食品中,特别是在蔬菜、肉、家禽和海产食物中,是导致新鲜的冷冻食物腐败的重要细菌。

(2)微球菌属和葡萄球菌属　营养要求较低,在肉、水产品、蛋中常见,有的能分解食品中糖类,且能使食品变色。

(3)芽孢杆菌属和梭状芽孢杆菌属　多见于肉和鱼,是罐头食品中常见的腐败菌。

(4)肠杆菌属　为常见的食品腐败菌,多见于水产品、肉及蛋。

(5)弧菌属和黄杆菌属　在低温和 5% 食盐中均可生长,在鱼类等水产品中多见。黄杆菌属能产生色素,与冷冻肉制品及冷冻蔬菜的腐败有关。

(6)嗜盐杆菌属和嗜盐球菌属　嗜盐,在 12% 甚至更高浓度的食盐溶液中仍能生长,多

见于咸鱼。

(7)乳杆菌属 在乳品中多见。能使奶变酸,可用于制作酸奶。

4.防治食品腐败变质的措施

为了防止食品腐败变质,延长食品可供食用的期限,常对食品进行加工处理,即食品保藏。通过食品保藏可以改善食品风味,便于携带运输,但其主要的食品卫生意义是防止食品腐败变质。常用的方法有低温冷藏、冷冻,高温杀菌,脱水干燥,腌渍和烟熏,食品辐射保藏。

1)低温保藏与食品质量(急速冷冻和缓慢融解)

①低温保藏的方法:低温保藏冷藏和冷冻两种方法。

②低温保藏的原理:a.低温可以降低或停止食品中微生物的增殖速度;b.低温可以减弱食品中一切化学反应过程。

③对冷藏冷冻工艺的卫生要求:a.食品冷冻前,应尽量保持新鲜,减少污染;b.用水或冰制冷时,要保证水和人造冰的卫生质量相当于饮用水的水平;采用天然冰时,更应注意冻冰水源及其周围污染情况;c.防止制冷剂(冷媒)外溢;d.冷藏车船要注意防鼠和出现异味;e.防止冻藏食品的干缩。

对不耐保藏的食品,从生产到销售整个商业网中,应一直处于适宜的低温下,即保持冷链。

2)高温杀菌保藏与食品质量

(1)高温杀菌保藏原理与微生物耐热能力 在高温作用下,微生物体内的酶、脂质体和细胞膜被破坏,原生质构造中呈现不均一状态,以致蛋白质凝固,细胞内一切代谢反应停止。在食品工业中,微生物耐热性的大小常用以下几个数值表示:

热力致死时间(thermal death time, TDT):加热致死温度保持恒定不变,将处于一定条件下的孢子悬浮液或食品中某一菌种的细胞或芽孢全部杀死所需的最短时间(min)。

D值:在一定温度和条件下,细菌死亡90%所需时间(也即活菌数减少一个对数周期所需时间),称为该菌在该温度下90%递减时间。通常以分计算。

F值:一定的加热致死温度下,杀死一定浓度的微生物所需的时间(min)。右下角注明温度,目前常用 $F_{121.5℃}$。

(2)常用的加热杀菌技术 有高温灭菌法,巴氏消毒法(63℃加热30 min,72℃加热15 min,90℃加热0.5 min),超高温消毒法(135℃~150℃,4~15 s),微波加热杀菌和一般煮沸法。此外,一些不适合加热的食品或饮料,常采用过滤除菌法。

3)脱水与干燥保藏

一种常用的保藏食品的方法。其原理为将食品中的水分降至微生物繁殖所必需的水分以下。水分活性 a_w 在0.6以下,一般微生物均不易生长。

4)食品的化学保藏

化学保藏就是在食品中添加化学防腐剂和抗氧化剂来抑制微生物的生长和推迟化学反应的发生,从而达到保藏的目的。常见的就是防腐剂。防腐剂只能延长细菌生长滞后期,因而只有未遭细菌严重污染的食品,利用化学防腐剂才有效,抗氧化剂也是如此。且其并不能改善低质食品的品质,即如果食品腐败变质和氧化反应已经开始,则决不能利用防腐剂和抗氧化剂将已经腐败变质的食品变成优质食品。常用的防腐剂和抗氧化剂有苯甲酸钠、山梨酸钾、尼泊金酯、丁基羟基茴香醚、没食子酸甲酯等。

5）食品的辐照保藏

食品辐照保藏技术是于20世纪发展起来的一种新型灭菌保鲜技术，以辐射加工技术为基础，运用X射线、γ射线或高速电子束等电离辐射产生的高能射线对食品进行加工处理，达到杀虫、杀菌、抑制生理过程、提高食品卫生质量、保持营养品质及风味、延长货架期的目的。受照射处理的食品称为辐照食品。

辐照食品所用射线单位为戈瑞（Gy）相当于被辐照物1 kg吸收1 J的能量。因剂量不同，辐照保藏有三种方法：辐照灭菌、辐照消毒、辐照防腐。目前加工和实验用的辐照源有^{60}Co和^{137}Cs产生的γ射线以及电子加速器产生的低于10兆电子伏（Mev）的电子束。

9.1.2　食品的霉菌污染及其预防

霉菌是真菌的一部分。霉菌在自然界广泛存在，约有45 000多种，多数对人体有益，如发酵，酿造，抗生素。部分有害，能引起食品霉变或造成人体真菌感染等，少数菌株在污染食品后，在适宜的条件下可产生霉菌毒素，危害人畜健康。目前已知的霉菌毒素约100余种，其毒作用可表现为肝毒、肾毒、神经毒、消化道毒、皮肤毒、生殖系毒等。有的霉菌毒素还对动物致癌，如黄曲霉毒素、黄米毒素、岛青霉毒素、杂色曲霉素和展青霉素等。

9.1.2.1　霉菌的发育和产毒条件

霉菌产毒需要一定的条件，影响霉菌产毒的条件主要是食品基质中的水分、环境中的温度、湿度及空气的流通情况。

1. 水分和湿度

霉菌的繁殖需要一定的水分活性。因此食品中的水分含量少（溶质浓度大），水分压值越小，a_w越小，即自由运动的水分子较少，能提供给霉菌利用的水分少，不利于其生长与繁殖，有利于防止食品的腐败变质。$a_w \leqslant 0.7$，一般霉菌都不能生长。如表9-2所示。

表9-2　食品霉菌生长的最低 a_w 值（孢子发芽）

霉菌种类	最低 a_w 值	霉菌种类	最低 a_w 值
根霉属	0.92~0.94	白曲霉	0.75
葡萄孢属	0.93	灰绿曲霉	0.73~0.75
乳粉孢属	0.895	薛氏曲霉	0.65
黑曲霉属	0.88~0.89	葡萄曲霉	0.65
青霉属	0.80~0.83	赤曲霉	0.65
黄曲霉	0.80	安氏曲霉	0.65
毛霉属	0.92~0.93		

2. 温度

大部分霉菌在28~30℃都能生长。10℃以下和30℃以上时生长明显减弱，在0℃几乎不生长。但个别的可耐受低温。一般霉菌产毒的温度，略低于最适宜温度。

3. 基质

霉菌的营养来源主要是糖和少量氮、矿物质,因此极易在含糖的饼干、面包、粮食等类食品上生长。霉菌在天然食品上更易繁殖。

9.1.2.2 主要产毒霉菌

霉菌产毒只限于产毒霉菌,而产毒霉菌中也只有一部分毒株产毒。目前已知具有产毒株的霉菌主要有:

曲霉菌属:黄曲霉、赭曲霉、杂色曲霉、烟曲霉、构巢曲霉和寄生曲霉等;

青霉菌属:岛青霉、桔青霉、黄绿青霉、扩张青霉、圆弧青霉、皱折青霉和荨麻青霉等;

镰刀菌属:犁孢镰刀菌、拟枝孢镰刀菌、三线镰刀菌、雪腐镰刀菌、粉红镰刀菌、禾谷镰刀菌等;

其他菌属中还有绿色木霉、漆斑菌属、黑色葡萄状穗霉等。

产毒霉菌所产生的霉菌毒素没有严格的专一性,即一种霉菌或毒株可产生几种不同的毒素,而一种毒素也可由几种霉菌产生。如黄曲霉毒素可由黄曲霉、寄生曲霉产生;而岛青霉可产生黄天精、红天精、岛青霉毒素及环氯素等。

9.1.2.3 霉菌污染的危害

(1)使食品发生霉变而变质,从而使食品的营养价值与食用价值降低。非产毒霉菌污染食品也不能食用。

(2)霉菌污染食品后可繁殖产毒,引起霉菌毒素中毒,造成"三致"(致癌、致畸、致突变)作用,侵害肝脏,肾脏,大脑神经系统等器官,产生肝硬化、肝炎、肝细胞坏死、肝癌、急慢性肾炎、大脑中枢神经系统严重出血、神经组织变性等。霉菌毒素引起的中毒因毒素种类不同而异,如黄曲霉毒素是肝脏毒,桔青霉毒素是肾脏毒,赤霉病麦毒素时肠毒素,串珠镰刀菌素是心肌毒。

(3)霉菌污染食品的评定 主要从两个方面进行评定,一是霉菌污染度,即单位重量或容积的食品污染霉菌的量,一般以 CFU /g 计算;二是食品中霉菌菌相的构成。

(4)卫生学意义 ①霉菌污染食品可降低食品的食用价值,甚至不能食用。每年全世界平均至少有2%的粮食因为霉变而不能食用。②霉菌如在食品或饲料中产毒可引起人畜霉菌毒素中毒。中毒表现多样化,有急性的,也有慢性的(致畸、致癌、致突变),与传染性疾病不同,没有流行性,属食源性疾病。食品一旦被霉菌毒素污染,一般烹调温度不能破坏。

(5)几种重要的霉菌毒素 目前已知的霉菌毒素有200多种。与食品卫生关系密切的有黄曲霉毒素、赭曲霉毒素、杂色曲霉毒素、烟曲霉震颤素、单端孢霉烯化合物、玉米赤霉烯酮、伏马菌素以及展青霉素、桔青霉素、黄绿青霉素等。

9.1.2.4 黄曲霉毒素

黄曲霉毒素(aflatoxins)是由黄曲霉(aspergillus flavus)和寄生曲霉 (aspergillus parasiticus)等产生的一类代谢产物,具有极强的毒性和致癌性。1961 年即发现污染了黄曲霉的花生饼能使大鼠诱发肝癌。1962 年鉴定为致癌物质,命名为黄曲霉毒素(AF),由于该毒素主要污染粮食和油料作物,并能使动物发生急性中毒死亡与致癌,故引起国内外科学界的广泛重视。

1. 黄曲霉毒素的化学结构和理化性质

结构:黄曲霉毒素是一类结构类似的化合物。目前已经分离鉴定出20 多种,主要为 AFB 和 AFG 两大类,即黄曲霉毒素 B_1、B_2、G_1、G_2 及其代谢产物 M_1、M_2、GM_1、P_1 等。其结构上彼此十分相似,含 C、H、O 三种元素,都是二氢呋喃氧杂萘邻酮的衍生物,即结构中含有一个双呋喃环,一个氧杂萘邻酮(又叫香豆素),前者为基本毒性结构,后者可能与黄曲霉的致癌性有关。其化学结构式见图 9-1。凡双呋喃环末端有双键者毒性较强,并有致癌性。毒性顺序:$B_1 > M_1 > G_1 > B_2 > M_2 \neq G_2$,在食品检测中以黄曲霉毒素 B_1 为污染指标。

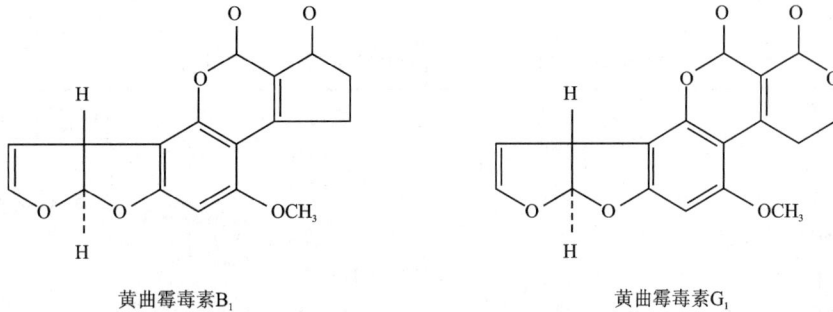

黄曲霉毒素B_1 黄曲霉毒素G_1

图 9-1　黄曲霉毒素的结构式

理化特性:黄曲霉毒素在紫外光的照射下能发出特殊的荧光,因此一般根据荧光颜色、Rf 值、结构来进行鉴定和命名。如黄曲霉毒素 B_1 对紫外光有强的吸收性能,在 365 nm 下吸收峰最大。黄曲霉毒素耐热,一般的烹调加工很难将其破坏,在 280℃时,才发生裂解,毒性破坏。黄曲霉毒素在中性和酸性环境中稳定,在 pH 9~10 的氢氧化钠强碱性环境中能迅速分解,形成香豆素钠盐。黄曲霉毒素能溶于氯仿和甲烷,而不溶于水、正己烷、石油醚及乙醚中。现国内检测黄曲霉毒素 B_1 采用薄层层析法。

2. 产毒的条件

黄曲霉毒素是由黄曲霉和寄生曲霉产生的。寄生曲霉的所有菌株几乎都能产生黄曲霉毒素,但并不是所有黄曲霉的菌株都能产生黄曲霉毒素。黄曲霉产毒的必要条件为湿度80%~90%,温度24~28℃,氧气1%。此外天然基质培养基(玉米、大米和花生粉)比人工合成培养基产毒量高。

3. 对食品的污染

一般来说,国内长江以南地区黄曲霉毒素污染要比北方地区严重,主要污染的粮食作物为花生、花生油和玉米,大米、小麦、面粉污染较轻,豆类很少受到污染。而在世界范围内,一般高温高湿地区(热带和亚热带地区)食品污染较重,而且也是花生和玉米污染较严重。

由于饲料的污染,动物性食品也可受污染。广西曾发生猪的"黄膘病"——猪死后脂肪变黄,检测饲料中黄曲霉毒素 B_1 含量 >500 μg/kg。曾经轰动全国的"毒大米"事件中的毒素就是黄曲霉毒素。

4. 毒性

黄曲霉毒素有很强的急性毒性,也有明显的慢性毒性和致癌性。1993 年黄曲霉毒素被世界卫生组织(WHO)的癌症研究机构划定为 1 类致癌物。黄曲霉毒素的主要作用器官是动物的肝脏,它既可引起肝脏组织的损伤也可导致肝癌的发生。

(1)急性毒性　根据对动物的半数致死量 LD_{50},黄曲霉毒素为剧毒物,其毒性为氰化钾的 10 倍,砒霜的 68 倍。以黄曲霉毒素 B_1 的毒性最强,黄曲霉毒素 G_2 的毒性最弱。对鱼、鸡、鸭、大鼠、豚鼠、兔、猫、狗、猪、牛、猴及人均有强烈毒性。鸭雏的急性中毒肝脏病变具有一定的特征,可作为生物鉴定方法。一次大量口服后,可出现:①肝实质细胞坏死。②胆管上皮增生。③肝脏脂肪浸润,脂质消失延迟。④肝脏出血。

不同种属黄曲霉毒素 B_1 急性毒性的敏感性不同,以鸭雏最为敏感;不同年龄的动物以幼年动物最为敏感;不同性别中雄性比雌性敏感。另外,营养好的动物抵抗力强。如表9－3。

表9－3 黄曲霉毒素 B_1 对几种动物经口的 LD_{50}

动物名称	$LD_{50}/mg \cdot kg^{-1}$	动物名称	$LD_{50}/mg \cdot kg^{-1}$
鸭雏(1 天)	0.24	大鼠(初生)	0.56 ~ 1.0
家兔(月)	0.30	大鼠(幼年)	5.5 ~ 7.4
猫(成年)	0.55	大鼠(雄100 g)	7.2
猪(幼年)	0.62	大鼠(雌100 g)	17.9
狗(成年)	1.00	小鼠	9.0
鳟鱼(9 月)	0.50	火鸡	2.0
豚鼠(成年)	1.4 ~ 2.0	鸡	6.5 ~ 16.5
绵羊(成年)	2.0		
猴(成年)	2.2 ~ 3.0		

国内外亦有黄曲霉毒素引起人急性中毒的报道,以 1974 年印度 200 个村庄爆发黄曲霉毒素中毒性肝炎最为严重,这些村民因食用霉变玉米所致,中毒人数达 390 人。症状是发热、呕吐、厌食、黄疸,之后出现腹水、下肢浮肿,死亡很快。

(2)慢性毒性 长期小剂量摄入黄曲霉毒素可造成慢性损害,从实际意义出发,它比急性中毒更为严重。其主要表现是动物生长障碍,肝脏出现亚急性或慢性损伤。其他症状如食物利用率下降、体重减轻、生长发育迟缓、雌性不育或产仔少。

(3)致癌性 ①黄曲霉毒素对动物有强烈的致癌性,可诱发多种动物发生癌症。除主要诱发动物肝癌外,亦可诱发肾癌、胃癌、结肠癌、泪腺癌、涎腺癌及乳腺癌和卵巢癌等。②与人类肝癌发生的关系。动物实验表明,长期摄入低浓度或短期摄入高浓度的黄曲霉毒素后均可诱发肝癌。黄曲霉毒素的致癌性很强,如二甲基亚硝胺对大鼠的有效剂量为每日 750 μg,奶油黄为每日9 000 μg,而黄曲霉毒素则仅需每日 10 μg。据一些亚非国家及我国的肝癌流行病学调查资料证实,凡食物中黄曲霉毒素污染严重和实际摄入量高的地区,肝癌发病率也高。

5.黄曲霉毒素的代谢

黄曲霉毒素为前致癌物,必须在体内代谢(活化)后才具有致癌性,致癌形式是黄曲霉毒素的环氧化物。黄曲霉毒素在体内的代谢主要是在肝脏微粒体酶作用下进行脱甲基、羟化和环氧化反应。二呋喃环末端双键的环氧化反应,形成黄曲霉毒素 B_1-2,3 环氧化物,与黄曲霉毒素的毒性、致癌性、致突变性都有关系。

黄曲霉毒素如不连续摄入,一般不在体内蓄积。一次摄入后,约经一周经呼吸、尿、粪等将大部分排出。

6. 防霉去毒措施

1）防霉

霉菌的生长繁殖需要一定的气温、气湿、粮食含水量及氧气。如能有效地控制其中之一，即可达到防霉目的。最有实际意义的是控制粮食含水量。收获后，迅速干燥农作物，使稻谷含水量减少至13%以下，玉米含水量在12.5%以下，即可防霉。此外，在收获贮藏及运输过程中，保持粮粒及花生外壳的完整，对防止霉菌侵染也有一定的作用。化学熏蒸剂防霉、γ射线照射、选用和培育抗霉的粮油品种等均具一定的防霉作用。

2）去毒

当前实际应用的有以下几种：①挑除霉粒：适用于花生。因黄曲霉毒素主要存在于发霉、变色、破损及皱缩的花生粒中，挑除后，可使黄曲霉毒素含量显著降低。②碾轧加工及加水搓洗：适用于大米，因毒素主要存在于米糠及大米表层。③脱胚去毒：适用于玉米，因毒素主要集中于玉米胚部。脱胚法有两种：一是浮选，如将玉米碾磨成 1.0~4.0 mm 的碎粒，加入 3~4 倍的清水，搅拌、轻搓，胚部碎片较轻即上浮，捞出。如此反复 3~4 次，可使含量降低8%左右。二是碾轧法，将玉米碾轧三次，去掉外皮及胚部。④加碱破坏毒素：适用于食用油。在碱性条件下，黄曲霉毒素结构中的六碳环内酯被打开形成香豆素钠盐，后者溶于水，故加碱后经水洗，去毒效果较好。碱炼本是精制食油的方法，故便于推广。⑤其他：如紫外线照射法、活性白陶土吸附法、高温处理法、盐炒法等亦有一定效果。

3）加强食品卫生监测

严格限制黄曲霉毒素 B_1 在食品中的含量。我国食品卫生标准规定：玉米、花生油、花生及其制品不得超过 20 μg/kg，大米、其他食用油不得超过 10 μg/kg，其他粮食、豆类、发酵食品不得超过 5 μg/kg，婴儿代乳食品不得检出。我国食品中黄曲霉毒素 B_1 允许量标准见表 9–4。

表 9–4 我国 GB 2761 食品中黄曲霉毒素 B_1 允许量标准

品种	指标/μg·kg^{-1}
玉米、花生仁、花生油	≤20
玉米及花生仁制品（按原料算）	≤20
大米、其他食用油	≤10
其他粮食、豆类、发酵食品	≤5
婴儿代乳食品	不得检出
其他食品	可参照上述标准
婴儿奶粉（GB 9676）/μg·L^{-1}	不得检出黄曲霉毒素 M_1
牛乳（GB 9676）/μg·L^{-1}	黄曲霉毒素 M_1≤0.5
乳制品（GB 9676）/μg·L^{-1}	按含牛乳量折算

9.1.3 食品的寄生虫污染及其预防

寄生虫是指不能或不能完全独立生存，须寄生于其他生物体内的虫类。比如蛔虫，绦虫。寄生虫不能在食品中或食品表面生长和繁殖，其繁殖需要特定的宿主或一类宿主。宿主又分终宿主和中间宿主。成虫和有性繁殖阶段寄生的宿主称为终宿主。幼虫和无性繁殖阶段寄生的宿主称为中间宿主。许多寄生虫的感染量很低。寄生虫的潜伏期较长（一般 7～10 天），使它的流行病学研究更加困难。很多控制方法是可行的，但是有特殊生活史的寄生虫对处理方法有很强的抵抗力。

9.1.3.1 绦虫对食品的污染

绦虫是常见的通过污染食物引起食源性疾病的寄生虫之一。主要有猪肉绦虫、牛肉绦虫、细粒棘球绦虫、阔节裂头绦虫等。

1. 发病原因以及临床症状

（1）绦虫病 猪肉绦虫病和牛肉绦虫病呈全球性分布，非洲，墨西哥和中南美洲等地最为普遍。在我国，猪肉绦虫病分布较广，华北，河南，广西，云南，东北及内蒙古等地区多见。牛肉绦虫病在西藏，内蒙古，宁夏，四川，贵州和广西等地区多见。绦虫病与肉品卫生，饮食习惯，人粪便处理以及牛饲养管理方式不良有关。

（2）发病原因 人是猪肉绦虫和牛肉绦虫的唯一终末宿主和传染源。猪、牛吃了污染虫卵的饲料、水而感染囊尾蚴。人食入生的或未煮熟的含囊尾蚴的猪肉或牛肉后，囊尾蚴在人体内发育为成虫，人就感染了猪肉绦虫病和牛肉绦虫病。寄生在小肠的猪肉绦虫成虫，一般一个人为 1 条，偶有 3～5 条者。成虫的吸盘和小钩吸附在肠黏膜上引起肠黏膜局部损伤，夺取营养。牛肉绦虫的虫数一般为 1 条，最多 31 条，靠吸盘吸附。

（3）临床症状 临床上一般表现为腹痛，腹泻或便秘，消化不良，食欲亢进，饥饿，体重减轻，头痛，头晕等。

2. 诊断依据

（1）有吃不熟牛肉、猪肉史。

（2）粪便中虫卵检查 直接涂片，浓集法的阳性率较低。牛肉绦虫病可采用玻纸拭抹法检查肛门周围虫卵，阳性率较高。牛肉绦虫卵与猪肉绦虫卵形态相似，不能鉴别其种类。短膜壳绦虫病可藉检出虫卵而确诊。

（3）妊娠节片检查 牛肉、猪肉绦虫感染患者大多有排节片史，检查妊娠节片子宫分支数目和形态可鉴别。此外，驱出绦虫头节观察有无顶突与小钩也可区别猪肉绦虫和牛肉绦虫。

3. 预防措施

（1）开展卫生宣传教育，改掉吃生肉的习惯，厨房用的菜刀和菜板应生熟分开。

（2）加强屠宰肉类的检查，禁止含囊尾蚴的牛肉、猪肉出售。大型屠宰场应有冷藏库，肉内囊尾蚴在 -10℃ 贮藏 5 天后死亡。

（3）在流行区进行普查普治，询问病史（粪便排节片史）结合粪检，肛拭（牛肉绦虫病）检查，控制传染源。对短膜壳绦虫除普查普治外，尤其在托儿所等集体单位，加强环境卫生、个人卫生、饮食卫生的管理。

（4）防止牛与猪囊尾蚴感染，改变养猪方式，不应放牧饲养，做到猪有栏，牛有舍，人畜分居，防止饲料被人粪污染。

9.1.3.2 囊尾蚴对食品的污染

囊尾蚴病的危害远大于绦虫病。主要发生于我国的华北，河南，东北地区，以青壮年感染为高。猪肉绦虫病人是囊尾蚴病的唯一传染源。

1. 感染途径

人感染囊尾蚴病的途径有三种：①异体感染，也叫外源性感染。是食入他人排出的虫卵或被虫卵污染的食物所致。这种感染方式，系因食品卫生和个人卫生不良所致；②自体体外感染。当自体体内感染绦虫时，由于不良个人卫生习惯，通过手或污染食物，误食自己排出的虫卵而造成的感染。③自体体内感染，人体本身有成虫寄生在肠道，由于某种原因发生呕吐，使肠道内的孕节逆蠕动而进入胃内，这无异于虫口里吃下大量虫卵而造成自身感染。食入的虫卵在人体的十二指肠蜉出后，六钩蚴钻入肠壁，进入血管及淋巴管，后随血流沉着与全身各处组织，形成囊尾蚴，即囊尾蚴病。常见寄生部位依次为皮下组织，肌肉，脑，眼，心，肝，肺和腹部。症状主要取决于寄生囊尾蚴的数量和部位。

2. 症状表现

(1) 皮下及肌肉囊尾蚴病。一般头部和躯干结节较多。寄生数量多时，肌肉酸痛，发胀。

(2) 脑囊尾蚴病。以脑组织受压迫而出现癫痫，脑膜炎，颅内高压，痴呆等。

(3) 眼囊尾蚴病。视力减退，甚至失明。

(4) 牛囊尾蚴。感染率可达70%以上。

3. 预防与治疗

1) 预防

①加强肉品卫生检疫，禁止销售囊尾蚴病肉。②在肉加工中，主要原料和产品分开，用具和容器生熟分开，禁止吃生肉，养成良好的卫生习惯，生食蔬菜瓜果要洗净消毒。③加强食品卫生宣传教育，查治病人，修建符合卫生标准的厕所，不准随地大便，做粪便无害化处理。④提倡猪要圈养，加强肉品卫生检验，禁止销售囊尾蚴病肉。

2) 治疗

囊虫病：同时患有绦虫病的人先驱虫，后治囊虫病。

皮肤型囊虫病：吡喹酮，阿苯哒等药，是囊虫变性死亡。

脑囊虫病：必须住院治疗，因易出现颅内高压。

眼囊虫病：手术摘除囊虫，而后服药。

9.1.3.3 旋毛虫对食品的污染

旋毛虫即旋毛形线虫，其成虫寄生与肠管，称肠旋毛虫，幼虫寄生于横纹肌中，且形成包囊，成为肌旋毛虫。人和几乎所有的哺乳动物均能感染。由其引起的旋毛虫病是一种重要的人兽共患的寄生虫病，危害很大。

1. 发病原因以及临床症状

人感染旋毛虫是由于吃了生的或未煮透的猪肉或野猪肉，少数也有食入其他肉类而感染。

1) 感染原因

一是与食肉习惯有关，90%以上与吃生猪肉有关；二是通过肉屑污染餐具，手指和食品等引起感染，尤其是烹调加工时生熟不分造成污染；三是粪便中，土壤中和昆虫体内的旋毛虫幼虫也可能成为人们感染的来源。

2) 临床表现

旋毛虫的致病过程和其相应临床表现可分为三期：

(1) 成虫寄生期　幼虫在小肠自囊包脱出并发育为成虫的阶段。由于幼虫和成虫侵害肠黏膜,引起肠炎,临床表现为恶心、呕吐、腹痛、腹泻等等。

(2)幼虫移行和寄生期　指新生幼虫随淋巴,血液循环移行至全身各器官及侵入肌肉内发育的阶段。由于幼虫移行时机械性损害及分泌物的毒性作用,引起所经之处炎症反应和过敏反应。临床表现为急性血管炎、肌肉炎症,表现为头痛高热、怕冷、全身肌肉痛痒,尤以四肢和腰部明显。

(3)成囊期　肌肉隐痛,重者因心肌炎,毒血症而死亡。

3)预防与治疗

(1)预防　a.加强肉品卫生检验与监督管理,严禁未经检验的肉和旋毛虫病肉上市销售。b.在肉品加工中,食具、容器等用具应生熟分开,防止交叉污染,肉和肉制品应烧熟煮透,使肉品中心温度达70℃以上。c.改变饮食习惯,不吃生肉和半生肉。d.猪要圈养,禁止用生猪肉和屠宰下脚料喂猪。e.消灭鼠类,野犬等保虫宿主。

(2)治疗　用丙硫苯咪唑等药物不仅能驱虫,抑制雌虫产幼虫,还能杀死成虫和幼虫。

9.1.4　食品的病毒污染及其预防

病毒污染包括口蹄疫病毒、狂犬病毒、流感病毒、肝炎病毒等,对消费者的危害是引发人畜共患病。如2001年在英法等国爆发的口蹄疫;1997年在香港及2004年在亚洲等国爆发的禽流感;1987—1988年在上海爆发的甲型肝炎及英国等爆发的疯牛病,均为病毒污染引起。

9.1.4.1　甲肝病毒

肝炎分甲、乙、丙、丁、戊等型,乙型,丙型,丁型主要为血液传播,甲型,戊型为粪口传播。甲型肝炎病毒(hepatitis A, HAV)是甲型肝炎的病原,污染水源及水生贝类动物,可引起爆发流行。

(1)病原学特点　HAV属于微小RNA病毒科,肝病毒属,单股RNA。低温可长期保存,85℃ 5 min,98℃ 1 min可完全灭活。

(2)感染途径　传染源主要是急性期感染者和亚急性期感染者。甲肝病毒通常由粪便排出体外,通过污染水源、蔬菜、食品、手、用具等经口传染。实验表明,手和污染的水是重要的传播载体。以秋冬季为主,春季也有。

(3)临床症状　潜伏期平均为30 d。急性黄疸型:发热、食欲不振、厌油、恶心或呕吐、腹泻或便秘、皮肤角膜发黄、肝肿大、肝区疼痛、尿黄。无黄疸型:乏力、恶心、肝区疼痛、消化不良、体重减轻。

(4)预防措施　加强传染源的管理,对食品生产,加工人员定期体检,切断传播途径,严防水污染,餐饮业人员要严格执行卫生制度。

9.1.4.2　疯牛病

疯牛病是牛海绵状脑病(bovine spongiform encephalopathy, BSE)的俗称,为一种慢性、具有传染性的致死性中枢神经性疾病。1985年4月首次发现于英国,1986年11月命名为BSE。90%的BSE病牛发现在英国。

(1)病原学特点　疯牛病的病原是朊病毒,朊病毒是由纯蛋白质构成的,不含核酸的传染性颗粒。朊病毒对紫外线、辐射、超声波、蛋白酶等能使普通病毒灭活的理化因子有较强的抗性,高温134~138℃ 30 min不能完全灭活,核酸酶,羟胺,亚硝酸不能破坏其活性。

(2)感染途径　除牛之外，绵羊，山羊，猪，小白鼠，猫等也可被感染。乳牛发病率高于肉牛。被朊病毒污染肉骨粉是本病流行的主要途径。疯牛病可能与人类新型克雅氏病有联系。

(3)临床症状　人吃了带有疯牛病病原体的牛肉，是否引起人的 BSE，目前尚无定论。但许多科学家坚信，疯牛病和最近出现的人类的新型克雅氏病存在着必然联系。

(4)疯牛病的鉴定　体质下降，产奶少，体温偏高，心搏缓慢，呼吸频率增加。精神上表现为恐惧，狂暴，具有攻击性。运动上表现为共济失调，站立不稳，步态不稳。感觉出现异常，触觉敏感，对声音，气味也过度敏感。病理变化：脑灰质呈空泡状，神经元消失等病理变化。

(5)预防措施　扑杀，焚烧，停喂并销毁致疯牛病及绵羊痒病病原的肉骨粉饲料。

9.1.4.3　脊髓灰质炎病毒

脊髓灰质炎病毒(poliovirus)是引起脊髓灰质炎的病原，以小儿多见，故又名小儿麻痹症。

(1)病原学特点　微小 RNA 病毒，为肠道病毒之一。该病毒在外界生命力较强，在粪便，污水，乳制品等食品中能活数月，在 −40℃ 可保存多年；对乙醇、胃酸及肠液均有相当的抵抗力。但对干燥、热的抵抗力弱，56℃ 30 min 灭活，煮沸立刻死亡。

(2)感染途径　传染源为病人和带毒者，病毒可随粪便排出，污染饮用水、食物，经口感染。

(3)临床症状　1～5 岁儿童发病率高，夏秋季多见。流行时隐性感染及无瘫痪病例较多，仅少数发生肌肉迟缓性瘫痪。患者出现发热，多汗，烦躁不安，感觉过敏，疼痛，颈背强直，肢体不对称迟缓性瘫痪。

(4)预防措施　口服脊髓灰质炎疫苗是主要预防措施。此外对病人隔离，对病人的粪便，分泌物及其污染物进行消毒处理。

9.1.4.4　口蹄疫病毒

口蹄疫病毒(foot and mouth disease virus, FMDV)是引起偶蹄兽的一种接触性急性传染的病原，多见于牛羊猪。人对口蹄疫病毒不易感，但对畜牧业生产的危害最严重。

(1)病原学特点　口蹄疫病毒为微 RNA 病毒科。对外界环境的抵抗力较强，在 −50～−70℃ 十分稳定，可保存几年，在饲草，被毛和木器上可存活几周，圈舍墙壁和地板上的干燥分泌物中可存活 1 个月至 2 个月。乳与乳制品中可存活 12 天。对热，酸较敏感，加热70℃15 min，乳酸，次氯酸和福尔马林均可使其灭活。

(2)感染途径　一年四季均可发生，病畜，带毒畜是最主要的直接传染源；病畜的尿，粪，乳，唾液，精液，毛，内脏等以及污染的饲料，圈舍，水，用具甚至空气等均可成为间接传染源。病毒可通过消化道，呼吸道，破损的皮肤，黏膜，眼结膜，人工授精，鼠类，鸟类，昆虫等途径传播。病畜的唾液，粪类，肉和乳汁中含有口蹄疫病毒。人常因食用生乳或其他未消毒的畜产品，以及接触病畜而感染。

(3)病畜鉴定与处理　病畜体温升高，在蹄部，口腔，乳房，皮肤出现水泡，溃疡，形成黄色痂皮。发现口蹄疫病畜时，立即销毁。

(4)预防措施　发现病畜立即销毁，将同批牲畜在当日宰完；并对接触过的场所，圈舍和车间进行消毒处理，所有关联的设备、物品全部彻底消毒。

9.1.4.5　猪瘟病毒

猪瘟病毒(hogcholera virus)是猪瘟的病原。在自然情况下,除猪外,对人体和其他畜禽均无致病性,但在发病过程中,常有沙门氏菌及大肠杆菌继发感染。

(1)病原学特点　为黄病毒科,瘟病毒属的成员,不耐热,56℃下保温60 min 或60℃下保温 10 min 则使其失活。但在盐腌,冰冻猪肉中能持久保存。

(2)感染途径　病猪是主要的传染源,由粪、尿和各种分泌物排出病毒,经肉品、废料和废水广为散毒,经消化道、呼吸道、眼结膜及皮肤伤口等感染。

(3)病畜鉴定与处理　病猪发热,食欲减退及废绝,皮肤有出血点,发紫,腹泻及便秘等症状。宰后发现,全身淋巴结肿大,边缘出血或网状出血,内脏器官广泛出血,坏死。处理方法同猪口蹄疫病毒。

(4)预防措施　加强猪瘟防治,加强肉品卫生检验和处理制度。

9.2　食品的化学性污染及其预防

9.2.1　农药对食品的污染及其预防

农药(Pesticide)是用于预防、消灭或者控制危害农业、林业的病、虫、草和其他有害生物的物质。按用途可分为杀(昆)虫剂、杀(真)菌剂、除草剂、杀线虫剂、杀螨剂、杀鼠剂、落叶剂和植物生长调节剂等类型,其中使用最多的是杀虫剂、杀菌剂和除草剂三大类;按化学组成及结构分为有机磷、氨基甲酸酯、拟除虫菊酯、有机氯、有机砷、有机汞等多种类型。

由于使用农药而对环境和食品造成的污染(包括农药本体物及其有毒衍生物的污染)称为环境农药残留或食品农药残留。使用农药虽然可以减少农作物的损失、提高产量,提高农业生产的经济效益,增加粮食供应,但是,农药的大量和广泛使用,可通过食物和水的摄入、空气吸入和皮肤接触等途径对人体造成多方面的危害,如慢性中毒和致癌、致畸、致突变作用等,还可对环境造成严重污染,使环境质量恶化,物种减少,生态平衡破坏。

9.2.1.1　食品中农药残留的来源

1. 施用农药对农作物的直接污染

主要是不按"农药安全使用标准"使用农药,如用药量太大、次数过多、距农作物收获期太近,都会造成农作物中农药残留升高。农药对农作物直接污染的程度,取决于农药的性质、剂型、施药方式和次数等

2. 农作物从污染的环境中吸收农药

由于施用农药和工业三废的污染,大量农药进入空气、水和土壤,成为环境污染物。例如粮库、食品库使用氯化苦等农药熏蒸,可使食物残留农药;农药厂废水未处理随便排放,可污染农作物及水产品;禽、畜产品中的农药可来自饲料和畜舍的杀虫剂;许多农作物能从污染的环境中吸收农药;食物在包装、运输中遭受的农药污染等。

3. 通过食物链污染食品

如饲料污染农药而致肉、奶、蛋的污染;含农药的工业废水污染江、河、湖、海,进而污染水产品等。通过食物链是农药对某些食物污染的一种方式。具有蓄积性的农药都有以这种方式污染食物,造成食品中残留农药增高。

4. 生物浓集作用

喷洒农药时，除农作物有农药残留外，空气、土壤和水中也有农药污染。如 DDT 等有机氯农药，其化学性质较稳定，在环境中不易分解，在土壤中消失也需 4～30 年（平均 10 年）。当大气中的 DDT 降落到水中，水体中聚集了大气、土壤、污水等各方面的农药污染，通过食物链，使 DDT 在生物体内逐渐累积。

9.2.1.2 食品中常见的农药残留及其毒性

我国蔬菜中农药残留问题最大的有两类蔬菜：一是青菜为代表的十字花科蔬菜如小白菜、油菜、菜花、鸡毛菜等；二是韭菜、豆角、黄瓜、番茄等。究其原因是由于其生长的特点和种植条件下病虫害难以防治。

1. 有机磷农药

有机磷类广泛用于农作物的杀虫，杀菌，除草，为我国使用量最大的一类农药。常用的是对硫磷（1605）、内吸磷（1059）、马拉硫磷（4049）、乐果、敌百虫、久效磷等。多数有机磷农药的性质不稳定，易迅速分解，故在食品中残留时间较短，因农药残留而引起的慢性中毒极为少见。主要问题是保管和使用不当，造成食品污染而引起的急性中毒问题。有机磷农药在食品中的残留量因食品种类、使用量及收获间隔期不同而异。生产及使用有机磷化合物的工厂排放的废水废渣可污染土壤、水源，具有内吸性的有机磷可被植物吸收到体内。一般来讲，食品经过加工、精制、洗涤、烹调等手续，有机磷残留都可不同程度减少。

有机磷属于神经毒物，主要抑制血液和组织中乙酰胆碱酯酶的活性，导致神经递质乙酰胆碱的大量蓄积，从而阻断了神经传导，引起中枢神经系统中毒。

预防措施：①防止食品污染。正确使用农药，注意使用时间和使用次数，开展抗虫品种的培育，生物防虫工作。②清除食品中的有机磷农药；加工，淘洗，烹调可降低农药残留。③制定允许残留量：在我国，内吸磷为 0.2 mg/kg，对硫磷为 0.3 mg/kg，敌百虫为 0.1 mg/kg。

2. 有机氯农药

有机氯农药是一类应用最早的高效广谱杀虫剂，主要品种有 DDT 和六六六。尽管 1983 年已停止生产，1984 年停止使用，但由于有机氯农药化学性质稳定，残留时间长，半衰期长，不断地迁移和循环，因此环境与食物中仍能检出有机氯农药的残留。有机氯农药在我国曾长期和大量使用，造成环境和食品的污染，影响了食品出口。

有机氯农药在食品中残留的特点有：①通过大气漂移污染环境和食品，波及全球每个角落。②通过食物链传递时能发生富集作用。③农作物对土壤中的有机氯有富集作用，残留量大小顺序为：植物油＞粮食＞蔬菜＞水果。④主要蓄集于动物脂肪，动物性食品残留量大于植物性食品，猪肉高于牛肉，羊肉，淡水鱼。

有机氯农药对人体的危害：①DDT 有较强的蓄积性，能损伤肝、肾和神经系统，引起肝脏肿大，贫血，白细胞增多，而且对免疫系统、生殖系统和内分泌系统也有显著影响。动物实验表明，DDT 也有较强的致癌性。②六六六的蓄积量与男性肝癌，肺癌，肠癌以及女性直肠癌的发病率有关。

有机氯农药中毒预防措施：①食品中 DDT、六六六的消除：a. 去皮壳。有机氯农药对粮食的污染或残留，在外壳较高，通过加工表皮可除去一部分，以至全部去除。b. 加热。有机氯农药的化学性质比较稳定，但经加热处理还是可以除去一部分。一般地，食品中残留量高的含脂肪量高的食品加工的效果明显。②制定允许残留量。我国及 WHO 规定的标准如表 9 - 5 所示。

表9-5 我国及 WHO 规定的食品中有机氯残留允许量标准

品种	允许残留量/mg·kg^{-1}	
	六六六	DDT
粮食	≤0.2	≤0.2
蔬菜、水果	≤0.2	≤0.1
肉 脂肪<10%	≤0.4	≤0.2
脂肪>10%	≤4	≤2
鱼	≤2	≤1
蛋	≤1	≤1
牛奶	≤0.1	≤0.1

3. 氨基甲酸酯类农药

氨基甲酸酯类杀虫剂主要有萘基氨基甲酸酯类(西维因),苯基氨基甲酸酯类(叶蝉散),杂环二甲基氨基甲酸酯类(异索威),杂环甲基氨基甲酸酯类(呋喃丹)等品种,有选择性强、作用迅速等优点,对人畜毒性较低,属低残留农药。但由于结构中含有氨基,当随食品进入胃后,在酸性条件下可形成亚硝基化合物而呈现诱变性和致癌性。

4. 其他农药残留

(1)有机砷农药如甲基砷酸锌在土壤中的半减期为 10~30 年,长期从食物中摄入可导致慢性砷中毒。

(2)苯氧羧酸类农药如 2,4-滴、2,4,5-涕等曾用作除草剂及植物生长刺激剂。其降解物乙撑硫脲有明显的致畸及致突变作用,可致动物畸胎,并引起人类的流产和死胎。

(3)除草剂如敌草隆和伏草隆有迟发性神经毒,动物显性致死试验为阳性。

(4)熏蒸剂用于防治谷类的仓库害虫。主要品种有磷化氢、二硫化碳等,如环氧乙烷遇氯离子时可生成乙撑氯醇,是一种诱变剂。

9.2.1.3 农药残留的预防及控制措施

为了防止农药对食品的污染,主要应在农作物保护工作中贯彻以防为主、防治结合的方针,避免单纯依靠农药的被动局面。再者必须限制农药在食品中的残留量,食品中各种农药的残留量必须符合标准。此外,注意食品的烹调方法,也能起到一定的预防作用。

(1)加强对农药生产和经营的管理。发展高效低毒低残留新药,限制或停止使用高毒长残留的农药。严格禁止对茶叶、烟叶、蔬菜、瓜果等使用高残留农药;严禁使用 DDT、六六六等已禁用的农药。

(2)安全合理使用农药。农药须由专人保管,喷洒农药应遵守安全间隔期,如防治果树虫害,必须在收获前 30d 使用;防柑橘害虫采用喷雾法时,须在收果前 2 个月使用;喷过农药或播种毒种的农田,要树立标志,7d 内禁止放牧、割草。禁止食用因剧毒农药致死的各种畜禽。

(3)制定和严格执行食品中农药残留限量标准。执行食品中农药残留允许量标准,并加强食品卫生监测。加强农药的安全运输和保管工作,农药不得与粮食、蔬菜、水果、饲料混放,防止误食误用;被农药污染的工具和包装容器等应及时清理等。

(4)制定适合我国的农药政策。普及预防中毒的知识。蔬菜水果食用前应认真反复清洗，如冲洗浸泡法，冲洗后在清水中浸泡蔬菜水果达 10 ~ 60 min 可会有效去除大部分残留的农药，加碱，效果会更好，因有机磷农药遇碱会分解。去皮是除去水果中残留农药的有效方法。有机磷农药热稳定性差，在沸水中浸泡 1 min 可除去 90% 以上的农药。有人提出"一洗二浸三烫四炒"的综合处理方法以去除蔬菜中残留的农药，效果较好。

9.2.2 兽药对食品的污染及其预防

兽药残留（animal drug residues）是指给动物使用药物后蓄积或贮存在细胞、组织或器官内的药物原形、代谢产物和药物杂质。主要残留兽药有抗生素类、磺胺药类、呋喃药类、抗球虫药、激素药类和驱虫药类。兽药残留是动物用药普遍存在的问题，又是一个特殊的问题。食品动物疾病的治疗有两个原则：一是保证动物健康；二是防止残留污染食品。这就是所谓兽医工作者的双重责任的涵义，但实际治疗中平衡两者往往非常困难。不过，常规的临诊治疗（一般不超过一周）导致的残留相当有限。

9.2.2.1 兽药残留的产生原因

（1）兽药的滥用或使用不当　一些养殖场户缺乏疫病防治经验，在养殖过程中，不重视疾病预防工作。一旦出现疫病，在不明病因的情况下，就大量使用兽药，甚至不按照兽药管理和使用规定，超剂量、超范围用药，造成药物的滥用与残留。

（2）不执行休药期规定　有些养殖场户违反《兽药管理条例》规定，不遵守农业部颁布的兽药标准和《中华人民共和国兽药典》规定的相应药物的休药期，销售或屠宰仍在用药期、休药期内的动物，将兽药残留超标的动物性食品投放市场。

（3）饲料的兽药污染　由于在畜牧生产中大量使用兽药。特别是在治疗动物疾病时超范围和不合理用药，使一些药物不能完全被吸收和代谢，药物通过粪尿排出体外，污染环境中的饲料和饮水等。又能通过食物链富集于动物体内，造成兽药残留。

（4）非法使用违禁和淘汰兽药　为了获得高额利润，在生产过程中，畜主不遵守《兽药管理条例》，在未经兽医开具处方的情况下，购买使用国务院兽医行政管理部门规定的实行处方药管理的兽药，或者在饲料中非法添加"瘦肉精"、"蛋白精"等违禁药品，或者使用毒性大、高残留、已被淘汰和明令禁止使用的药物。

9.2.2.2 食品中兽药残留的危害性

食品中的兽药残留对人体的健康危害极大。具体表现为：

（1）若一次摄入残留物的量过大，会出现急性中毒反应。如 2001 年 11 月 7 日广东信宜市 484 人因食用残留有盐酸克伦特罗的猪肉而导致食物中毒。人长期摄入含兽药残留的动物性食品后药物不断在体内蓄积，当浓度达到一定量后就对人体产生毒性作用。如磺胺类药物可引起肾损害，特别是乙酰化磺胺在酸性尿中溶解度降低，析出结晶后损害内脏；链霉素对听神经有明显的毒性作用能造成耳聋，对过敏胎儿更为严重。

（2）经常食用一些含有低剂量抗菌药物残留的食品能使易感的个体出现过敏反应或变态反应。这些药物包括青霉素类、磺胺类、四环素类和某些氨基糖苷类药物，其中以青霉素及其代谢物引起的过敏反应最为常见，也最为严重。据统计，对青霉素有过敏反应的人约为 0.7% ~ 10%，过敏休克的人达 0.004% ~ 0.015%，严重者可致死，同时对神经系统也有很大影响。

（3）致畸、致癌作用　苯丙咪唑类药物是一种广谱抗寄生虫药物，通过抑制细胞活性，可杀灭蠕虫及虫卵。这类药物干扰细胞的有丝分裂，具有明显的致畸作用和潜在的致癌、致突变效应。雌激素、砷制剂、喹噁啉类、硝基呋喃类和硝基咪唑类药物等都已证明有"三致"作用，许多国家都禁止用于食品动物。

(4)破坏人体微生态平衡　在正常情况下，人体的胃肠道存在大量菌群，且互相拮抗、制约以平衡。如果长期接触有抗微生物药物残留的动物性食品，部分敏感菌群受到抑制或杀死，耐药菌或条件性致病菌大量繁殖，微生物平衡遭到破坏，引起疾病的发生，损害人类健康。

(5)使人产生抗药性　近年来，由于抗菌药物的广泛使用，细菌耐药性不断加强，而且很多细菌已由单药耐药发展到多重耐药。饲料中添加抗菌药物，实际上等于持续低剂量用药，动物机体长期与药物接触，造成耐药菌不断增多，耐药性也不断增强。抗菌药物残留于动物性食品中，同样使人也长期与药物接触，导致人体内耐药菌的增加。当人体发生疾病时，就给临床上感染性疾病的治疗带来一定的困难，耐药菌株往往会延误正常的治疗过程。

(6)人们长期食用含低剂量激素的动物性食品，由于积累效应，有可能干扰人体的激素分泌体系和身体正常机能，特别是类固醇类和兴奋剂类在体内不易代谢破坏，其残留对食品安全威胁很大。

9.2.2.3　兽药残留的预防与控制措施

(1)加强兽药残留监测体系的建设，加快兽药残留管理和监测机构的建立，完善我国兽药残留标准体系，使之形成从中央到地方完整的兽药残留管理和检测网络。要在动物饲养、屠宰、经营、隔离、运输以及动物产品生产、储藏等环节加强兽药残留的管理和监控，确保动物产品的安全。

(2)加强安全药品的研制开发，正确使用兽药饲料。目前，我国生产的部分兽药品种为国外已淘汰或将被禁用的产品，这严重影响了我国畜禽产品对外出口。因此，国家和有关企业必须提高兽药产品的科技含量和安全性。推广运用酶制剂替代抗生素，减少违禁药物、可能具有"三致"作用和过敏反应的药物使用，确保动物源性食品质量安全。推行"绿色饲料"，广泛应用微生态制剂、低聚糖、酶制剂、酸制剂、防腐剂和中草药等绿色添加剂。治疗用药要在兽医人员指导下规范使用。

(3)要坚持预防为主的原则，预防畜发生疾病。使用科学的免疫程序、用药程序、消毒程序、病畜处理程序，搞好消毒、驱虫等工作。在治疗过程中，要做到合理用药，科学用药，对症下药、适度用药，避免产生药物残留和中毒等不良反应。尽量使用高效、低毒、无公害、无残留的兽药。

(4)提高兽药残留的检测水平，建立残留分析方法是有效检测动物源产品中药物残留的关键措施。我国目前的兽药检测方法大多是仪器法，主要应用的仪器有高效液相色谱仪(HPLC)、气相色谱仪(GC)、液质联用仪(LC－MS)、气质联用仪(GC－MS)。但这些仪器价格昂贵且方法操作复杂，存在检测成本高、检测周期长等缺点，不适宜大规模普查、监控。因此，未来应首先发展简单快速、准确灵敏和便携化的残留分析技术(如 ELISA 试剂盒)，发展高效高灵敏的联用技术和多残留组分确证技术，分析过程自动化或智能化，以提高分析效率降低成本。

9.2.3 食品中有毒重金属的污染及其预防

重金属是指相对密度在 5 以上的金属，约有 45 种，如铜、铅、锌、镍、钴、铬、汞、锡、钼等。根据这些重金属元素对人类的危害不同，又将它们区分为中等毒性（Cu、Sn、Zn 等）和强毒性元素（Hg、As、Cd、Pb、Cr 等）。从食品安全方面考虑的重金属污染，目前最引人关注的是汞、镉、铅以及类金属砷（As）等有显著毒性的重金属。其中，砷本属于非金属元素，但其来源及危害都与重金属相似，一般将其列在有毒重金属元素中。

重金属具有很强的蓄积毒性，可通过食物链的生物富集作用在人体达到高浓度，常以慢性中毒和远期效应（如致癌、致畸、致突变作用）为主。影响其毒性作用强度的因素有：金属元素的存在形式；机体的健康和营养状况，以及食物中某些营养素的含量和平衡情况；金属元素间或金属与非金属元素间的相互作用。

9.2.3.1 食品中有毒重金属的污染途径

（1）某些地区特殊自然环境中的高本底含量。在一些特殊地区，如矿区、海底火山活动的地区，因为地层有毒金属的高含量而使动植物有毒金属含量显著高于一般地区。

（2）由于人为环境的污染而造成有毒重金属元素对食品的污染。工业生产中排放的含重金属的废气、废水和废渣，含重金属的农药和化肥的使用，均可造成水体及土壤的环境污染。

（3）食品生产加工、储存运输和销售过程中使用或接触的机械、管道、容器以及添加剂中含有的有毒有害金属元素导致食品的污染。在中国，近年陆续发生因饮用含铅容器溶出引起铅污染的烧酒而导致的中毒事件。此外，PVC（聚氯乙烯）塑料主要用铅盐来做热稳定剂，而含铅盐的 PVC 塑料给水管在使用过程中，重金属铅会从管道中析出，从而直接造成饮用水的污染。

9.2.3.2 几种主要有害金属对食品的污染及毒性

1. 汞（Hg）

（1）食品中汞污染的来源　汞是蓄积作用较强的元素，主要在动物体内蓄积。湖泊、沼泽中的水生植物、水产品易蓄积大量的汞。汞极易于由环境中的污染物通过各种途径对食品造成污染，直接影响人们的饮食安全，危害人体的健康。20 世纪 50 年代后期，农业上使用含汞杀螨剂以来，汞对土壤、自然水系、大气的污染日益严重。工厂排放含汞的废水，是水体污染的主要来源。1953 年在日本九州熊本县水俣镇发生的水俣病就是因为人或其他动物食用了含有机水银污染的鱼贝类，使有机水银侵入脑神经细胞而引起的一种综合性疾病，是世界上最典型的公害病之一。

进入人体的汞主要来源于受污染的食物，其中又以鱼贝类食品的甲基汞污染对人体的危害最大。

（2）食品汞污染对人体的危害　甲基汞中毒的主要表现是神经系统损害的症状，如运动失调、语言障碍、视野缩小、听力障碍、感觉障碍及精神症状等到，严重者可致瘫痪、肢体变形、吞咽困难甚至死亡。

（3）食品中汞的允许限量　我国食品卫生标准规定食品中汞容许限量为（mg/kg）：鱼和其他水产品 ≤0.3，其中甲基汞 ≤0.2。

2. 镉（Cd）

（1）食品中镉污染的来源　①工业三废尤其是含镉废水的排放对食品、动物性食品（尤其是肾脏)含镉量高于植物性食品,而植物性食品中以谷类和洋葱、豆类、萝卜等蔬菜含镉较多。②许多食品包装材料和容器也含有镉。因镉盐有鲜艳的颜色且耐高温,故常用作玻璃、陶瓷类容器的上色颜料,并用作金属合金和镀层的成分,以及塑料稳定剂等,因此使用这类容器和材料也可对食品造成镉污染。尤其是用作存放酸性食品时,可致其中的镉大量溶出,严重污染食品,导致镉中毒。

(2)食品镉污染对人体的危害 镉对人体内巯基酶有较强的抑制作用。镉中毒主要损害肾脏、骨骼和消化系统,尤其是损害肾近曲小管上皮细胞,使其重吸收功能障碍。临床上出现蛋白尿、氨基酸尿、糖尿和高钙尿,导致体内发生骨质疏松和病理性骨折。1955年,在日本神通川沿岸的一些地区出现了痛痛病就是因为环境水域被含镉废水污染所致。

(3)我国暂订ADI为150 μg 我国食品卫生标准(GB 15201—1994)规定食品中镉容许限量为(mg/kg):大米≤0.2。

3. 铅(Pb)

铅在自然界分布甚广,是工业生产中的一种重要原料。自工业革命以来,全世界铅的产量逐年增加。工业用铅可分为金属铅和含铅化合物两大类,进入环境的铅主要是含铅化合物。含铅排放物除小部分可以回收利用外,其余均通过各种途径进入环境,造成污染和危害。铅在生活中应用也十分广泛,如彩釉陶瓷,印有彩色画面的图书,塑胶制品,搪瓷,马口铁食品的焊锡,汽油中的抗爆剂等都含有铅。铅及其化合物侵入人体的途径,主要是呼吸道,其次是消化道,完整的皮肤不能吸收。铅通常以蒸气、烟尘及粉尘形态进入,一般来说,吸入的铅70%~75%仍随呼气排出,仅30%~50%吸收人体内。铅通过消化道进入人体,主要来自在作业场所进食和饮水。日常生活食物、饮料中每天摄入铅量约300 mg。对目前国内蔬菜中重金属污染的资料进行研究分析表明,蔬菜中的铅污染问题非常突出。我国食品中重金属污染主要是铅污染,通过膳食计算,我国各年龄段铅的摄入量偏高,特别是儿童已经达到PTWI(每周耐受摄入量)的105.6%~109.7%,说明我国食品中铅的含量偏高。

(1)来源 食品容器和包装材料;工业三废和汽油燃烧;含铅农药;含铅的食品添加剂或加工助剂。

(2)危害 造血系统、神经系统和肾脏。儿童对铅比成人更敏感,过量摄入影响生长发育,导致智力低下。

(3)允许限量见表9-6。

表9-6 食品中铅限量卫生标准

品种	指标(mg/kg,以Pb计)
粮食	≤0.5
豆类	≤0.5
蔬菜	≤0.2
水果	≤0.2
肉类(不包括脏器)	≤0.4
鱼类	≤0.6
蛋类	≤0.2
鲜乳	≤0.1

4. 砷(As)

砷是一种有毒的类金属,与其化合物一起被运用在农药、除草剂、杀虫剂与许多种的合金中。在自然界分布很广,动、植物机体中都含有微量的砷。农田用水的污染和含砷农药的广泛使用,是农作物受污染的主要来源。砷在我国大部分地区的蔬菜中检出率近100%。粮食、水果、蔬菜、肉、乳、蛋、鱼类及其制品、茶叶等食品均有检出,有的超过食品安全卫生标准。

(1)来源　含砷农药的使用;工业三废;食品加工过程中原料、添加剂及容器包装材料的污染;

(2)危害　毒性$As^{3+} > As^{5+}$,无机砷的毒性大于有机砷。As^{3+}与巯基有较强的亲和力,尤其是含双巯基结构的酶。急性中毒主要是胃肠炎症状。慢性中毒主要是神经衰弱综合征,皮肤色素异常,皮肤过度角化和末梢神经炎,甚至是皮肤癌。

9.2.3.3　预防金属毒物污染食品的措施

(1)消除污染源。对重金属排放企业进一步加大检查、督查力度,落实整治措施,实施限期治理,严格禁止含有重金属的工业废物混入生活垃圾处理设施,切实消除重金属环境污染隐患。

(2)制定各类食品中有毒有害金属的最高允许限量标准。关于食品中重金属限量的标准规定,我国在2005年制定的国家标准GB 2762—2005食品中污染物限量,对铅、镉、汞、砷、铬、铝、硒在各类食品中的最高限量值进行了规定。2008年欧盟委员会条例(EC)No 629/2008对委员会条例(EC)No 1881/2006进行了修订,尤其在水产品中的含量做了较大调整。我国大部分食品中铅的限量与欧盟相同。部分食品中铅的限量高于欧盟,尤其以奶制品、禽畜肉类、鱼肉类较突出。

(3)妥善保管有毒有害金属及其他化合物,防止误食误用以及意外或人为污染食品;

(4)对已污染食品的处理。应根据污染物种类、来源、毒性大小、污染方式、程度和范围、受污染食品的种类和数量等不同情况作不同的处理。

9.2.4　食品在贮藏加工过程中形成的有害化合物的污染及其预防

烟熏、油炸、焙烤、腌制等加工技术,在改善食品的外观和质地、增加风味、延长保质期、钝化有毒物质(如酶抑制剂、红细胞凝集素等)、提高食品的可利用度等方面发挥了很大作用。但随着贮藏加工的进行也产生了一些有毒有害物质,如N-亚硝基化合物、多环芳烃、杂环胺和丙烯酰胺等,相应的食品存在着严重的安全性问题,对人体健康产生很大的危害。例如,在习惯吃熏鱼的冰岛、芬兰和挪威等国家,胃癌的发病率非常高;我国胃癌和食管癌高发区的居民也有喜食烟熏鱼、腌制蔬菜和霉豆腐的习惯。因此,了解食品加工过程中产生的有害化合物的种类、形成机理及危害,掌握必要的预防措施能最大限度的降低有害化合物的产生。

9.2.4.1　N-亚硝基化合物

N-亚硝基化合物(N-nitroso compound)是含有>N—N=O基的化合物,种类很多,动物实验证明它是属于致癌性较强的一类化合物。100多种亚硝基化合物中,动物实验已证实有80多种可诱发癌症。人类的食管癌、肝癌、鼻咽癌及膀胱癌等可能与之有关。

1. 食品中 N-亚硝基化合物的形成

N-亚硝基化合物在人、动物体内、食品和环境中皆可由其前体物质(胺类、亚硝酸盐及硝酸盐)合成。有些食品中现已发现含亚硝基化合物较高，尤其在 pH 3 或 3 以下时，很容易由食品中的二级胺(仲胺)及亚硝酸盐合成；某些细菌或霉菌也可合成亚硝胺。二级胺来自食品中蛋白质的分解、某些药物或含氮有机农药的残留；亚硝基基团来自硝酸盐，通过细菌的亚硝化或硝化的还原作用而形成。食品中亚硝基化合物含量以鱼类食品最高，一般干腌鱼品每 kg 可达数 μg 甚至数 mg。肉类制品如用硝酸盐或亚硝酸盐做发色剂，则多能检出亚硝基化合物；发酵食品中酱油、醋、啤酒、酸菜等中，都可检出亚硝基化合物，菠菜、芹菜、卷心菜、大白菜、萝卜、菜花等蔬菜中含有较多的硝酸盐，其含量与品种、土壤中的硝酸盐含量以及是否施用氮肥有关。

人体内主要合成亚硝基化合物的部位是胃，唾液中也有相当多的亚硝酸盐。胃酸分泌过少或有硫氰酸盐等催化剂存在时，可促进亚硝基化合物的形成。有细菌感染的肠道、膀胱内，也可以有亚硝基化合物的形成。

2. N-亚硝基化合物的危害

N-亚硝基化合物可诱发大鼠、小鼠、地鼠、猪、狗、猴、鸟类、鱼等动物的不同组织器官发生肿瘤，以肝癌、食管癌、胃癌、肠癌较多见。其致癌作用需经体内活化，形成重氮烷类，烷化物与 DNA 结合而致癌变。由于各器官对不同亚硝基化合物的活化程度不同，所以对各器官的致癌性也不同。

亚硝基化合物的致癌作用迅速，一次性使用量过多或多次、长期慢性作用均可产生肿瘤。亚硝基化合物可通过实验动物的胎盘，乳汁使胎儿及子代发生中毒、畸胎或肿瘤。

流行病学调查发现人类的某些癌症具有明显的地区性分布，且与饮食习惯及食物中亚硝基化合物含量有关。目前认为亚硝基化合物很可能是人类某些癌症的重要病因。

3. 预防措施

1) 防止食品的微生物污染

(1) 保证食品新鲜，防止食品的微生物污染，对于降低食物中 N-亚硝基化合物含量，至关重要。因某些细菌和霉菌可使硝酸盐还原为亚硝酸盐，又可分解蛋白质产生胺类，具有酶促亚硝基化作用。

(2) 蔬菜要趁新鲜时食用。对于不太新鲜的蔬菜，宜在清水中多泡洗一会儿，并用沸水煮捞过后再烹调，因硝酸盐、亚硝酸盐易溶于水。久贮的大白菜，应该吃保存较完整的，切莫吃坏死、变质蔬菜。

(3) 食用咸菜要腌透。一般腌制咸菜，第 7~8 天硝酸盐的生成达到高峰，第 9 天开始下降，时间越长，亚硝酸盐的含量越少，所以腌制咸菜必须保证在 20 天以上，盐水浓度不低于 20%。

(4) 腐败变质的鱼、肉不能吃。因为其中含有大量的二级胺，这是致癌物亚硝胺的前体物质。

2) 改进食品加工

(1) 减少亚硝基化合物前体的使用量，不得乱用、多加，尽量使用亚硝酸盐、硝酸盐的代用品。腌菜的时间不宜过短。

(2) 肉类腌制品(如罐头、香肠、腌肉)对发色剂亚硝酸钠的用量应严格控制，并尽可能使用国内已研制成功的、对人体无害的抗氧化剂——异维生素 C 钠，以取代亚硝酸钠。

3）利用食物成分阻断亚硝胺的合成

（1）多食富含维生素 C、维生素 E 及类胡萝卜素的蔬菜和水果，可阻断体内亚硝基化合物的形成。用维生素 C 只能提前使用，不要错过时机。

（2）摄入新鲜的蔬菜和水果，可降低食管癌、胃癌和其他肿瘤的发病率。中美两国科学工作者对河南林县的食管癌、贲门癌最高发病区进行了长达 10 年的研究表明：补充 β - 胡萝卜素、维生素 C 和硒，能降低胃癌的发病率和死亡率。

（3）常吃大蒜的人群胃液中亚硝酸盐的含量显著低于少食或不食大蒜者，其原因可能是由于大蒜对胃液中的细菌，特别是硝酸盐还原菌的杀灭作用。

（4）茶在机体内起抗氧化作用，直接消除自由基，还可阻断亚硝胺的生成。

4）制定与执行食品中亚硝基化合物的限量标准

严格执行食品卫生管理条例。我国规定肉类制品中硝酸钠用量不得超过 0.5 g/kg，亚硝酸钠不得超过 0.15 g/kg。残留量以亚硝酸钠计，肉类罐头不得超过 0.05 g/kg，肉制品不得超过 0.03 g/kg。如啤酒中 N - 亚硝基化合物≤3 μg/L；避免直接用火烘干大麦芽等。

9.2.4.2　多环芳族化合物

多环芳族化合物（polycyclic aromatic compound，PAH）目前已鉴定出数百种，其中苯并（a）芘研究的最早，资料最多。

1. 苯并(a)芘的结构及理化性质

苯并(a)芘［B(a)P］是有 5 个苯环构成的多环芳烃。分子式为 $C_{20}H_{12}$，相对分子量为 252。常温下为针状结晶，浅黄色，性质稳定。沸点 310～312℃，熔点为 178℃。溶于苯、甲苯、二甲苯及环己烷中，稍溶于甲醇和乙醇中，在水中溶解度仅为 5～6 μg/L。阳光和荧光均可使之发生光氧化作用，臭氧也可使之氧化。与 NO 或 NO_2 作用可发生硝基化。在苯溶液中呈蓝色或紫色荧光。

2. 致癌性和致突变性

能在大鼠、小鼠、地鼠、豚鼠、蝾螈、兔、鸭及猴等动物成功诱发肿瘤，在小鼠可经胎盘使子代发生肿瘤。也可使大鼠胚胎死亡、仔鼠免疫功能下降，是短期致突变实验的阳性物。在一系列的致突变实验中皆呈阳性反应。有许多的流行病学研究资料显示了人类摄入多环芳族化合物与胃癌发生率的相关关系。

3. 对食品的污染

多环芳烃主要由各有机物如煤、柴油、汽油、原油及香烟燃烧不完全而来。食品中的多环芳烃主要有以下几个来源：①食品在烘烤或熏制时直接受到污染；②食品成分在烹调加工时经高温裂解或热聚形成，是食品中多环芳烃的主要来源；③植物性食物可吸收土壤、水中污染的多环芳烃，并可被大气飘尘直接污染；④食品加工过程中，受机油，或食品包装材料的污染，以及在柏油马路上晾晒粮食可使粮食受到污染；⑤污染的水体可使水产品受到污染；⑥植物和微生物体内可合成微量的多环芳烃。

4. 防止苯并(a)芘危害的预防措施

包括防止污染、去毒和制定食品中最高允许限量标准（食品中苯并(a)芘限量卫生标准 GB 7104）。

9.2.4.3 杂环胺类化合物(heterocyclic amines,HCA)

在烹饪的肉和鱼类中发现的 HCA 主要有氨基 – 咪唑 – 喹啉或氨基 – 咪唑 – 喹恶啉(统称为 IQ 化合物),和氨基 – 咪唑 – 砒啶(如 PhIP),当火焰与食物接触或燃烧时,引起氨基卡啉显著增加。这些物质是在高温下由肌酸、肌酐、某些氨基酸和糖形成的。为带杂环的伯胺。PhIP 是烹饪食品中含量最多的 HCA。

1.HCA 的致癌性

IQ 化合物主要可诱发小鼠肝脏肿瘤,也可诱发出肺、前胃和造血系统的肿瘤,大鼠可发生肝、肠道、乳腺等器官的肿瘤;PhIP 主要诱发雄性大鼠肠道肿瘤,雌性大鼠乳腺肿瘤,小鼠的淋巴腺肿瘤。而其他氨基酸的热解产物主要诱发小鼠的肝脏和血管肿瘤,大鼠、小鼠的肝脏和小肠肿瘤。

2.HCA 危害的预防措施

(1)改进烹调方法,尽量不要采用油煎和油炸的烹调方法,避免过高温度,不要烧焦食物。

(2)增加蔬菜水果的摄入量。膳食纤维可以吸附 HCA。而蔬菜和水果中的一些活性成分又可抑制 HCA 的致突变作用。

(3)建立完善的 HCA 的检测方法,开展食物 HCA 含量检测,研究其生成条件和抑制条件,以及在体内的代谢情况,毒害作用的域剂量等方面的研究,尽早制定食品中的允许含量标准。

9.2.4.4 食品容器包装材料设备的食品卫生

1.塑料分类与基本卫生问题

塑料由大量小分子的单体聚合形成的高分子化合物。相对分子量在 1 万到 10 万之间。其中单纯由高分子聚合物构成的称为树脂,而加入添加剂以后就是塑料。

1)聚乙烯(PE)和聚丙烯(PP)

由于这两种塑料都是氢(H)饱和的聚烯烃,它们和其他元素的相容性很差,故能够加入其中的添加包括色料的种类很少,因而薄膜的固体成形品都很难印刷上鲜艳的图案。毒性也较低,其对大鼠 LD50 都大于最大可能灌胃量,属于低毒级物质。

高压聚乙烯质地柔软,多制成薄膜,其特点是具透气性、不耐高温、耐油性亦差。低压聚乙烯坚硬、耐高温,可以煮沸消毒。聚丙烯透明度好,耐热,具有防潮性(其透气性差),常用于制成薄膜、编织袋和食品周转箱等。二种单体沸点较低而易于挥发,一般无残留。

2)聚苯乙烯(PS)

也属于聚烯烃,但由于在每个乙烯单体中含有一个苯核,因而比重较大,C∶H 为 1∶1,燃烧时冒黑烟。聚苯乙烯塑料有透明聚苯乙烯和泡沫聚苯乙烯两个品种(后者在加工中加入发泡剂制成,如快餐饭盒)。

由于属于 H 饱和烃,相容性差,可使用的添加剂种类很少,其卫生问题主要是苯乙烯及甲苯、乙苯和异丙苯等。当达到一定剂量时,则具毒性。如苯乙烯每天达 400 mg/(kg·bw)可致肝肾重量减轻,抑制动物的繁殖能力。

以聚苯乙烯容器储存牛奶、肉汁、糖液及酱油等可产生异味;储放发酵奶饮料后,可能有极少量苯乙烯移入饮料,其移入量与储存温度、时间成正比。

3)聚氯乙烯(PVC)

PVC 是氯乙烯的聚合物。聚氯乙烯塑料的相容性比很广泛，可以加入多种塑料添加剂。

聚氯乙烯在安全性存在的主要问题是：①未参与聚合的游离的氯乙烯单体；②含有多种塑料添加剂；③热解产物。

氯乙烯可在体内与 DNA 结合而引起毒性作用。主要作用于神经、骨髓系统和肝脏，也被证实是一种致癌物质，因而许多国家均制订有聚氯乙烯及其制品中氯乙烯含量控制水平。

聚氯乙烯透明度较高，但易老化和分解。一般用于制作薄膜（大部分为工业用）、盛装液体用瓶，硬聚氯乙烯可制作管道。

2. 橡胶的食品卫生

橡胶也是高分子化合物，有天然和合成两种。天然橡胶系以异戊二烯为主要成分的不饱和态的直链高分子化合物，在体内不被酶分解，也不被吸收，因此可被认为是无毒的。但因工艺需要，常加入各种添加剂。合成橡胶系高分子聚合物，因此可能存在着未聚合的单体及添加剂的卫生问题。

橡胶中的毒性物质主要来源有两方面：

1）橡胶胶乳及其单体

合成橡胶单体因橡胶种类不同而异，大多是由二烯类单体聚合而成的。丁橡胶和丁二橡胶的单体为异丁二烯、异戊二烯，有麻醉作用，但尚未发现有慢性毒性作用。苯乙烯丁二橡胶，蒸汽有刺激性，但小剂量也未发现有慢性毒性作用。丁腈（丁二烯丙烯腈）耐热性和耐油性较好，但其单体丙烯腈有较强毒性，也可引起流血并有致畸作用。美国已将其溶出限量由 0.3 mg/kg 降至 0.05 mg/kg。氯丁二烯橡胶的单体 1，3 - 二氯丁二烯，有报告称可致肺癌和皮肤癌，但有争论。硅橡胶的毒性较小，可用于食品工业，也可作为人体内脏器使用。

2）添加剂

主要的添加剂有硫化促进剂、防老剂和填充剂。

（1）硫化促进剂　促进橡胶硫化作用，以提高其硬度、耐热度和耐浸泡性。无机促进剂有氧化锌、氧化镁、氧化钙等均较安全。氧化铅由于对人体的毒性作用应禁止用于食具。有机促进剂多属于醛胺类，如六甲四胺（乌洛托品，又名促进剂 H）能分解出甲醛。硫脲类中乙撑丁硫脲有致癌作用，已被禁用。秋兰姆类的烷基秋兰姆硫化物中，烷基分子愈大，安全性愈高，如双五烯秋兰姆较为安全。二硫化四甲基秋兰姆与锌结合对人体有害。架桥剂中过氧化二苯甲酰的分解产物二氯苯甲酸毒性较大，不宜用作食品工业橡胶。

（2）防老化剂　为使橡胶对热稳定，提高耐热性，耐酸性、耐臭氧性以及耐曲折龟裂性等而使用。防老化剂亦不应采用芳胺类而可用酚类，因前者衍生物及其化合物具有明显的毒性。如 β - 萘胺可致膀胱癌已被禁用，N - N′ - 二苯基对苯二胺在人体内可转变成 β - 萘胺，酚类化合物应限制制品中游离酚含量。

（3）充填剂　主要有两种，即炭黑和氧化锌。炭黑提取物在 Ames 试验中，被证实有明显的致突变作用。故要求其纯度高，并限制其中苯并（a）芘含量，或降其提取至最低限度。

由于某些添加剂具有毒性，或对试验动物具有致癌作用。故除上述以外，我国规定 α - 巯基咪唑啉，α - 硫醇基苯并噻唑（促进剂 M）、二硫化二甲并噻唑（促进剂 DM）、乙苯 - β - 萘胺（防老剂 J），对苯二胺类、苯乙烯代苯酚、防老剂 124 等不得在食品用橡胶制品中使用。

3. 陶瓷、搪瓷及其他包装材料的卫生问题

（1）陶瓷或搪瓷　二者都是以釉药涂于素烧胎（陶瓷）或金属坯（搪瓷）上经 $800 \sim 900℃$

高温炉搪结而成。其卫生问题主要是由釉彩而引起，釉的彩色大多数为无机金属颜料，如硫镉、氧化铬、硝酸锰。上釉彩工艺有三种，其中釉上彩及彩粉中的有害金属易于移入食品中，而釉下彩则不宜移入。其卫生标准以4%乙酸液浸泡后，溶于浸泡液中的Pb与Cd量，应分别低于7.0 mg/L、0.5 mg/L。

搪瓷食具容器的卫生问题同样是釉料中重金属移入食品中带来的危害，常见的也为铅、镉、锑，溶出量(4%乙酸浸泡)分别应低于1.0、0.5与0.7 mg/L。

(2)包装纸

包装纸的卫生问题有4个：①荧光增白剂；②废品纸的化学污染和微生物污染；③浸蜡包装纸中多环芳烃；④彩色或印刷图案中油墨的污染等，都必须加以严格控制管理。我国(1990)规定：a.食品包装用原纸不得采用社会回收废纸用做原料，禁止添加荧光增白剂等有害助剂；b.食品包装用原纸的印刷油墨、颜料应符合食品卫生要求，油墨、颜料不得印刷在接触食品面；c.食品包装用石蜡应采用食品级石蜡，不得使用工业石蜡。

本章关键词

食品污染　食品农药残留　兽药残留

本章小结

本章主要从食品卫生学和微生物学相关基本概念着手，分析了食品污染的来源；评价食品卫生质量的细菌污染指标、菌落数的概念与食品卫生意义；食品霉菌污染的概念及食品卫生意义；黄曲霉菌毒素的化学结构与特性；食品腐败变质的概念、原因、鉴定指标及防止食品腐败变质的措施；食品中N-亚硝基化合物、苯并(a)芘的分类、来源、危害及预防；塑料的基本卫生问题与技术标准；介绍了控制农药在食品中残留的措施；各类农药使用范围、残留特点、残留毒性及目前在我国的使用状况；食品中有害金属的来源与污染状况。

本章思考题

1.什么是食品污染？包括哪些种类？

2.简述细菌性污染的来源及对人体的危害。

3.霉菌的污染途径有哪些？

4.反映食品卫生质量的细菌和霉菌污染的指标有哪些？各有何卫生学意义？

5.简述食品中病毒的污染和预防措施。

6.简述农药残留和兽药残留的来源，它们对人类的危害和控制措施有哪些？

7.N-亚硝基化合物包括哪两种？前体物质有哪些？人体合成N-亚硝基化合物的场所是哪里？如何预防N-亚硝基化合物的污染？

8.苯并(a)芘的来源是什么？

第 10 章

食物中毒及预防

本章学习目的与要求

1. 掌握食物中毒等基本概念；

2. 了解食物中毒的特点、食物中毒分类。

3. 能够分析常见食物中毒案例，并阐述中毒的病因；

4. 掌握食物中毒的预防与控制措施。

10.1 食物中毒

食物中毒是一类最典型、最常见的食源性疾病。食物中毒的发生，与市场和经济状态、卫生知识普及程度、食品卫生监督监测力度、食品安全法贯彻情况、食品从业人员素养等因素有直接关系。

10.1.1 食物中毒的概念

《中华人民共和国食品安全法》关于食物中毒含义的解释：指食用了被有毒有害物质污染的食品或者食用了含有毒有害物质的食品后出现的急性、亚急性疾病。

《中华人民共和国食物中毒诊断标准及技术处理总则》（GB 14938）关于食物中毒的定义：指摄入了含有生物性、化学性有毒有害物质的食品或者把有毒有害物质当作食品摄入后出现的非传染性（不属于传染病）的急性、亚急性疾病。

美国疾病预防与控制中心（Centers for Disease Control and Prevention，CDC）关于食物中毒的定义：二人或二人以上摄取相同之食物而发生相似之症状，并且自可疑的剩余检体及患者粪便，呕吐物，血液等人体检体，或者其他有关环境检体（如空气，水，土壤）中分离出相同类型之致病原因如病原性微生物，毒素或有毒化学物质，则称为一起食物中毒，但如因摄食肉毒杆菌或急性化学中毒而引起死亡时，即使只有一人，也视为一起食物中毒。

食物中毒属于食源性疾病一种，食物中毒既不包括因暴饮暴食而引起的急性胃肠炎、食源性肠道传染病(如伤寒)和寄生虫病(如囊虫病),也不包括因一次大量或者长期少量摄入某些有毒有害物质而引起的以慢性毒性为主要特征(如致畸、致癌、致突变)的疾病。

10.1.2　食物中毒的特点

食物中毒的种类很多,病因和发病情况各不同,但一般具有以下共同特点:

①潜伏期短,发病很突然,吃了某种食物后可在十分钟至十几小时发病,而且来势急剧,短时间内可能有多数人发病,发病曲线呈突然上升的趋势。

②病人症状大致相同或相似,多见于胃肠炎症状,常常出现恶心、呕吐、腹痛、腹泻等消化道症状。也有以神经症状为主的。

③食物中毒有共同的致病食物,病人在相近的时间内都食用过某种致病食物,而且发病范围仅限于食用过某种有毒食物的人群。一旦停止食用这种食物或污染源被除去后,发病立即停止。

④食物中毒在人与人之间不具有传染性。

⑤有明显的季节性,夏秋之交发生食物中毒的占全年的一半。

⑥有明显的地区性,如肉毒中毒主要发生在新疆,河豚中毒和副溶血性弧菌中毒主要发生在沿海。现在由于市场的流动性很大,流传的各环节也可能发生食物中毒。

10.1.3　食物中毒的分类

根据不同的病原物质,食物中毒大致可分为五种类型:

1. 细菌性食物中毒

细菌性食物中毒指由于进食被细菌或细菌毒素所污染的食物而引起的急性中毒性疾病。其中前者亦称感染性食物中毒,病原体有沙门氏菌、副溶血性弧菌(嗜盐菌)、大肠杆菌、变形杆菌等;后者则称毒素性食物中毒,由进食含有葡萄球菌、产气荚膜杆菌及肉毒杆菌等细菌毒素的食物所致。

2. 真菌及其毒素食物中毒

真菌在环境中大量存在,分布广泛,粮食、食品、饲料等常被污染,其中有些菌株能产生真菌毒素(真菌的有毒代谢产物),真菌毒素的毒作用包括急慢性中毒、致癌、致突变和致畸毒。摄入后可引起人或家畜的急性或慢性真菌中毒症。真菌菌株在繁殖过程中产生的真菌毒素引起的食物中毒及含有有毒成分的天然真菌引起的食物中毒都称作真菌性食物中毒,后者又称毒蕈中毒,有时也把毒蕈中毒列入植物性食物中毒的范畴。

3. 动物性食物中毒

动物性食物中毒是指一些动物本身含有的天然有毒成分或因处置不当产生的有毒物质被人食用后引起的中毒。引起动物性食物中毒的食品主要有两种:①将天然含有有毒成分的动物或动物的某一部分当作食品,如河豚鱼、猪甲状腺等;②在一定条件下产生了大量的有毒成分的可食的动物性食品,如贝类、鲐鱼等。近年我国发生的动物性食物中毒主要是河豚鱼中毒,其次是贝类中毒和鱼胆中毒。

4. 植物性食物中毒

一些植物本身含有的天然有毒成分或因处置不当产生的有毒物质被人食用后引起的中毒称为植物性食物中毒。引起植物性食物中毒的原因主要有三种:①误食天然含有有毒成分的植物或其加工制品，如桐油；②食用在加工过程中未能破坏或除去有毒成分的植物当作食品，如木薯、苦杏仁等；③食用一定条件下产生了大量的有毒成分的可食用的植物性食品，如发芽土豆等。

5. 化学性食物中毒

食入化学性有害食品引起的食物中毒即为化学性食物中毒。引起化学性食物中毒的食品主要有四种：其一，被有毒有害的化学物质污染的食品，如被农药、杀鼠药污染的食品；其二，被误认为是食品、食品添加剂、营养强化剂的有毒有害的化学物质，如工业酒精、亚硝酸盐等；其三，添加非食品级的或伪造的或禁止使用的食品添加剂、营养强化剂的食品以及超量使用食品添加剂的食品，如"吊白块"加入面粉增白、甲醛加入水发产品中防腐、三邻甲苯磷酸酯作为食品机械润滑油等；其四，营养素发生化学变化的食品，如油脂酸败等。

10.1.4 食物中毒的处理

急救处理原则：尽快消除胃肠道内未被吸收的毒物，防止毒物吸收，排除已吸收的毒物；采取必要的对症治疗并防止感染或后遗症。

1. 排除毒物

催吐、洗胃、灌肠或导泻在非细菌性食物中毒的抢救中极为重要，应及早进行。但对肝硬化、心脏病及胃溃疡患者则严禁进行。

（1）催吐　多用于中毒发生不久，毒物尚未被吸收且意识清醒的病人。催吐可采用刺激咽部或给催吐剂。常用催吐剂用2%～4%温盐水、0.5%硫酸铜或1%硫酸锌溶液，每次口服1 000～2 000 mL。

（2）洗胃　洗胃越早排毒效果越好。某些毒物如砷或毒素虽摄入4小时以上，胃黏膜皱壁仍可能残留有毒物，故应彻底清洗。常用洗胃剂有温开水、0.5%～2%盐水、5%鞣酸溶液、0.02%～0.05%高锰酸钾溶液等。

（3）导泻与灌肠　如中毒时间较长，毒物已进入肠内，洗胃后口服或从胃管中灌入泻剂。常用泻剂有硫酸镁或硫酸钠，其用量为15～30 g，加水约200 mL内服，也可用中药大黄与元明粉各四钱煎服。

2. 防止毒物的吸收和保护胃肠道黏膜

发生食物中毒后要根据毒物的性质尽快选用拮抗剂，在未确定何种毒物时，可采用通用解毒剂，其主要成分为活性炭4份，氧化镁和鞣酸各2份，混匀后取15～20 g，加水100～200 mL口服。可用于吸附、沉淀或中和生物碱、甙类、重金属盐类和酸类。弱碱性物质如肥皂水、4%氧化镁或氢氧化镁等可中和酸性毒物或破坏某些有机磷农药。氧化剂为0.02%～0.05%高锰酸钾或1%过氧化氢溶液对许多毒物或生物碱类等有一定的氧化、解毒作用。牛奶、生鸡蛋清等也能结合和沉淀多种毒物，如重金属砷和汞等，从而保护黏膜、减少刺激、阻止吸收。

3. 促进毒物排泄

输液可稀释毒物，保护肝肾，促进毒物排泄并及时补充机体所损失的液体，大量输液是抢救食物中毒患者的一项重要手段。患者可大量饮用温开水或盐糖水，静脉滴注生理盐水、5%葡萄糖盐水或10%葡萄糖溶液等。

4. 对症治疗

对中毒者除采取上述急救措施外，还必须对患者出现的脱水、酸中毒、休克、循环衰竭、呼吸衰竭等症状，采取有效措施进行对症治疗。

10.2 细菌性食物中毒

根据流行病学资料统计，细菌性食物中毒在各类食物中毒中最为多见。目前，我国常发生的食物中毒主要是细菌性食物中毒，它占查明原因的70%左右。细菌性食物中毒通常有明显的区域性、季节性且与饮食习惯密切相关。

细菌性食物中毒可按不同的标准分类，如致病菌、临床表现、发病机理等进行分类，其中比较普遍的是以致病菌为分类标准。按致病菌分类，分为沙门氏菌、副溶血性弧菌、葡萄球菌、变形杆菌、肉毒梭菌、蜡样芽孢杆菌、韦氏梭菌、小肠结肠炎耶尔森氏菌、空肠弯曲菌、致病性大肠杆菌、椰酵假单胞菌食物中毒等。

10.2.1 常见的细菌性食物中毒

常见的细菌性食物中毒有沙门氏菌、葡萄球菌、副溶血性弧菌、志贺氏菌、肉毒梭菌、椰毒假单胞菌酵米面亚种、O157：H7 大肠杆菌（致泻性大肠埃希菌）、蜡样芽孢杆菌、空肠弯曲菌食物中毒。

10.2.1.1 沙门氏菌属食物中毒

1. 病原菌特性

沙门氏菌属直杆菌，$0.7 \sim 1.5\ \mu m \times 2.0 \sim 5.0\ \mu m$，革兰氏阴性；通常周生鞭毛，能运动；兼性厌氧，菌落直径一般 $2 \sim 4\ mm$。可利用葡萄糖产气；在三糖铁琼脂上产生硫化氢，不产吲哚；柠檬酸盐为唯一碳源。对人致病，引起肠伤寒，肠胃炎和败血症，也可能传染人类以外的其他多种动物。某些血清变型是严格的寄主适应型。

沙门氏菌属食物中毒一般多由鼠伤寒沙门氏菌、肠炎沙门氏菌和猪霍乱沙门氏菌所致。沙门氏菌在 $20 \sim 37℃$ 条件下繁殖迅速；在水中可生存 $2 \sim 3$ 周，粪便中生存 $1 \sim 2$ 个月，在冰冻中可过冬，在病中可生存 $1 \sim 2$ 个月。沙门氏菌在 $100℃$ 下可立即死亡，$70℃$ 5 分钟，$60℃$ 经 $15 \sim 30$ 分钟，$55℃$ 经 1 小时死亡。沙门氏菌在食盐含量为 $12\% \sim 19\%$ 的咸肉中可生存 75 天。

2. 流行特点

（1）传染源 主要为感染的家禽、家畜，其次是感染的鼠类及其他野生动物，其感染率为 $1\% \sim 4\%$ 或更多些，人类带菌者亦可作为传染源，这些带菌者绝大部分是暂时带菌及无症状感染或轻型肠道感染后粪便持续带菌。暂时带菌状态较常见于职业上与沙门氏菌接触的人，如：食品加工或屠宰工人；无症状感染的沙门氏菌带菌者，有时排菌量可以很多，如果其职业是加工肉类等食物时，是一个重要的传染源。

（2）传播途径 沙门氏菌通过被污染的食物、水及用具传染，各种来源于动物的药品有引起传播的可能，苍蝇和蟑螂可作为沙门氏菌的机械携带者，引起传播。空气传播及输血引起的沙门氏菌感染也有过报道。

（3）人群易感性 婴幼儿、严重慢性病病人对沙门氏菌易感，患病年龄以 1 岁以内的婴儿最高，病后的免疫力不强，可反复感染，甚至可感染同一血清型细菌而发病。

（4）流行病学特征　①突然发病；②潜伏期短；③发病者仅限于进食污染食物者；④食物常是同一传染源所污染；⑤集体用膳单位常呈暴发流行；⑥本病全年可见，发病高峰在7～11月份；⑥各菌种分布有地区性，并与该地区动物中携带的常见菌种相一致。

3. 发病机制

沙门氏菌进入消化道后，在小肠和结肠中繁殖，然后侵入黏膜下组织，使肠黏膜出现炎症，抑制水和电解质吸收。结肠可发生炎性水肿、浸润和出血等症状，回肠有炎性出现，空肠无变化。大部分沙门氏菌在黏膜固有层被吞噬细胞摄入并被杀灭，但未被杀灭的细菌通过吞噬细胞携带进入小肠下部集合淋巴结和孤立的淋巴滤泡，经淋巴管入肠系膜淋巴组织并进入血循环，引起全身感染。当沙门氏菌在肠系膜淋巴结和网状内皮细胞被破坏时，便释放出毒力较强的内毒素，内毒素和活菌侵害肠黏膜引起黏膜炎，出现发热和急性胃肠炎症状。

一般要摄入10万至10亿个沙门氏菌才出现临床症状。如果摄入菌数少，仅为致病量的1%～10%，即成为无症状带菌者。但儿童、老人和体质衰弱者，较少的细菌也能产生临床症状。

各种血清型沙门氏菌致病力强弱有一定差异。鸭沙门氏菌致病力较弱，鼠伤寒沙门氏菌中等，猪霍乱沙门氏菌较强。因此所产生的症状轻重也不同，一般认为沙门氏菌引起的败血症多系猪霍乱沙门氏菌所致。

4. 临床症状

沙门氏菌感染会引起肠炎型症状、伤寒型症状、败血症和局部化脓性感染等，其中肠炎型是沙门氏菌感染最常见的形式，潜伏期一般为8～24小时。起病急骤，常伴有恶寒、发热，但热度一般不甚高，同时出现腹绞痛、胀气、恶心、呕吐等症状。继而发生腹泻，一天数次至十数次或更多，如水样，深黄色或带绿色，有些有恶臭。粪便中常混有未消化食物及少量黏液，偶带脓血，当炎症蔓延至结肠下段时，可有里急后重。病程大多为2～4天，有时持续时间较长。鼠伤寒沙门氏菌感染时，以腹泻、高热为主，脓血便多见；成人高热较少，热程较短，腹痛及里急后重较多，而儿童高热较久，呕吐及脱水较多。

偶有呈霍乱样暴发性胃肠炎型者，病人呕吐和腹泻均剧烈，体温在病初时升高，立即下降，脉弱而速，可出现严重脱水、电解质紊乱、肌肉痉挛、尿少或尿闭，如抢救不及时，可于短期内因急性肾功能衰竭或周围循环衰竭而死亡。

5. 预防和控制

（1）注意饮食卫生，不吃病、死畜禽的肉及内脏，不喝生水。加工和储存肉及肉制品一定要做到生熟分开。熟食品必须与生食品分别贮存，防止污染。

（2）加强食品卫生管理，注意对屠宰场、肉类运输、食品厂等部门的卫生检疫及饮水消毒管理。严禁出售病死牲畜和禽肉。

（3）控制繁殖，沙门氏菌属繁殖的最适温度为37℃，但在20℃左右即能繁殖。加工后的熟肉制品应在10℃以下低温处储存。如放置时间较长，食用前须再次加热。

发现病人及时隔离治疗，恢复期带菌者或慢性带菌者不应从事食品加工及饮食行业的工作。

10.2.1.2　葡萄球菌食物中毒

葡萄球菌食物中毒是葡萄球菌肠毒素所引起的疾病，其特征为起病急骤，呕吐剧烈伴失水及虚脱。2000年日本"雪印牛奶"事件，造成14 500多人中毒发病，为近年来金黄色葡萄球菌肠毒素中毒重大事件。

1. 病原菌特性

葡萄球菌广泛分布于自然界，健康人的皮肤和鼻咽部、化脓灶都有该菌存在。葡萄球菌属细球菌科，为球形或椭圆形，革兰阳性细菌，直径$0.5 \sim 1.2$ μm，典型葡萄球菌在显微镜下的排列呈葡萄串状，无鞭毛，无芽孢。在固体琼脂培养基上孵育$24 \sim 48$ h后，菌落表面光滑、湿润、不透明，初为白色，后为金黄色。该菌不耐热，但能耐受干燥和低温。在$28 \sim 38$℃生长良好，繁殖的最适温度为37℃，最适pH7.4，在含20%～30% CO_2条件下易产生大量肠毒素。能引起急性胃肠炎葡萄球菌主要是黄色葡萄球菌和表皮葡萄球菌。其中，金黄色葡萄球菌致病力最强，其肠毒素除能引起急性胃肠炎外，还可引起化脓性病灶和败血症。

肠毒素（外毒素）是一种蛋白质，已知有A～E五种抗原型，A型的毒力最强，人摄入1 μg即能引起中毒，食物中毒多由此型所致。该肠毒素耐热性强，在食品中一般烹调方法不能破坏，须经100℃ 2 h方可破坏。

寄生在人体皮肤、鼻腔、鼻咽部、指甲及各种皮肤化脓灶的金黄色葡萄球菌，可污染淀粉类食物（剩饭、粥、米面等）、牛乳及乳制品、鱼、肉、蛋类等，被污染食物在室温$20 \sim 22$℃搁置5 h，病菌大量繁殖产生肠毒素。

2. 流行特点

（1）季节性　本病全年均可发病，多发生于春夏季。

（2）传染源　葡萄球菌广泛分布于自然界，在空气、水、灰尘及人和动物的排泄物中都可找到。人和动物是其主要宿主，50%以上健康人的皮肤上都有金黄色葡萄球菌存在。因而，食品受其污染的机会很多。引起中毒食品种类多，如奶、肉、蛋、鱼及其制品。此外，剩饭、油煎蛋、糯米糕及凉粉等引起的中毒事件也有报道。奶牛患化脓性乳腺炎或禽畜局部化脓时，可引起肉体其他部位的污染。

（3）传播途径　带菌的食品加工人员的鼻咽部黏膜或手指污染食物是造成食源性疾病的主要原因。中毒的原因主要是食品在加工前本身带菌，或在加工、运输、销售等过程中被致病性葡萄球菌污染后，在较高温度下保存时间过长，如$25 \sim 30$℃环境中放置$5 \sim 10$ h，产生足以引起中毒的大量肠毒素。

3. 发病机制

本病病程短暂，其胃肠道功能的变化是肠毒素对胃肠黏膜直接作用的结果，与葡萄球菌本身无关。动物实验表明，静脉注射极少剂量肠毒素可致动物呕吐、腹泻、发热、低血压、心率加快、肺水肿等综合征。口服肠毒素2 h后，即出现急性胃肠炎症状，$4 \sim 6$ h达高峰。其机制有人认为肠毒素通过迷走神经和脊髓传至呕吐中枢所致。但大多数认为主要是肠毒素作用于肠壁上皮细胞，并与其受体结合，激活肠上皮细胞膜上的腺苷酸环化酶，使胞质中的腺苷三磷酸（ATP）脱去两个磷酸，转化为环腺苷酸（cAMP）。cAMP量增加，促进胞质内蛋白质磷酸化过程，引起一系列酶促反应，抑制肠上皮细胞对钠、水的吸收，促进肠液与氯离子分泌，致消化道大量液体蓄积而引起吐、泻症状。

4. 临床表现

潜伏期$2 \sim 5$ h，极少超过6 h。起病急骤，有恶心、呕吐，中上腹部痉挛性疼痛，继以腹泻。呕吐最为突出，呕吐物可带胆汁、黏液和血丝，腹泻呈水样便或稀便，每天数次至数十次不等。重症可因剧烈吐泻引起脱水、虚脱和肌肉痉挛。体温大多正常或略高。绝大多数患者经数小时或 1~2 天内迅速恢复。

5. 预防和控制

(1)加强食品卫生监督管理，对从业人员加强管理，有感染者康复前不得从事餐饮工作。

(2)由于肠毒素的毒性很难被一般的烹调温度破坏，因此必须以预防为主，剩余饭菜及时加热消毒并低温储藏，且放置时间不应太长。

10.2.1.3　副溶血性弧菌食物中毒

副溶血性弧菌是我国沿海地区最为常见的细菌性食物中毒病原菌，该菌广泛存在于近岸海水、海底沉积物和鱼贝类中，特别在夏季，海水及海产品中常带有此菌。随着国民经济的发展，交通运输便利，目前我国内陆省份各大城市由该菌引起的食物中毒也较为常见。

1. 病原菌特性

副溶血性弧菌为嗜盐性细菌，革兰染色阴性，无芽孢，一端有单鞭毛，运动活泼，需氧或兼性厌氧。在含盐 3%~4% 的培养基和食物中生长良好。不耐高温，80℃ 1 min 或 56℃ 5 min 即可杀灭。对酸敏感，在 2% 醋酸中或 50% 的食醋中 1 min 即可死亡。

已知副溶血弧菌有 12 种 O 抗原及 59 种 K 抗原，据其发酵糖类的情况可分为 5 个类型。各种弧菌对人和动物均有较强的毒力，其致病物质主要有相对分子量 42 000 的致热性溶血素(TDH)和相对分子量 48 000 的致热性溶血素类似溶血毒素(TRH)，具有溶血活性、肠毒素和致死作用。

2. 流行特点

(1)季节性　本病多发生在沿海地区，夏秋季节是发病的高峰期，常造成集体发病。

(2)传染源　感染者是主要的传染源，一般患者在患病初期排菌较多，其后排菌量迅速减少，故不至因病人散布病菌而造成广泛流行。

(3)传播途径　主要经食物传播，主要的食物如带鱼、黄鱼、乌贼、梭子蟹等海产品带菌率极高，被海水污染的食物、某些地区的淡水产品(如鲫鱼、鲤鱼等)及被污染的盐量较高的其他食物如咸菜、咸肉、咸蛋亦可带菌。人群普遍易感，男女老幼均可患病，但以青壮年为多，病后免疫力不强，可重复感染。

3. 发病机制

吞服 10 万(以数量级表示)个以上活菌即可发病，个别可呈败血症表现。该菌有侵袭作用，其产生的致热性溶血素和致热性溶血素类似溶血毒素的抗原性和免疫性相似，皆有溶血活性和肠毒素作用，可引致肠绒肿胀、充血和肠液潴留，引起腹泻。

4. 临床表现

潜伏期自 1 h 至 4 天不等，多数为 10 h 左右。腹泻每日 3~20 余次不等，大便性状多样，多数为黄水样或黄糊便。约 2%~16% 呈典型的血水或洗肉水样便，部分病人的粪便可为脓血样或黏液血样，但很少有里急后重。由于吐泻，患者常有失水现象，重度失水者可伴声哑和肌痉挛，个别病人血压下降、面色苍白或发绀以至意识不清。发热一般不如菌痢严重，但失水则较菌痢多见。近年来国内报道的副溶血弧菌食物中毒，临床表现不一，可呈胃肠炎型、菌痢型、中毒性休克型或少见的慢性肠炎型。本病病程自 1~6 日不等，一般恢复较快。

5. 预防和控制

1)防止病原菌污染，加强海产品卫生管理，不吃生的海产品。如有异味或发现半生不熟，切忌食用；吃海鲜时要佐以食醋、姜末和生蒜。剩菜、剩饭食前必经充分加热。

2）加工过程中生熟用具要分开，低温储藏的海产品，加工时必须烧熟煮透。

10.2.1.4 致病性大肠埃希菌食物中毒

1.病原菌特性

大肠埃希氏菌（*E. coli*）通常称为大肠杆菌，菌体两端钝圆，中等大小，杆状（有时呈卵圆形）；$1 \sim 3$ μm×0.6 μm；周生鞭毛，能运动；不产生荚膜，无芽孢；革兰氏阴性。需氧及兼性厌氧，对营养要求不高，在普通琼脂上生长良好，在 $15 \sim 45$℃ 范围内均可生长，最适生长温度37℃，最适 pH 为 $7.2 \sim 7.4$。大肠埃希氏菌是 Escherich 在 1885 年发现的，曾一度被认为是非致病菌。直到 20 世纪中叶，才认识到一些特殊血清型的大肠杆菌对人和动物有病原性，尤其对婴儿和幼畜（禽），常引起严重腹泻和败血症，它是一种普通的原核生物，根据不同的生物学特性将致病性大肠杆菌分为 5 类：致病性大肠杆菌（*EPEC*）、肠产毒性大肠杆菌（*ETEC*）、肠侵袭性大肠杆菌（*EIEC*）、肠出血性大肠杆菌（*EHEC*）、肠黏附性大肠杆菌（*EAEC*）。

大肠埃希菌主要有三种抗原：O 抗原，为细胞壁脂多糖最外层的特异性多糖，由重复的多糖单位所组成。该抗原刺激机体主要产生 IgM 类抗体（出现早，消失快）。K 抗原，位于 O 抗原外层，为多糖，与细菌的侵袭力有关。K 抗原分为 A，B，L 三型。H 抗原，位于鞭毛上，加热和用酒精处理，可使 H 抗原变性或丧失。H 抗原主要刺激机体产生 IgG 类抗体，与其他肠道菌基本无交叉反应。有些致病性大肠杆菌能够产生毒素，如肠产毒性大肠杆菌在生长繁殖过程中释放的外毒素，分为耐热和不耐热两种。不耐热肠毒素（LT）化学成分为蛋白质，相对分子量较大，具有免疫原性，可引起肠道分泌增加，出现腹泻，60℃ 30 min 可完全灭活。耐热肠毒素（ST）相对分子量较小，无抗原性，可引起肠分泌增加，100℃ 30 min 仍有活性。

大肠杆菌 O157：H7 是大肠杆菌的其中一个类型，该种病菌常见于牛羊等温血动物的肠内。这一型的大肠杆菌会释放一种强烈的毒素，并可能导致肠管出现严重症状，如带血腹泻。

2.流行特点

（1）季节性 以夏秋季发病为主。

（2）流行特征和感染状况。

EPEC 是婴儿（2 周 ~18 个月）腹泻的主要病原菌，有高度传染性，严重者可致死。成人较少见。细菌侵入肠道后，主要在十二指肠、空肠和回肠上段大繁殖。EPEC 可产生一种由噬菌体编码的肠毒量。因对 Vero 细胞（绿猴肾传代细胞）有毒性，故称 VT 毒素。VT 毒素的结构、作用与志贺毒素相似，具有神经毒素、细胞毒素和肠毒素性。传播方式以粪－口途径和密切接触为主，发达国家报道较多。

ETEC 病人和带菌者为主要传染源，主要通过被污染的水体、食品、牛奶、饮料等经粪－口途径传播，人与人之间直接传播的机会不多。致病因素是 LT 或是 ST，或两者同时致病。

EHEC 引起散发性或暴发性出血性结肠炎，可产生志贺毒素样细胞毒素。主要菌型 O157：H7，还有 O26，O111 等。常见被污染的食物有牛肉、牛奶、牛肝、鸡肉、羊肉、蔬菜、水果等。人群普遍易感，各年龄段均可发病，体弱多病的老人及婴幼儿感染后易引起死亡。

EAEC 以成人旅游者腹泻为主。该菌一般 O 血清不能分型，以 H32 型居多，偶尔能在健康人中检出。

3. 发病机制

致病性大肠埃希氏菌是条件性致病菌,致病的因素主要包括以下几点:

(1)具有粘附素,即大肠杆菌的菌毛。致病大肠杆菌须先粘附于宿主肠壁,以免被肠蠕动和肠分泌液清除。使人类致泻的粘附素为 CFA Ⅰ、CTA Ⅱ (Colonizationfactorantigen Ⅰ、Ⅱ),粘附素具有较强的免疫原性,能刺激机体产生特异性抗体。

(2)外毒素大肠杆菌能产多种的外毒素,包括:志贺毒素 Ⅰ 和 Ⅱ;耐热肠毒素 Ⅰ 和 Ⅱ;不耐热肠毒素 Ⅰ 和 Ⅱ。此外,溶血素 A 在尿路致病性大肠杆菌所致疾病中有重要作用。

4. 临床表现

(1)肠产毒型大肠埃希菌(*ETEC*) 引起霍乱样肠毒素腹泻(水样泻)。

(2)肠致病型大肠埃希菌(*EPEC*) 主要引起婴儿腹泻。

(3)肠侵袭型大肠埃希菌(*EIEC*) 可侵入结肠黏膜上皮,引起志贺样腹泻(能产生黏液脓血便)。

(4)肠出血型大肠埃希菌(*EHEC*) 又称产志贺样毒素(VT)大肠埃希菌(*SLTEC* 或 *UTEC*),其中 O157∶H7 可引起出血性大肠炎和溶血性尿毒综合征(HUS)。临床特征为严重的腹痛、痉挛,反复出血性腹泻,伴发热、呕吐等。严重者可发展为急性肾衰竭。

5)肠粘附(集聚)型大肠埃希菌(*EAEC*) 也是新近报道的一种能引起腹泻的大肠埃希菌。

5. 预防和控制

除与其他肠道传染病的共同之处如饭前便后洗手,保护食品水源卫生外,重点应加强对冷冻快餐食品的管理,防止食品被污染,食用前要充分加热。

10.2.1.5 志贺氏菌食物中毒

志贺氏菌属的细菌(通称痢疾杆菌),是细菌性痢疾的病原菌,是最重要的细菌性食物中毒的致病菌之一。临床上能引起痢疾症状的病原生物很多,有志贺氏菌、沙门氏菌、变形杆菌、大肠杆菌等,还有阿米巴原虫、鞭毛虫以及病毒等均可引起人类痢疾,其中以志贺氏菌引起的细菌性痢疾最为常见。人类对痢疾杆菌有很高的易感性。在幼儿可引起急性中毒性菌痢,死亡率甚高。

1. 病原菌特性

志贺氏菌属是一类革兰氏阴性杆菌,是人类细菌性痢疾最为常见的病原菌,通称痢疾杆菌。直杆菌,形态似其他肠杆菌科的种,革兰氏阴性。大小为 $0.5 \sim 0.7\ \mu m \times 2 \sim 3\ \mu m$,无芽孢,无荚膜,无鞭毛,多数有菌毛,不运动。兼性厌氧,具有呼吸和发酵两种类型的代谢。接触酶阳性(只一个种例外)。氧化酶阴性。有机化能营养型。发酵糖类不产气(除了少数种产气外)。不利用柠檬酸盐或丙二酸盐作为唯一碳源。KCN 中不生长,不产 H_2S。

志贺氏菌属依据它们的 O 抗原性质分为 4 个血清群:即 A 群为痢疾志贺氏菌;B 群亦称福氏志贺氏菌群;C 群称鲍氏志贺氏菌群;D 群称宗内志贺氏菌群。痢疾志贺氏菌是导致典型细菌性痢疾的病原菌,在敏感人群中很少数量就可致病。志贺氏菌食物中毒主要由宗内志贺氏菌和福氏志贺菌引起。

2. 流行特点

(1)季节性 全年均可发生,但有明显季节性,夏秋季多发。

(2)传染源 无动物宿主,病人及带菌者是本病的传染源。

(3)传播途径　志贺氏菌主要通过消化道传播，通过病人粪便排出，污染食品后使人感染。本病常通过食物污染或经水传播。与志贺氏菌病相关的食品主要有色拉(土豆、金枪鱼、虾、通心粉、鸡)，生的蔬菜，奶和奶制品，禽，水果，面包制品，汉堡包和有鳍鱼类等。志贺氏菌在人群拥挤和不卫生的条件下能迅速传播。食源性志贺氏菌病流行的主要原因是从事食品加工行业人员患菌痢或带菌者污染食品，食品接触人员个人卫生差，存放已污染的食品温度不适当等。

3. 发病机制

志贺氏菌属细菌引起的细菌性痢疾，主要通过消化道途径传播。根据宿主的健康状况和年龄，只需少量病菌(至少为10个细胞)进入，就有可能致病。志贺氏菌的致病作用，主要是侵袭力、菌体内毒素，个别菌株能产生外毒素。

(1)侵袭力　志贺氏菌的菌毛能粘附于回肠末端和结肠黏膜的上皮细胞表面，继而在侵袭蛋白作用下穿入上皮细胞内，一般在黏膜固有层繁殖形成感染灶。此外，凡具有 K 抗原的痢疾杆菌，一般致病力较强。

(2)内毒素　各型痢疾杆菌都具有强烈的内毒素。内毒素作用于肠壁，使其通透性增高，促进内毒素吸收，引起发热，神志障碍，甚至中毒性休克等。内毒素能破坏黏膜，形成炎症、溃疡，出现典型的脓血黏液便。内毒素还作用于肠壁植物神经系统，至肠功能紊乱、肠蠕动失调和痉挛，尤其直肠括约肌痉挛最为明显，出现腹痛、里急后重(频繁便意)等症状。

(3)外毒素　志贺氏菌 A 群 1 型及部分 2 型菌株还可产生外毒素，称志贺氏毒素。该毒素为蛋白质，不耐热，75~80℃ 1 h 可被破坏。其具有三种生物活性：①神经毒性，将毒素注射家兔或小鼠，作用于中枢神经系统，引起四肢麻痹、死亡；②细胞毒性，对人肝细胞、猴肾细胞和 HeLa 细胞均有毒性；③肠毒性，具有类似大肠杆菌、霍乱弧菌肠毒素的活性，可以解释疾病早期出现的水样腹泻。

4. 临床表现

潜伏期为 10~20 h，短者 6 h，长者 24 h。70% 的病人会出现剧烈腹痛，约半数病人有呕吐，绝大多数病人都有频繁的腹泻并伴有水样便，便中混有血液和黏液，里急后重、恶寒、发热、体温可达 40℃ 以上，有的病人可出现痉挛。如果治疗和彻底，可转为慢性疾病。

5. 预防和控制

应从控制传染源、切断传播途径和增进人体抵抗力 3 个方面着手。

(1)早期发现病人和带菌者，及时隔离和彻底治疗，是控制志贺氏菌病的重要措施。从事饮食业、保育及水厂工作的人员，更需作较长期的追查，必要时暂时调离工作岗位。

(2)切断传播途径，搞好"三管一灭"即管好水、粪和饮食以及消灭苍蝇，养成饭前便后洗手的习惯。对饮食业、儿童机构工作人员定期检查带菌状态。一旦发现带菌者，应立即予以治疗并调离工作岗位。

(3)保护易感人群。可口服依莲菌株活菌苗，该菌无致病力，但有保护效果，保护率达 85%~100%。

10.2.1.6　蜡样芽孢杆菌食物中毒

蜡样芽孢杆菌是食用剩米饭、剩菜、凉拌菜等谷物制品引起食物中毒的主要病原菌。1950 年首次在挪威报告，中毒者症状为腹痛、呕吐腹泻。

1. 病原菌特性

蜡样芽孢杆菌是芽孢杆菌属中的一种,菌体细胞杆状,末端方,成短或长链,1.0~1.2 μm×3.0~5.0 μm。产芽孢,芽孢圆形或柱形,1.0~1.5 μm,孢囊无明显膨大。革兰氏阳性,无荚膜,运动。菌落大,表面粗糙,扁平,不规则。蜡状芽孢杆菌细菌对外界有害因子抵抗力强,分布广,是典型的菌体细胞,有部分菌株能产生肠毒素,呈杆状(约1.5 μm),有色,孢子呈椭圆形,有致呕吐型和腹泻型胃肠炎肠毒素两类。

2. 流行特点

(1)季节性　全年均可发病,特别是夏秋季。

(2)传染源　蜡样芽孢杆菌在自然界分布广泛,常存在于土壤、灰尘和污水中,植物和许多生熟食品中常见。已从多种食品中分离出该菌,包括肉、乳制品、蔬菜、鱼、土豆糊、酱油、布丁、炒米饭以及各种甜点等。谷物制品是最常见的引起蜡样芽孢杆菌中毒的食品。在美国,炒米饭是引发蜡样芽孢杆菌呕吐型食物中毒的主要原因;在欧洲大多由甜点、肉饼、色拉和奶、肉类食品引起;在我国主要与受污染的米饭或淀粉类制品有关。

(3)传播途径　引起中毒的食品常属食用前由于保存温度不当,放置时间较长或食品经加热而残存芽孢并置于生长繁殖的条件,而致蜡状芽孢杆菌繁殖且产生肠毒素因而导致中毒。也有在可疑食品中找不到活菌而引起食物中毒的情况,一般认为是由于蜡样芽孢杆菌产生的热稳定性毒素所致。当摄入的食品中蜡样芽孢杆菌数量大于 10^6 CFU/g 时常可导致食物中毒。

3. 发病机制

蜡样芽孢杆菌引起的食物中毒是主要由于蜡样芽孢杆菌进入人体后能产生耐热和不耐热两种毒素,前者为致吐肠毒素,后者为致腹肠毒素。不耐热肠毒素,能激活肠道上皮细胞内 cAMP,使液体外渗,产生腹泻。耐热的致吐毒素,引起呕吐。

4. 临床表现

潜伏期长短不一,如摄入活菌为主,为食后6~14 h,骤起腹痛、腹泻水样便,恶心,呕吐较少,少数患者有发热;如摄入细菌毒素为主者,潜伏期较短1~5 h,甚至可短到数十分钟,以呕吐为主,伴有腹痛,少数继以腹泻,无明显发热,多为自限性,持续4~24 h恢复。

5. 预防和控制

(1)做好食品的冷藏和加热,该菌污染的食品一般无腐败变质的异味,不易被发觉。因此,剩饭、剩菜在食用前一定要再加热。

(2)注意食品的储藏和个人卫生,防止尘土、昆虫及其他不洁物污染食品。剩饭、剩菜应放在15℃以下低温保存。

10.2.1.7　肉毒梭菌食物中毒

肉毒梭状芽孢杆菌(肉毒梭菌)是常见的食物中毒病原菌之一。肉毒梭菌所产生的毒素可引起以运动器官迅速麻痹为主要特征的肉毒中毒。人和畜、禽都可发生,属高度致死性的人畜共患病。

1. 病原学特性

肉毒梭菌为革兰氏阳性杆菌,厌氧,产孢子,孢子为卵形或椭圆形的芽孢。肉毒梭菌的芽孢抵抗力强,需经干热180℃ 5~15 min 或高压蒸气121℃ 30 min 或湿热100℃ 5 h 才能致死。

　　肉毒梭菌食物中毒是由肉毒梭菌产生的毒素引起的。它是一种强烈的神经毒素，是目前已知的化学毒物和生物毒物中毒性最强的一种。根据它们所产毒素的血清反应特性，肉毒素分为 A、B、C_a、C_β、D、E、F、G 型，而 A 型毒素比 B 型或 E 型毒素致死能力更强。G 型菌株的蛋白质分解活力低于 A 型菌株，且胰蛋白酶增强其毒性作用。我国报道的肉毒梭菌食物中毒多为 A 型，B、E 型次之，F 型较少见。

　　2. 流行特点

　　(1)季节性　多发生在 3～5 月。

　　(2)地区分布　肉毒梭菌广泛分布于土壤、水体中，且不同的菌型分布亦有差异。A 型主要分布于山区和未开垦的荒地，如我国新疆察布查尔地区，土壤及未开垦地该菌检出率分别为 22.2%，28.3%；B 型多分布于草原区耕地；E 型多分布于土壤、湖海淤泥和鱼类肠道中，我国青海多发生 E 型；F 型分布于欧、亚、美洲海洋及鱼体中。

　　(3)传染源　引起肉毒梭菌中毒的食物种类因地区和饮食习惯不同而异。我国主要以家庭自制植物性或动物性食品为多见，诸如臭豆腐、豆酱、面酱、瓶装罐头食品、腊肉、酱菜和凉拌菜等；日本则为家庭自制鱼和鱼类制品；欧洲各国多为火腿、腊肠及肉类制品；美国则为家庭自制的蔬菜、水果罐头、水产品及肉、乳制品。

　　3. 发病机制

　　肉毒梭菌食物中毒由其产生的肉毒素所引起，肉毒素为嗜神经毒素，经消化道吸收进入血液后主要作用于中枢神经系统的脑神经、神经肌肉连接部位和自主神经末梢，抑制神经末梢乙酰胆碱的释放，导致肌肉麻痹和神经功能的障碍。

　　4. 临床症状

　　临床表现以运动神经麻痹症状为主，胃肠道症状少见。潜伏期数小时至数天，一般为 12～48 h，短者 6 h，长者 8～10 天。潜伏越短，病死率越高。临床表现特征为对称性脑神经受损的症状。早期表现为头痛、头晕、乏力、走路不稳，以后逐渐视力模糊、眼睑下垂、瞳孔散大等神经麻痹症状；重症患者首先出现对光反射迟钝，逐渐发展为语言不清、吞咽困难、声音嘶哑等，严重时出现呼吸困难、呼吸衰竭而死亡。病死率为 30%～70%，多发生在中毒后的 4～8 天。婴儿肉毒中毒主要症状为便秘、头颈部肌肉软弱、吮吸无力、吞咽困难、眼睑下垂、全身肌张力减退，可持续 8 周以上。大多数 1～2 月自然恢复，但重症者可因呼吸麻痹而猝死。

　　5. 预防与控制

　　(1)加强罐头食品、腊肠、火腿以及发酵豆、面制品的卫生监督，禁止出售与食用变质食品。

　　(2)低温储藏食品以控制细菌产生毒素。自制发酵酱类食品时，盐量要达到 14% 以上，并提高发酵温度；要经常日晒，充分搅拌，使氧气供应充足。

　　(3)食用前加热破坏毒素。可疑污染食物进行彻底加热是预防肉毒梭菌中毒发生的可靠措施。

　　(4)对与肉毒梭菌中毒者一同进餐的人员要进行登记，密切观察。

表 10 –1 常见细菌性食物中毒表现一览表

致病原	潜伏期	临床特点	诊断参考	常见中毒食品
沙门氏菌属	6 ~ 72 h（一般 12 ~ 36 h）	恶心、呕吐、腹痛、腹泻，黄绿色水样便，便中有时带脓血和黏液，高热，大于 38℃，重者有寒战、惊厥、抽搐、昏迷	食品、呕吐物或粪便中检出血清学型别相同的沙门氏菌	肉、禽、蛋、鱼、奶类及其制品等
副溶血性弧菌（嗜盐菌）	8 ~ 12 h	恶心、呕吐次数不多，腹痛，多在脐部，呈阵发性胀痛或绞痛，腹泻，无里急后重，水样或洗肉水样便，少数便中有黏液，可能发热 38℃ ~ 40℃，重者脱水、虚脱、血压下降。病程 2 ~ 3d	食品、容器、呕吐物、粪便中检出生物学特征或血清型一致的副溶血性弧菌	海产品、卤菜、咸菜等
葡萄球菌	一般 2 ~ 4 h，不超过 6 h	突然恶心、反复剧烈呕吐、上腹痉挛性疼痛、腹泻呈水样便，一般不发热，常因剧烈呕吐导致失水和休克。病程 1 ~ 3d	食品中检出葡萄球菌肠毒素，食品、呕吐物和粪便培养检出金黄色葡萄球菌	奶、蛋及其制品、糕点、熟肉等
肉毒梭菌	1 h ~ 7 d	头晕、无力、视力模糊、复视、眼睑下垂、咀嚼无力、张口或伸舌困难、咽喉阻塞感、饮水发呛、吞咽困难、呼吸困难、头颈无力、垂头等。病死率较高	食品、血液、粪便中检出肉毒毒素，食品检出肉毒梭菌	发酵豆、谷类制品（面酱、臭豆腐）、肉制品、低酸性罐头等
致泻性大肠埃希菌（产肠毒素型 ETEC、肠道侵袭型 EIEC、肠道致病型 EPEC、肠道出血型 EHEC、肠聚集性粘附型 EAEC）	6 ~ 72 h	ETEC：水样腹泻、腹痛、恶心、低热；EIEC：发热、剧烈腹痛、水样腹泻、粪便中有少量黏液和血，与痢疾相似；EPEC：发热、呕吐、腹泻，粪便中有大量黏液但无血，有类似感冒症状；EHEC：潜伏期长，3 ~ 10 d，突发性腹部痉挛，类似阑尾炎的疼痛，水样便继而转为血性腹泻，可引起多器官损害，病死率高；EAEC：成年人中度腹泻，病程 1 ~ 2 d，婴幼儿为 2 周以上的持续性腹泻	食品、呕吐物和粪便检出血清型相同的致泻性大肠埃希菌	熟肉制品、蛋及其制品、奶、奶酪、蔬菜、水果、饮料等
产气荚膜梭菌	8 ~ 24 h	腹痛和腹泻	食品、粪便检出产气荚膜梭菌，粪便检出产气荚膜梭菌毒素	肉类、水产品、熟食、奶等
蜡样芽孢杆菌	8 ~ 16 h	呕吐型：恶心、呕吐伴头晕、四肢无力等；腹泻型：腹痛和腹泻为主。病程 8 ~ 36 h	食品检出蜡样芽孢杆菌，呕吐物或粪便中检出相同型菌株	剩米饭、剩菜、凉拌菜、奶、肉、豆制品等
志贺氏菌	10 ~ 24 h	剧烈腹痛、呕吐和频繁地腹泻、水样便混有血液或黏液，并有里急后重，寒战、高热，体温达 40℃，重者会出现痉挛	食品、呕吐物分离出志贺氏菌，恢复期血清凝集效价比初期明显升高	含水量高的食品、熟食品，冷盘和凉拌菜等

致病原	潜伏期	临床特点	诊断参考	常见中毒食品
单增李斯特菌	8 ~ 24 h	初期为一般胃肠炎症状,重者可表现为败血症、脑膜炎等,有时引起心内膜炎,孕妇可发生流产或死胎	食品和粪便检出单核细胞增多性李斯特菌	禽蛋类、奶、肉及期制品、水果、蔬菜等
变形杆菌	5 ~ 18 h	上腹部刀绞样痛和急性腹泻为主,伴有恶心、呕吐、头痛、发热(38℃ ~39℃)。病程 1 ~ 3d	食品、粪便检出血清型相同的变形杆菌;病人急性期和恢复期(12 ~ 15d 后)的血清凝集效价有 4 倍增高	动物性食品和豆制品、凉拌菜等
椰毒假单胞菌酵米面亚种	2 ~ 24 h	上腹部不适,恶心、呕吐(呕吐物为胃内容物,重者呈咖啡色),轻微腹泻、头晕、全身无力等;重者出现黄疸、肝大、皮下出血、呕血、血尿、少尿、意识不清、烦躁不安、惊厥、抽搐、休克,一般无发热。病死率极高,达40% ~ 100%	食品检出椰毒假单胞菌酵米面亚种或检出其代谢毒物米酵菌酸	玉米面制品、银耳、淀粉类制品等
其他致病性弧菌(河弧菌、创伤弧菌等)	24 ~ 48 h	恶心、呕吐、水样便、腹泻,创伤弧菌还有发热、畏寒、肌肉痛、血压下降、血小板减少等	食品、容器、呕吐物和粪便检出生物学特征或血清型相同的致病性弧菌;分离到的弧菌对实验动物具有毒性或与病人血清有抗原抗体反应	生的或未煮熟的鱼、贝类海产品等

10.3 真菌性食物中毒

由于食用霉变食品引起的中毒叫作真菌性食物中毒,其中急性中毒死亡率极高;也可导致慢性中毒,诱发癌变。

真菌性食物中毒的原因主要是谷物、油料或植物储存过程中生霉,未经适当处理即作食物原料,或是已做好的食物放久发霉变质误食引起,也有的是在制作发酵食品时被有毒真菌感染或误用有毒真菌株。发霉的花生、玉米、大米、小麦、大豆、小米、植物秧秸和黑斑白薯是引起真菌性食物中毒的常见食物原料。真菌毒素引起的食物中毒,由于大多数真菌毒素不被通常高温破坏,所以真菌感染的食物虽经高温蒸煮食用后仍可中毒。食品中的几种主要真菌毒素及其毒性见表 10 -2。

10.3.1 常见真菌性食物中毒

常见的真菌有:曲霉菌属如黄曲霉菌、棒曲霉菌、米曲霉菌、赭曲霉菌;青霉菌属如毒青霉菌、桔青霉菌、岛青霉菌、纯绿青霉菌;镰刀霉菌属如半裸镰刀霉菌;黑斑病菌如黑色葡萄穗状霉菌等。

10.3.1.1 赤霉病麦中毒

小麦在生长过程中,可能会被一种叫做镰刀菌的真菌感染。收割后保存不当,该菌可以在麦粒上继续生长、繁殖,并产生毒素,从而导致赤霉病麦。当人们食用用赤霉病麦面粉制成的各种面食，可引起食物中毒。赤霉病麦中所含的毒素比较耐热，一般烹调方法不能去毒。

1. 病原菌特性

在分类学上，镰刀菌无性时期原属于半知菌亚门，有性时期为子囊菌亚门。根据《菌物词典》2001 年第 9 版，镰刀菌属于无性真菌类，有性时期为子囊菌门。自从 1809 年 Link 首先在锦葵科植物上发现第一株镰刀菌，定名粉红镰刀菌以来，镰刀菌的种类已发现 44 种和 7 个变种左右。它们分布极广，普遍存在于土壤及动植物有机体上，甚至存在于严寒的北极和干旱炎热的沙漠，属于兼寄生或腐生生活。

镰刀菌的有性时期分别属于肉座菌科的赤霉属、丛赤壳属、丽赤壳属和小赤壳属等。大部分种类在培养基上较少形成子囊壳，有些种类至今未发现有性时期，因此在镰刀菌鉴定上主要根据无性时期的形态特征。

镰刀菌是一类世界性分布的真菌，它不仅可以在土壤中越冬越夏，还可侵染多种植物（粮食作物、经济作物、药用植物及观赏植物），引起植物的根腐、茎腐、茎基腐、花腐和穗腐等多种病害，寄主植物达 100 余种，侵染寄主植物维管束系统，破坏植物的输导组织维管束，并在生长发育代谢过程中产生毒素危害作物，造成作物萎蔫死亡，影响产量和品质，是生产上防治最艰难的重要病害之一。镰刀菌常见产毒霉菌有九个种：①禾谷镰刀菌（*F. graminearum*）；②串珠镰刀菌（*F. moniliforme*）；③三线镰刀菌（*F. tricinctum*）；④雪腐镰刀菌（*F. nivale*）；⑤梨孢镰刀菌（*F. poae*）；⑥拟枝孢镰刀菌（*F. sporotricoides*）；⑦木贼镰刀菌（*F. equiseti*）；⑧茄病镰刀菌（*F. solani*）；⑨尖孢镰刀菌（*F. axysporum*）。

镰刀菌产生的镰刀菌毒素，按其化学结构和毒性可以分为四类：单端孢霉烯族化合物，玉米赤霉烯酮，丁烯酸内酯，串珠镰刀菌素。近年来，已知能引起麦类赤霉病的一些镰刀菌可产生两大类霉菌毒素，一类是单端孢霉烯族化合物，另一类是具有雌性激素作用的玉米赤霉烯酮类。引起赤霉病麦中毒的是单端孢霉烯族化合物所致，与玉米赤霉烯酮类无关。单端孢霉烯族化合物包括很多种毒素，现已知至少有 70 余种，包括雪腐镰刀菌烯醇、镰刀菌烯酮 - X、脱氧雪腐镰刀菌烯醇（亦称致吐素）、T - 2 毒素等。其中，引起人类中毒的主要是脱氧雪腐镰刀菌烯醇。

脱氧雪腐镰刀菌烯醇为无色针状结晶，难溶于水，对热抵抗力强，加热 60℃ 经 2 天才能破坏，加热 110℃ 经 14 h 以上才破坏。脱氧雪腐镰刀菌烯醇的耐藏力也很强，赤霉病麦经过 4 年的储藏，仍能保留原有的毒性。脱氧雪腐镰刀菌烯醇的小鼠经口 LD_{50} 为 9.2 mg/kg 体重；大鼠经口 LD_{50} 为 7.3 mg/kg 体重。脱氧雪腐镰刀菌烯醇可引起鸭雏、猫、狗、猪、鸽子等动物呕吐，其中猪最敏感，经口致吐剂量为 0.1 mg/kg 体重。

2. 流行特点

一年四季均可发生。

引起中毒的食品有用含赤霉病麦面粉制成的面包、饼干、面条、馒头、饼等面制品均可引起中毒。禾谷镰刀菌等除致小麦赤霉病外，亦可对大麦、黑麦、燕麦、玉米致霉病，故其制品也可引起中毒。赤霉病麦粒在外表上与正常麦粒不同，皮发皱，呈灰白色、无光泽，颗粒不饱满，易碎成粉。特别是可出现浅粉红色或深粉红色，也有形成红色斑点状的。赤霉病麦发芽能力降低，甚至完全丧失发芽能力，出粉率降至 60% 左右。赤霉病麦的脂肪、糖类含量显著降低，蛋白质含量改变不大，但被分解后性质有明显改变。

3. 临床症状

潜伏期短者 10 ~ 15 min，长者 4 ~ 7 h，一般 1 ~ 2 h。主要表现为中枢神经系统和胃肠道症状。初起有胃部不适、恶心，继之有明显的呕吐、头晕、头痛、无力，腹胀、腹痛、腹泻。少数病人有眼花、神智抑郁、步伐紊乱。有的病人有醉酒似的欣快感，面部潮红或发紫。反复进食赤霉病麦制品者，除上述症状外，有心悸、面部浮肿。老、幼、体弱者或进食量大者，症状较重，体温、脉搏和血压都略有升高。轻者可在 24 小时内恢复，较重者病程可持续较长时间，有时达数天之久，死亡病例尚未发现过。发病率因赤霉病麦严重程度及其中脱氧雪腐镰刀菌烯醇含量不同而异。

4. 预防与控制

1）粮食部门必须严格按收购标准收购小麦，赤霉病麦必须在 4% 以下方可收购。

2）粮食和食品加工厂可用打麦机、鼓风机或振动筛去除霉粒，或用碾米机或轧辊机碾皮 1~2 次，可减少赤霉病麦中的部分毒素。

3）动员和教育农民利用晴天，抓紧晾晒收获后的小麦，防止霉变。

4）群众自贮的已霉变的小麦以及赤霉病麦，可用清水或泥浆水漂浮法去掉霉变麦粒，反复搓洗，或用 5% 石灰水浸泡 24 h（1 份病麦、3 份水，浸泡 12 小时后换水，再浸泡 12 小时），取出晒干后再食用。

5）一旦发生中毒，应立即封存病麦或霉麦。

6）制定小麦中脱氧雪腐镰刀菌烯醇的限量标准并加强监测。

10.3.1.2 霉变甘蔗中毒

霉变甘蔗中毒是指食用了霉变的甘蔗引起的急性食物中毒，主要由节菱孢霉菌感染而引起。常发生于我国中部和西北地区的初春季节，多因过冬保存不当而发霉。霉变甘蔗质软，瓤部比正常甘蔗色深，呈浅棕红色，闻之有轻度霉变味，食之有霉酸酒糟味。

1. 病原菌特性

霉变甘蔗中毒的病原菌是节菱孢霉（arthrinium），产生的毒素是 3 - 硝基丙酸（3 - nitropropionic acid，3 - NPA）。3 - NPA 主要引起神经系统损害，干扰细胞内酶的代谢，增强毛细血管的通透性，引起脑水肿，继发脑疝等，严重者导致组织缺血坏死，出现各种有关的局部症状；同时也会累及消化系统损伤，但较轻。3 - NPA 为白色结晶，雄性小鼠经口 LD_{50} 为 100 mg/kg 体重，雌性小鼠经口 LD_{50} 为 68 mg/kg 体重。小鼠、大鼠、猫、狗等对其敏感，狗猫出现的中毒症状更接近于人，有阵发性痉挛。实验动物的病理组织检查可见大脑水肿，其他脏器正常，和人的尸解病理组织检查相似。

2. 流行特点

霉变甘蔗中毒主要发生在 2~3 月。大部分发生在北方一些省份，如河北、河南省最多，其次是山东省，辽宁、内蒙古、陕西、宁夏、青海、新疆；南方有江苏、贵州、湖北省。引起甘蔗中毒发生的原因：引起中毒的甘蔗大多来自南方一些省份，如广东、广西和福建省。一般都是 11 月份甘蔗收割季节从产地运来北方，储存于仓库、地窖或庭院堆放过冬，翌年春季销售。春季气温上升，部分甘蔗霉变。在同批甘蔗中仅少数甘蔗部分节段有毒性。引起中毒的甘蔗质地较软，外皮失去光泽，并可见各种颜色霉菌生长；内瓤部呈浅褐色至深褐色，可有霉点，嗅之无甘蔗之清香气味，有蜜味和酒糟味或酸味。

3. 临床症状

潜伏期短者 10~30 min，一般 2~5 h，长者 17~48 h。潜伏期越短，病情越重。轻者有头晕、头痛、恶心、呕吐、腹痛、腹泻。有的病人有黑色粪便。部分病人有眩晕、视力障碍、不能站立或坐。重者初有恶心、呕吐、腹痛、头昏、视力障碍，剧烈呕吐后出现阵发性抽搐，抽搐时眼球偏向凝视(大多向上，即向上翻白眼)、四肢强直或折刀样屈曲或内旋，手呈鸡爪样，面肌颤动、四肢颤抖，大小便失禁。抽搐每次持续 1~2 min，1 天数次至十几次不等。抽搐后进入昏迷，多于病后 1~3 天死亡，死亡原因主要是呼吸衰竭。病死率一般在 10% 以下。重症者及死亡者多为儿童。重症幸存者，留有严重的神经系统后遗症，少有恢复。

目前尚无特殊治疗措施。急救治疗应对早期中毒病人迅速洗胃或灌肠以排除毒物，并对症处理，如保护肝脏和肾脏，纠正水和电解质代谢紊乱以及酸中毒。

4. 预防与控制

(1)甘蔗必须成熟后收割，因不成熟的甘蔗容易霉变。

(2)甘蔗应随割随卖，销售甘蔗应在早春解冻前售完，禁止销售霉变甘蔗。

(3)甘蔗在储存过程中应防止霉变，存放时间不要过长，并定期对甘蔗进行感官检验。

(4)吃甘蔗前，要观察，如外皮失去光泽、有霉菌生长，内部变色的有霉味或酒糟味、酸味的不吃。

10.3.1.3 霉变甘薯中毒

甘薯被霉菌污染并产生毒素，被人食用后引起的霉菌性食物中毒。甘薯在收获、运输和储藏过程中擦伤摔伤的薯体部分，易于被霉菌感染，储藏于温度和湿度较高的条件下，霉菌生长繁殖并产生毒素，这些毒素促使进食者发生食物中毒，最常见的是甘薯黑斑病中毒。

1. 病原菌特性

甘薯(又称白薯、地瓜)黑斑病是由甘薯长喙壳菌(*ceratocystis fimbriata*)或茄病镰刀菌(*F. solani*)所引起的，它们多寄生于甘薯的伤口、破皮、裂口处。

甘薯长喙壳菌，属于囊菌亚门真菌。有性态产生的子囊壳生在病斑的中央。子囊壳基部球形，上部具纵行条纹长颈形的颈，内生梨形子囊，每个子囊中生子囊孢子 8 个。子囊孢子单胞无色，壁薄，呈钢盔状圆形，大小 4.5~7.8 μm×3.5~4.7 μm。子囊孢子寿命较短，但在储藏时对该病流行具重要作用。菌丝初期无色透明，老熟后变为深褐色，宽为 3~5 μm，寄生在寄主细胞内或细胞间隙。无性态产生分生孢子和厚垣孢子。分生孢子由菌丝顶端或侧面的孢子梗上生成。分生孢子单孢无色，圆筒形至棍棒状或哑铃形，两端多平截，大小 9.3~50.6 μm×2.8~5.6 μm。孢子形成后马上发芽，发芽后有时生成一串分生孢子，如此产生 2~3 代后形成菌核。也有的在发芽后形成厚垣孢子。厚垣孢子暗褐色，椭圆形，有厚膜，大小 10.3~18.9 μm×6.7~10.3 μm。

茄病镰刀菌属于真菌界，半知菌亚门，丝孢纲，丝孢目，瘤痤孢科，镰刀菌属。茄病镰刀菌是植物的致病菌，可引起枯萎病、根腐、茎基腐。对人类是一种条件致病真菌，一般情况下并不致病，但当有外伤或机体抵抗力下降时，即可引起感染。

甘薯长喙壳菌或茄病镰刀菌可产生毒素包括甘薯酮、甘薯醇、甘薯宁、4-薯醇、1-薯醇等。

2. 流行特点

甘薯黑斑病是甘薯的主要病害，从育苗期、大田生长期以及收获储藏期都能发生，引起死苗、烂床、烂窖，损失严重，严重时可使窖藏种薯的损失高达 60%~70%。病菌以厚垣孢子和子囊孢子在储藏窖或苗床及大田的土壤内越冬，或以菌丝体附在种薯上越冬，成为次年初侵染的来源。病菌主要从伤口侵入，发病温度 10~30℃，最适宜发病温度为 25~28℃，低于 10℃、高于35℃时不发生；地势低洼、阴湿、土质黏重利于发病。该病菌危害薯苗、薯块，以薯块受害严重。薯块染病，初呈黑色小圆斑，扩大后呈不规则形轮廓明显略凹陷的黑绿色病疤，病疤上初生灰色霉状物，后生黑色刺毛状物，病薯具苦味，储藏期可继续蔓延，造成烂窖。

3. 临床症状

潜伏期为数小时至24小时。轻度中毒者有头痛、头晕、恶心、呕吐、腹泻等，严重中毒者恶心，多次呕吐、腹泻，并有发热、肌肉颤抖、心悸、呼吸困难、视物模糊、瞳孔扩大，甚至可有休克、昏迷、瘫痪乃至死亡。

霉变甘薯中毒没有特殊疗法。治疗原则是采取急救措施和对症治疗。急救措施是催吐、洗胃、导泻，以减少毒素的吸收。对症治疗主要是补液，纠正胃肠炎症状和神经系统症状。

4. 预防与控制

(1)做好甘蔗的储藏工作，防止薯皮破损而受病菌污染，注意储存条件防止霉变。

(2)经常检查储藏的甘薯，如发现有褐色或黑色斑点，应及时选出，防止病菌扩散。

(3)已发生黑斑病的甘薯，不论生熟都不能食用，但可作工业酒精的原料。

10.3.1.4　麦角中毒

早在17世纪中叶，人们就认识到食用含有麦角(*frgot*)的谷物可引起中毒，即麦角中毒(*ergotism*)。麦角是麦角菌(*clauiceps prupurea*)侵入谷壳内形成的黑色和轻微弯曲的菌核(*sclerotium*)，菌核是麦角菌的休眠体。在收获季节如碰到潮湿和温暖的天气，谷物很容易受到麦角菌的侵染。

1. 病原菌特性

麦角菌属于真菌门，子囊菌亚门，核菌纲，球壳目，麦角菌科，麦角菌属。此菌寄生在黑麦、小麦、大麦、燕麦、鹅冠草等禾本科植物的子房内，将子房变为菌核，形状如同麦粒，故称之为麦角。

麦角菌的主要寄主是黑麦。当黑麦开花期，麦角菌的孢子进入花蕊的子房中，在子房中繁殖发育，形成菌丝，经过一周后，即在麦穗上出现角化，而成麦角。麦角菌除引起人类中毒外，亦可引起家畜、家禽中毒。

麦角菌在谷物籽粒上所形成的麦角是具有毒性的，主要是含氮物质，即麦角生物碱，现在已知的有麦角新碱、麦角异新碱、麦角胺、麦角异胺、麦角克碱、麦角异克碱、麦角辛、麦角辛宁等。麦角的毒性程度根据麦角中生物碱的含量多少而定，麦角的毒性非常稳定，储存数年之久，其毒性不受影响，在焙烤时毒性也不能破坏。

2. 流行特点

麦角中毒主要是在谷物收获后的头几个月里，引起食物中毒的暴发常常是多雨的年份。麦角菌在我国分布很广，全国约有13个省发现过麦角菌存在。南至贵州，北达黑龙江，东自浙江，西抵青海都有麦角菌的分布。引起中毒的食品及中毒发生的原因是谷物中夹杂有较大量的麦角，在加工过程中未能清除，食用这种谷物就能引起中毒，如混有麦角的面粉、小米等。

3. 临床症状

急性中毒有腹痛、腹泻、呕吐等胃肠炎症状。中枢神经损害有全身不适、蚁走感、眩晕、听觉、视觉、感觉迟钝，言语不清，呼吸困难，肌肉呈强直性收缩，以及谵妄、昏迷、体温下降、血压上升、脉缓，可死于心力衰竭。孕妇中毒时可引起流产或早产。

4. 预防与控制

（1）清除食用粮谷及播种粮谷中的麦角。可用机械净化法或用 25% 食盐水浮选漂出麦角。

（2）检查、化验面粉中是否含有麦角及其含量是否符合标准。

（3）麦角中毒后，应立即停止食用被麦角污染的食品，洗胃、导泻及对症治疗。

表 10-2　食物中真菌毒素及产毒真菌

毒　素		产毒真菌	侵染食物	主要毒性
曲霉属真菌毒素	黄曲霉毒素（aflatoxin）	黄曲霉、寄生曲霉	花生米、花生油、玉米	大鼠肝毒并致肝癌
	杂色曲霉毒素（sterigmatocgstin）	杂色曲霉、构巢曲霉	谷物种子	大鼠肝毒并致肝癌
	棕曲霉毒素（ochretoxin）	棕曲霉	谷物种子、咖啡豆	大鼠肾毒
青霉菌属真菌毒素	展青霉素（palulin）	展青霉	苹果制品	大鼠水肿肾毒
	黄米毒素（luteoskyrin）	岛青霉	大米	大鼠肝癌
镰刀菌毒素赤霉烯酮（aearalenone）		玉米赤霉	玉米、燕麦、小麦、大麦等	猪及实验动物雌激素亢进
"食物中毒性白细胞缺乏症"（alimentary toxic aleukia，ATA）		梨孢镰刀菌、拟枝孢镰刀菌	小米及其他谷物	骨髓损伤性白细胞缺乏症，在流行时（人）死亡率达 60%
1213 - 环氧单端孢真菌毒素（1213 - eperytri cothecones）		禾谷镰刀菌、单端孢霉菌等	玉米、小麦、燕麦、大麦	心血管萎缩、凝血时间增加、白细胞缺乏症（可能包括在 ATA 内）

10.4　动物性毒素中毒

食用含有毒成分的动物性食品引起的一类食源性疾病称为动物性毒素中毒，也称动物性食源性疾病。引起动物性毒素中毒的食品（通常称有毒动物）主要有两种：一种是天然含有有毒成分的动物或动物的某个部分含有有毒成分。另一种是在一定条件下产生大量有毒成分的可食性动物性食品。近年来，发生的动物性食物中毒主要有河豚鱼中毒、含高组胺鱼类中毒、鱼胆中毒、贝类中毒等。动物性食源性疾病的主要特征有：①季节性类中毒等；②地区性较明显，这与有毒动物的分布、生长成熟、捕捉、饮食习惯等有关；③呈散发性，偶然性大；④潜伏期较短，大多在数十分钟至十多小时之间，少数也有超过一天的；⑤发病率和病死率较高，但因有毒动物食物种类的不同而有所差异。

10.4.1　常见动物性毒素中毒

10.4.1.1　贝类中毒

贝类中毒主要是由于贝类中含毒素，主要为神经毒。最早分离提纯的称为石房蛤毒素，易溶于水，耐热，易被胃肠道吸收。从藻类分离出的纯毒素与来自贝类的毒物相同。故贝类在某个时期某些地区之所以有毒与藻类有关，即贝类中毒的发生与水域中藻类，尤其是膝沟藻科的藻类大量繁殖并形成所谓"红潮"有关。贝类摄入的藻类毒素在其体内呈结合状态，对贝类无害。而人食用贝类后，毒素迅速释放而使人中毒。

1. 临床症状

(1) 麻痹性贝类中毒　潜伏期不超过20分钟。开始时患者可感觉唇、舌和指尖麻木，继而腿、胳膊和颈部麻木，然后出现运动失调症状，少数可伴有头痛和恶心呕吐。中毒患者精神症状不甚相同，但大多数患者意识清楚。由于膈肌（重要的呼吸肌之一）对毒素极为敏感，所以随着病程进展，患者呼吸困难逐渐加重，严重者常在2~12小时内因呼吸衰竭而死亡，病死率为5%~18%。

(2) 腹泻性贝类中毒　根据进食的毒物类型，潜伏期为30分钟至3小时不等，症状持续2~3天，通常以胃肠道症状为主，出现恶心、呕吐、腹泻、腹痛，可伴有寒战、头痛、发热。预后较好，可完全恢复。

(3) 神经性贝类中毒　潜伏期为几分钟至数小时，持续时间短，为数小时至数天。既有胃肠道症状，也有神经性症状，可出现唇、舌、喉咙和手指发麻、肌肉疼痛、头痛、腹泻、呕吐。预后较好，无死亡报道。

(4) 胺酸性贝类中毒　24小时内出现胃肠道症状，神经症状在48小时内出现，老年病人中毒症状较严重，并出现老年痴呆症状，报告的死亡病例均见于老年人。

2. 预防和控制

(1) 建立疫情报告和定期监测制度，定期对贝类生长水域采样，用显微镜进行检查，如发现水中藻类细胞增多，即有贝类中毒的危险，应对该水域内的贝类作毒素含量测定。

(2) 规定市售贝类及加工原料用贝类中的毒素限量。美国和加拿大对冷藏鲜贝肉含石房蛤毒素的限量为≤80 μg/100 g。对罐头原料用贝肉毒素限量，美国为≤200 μg/100 g，加拿大为≤160 μg/100 g，可作借鉴。

(3) 做好卫生宣传教育，介绍安全食用贝类的方法。贝类毒素主要积聚于内脏，如除去内脏、洗净、水煮，捞肉弃汤，可使毒素降至最小程度。

10.4.1.2　河豚鱼中毒

河豚鱼是一种海洋鱼类，全球共有一百多种，我国约有40种，其中常引起人中毒的主要有星点东方豚、豹纹东方豚等。河豚鱼的毒性是由其体内的河豚毒素引起的。

1. 中毒原因

河豚鱼味道鲜美，肌肉一般无毒，但皮肤、内脏及血液等含有河豚毒素，以卵、卵巢、皮肤、肝脏和血液所含毒素最多。河豚毒素，系无色针状结晶，微溶于水，对热稳定，煮沸、盐腌、热晒均不被破坏，化学结构式为$C_{11}H_{17}N_3$（相对分子量为319）。因此，食入处理不当的河豚鱼，毒素被吸收即可引起中毒。河豚鱼毒素可使神经末端和神经中枢麻痹，最后死于呼吸中枢和血管神经中枢的麻痹。中毒机制主要为阻碍钠离子对细胞膜的通透性，使神经轴突膜透过钠离子的作用发生障碍，从而阻断神经的兴奋传导。

2. 临床症状

潜伏期较短，一般为10 min~3 h发病，主要中毒症状表现为：初期面部潮红，头痛，剧烈恶心、呕吐，腹痛、腹泻，继而感觉神经麻痹，如嘴唇、舌体、手指麻木、刺痛，然后出现运动神经症状,如手、臂、腿等处肌肉无力,运动艰难,身体摇摆,舌头麻木,语言不清,甚至因全身麻木而瘫痪。严重者可出现血压下降、心动过缓、呼吸困难,以至因呼吸衰竭而死亡。基于河豚鱼的剧毒性,国家规定禁止出售或食用河豚鱼。

河豚鱼中毒目前尚无特效解毒剂,以催吐、洗胃和导泻为主,及早排除体内毒物,同时配合对症治疗。民间有用一些中草药治疗的方法,但因效果不一,还不能广泛使用。

3. 预防和控制

(1)贯彻我国《水产品卫生管理办法》中"河豚鱼有剧毒,不得流入市场,应剔出集中加工……"的规定。

(2)加强对河豚鱼的管理,严禁擅自经营加工河豚鱼。新鲜河豚鱼应统一加工处理,经鉴定合格后方准出售。

(3)加强宣传教育,学会识别河豚鱼的能力,防止误食。

10.4.1.3 鱼类引起的组胺中毒

含高组胺鱼类中毒是由于食用含有一定数量组胺的某些鱼类而引起的以过敏性症状为主的中毒性疾病。引起此种过敏性中毒的鱼类主要是海产鱼中的青皮红肉鱼。

1. 中毒原因

鱼类在存放过程中,产生自溶作用,由组织蛋白酶将组胺酸释放出来,然后在组胺酸脱羧酶作用下脱去羧基形成组胺。脱羧酶的来源是一些含有组氨酸脱羧酶的微生物。如:莫根变形杆菌、组胺无色杆菌、埃希大肠杆菌、葡萄球菌和普通变形杆菌等细菌。当富含游离组氨酸的鱼类一旦受到上述微生物污染当富含游离组氨酸的鱼类一旦受到上述微生物感染,在一定条件下,如温度 $15 \sim 37℃$,有氧、弱酸性($pH\ 6.0 \sim 6.2$)和渗透压不高(盐分含量 $3\% \sim 5\%$)的条件下即可分解组氨酸形成组胺。一般认为当鱼体中组胺含量超过 $200\ mg/100\ g$ 时,即可引起中毒。

中毒的机理主要是组胺刺激心血管系统和神经系统,促使毛细血管扩张充血,毛细血管通透性加强,血浆大量进入组织,血液浓缩、血压下降,引起反射性心率加快,刺激平滑肌使之发生痉挛。组胺中毒与组胺在鱼体中的含量有关,$100 \sim 150\ mg$ 可引起重度中毒。

2. 临床症状

组胺中毒的特点是发病快、症状轻、恢复快。潜伏期一般为 $0.5 \sim 1$ 小时,短者只有 5 分钟,长者 4 小时,表现为脸红、头晕、头痛、心跳加快、脉快、胸闷和呼吸促迫、血压下降,个别患者出现哮喘。一般体温正常,大多在 $1 \sim 2$ 日内恢复健康。治疗方法是首先催吐、导泻以排出体内毒物;然后使用抗组胺药能使中毒症状迅速消失,可口服苯海拉明、扑尔敏,或静脉注射 10% 葡萄糖酸钙,同时口服维生素 C。

3. 预防和控制

(1)避免食用不新鲜或腐败变质的鱼类食品。

(2)应尽量保证在冷藏冷冻条件下运输和保存海产鱼类,冰鲜鱼类储存在 4℃ 或以下,冷藏鱼类则储存在 18℃ 或以下。在储存、运输过程中受严重污染或解冰受热的鲐鱼、鲤鱼、池鱼类须做必要的组胺含量检测,凡含量超过 100 mg 的不得上市销售,同批鱼货应改作盐腌加工,使组胺下降至允许量以下时,才可上市销售。

(3)做好宣传工作,以防病从口入。烹调咸的青皮红肉类鱼前应去除内脏,洗净、切段后用水浸泡几小时,然后红烧或清蒸、酥焖,不宜油煎或油炸,可适量放些雪里红或红果,烹调时放醋，可以使组胺含量下降65%以上。易患过敏性疾病者，尽量避免食用这类鱼。

10.5 植物性毒素中毒

GB 14938《食物中毒诊断标准及技术处理总则》规定，摄入植物性中毒食品引起的一类中毒即为植物性食物中毒，也可称植物性毒素中毒或植物性食源性疾病。

植物性中毒食品，主要有以下3种：①天然含有有毒成分的植物或其加工产品（如桐油、大麻油）；②在加工过程中未能破坏或除去有毒成分的植物（如木薯、苦杏仁）；③在一定条件下，产生大量有毒成分的可食性植物（如发芽马铃薯）。

植物性中毒食品中含有的有毒物质是多种多样的，如生物碱类、苷类（氰苷、强心苷、皂苷、黄酮苷等）、毒蛋白类、萜类及内酯类、酚类等。据资料记载能够引起中毒的植物至少有60种，最常见的植物性毒素中毒为菜豆中毒等。可引起死亡的植物性中毒是发芽马铃薯、曼陀罗、白果、苦杏仁、桐油等。

10.5.1 常见的植物性毒素中毒

10.5.1.1 菜豆中毒

1. 中毒原因

引起菜豆中毒的有毒成分是菜豆中的红细胞凝集素、皂素等天然毒素，放置过久的菜豆可产生大量对人体有害的亚硝酸盐。由于菜豆皂素对消化道有强烈刺激作用，还可引起消化道出血性炎症，并对红细胞有溶解作用；血细胞凝集素具有红细胞凝集作用。这些毒素比较耐热，只有将其加热到100℃并持续一段时间后，才能破坏。

2. 临床症状

菜豆中毒的主要临床表现：进食菜豆数分钟至2~4小时内，出现恶心、呕吐、腹痛、水样便、少数人可有头痛、头晕、四肢麻木，胸闷、心慌等，少数可发生溶血性贫血。

紧急处理：立即催吐（可刺激舌根、咽部或口服催吐药），症状重者应立即到医院就诊，对症治疗，防治并发症。一般只要治疗及时，大多病人可在1~3天内恢复健康。

3. 预防与控制

（1）预防菜豆中毒的方法非常简单，只要把菜豆煮熟焖透就可以破坏毒素。

（2）不要进食放置过久的菜豆，烹制前要洗净，最好能够在水中浸泡15分钟；菜豆烹调至无原有的生绿色和生豆味即可。

10.5.1.2 毒蕈中毒

1. 中毒原因

毒蕈俗称毒蘑菇，由于某些毒蕈的外现与无毒蕈相似，常因误食而引起中毒。毒蕈的种类较多，其主要有毒成分为毒蕈碱，毒蕈溶血素、毒肽、毒伞肽及引起精神症状的毒素等。毒蘑菇含有的毒素成分尚不完全清楚。毒性较强的毒素及其危害有以下几种：毒肽主要损害肝脏，毒伞肽引起肝肾损害，毒蝇碱作用类似于乙酰胆碱，光盖伞素引起幻觉和精神症状，鹿花毒素导致红细胞破坏。

2. 临床症状

（1）胃肠炎型中毒　恶心、呕吐、腹痛、腹泻等，严重者出现休克、昏迷。

（2）溶血型中毒　除有胃肠道症状外，可出现溶血性黄疸、贫血、血红蛋白尿、肝脾肿大等。

（3）肝损害型中毒　初有胃肠道症状，随后出现肝肿大、黄疸、出血倾向和转氨酶升高，严重者发生肝性脑病而死亡。

（4）神经精神型中毒　除有胃肠道症状外，可出现多汗、流涎、瞳孔缩小等，严重者出现精神错乱、幻觉、谵忘、昏迷甚至呼吸抑制而死亡。

3. 预防与控制

防止毒蕈中毒，重在预防。主要是加强宣传教育，让群众识别毒蕈，避免采食。部分毒蕈与可食用蕈极为相似，应以不随便采食为宜。此外还要注意：

（1）一定要由有经验的人采摘野生蘑菇，其他人不要凭想当然采摘野生蘑菇，以免误食中毒；

（2）烹调蘑菇时一定要炒熟煮透，不可食用半生不熟的蘑菇。另外，装盛蘑菇的用具一定要生熟分开，避免生熟混杂；

（3）最好不要多种蘑菇一起食用，并控制一次进食蘑菇的总量；

（4）食用市售蘑菇（特别是野生蘑菇干品）时，一定要仔细挑选，如有异样者应挑除，避免有毒蘑菇被误食。

10.5.1.3　发芽马铃薯（土豆）中毒

1. 中毒原因

发芽马铃薯致毒成分为茄碱（$C_{45}H_{73}O_{15}N$），又称马铃薯毒素，是一种弱碱性的生物碱，又名龙葵甙，可溶于水，遇醋酸极易分解，高热、煮透亦能解毒。龙葵甙具有腐蚀性、溶血性，对胃肠道黏膜有较强的刺激作用，对运动中枢及呼吸中枢有麻痹作用，能引起脑水肿、充血，并对红细胞有溶解作用。当马铃薯储藏不当，至马铃薯发芽或部分变绿时，其中的龙葵碱大量增加，烹调时又未能去除或破坏掉龙葵碱，食后易发生中毒。

2. 临床症状

一般在进食后 10 分钟至数小时出现症状。先有咽喉抓痒感及灼烧感，上腹部灼烧感或疼痛，其后出现胃肠炎症状，剧烈呕吐、腹泻，可导致脱水、电解质紊乱和血压下降。此外，还可出现头晕、头痛、轻度意识障碍、呼吸困难。重者可因心脏衰竭、呼吸中枢麻痹死亡。

发现中毒后应立即用 1:5 000 高锰酸钾或 0.5% 鞣酸或浓茶洗胃。补充液体纠正失水。呼吸困难时积极给氧和应用适量呼吸兴奋剂，呼吸中枢麻痹用人工呼吸机。未成熟青紫皮和发芽马铃薯不可食用。少许发芽马铃薯应深挖去发芽部分，并浸泡半小时以上，弃去浸泡水，再加水煮透，倒去汤汁才可食用。在煮马铃薯时可加些米醋，因其毒汁遇醋酸可分解。变为无毒。

3. 预防与控制

马铃薯应低温储藏，避免阳光照射，防止生芽。不吃生芽过多、黑绿色皮的马铃薯。生芽较少的马铃薯应彻底挖去芽的芽眼，并将芽眼周围的皮削掉一部分。这种马铃薯不宜炒吃，应煮、炖、红烧吃。烹调时加醋，可加速破坏龙葵碱。

10.5.1.4　桐油与油桐籽中毒

1. 中毒原因

桐油含桐油酸，口服后对胃肠道有强烈的刺激作用，并可损害心、肝、神经系统和肾脏。

桐油的外观类似一般食用植物油，因误将其作为植物油食用而中毒。若食用油中混有桐油，长期少量食用，可引起亚急性中毒。

2. 临床症状

潜伏期半小时至4小时。以胃肠道刺激症状为主，轻者头晕、胸闷、上腹部不适、恶心、呕吐、腹痛、水样腹泻等；较重者出现多汗、血性大便、无力等；严重时出现脱水、酸中毒、呼吸困难甚至意识模糊、惊厥、休克和昏迷。肾脏受累可见蛋白尿、管型尿、血尿，肝脏损害可致肝脏肿大、疼痛及丙氨酸氨基转移酶升高。

中毒后可采用催吐方法急救，如用1:5000高锰酸钾溶液洗胃，洗胃后给予黏膜保护剂，如活性炭的米汤、面糊、蛋清等的悬护剂。

3. 预防和控制

主要是不要误食桐油和油桐籽：①在种植油桐树盛产桐油的地区，生产和供销部门应严加管理，桐油与食用油从采集、榨油、储存及销售均应严格分开存放，以免误将桐油当作食用油；②购买食用油时注意与桐油鉴别，桐油多有特殊的气味，一般不难区别。如疑为混有桐油的食用油，可作桐油定性检验鉴别；③教育儿童不要误食油桐籽。

10.5.1.5 木薯中毒

1. 中毒原因

木薯中毒系食用未经去毒或去毒不完全的薯块而引起。木薯中含有一种亚配糖体，经过其本身所含的亚配糖体酶的作用，可以析出游离的氢氰酸而致中毒。生食木薯230 g～580 g可致死。

2. 临床症状

临床主要表现组织缺氧及中枢神经系统损害症状。轻者恶心呕吐、头痛、头昏、嗜睡或烦躁等。较重者呕吐频繁，呼吸急速，脉快，紫绀，抽搐等。可出现严重者昏迷、呼吸困难，瞳孔散大、光反射消失，心律失常，呼吸衰竭等中枢神经麻痹征，甚至死亡。

目前解毒药物首选亚硝酸戊酯，亚硝酸钠及硫代硫酸钠三种药物联合应用，作用迅速而疗效显著。早期诊断，迅速治疗是抢救木薯中毒的关键。

3. 预防与控制

(1)不要生食木薯，木薯必须经去毒处理后才能食用。

(2)即使是经去毒处理后的木薯也不能多食，尤其是不要长期食用及作为主要食品食用。

(3)木薯去毒方法：①剥去内皮法。剥去内皮，用水煮2次，放水中浸泡24小时，取出煮熟后食用。②生木薯浸水法。将生木薯置水中浸泡4～6天，每天换水1次，后切片晒干备用。③煮熟浸水法。煮熟后再置清水中浸泡40小时，取出备用。④加工法。将生木薯切片晒干，防霉储存，后磨成粉后加入清水浸泡，取粉晒干备食用。

10.6 化学性食物中毒

化学性食物中毒是指由于食用了被化学性有毒物质污染的食物而引起的中毒。引起食源性化学性中的常见原因主要有4个，即食用被有毒化学物质污染的食品；误将有毒化学物质当作食品、食品添加剂或营养强化剂食用或加入食品中食用的；食用添加非食品级或禁止使用的食品添加剂、营养强化剂以及超量使用食品添加剂的食品；食用食品成分及营养素发生了变化的食品等。污染食物的化学性有毒物质主要包括有毒金属、非金属及其化合物、化学农药以及亚硝酸盐、甲醇等其他化学物质。化学性食物中毒的特点是：潜伏期短，发病急骤；中毒程度较为严重，病程较长，发病率和病死率较高；季节性和地区性不突出，散发性和偶然性较明显。

10.6.1 常见化学性食物中毒

10.6.1.1 重金属中毒

常见的重金属中毒包括铅、砷、汞、镉、砷中毒等。因为重金属能够使蛋白质的结构发生不可逆的改变，蛋白质的结构改变功能就会丧失，体内的酶就不能够催化化学反应，细胞膜表面的载体就不能运送营养物质、排出代谢废物，肌球蛋白和肌动蛋白就无法完成肌肉收缩等，所以体内细胞就无法获得营养，排除废物，无法产生能量，细胞结构崩溃和功能丧失，导致死亡。

1. 铅中毒

铅及其化合物的蒸气、烟和粉尘主要通过呼吸道侵入人体（这是职业性铅中毒的主要侵入途径），也可经消化道被吸收。铅中毒以无机铅中毒为多见，主要损害神经系统、消化系统、造血系统和肾脏。铅可导致人体的慢性和急性中毒。人对铅的急性中毒最小的口服剂量为 0.5 mg/kg 体重，致死剂量为 250 mg/kg 体重。

1）铅中毒原因

食入含铅器皿（锡器、劣质陶器的釉质或珐琅中均含铅质）内煮放的酸性食物或摄入被铅污染的水和食物等亦可发生铅中毒。将剩余的罐头食物留在马口铁罐头中储存于冰箱内也是引致铅中毒的一个原因。

铅毒作用机制：铅进入人体后被吸收到血液循环中主要以二磷酸铅、甘油磷酸盐、蛋白复合物和铅离子等形态而循环。最初分布于全身随后约有91%~95%以三盐基磷酸铅的形式储积在骨组织中，少量储存于肝、肾、脾、肺、心、脑、肌肉、骨髓及血液中。分布血液和软组织中的铅浓度过高时可产生毒性作用，铅储存于骨骼时不发生中毒症状，由于感染创伤劳累饮用含酒类的饮料或服酸性药物等而破坏体内酸碱平衡时骨内不溶解的三盐基磷酸铅转化为可溶的二盐基磷酸铅移至血液；由于血液中铅浓度大量增加可发生铅中毒症状。铅毒主要抑制细胞内含巯基的酶，而使人体的生化和生理功能发生障碍，引起小动脉痉挛损伤毛细血管内皮细胞，影响能量代谢导致卟啉代谢紊乱阻碍高铁血红蛋白的合成，改变红细胞及其膜的正常功能，阻抑肌肉内磷酸肌酸的再合成等，从而出现一系列病理变化。

2）临床症状

铅引起的急性中毒常表现为口腔有金属味，口、咽及食道有灼烧感，继而出现流涎、恶心、呕吐、阵发性腹绞痛、腹泻等症状，严重者可导致头痛、四肢发冷、血压降低、气喘、虚脱、昏迷、循环衰竭，甚至死亡。

铅引起的急性中毒可以通过催吐、洗胃、导泻来进行排毒。当误食铅化合物中毒时，立即给患者催吐并用1%硫酸钠或碳酸氢钠洗胃，或用生理盐水洗胃。洗胃后给予50%硫酸镁30~40 mL导泻。同时，应尽早使用金属络合剂进行驱铅治疗，如采用依地酸二钠钙，二乙烯三胺五乙酸，二巯丁二钠等药物进行驱铅治疗。

3）铅中毒预防和控制

加强对铅化合物的管理，严格铅化合物的生产、采购、存储、运输管理制度，防止直接或间接污染食品；加强对铅化合物生产、经营、使用单位及集体食堂的管理，防止误将铅化合物当作食品原料或调味品使用，造成中毒；加强儿童管理，教育儿童应养成勤洗手、勤剪指甲的好习惯，纠正一些儿童爱啃指甲、笔头等异物的不良习惯；经常清洗儿童玩具，因为这些玩具上常常黏附有铅尘；儿童应少食某些含铅较高的食物，如普通皮蛋（松花蛋）、爆米花、金属罐饮料等，多吃含钙、铁和锌高的食物，以减少铅的吸收；加强宣传教育，不用含铅高的容器、包装材料盛放和包装食品。

2. 砷中毒

砷（arsenic，As）元素有灰、黄和黑色三种同素异形体，沸点 615℃，可升华，不溶于水。常见的砷化物有三氧化二砷、五氧化二砷、砷酸盐、亚砷酸盐等。三氧化二砷又名砒霜、白砒，为白色粉末，较易溶于水，室温水中溶解度 2%～4%，热水中可达到 17.8%，溶水后成为亚砷酸。上述其他砷化合物大多为白色粉末或结晶，不易溶于水。

1）砷及其化合物中毒主要原因

砷的急性毒性与其水溶性有关。砷元素不溶于水，雄黄（As_2S）及雌黄（As_2S_3）在水中溶解度很小，其急性毒性都很低。但砷的氧化物和一些盐类绝大部分属于高毒物质，三价砷化物因可接受一个亲核的成分，较易增加结合的原子数，故毒性较五价砷为大。

砷的毒作用机制：①抑制含巯基酶的活性。砷化合物能与体内许多参与细胞代谢的重要的含巯基的酶结合，使酶失去活性，干扰细胞的氧化还原反应和能量代谢，故可导致多脏器系统的损害。②抑制氧化磷酸化反应，使 ATP 解偶联，砷酸盐在结构上与磷酸盐类似，有可能形成不稳定的砷酸酯来代替三磷酸腺苷形成中的磷酸酯，影响能量代谢。③对血管壁的直接损伤；砷可直接损伤脏器毛细血管壁或作用于血管舒缩中枢，使毛细血管扩张，血管通透性改变，血管平滑肌麻痹。④诱导促进生长的细胞因子体外实验发现，亚砷酸钠可在皮肤角化细胞中诱导促进生长的细胞因子，这可能与砷所致皮肤癌的机制有关。⑤干扰 DNA 合成与修复，砷可与脱氧核糖核酸聚合酶结合，影响 DNA 的合成与修复；还可直接与巯基反应导致 DNA 链、DNA～DNA 交联或 DNA～蛋白交联的断裂；五价砷通过取代磷插入 DNA 结构产生不稳定键，亦可造成 DNA 复制或转录的错误。

2）砷及其化合物中毒表现

口服中毒潜伏期，短者十几分钟，长者 4～5 小时，常见 1～2 小时。中毒表现症状主要以下几种：①急性胃肠炎症状是口咽部、食道及上腹部有灼烧感，恶心、呕吐、腹痛、腹泻，大便呈水样或米汤样，有时混有血。重症患者由于剧烈的呕吐和腹泻，导致脱水和电解质失衡而出现腓肠肌痉挛、四肢发冷、血压下降，甚至休克；②神经系统症状表现是轻者出现头痛、头昏、口周麻木，全身酸痛等，重者烦躁不安、幻觉、妄想、惊厥、昏迷等。急性砷中毒 3 日～3 周出现急性周围神经病症，其突出表现是肌肉酸痛、四肢麻木、无力、针刺样感觉，继之肢端痛觉过敏，以下肢为重。以后感觉减退和消失，重者垂足、垂腕；③其他系统损害表现为部分患者可出现肝、肾、心肌损害。肝脏损害以丙氨酸转氨酶（ALT）升高为主，一般发生在中毒后 3～7 日，少数病例可出现黄疸；皮肤损害表现为皮肤瘙痒、皮疹、脱屑、色素沉着。中毒后 1～2 个月，指甲上可出现白色横纹（也称米氏纹）；严重砷中毒常于 1～2 天内死亡，死亡原因多为呼吸、循环衰竭，肝、肾衰竭等引起。

3）砷及其化合物中毒预防与控制方法

严格保管农药，实行专人专管、领用登记，砷化物农药必须染成易识别的颜色。包装上标明"有害"字样，禁止与食物一起存放；使用含砷农药拌种的容器、用具必须专用并作明显标记。砷中毒的家畜、家禽，应深埋销毁，严禁食用；含砷农药用于水果、蔬菜时，应遵守安全间隔期；食品工业所用含砷原料，含砷量不得超过国家标准；禁止用加工粮食的磨、碾子磨碾含砷物品。

3. 汞中毒

汞中毒以慢性为多见，主要发生在生产活动中，长期吸入汞蒸气和汞化合物粉尘所致。以精神－神经异常、齿龈炎、震颤为主要症状。大剂量汞蒸气吸入或汞化合物摄入即发生急性汞中毒。对汞过敏者，即使局部涂沫汞油基质制剂，亦可发生中毒。

1）汞中毒机制

汞蒸气较易透过肺泡壁含脂质的细胞膜，与血液中的脂质结合，很快分布到全身各组织。汞在红细胞和其他组织中被氧化成 Hg^{2+}，并与蛋白质结合而蓄积，很难再被释放。汞离子易与巯基结合，使与巯基有关的细胞色素氧化酶、丙酮酸激酶、琥珀酸脱氢酶等失去活性。汞还与氨基、羧基、磷酰基结合而影响这些功能基团的活性。由于这些酶和功能基团的活性受影响，阻碍了细胞生物活性和正常代谢，最终导致细胞变性和坏死。近年来，发现汞对肾脏损害，以肾近曲小管上皮细胞为主。汞还可引起免疫功能紊乱，产生自身抗体，发生肾病综合征或肾小球肾炎。

2）汞中毒症状

急性中毒潜伏期半小时至数小时不等，与摄入汞的量和个人体质有关。初期症状是患者出现头晕、胃部不适、流口水、恶心、呕吐、腹痛、腹泻、食欲缺乏等症状，此时如能及时治疗，患者很快恢复，愈后良好。病重期症状是患者病情加重，神经精神症状可成为此期突出的表现。患者可出现发热、头晕、头痛、乏力、情绪激动、烦躁不安、失眠、记忆力减退等，并可出现脊髓、周围神经损害、皮肤损害和口腔炎等症状。个别患者有肾病综合征及肾小球肾炎，严重者可发展为中毒性脑病、间质性肺炎。脊髓、周围神经受损表现：患者先感下肢发麻、无力、不能行走，随后波及上肢，肌肉震颤，震颤最初多出现在眼睑、舌及手指的肌肉，以后发展到肢体，肌肉萎缩，持物不稳，手脚感觉障碍（手套、袜套样感觉）。部分患者抬头无力，小便失禁。

3）汞中毒预防与控制方法

严格保管农药，实行专人专管、领用登记，有机汞农药禁止与食物一起存放；有机汞中毒的家畜、家禽，应深埋销毁，严禁食用；含有机汞农药用于水果、蔬菜时，应遵守安全间隔期；控制吃鱼总量，特别是少吃鱼的内脏、鱼头、鱼皮等。

10.6.1.2 有机磷农药中毒

有机磷农药（organophosphorus pesticide）种类很多，根据其毒性强弱分为高毒、中毒、低毒三类。高毒类有机磷农药少量接触即可中毒，低毒类大量进入体内亦可发生危害。人体对有机磷的中毒量、致死量差异很大。由消化道进入较一般浓度的呼吸道吸入或皮肤吸收中毒症状重、发病急；但如吸入大量或浓度过高的有机磷农药，可在 5 分钟内发病迅速致死。

1. 中毒原因

有机磷农药中毒的机理，一般认为是其抑制了胆碱酯酶的活性，造成组织中乙酰胆碱的积聚，其结果引起胆碱能受体活性紊乱，而使有胆碱能受体的器官功能发生障碍。凡由脏器平滑肌、腺体、汗腺等兴奋而引起的症状，与毒蕈中毒所引起的症状相似，则称为毒蕈样症状；凡由交感神经节和横纹肌活动异常所引起的症状，与烟碱中毒所引起的症状相似，故称烟碱样症状。

2.临床症状

其潜伏期也因中毒途径不同而有所差异。经口服者约 5 ~ 20 min 早期出现恶心、呕吐，以后进入昏迷状态；经呼吸道者，潜伏期约 30 min，吸入后产生呼吸道刺激症状，呼吸困难，视力模糊，而后出现全身症状；经皮肤吸收者潜伏期最长约 2 ~ 6 h，吸收后有头晕、烦躁、出汗、肌张力减低及共济失调等症状。

3.预防与控制

1）广泛深入地开展安全使用农药知识的宣传教育，使广大群众了解有机磷农药对人体的危害和正确合理使用有机磷农药的知识，增强自我保护意识，避免有机磷农药中毒事故的发生。

2）严格执行 GB/T 8321 农药合理使用准则和国家明令禁止使用的高毒农药等有关规定，严禁在蔬菜、果树、茶叶、中草药材上使用高毒农药。

3）喷洒过有机磷农药的水果、蔬菜，经过规定的安全间隔期后，方可上市销售和食用。菜农、果农要严格把关，杜绝不安全的水果、蔬菜进入菜场销售。

4）有机磷农药不得与粮食、蔬菜、水果等食物混合装载运输和储存。装运农药的车辆，用后必须彻底洗刷干净。

5）盛装过有机磷农药的空瓶不得盛装酱油、酒、食用油和其他食品。农药空瓶必须砸碎深埋，防止儿童玩耍。

6）在食用水果和蔬菜前用洗洁精的水溶液浸泡数分钟，然后用清水多冲洗几遍；能去皮的蔬菜和水果尽量去皮再食用。这样，可将农药对人体的危害降到最低。

10.6.1.3 亚硝酸盐中毒

亚硝酸盐主要指亚硝酸钠，为白色至淡黄色颗粒或粉末，味微咸，易溶于水，外表和味道颇似食盐。在工业生产中，它主要用于染织业，建筑工地多用作防冻剂，食品工业中常用于肉类食品的发色和食品防腐。亚硝酸盐的中毒剂量为 0.3 g ~ 0.5 g，致死剂量为 3 g。若救治不及时，病死率可达 10% 左右。

1.中毒原因

由亚硝酸盐引起食物中毒的原因较多，其中多以误将亚硝酸盐当作食盐食用所致。另外，短时期内大量食用不新鲜的叶类蔬菜，或食用刚腌制不久的蔬菜(15 天左右)，或食用了过量使用亚硝酸盐(或硝酸盐)作为发色剂的肉制品，或食用常温下存放的剩蔬菜，或饮用含亚硝酸盐较多的苦井水、笼锅水。

亚硝酸盐、硝酸盐的危害性主要表现为以下几个方面：第一，亚硝酸盐被吃到胃里后，在胃酸作用下与蛋白质分解产物二级胺反应生成亚硝胺。胃内还有一类细菌叫硝酸还原菌，也能使硝酸盐转变为亚硝酸盐与胺类结合成亚硝胺。胃酸缺乏时，此类细菌生长旺盛。故不论胃酸多少均有亚硝胺的产生。亚硝胺具有强烈的致癌作用，主要引起食管癌、胃癌、肝癌和大肠癌等。第二，亚硝酸盐能使血液中正常携氧的低铁血红蛋白氧化成高铁血红蛋白，因而失去携氧能力而引起组织缺氧。第三，亚硝酸盐能导致肾小腺、肾小球肥大。

2. 临床症状

亚硝酸盐食物中毒发病急，潜伏期为十几分钟或 1~3 小时，主要中毒表现为高铁血红蛋白含量过多引起的缺氧症状，具体表现为头晕、头痛、乏力、呼吸困难，并伴有腹痛、腹泻、恶心、呕吐等症状。严重者可出现昏迷、抽搐，大小便失禁，甚至因呼吸困难而死亡。皮肤青紫是本病的典型特征，尤以口唇青紫最为普遍。

3. 预防与控制

为防止亚硝酸盐中毒，必须妥善保管亚硝酸盐和硝酸盐，建立专人负责和标签提示制度，以免误食误用。在食品烹饪过程中，严格控制亚硝酸盐和硝酸盐的使用范围和用量，以免滥用和错用。加强食盐市场监督管理，坚决杜绝工业用盐和私盐流入市场，食用腌菜和叶类蔬菜要留心，腌菜在 3 天以内或 30 天以后食用，同一时期内，不宜集中大量食用叶类蔬菜，尤其是不新鲜的叶类蔬菜。

本章关键词

食物中毒　细菌性食物中毒　真菌性食物中毒　化学性食物中毒　动植物食物中毒

本章小结

本章主要介绍食物中毒的概念及其种类的基础上，分别阐述各种食物中毒的发病机制，临床症状，流行病学以及预防与控制措施等相关知识。本章的知识要点与日常饮食(餐饮产品)卫生关系密切，具有较强的实践性和应用性。要求重点掌握食物中毒的概念，沙门氏菌食物中毒、副溶血性弧菌食物中毒、葡萄球菌食物中毒、肉毒梭菌食物中毒、致病性大肠埃希菌食物中毒、赤霉病麦中毒、霉变甘蔗中毒、霉变甘薯中毒、麦角中毒、贝类中毒、河豚鱼中毒、毒蕈中毒、发芽马铃薯(土豆)中毒、桐油与油桐籽中毒、重金属中毒、亚硝酸盐中毒、有机磷农药中毒等基本知识和预防措施。

本章思考题

1. 何谓食物中毒？
2. 如何预防由副溶血性弧菌污染海产品引起的食物中毒？
3. 发芽马铃薯中毒发病机制是什么？
4. 如何预防四季豆食物中毒？
5. 分析亚硝酸盐食物中毒的原因及其如何预防？
6. 生吃或是食用半生不熟的肉类可能引起哪些感染？

第11章

各类食品卫生及其管理

本章学习目的与要求

1. 掌握各类食品可能存在的主要卫生问题及对人体健康的影响；
2. 了解不同食品受污染的因素和途径；
3. 掌握各类食品卫生管理基本方法；
4. 掌握预防食品原料及常用加工食品污染的技术措施。

11.1 粮豆、蔬菜、水果的卫生与管理

11.1.1 粮豆的卫生及管理

粮豆的卫生问题包括微生物污染、工业"三废"及农药污染、有害植物种子混入、粮食仓储害虫等。粮豆从生长到收获、运输、加工、贮存等环节，由于各种环境条件的影响，均可能受某些有害物质污染而不同程度地危害人体健康。

11.1.1.1 粮豆的主要卫生问题

1. 粮豆霉变与霉菌毒素污染

由于霉菌广泛存在于自然界，粮豆在农田生长期、收获、储存中各环节均可受到真菌的污染。当环境湿度大、温度增高时，真菌易在粮豆中生长繁殖，并分解粮豆的营养成分，产酸产气，使其发生霉变，改变其感官性状，降低、甚至失去营养价值，还可产生相应的真菌毒素，对人体健康造成危害。污染粮豆常见的真菌有曲菌、寄生曲菌、青霉菌、毛霉菌、根霉菌和镰刀菌等。

2. 农药残留

目前我国使用的农药80%～90%为有机磷农药，据报道，我国粮豆中残留的敌百虫平均为 $7.87\ \mu g/kg$，甲胺磷平均为 $39.15\ \mu g/kg$，分别为最大残留限量标准（GB 2763）的7.87%和

39.15%。粮豆中农药残留可来自：①在农田如防治病虫害、除草时直接施用的农药；②环境中农药通过水、空气、土壤等途径进入粮豆作物。

3. 有害毒物的污染

主要污染物包括重金属如汞、镉、砷、铅、铬和氰化物等，主要来自未经处理或处理不彻底的工业废水和生活污水对农田的灌溉。一般情况下，污水中有害有机成分经过生物、物理及化学方法处理后，可减少甚至消除，但以金属毒物为主的无机有毒成分或中间产物可通过污水灌溉农作物造成严重污染。研究表明，每人每天平均摄入的铅、铬、汞分别为 86.3 μg、13.8 μg、10.3 μg，主要来自谷类和豆类，但有相当一部分汞来自水产品。

4. 仓储害虫

我国常见的仓储害虫有甲虫(大谷盗、米象、谷蠹和黑粉虫等)、蛾虫(粉蛾)及蛾类(螟蛾)等 50 余种。当仓库温度达 18~21℃以上，相对温度达 65%以上时，适于虫卵孵化繁殖，当仓库温度达 10℃以下，活动减少。仓储害虫在原粮和半成品粮豆上都能生长，并使其发生变质，失去或降低食用价值。每年世界粮谷因病虫害损失达 5%~30%。

5. 有毒植物种籽及其他污染

农作物收割后，粮食中常混杂有毒植物种籽，如麦角、毒麦、麦仙翁籽、槐籽、毛果洋茉莉籽、曼陀罗籽等。这些种籽内含有有毒物质，对机体有一定的毒性作用。此外由于收割不及时，有的小麦还未收割，已有麦粒在穗上发芽，其引起赤霉病麦中毒最多见。泥土、砂石和金属是粮豆中主要无机夹杂物，分别来自田园、晒场、农具和加工机械，不但影响感官性状，而且损伤牙齿和胃肠道组织。

11.1.1.2 粮豆的卫生管理

1. 粮豆的安全水分

粮豆含水分高低与其贮藏时间长短和加工密切相关。在贮藏期间，粮豆水分含量过高时，因其代谢活动增强而发热，使霉菌、仓虫易生长繁殖，致使发生霉变和变质。水分含量高的原粮也不利于加工，因此应将粮豆水分控制在安全贮存所要求的水分含量以下，粮谷安全水分为 12%~14%，豆类为 10%~13%。另外，还应控制粮豆贮存环境的温度和湿度。

2. 仓库的卫生要求

为使粮豆在贮藏期不受霉菌和昆虫的侵害，保持原有的质量，应严格执行粮库的卫生管理要求：①仓库建筑应坚固、不漏、不潮，能防鼠防雀；②保持粮库的清洁卫生，定期清扫消毒；③控制仓库内温度、湿度，按时翻仓、晾晒，降低粮温；④监测粮豆温度和水分含量的变化，加强粮豆的质量检查，发现问题，立即采取相应措施。此外，仓库使用熏蒸剂防治虫害时，要注意使用范围、用量。熏蒸后粮食中的药剂残留量必须符合国家卫生标准才能出库、加工和销售。

3. 粮豆运输、销售的卫生要求

粮豆运输时，铁路、交通和粮食部门要认真执行安全运输的各项规章制度，搞好粮食运输和包装的卫生管理。运粮应有清洁卫生的专用车，防止意外污染。对装过毒品、农药或有异味的车船，未经彻底清洗消毒的，不得装运。粮食包装袋必须专用，不得染毒或有异味，包装袋使用的原材料应符合卫生要求；袋上油墨应无毒，不得向内容物渗透。销售单位应按食品卫生经营企业的要求，设置各种经营房舍，搞好环境卫生。加强成品粮卫生管理，做到不加工、不销售不符合卫生标准的粮豆。

4. 防止农药及有害金属的污染

为控制农药残留，必须合理使用农药，严格遵守《农药安全使用规定》和《农药安全使用标准》。采取的措施有：①针对农药毒性和在人体内的蓄积性，不同作物及条件选用不同的农药和剂量；②确定农药的安全使用期；③确定合适的施药方式；④制定农药在食品中的最大残留限量标准。

使用污水灌溉应采取以下措施：①废水应经过活性炭吸附、化学沉淀、离子交换等方法处理，使灌溉水质符合《农田灌溉水质标准》，根据作物品种，掌握灌溉时期及灌溉量；②定期检测农田污染程度及农作物毒物残留水平，防止污水中有害化学物质污染粮食。为防止各种贮粮害虫，常采用化学熏蒸剂、杀虫剂和灭菌剂，应注意其质量和剂量，粮豆中残留量应不超过国家标准限量。近年采用低剂量 $^{60}Co\gamma$ 射线辐照粮豆，可杀死所有害虫，且不破坏粮豆营养成分及品质，效果好，我国已颁布相应卫生标准。

5. 防止无机夹杂物及有毒种籽的污染

在粮豆加工过程中安装过筛、吸铁和风车筛选等设备可有效去除无机夹杂物。有条件时，逐步推广无夹杂物、无污染物或者强化某些营养素的小包装粮豆产品。

为防止有毒种籽的污染，应作好以下工作：①加强选种、农田管理及收获后的清理措施，尽量减少或完全清除；②制定粮豆中各种有毒种籽的限量标准并进行监督。如我国规定，按重量计麦角含量不得大于 0.01%，毒麦含量不得大于 0.1%。

11.1.2 蔬菜、水果的卫生及管理

蔬菜、水果含丰富的维生素、无机盐、纤维素、水分，在人类膳食中占有重要地位，目前占我国居民膳食组成的 1/3 以上，随着农业产业化及设施农业的发展，蔬菜、水果可全年生产供应，消费量逐步增加，其卫生问题备受重视。蔬菜、水果主要受来自农药、工业废水、亚硝酸盐的化学污染及来自粪便的微生物与寄生虫污染。

11.1.2.1 蔬菜、水果的主要卫生问题

1. 微生物对蔬菜、水果的污染

果蔬蛋白质和脂肪含量低，主要是碳水化合物、无机盐、维生素以及大量的水分，且水果多呈酸性。因此在果蔬中能长期生长的微生物主要是能耐酸耐高渗的霉菌及酵母菌，常常引起果蔬的卫生问题。

（1）果蔬微生物的来源　果蔬微生物一部分来自花期侵染进入果蔬内部组织及整个生育期从自然孔口和伤口侵入；另一部分为外源腐生微生物及致病微生物通过污水、粪便、肥料、手、动物和盛放容器等侵入。

新鲜果蔬在果园或菜田主要受土壤污染，果蔬可被土壤中肉毒梭菌、产气荚膜梭菌污染。若土壤用粪施肥还可能有沙门氏菌等致病微生物，如卷心菜、莴苣等均检出过伤寒沙门氏杆菌及志贺氏菌、肠道病毒等。此外，未经处理的污水灌溉农田也会造成果蔬的微生物污染。在收获、搬运、出售过程中，操作人员的手为微生物的重要来源，尤其在货架零售时，可能有许多人的手接触同一个水果，其中不乏细菌或病毒携带者。

（2）微生物引起果蔬腐败变质的原因　微生物引起果蔬腐败变质的主要原因是微生物产生了能使果蔬细胞壁降解的酶。引起果蔬腐败变质的微生物常产生一种或多种果胶酶，作用于细胞壁内的胞间层，使果蔬食品遭受病害。

在腐败变质的水果制品中常常发现有大量霉菌。以果汁为例，变质果汁中以青霉属最多见，其次是曲霉属。青霉包括有黄绿青霉、牵连青霉、淡紫青霉、扩展青霉。曲霉包括烟曲霉、米曲霉、黑曲霉和杂色曲霉。此外还有少数毛霉属、镰刀霉属、牙枝霉属的霉菌。在浓果汁中可存在耐高渗透的酵母如鲁氏酵母、蜂蜜酵母等。果汁中常见的细菌为乳酸细菌，以乳酸杆菌为主。

2. 有害化学物质对蔬菜、水果的污染

农药、放射性物质和工业有害物质等，均可造成果蔬的污染。特别是农药和工业"三废"对人体健康影响最大，目前尚不能完全清除。

蔬菜和水果使用农药较多，因而蔬菜、水果的农药残留较为严重。主要是敌百虫、敌敌畏、甲胺磷、乐果和对硫磷等农药残留。工业废水中含有许多有毒成分，如酚、镉、铅、汞、铬等，若不经处理，直接灌溉菜地，毒物可通过蔬菜进入人体产生危害。据调查我国平均每人每天摄入铅 86.3 μg，其中 23.7% 来自蔬菜；平均每人每天摄入镉 13.8 μg，其中 23.9% 来自蔬菜。某地用含砷废水灌溉菜地，可使小白菜含砷量高达 60 ~ 70 mg/kg，而一般蔬菜中平均含量为 0.5 mg/kg 以下。另外在果蔬加工中，添加的色素和香精等，其他有害物质如亚硝酸盐、放射性物质、苯并(a)芘，包装材料和贮运过程等也能对果蔬造成污染。

11.1.2.2 蔬菜、水果的卫生管理

1. 防止肠道致病菌及寄生虫卵的污染

应采取的措施是：①人畜粪便应经无害化处理再施用，如采用沼气池处理的办法，不仅可杀灭致病菌和寄生虫卵，还可增加能源和提高肥效；②用生活污水灌溉时，应先沉淀去除寄生虫卵，未经处理的污水禁止使用；③水果和生食的蔬菜，在食前应清洗干净；④蔬菜水果在运输、销售时，应剔除残叶、烂根及腐败变质部分和破损的水果，清洗干净，推行小包装上市。

2. 施用农药的卫生要求

蔬菜生长期短，植株大部分或全部均可食用，而且无明显成熟期；有的蔬菜自幼苗即可食用，一部分水果食前也无法去皮。因此对蔬菜水果农药残留的规定更应严格。措施如下：①应严格遵守并执行有关农药安全使用规定；②高毒农药不准用于蔬菜水果，如甲胺磷、对硫磷等；③限制农药的使用剂量，根据农药的毒性和残效期，确定对作物使用的次数、剂量和安全间隔期(即最后一次施药距收获的天数)；④制定农药在蔬菜和水果中最大残留限量标准，如我国规定(GB 2763)敌敌畏在蔬菜水果中最大残留限量为 0.2 mg/kg；⑤对激素类农药应慎重使用。

3. 工业废水灌溉卫生要求

利用工业废水灌溉菜地，应经无害化处理，并符合国家工业废水排放标准方可使用，应尽量使用地下水灌溉。

4. 蔬菜、水果贮藏的卫生要求

蔬菜、水果因含水分多，组织嫩脆，易损伤和腐败变质，贮藏的关键是保持蔬菜水果的新鲜度。贮藏条件应根据蔬菜、水果不同种类和品种的特点而异。一般保存蔬菜、水果最适宜温度为 0℃ 左右，此温度既能抑制微生物生长繁殖，又能防止蔬菜、水果间隙结冰。大量上市可用冷藏，有的可用速冻方法贮藏。采用射线辐照保藏如洋葱、土豆、苹果、草莓等，不但延长保藏期，而且改善商品质量，效果理想。

11.2　茶叶的卫生及管理

11.2.1　茶叶的卫生问题

1. 农药残留

茶叶为多年生叶用作物，一年多次采收。在茶季中一般每隔 7～10 d 采摘一次，故喷药后采摘间隔期比其他作物短，而且鲜叶又是直接喷药部位，采摘后的芽叶也不经洗涤，故常常造成农药在茶叶中的残留。

2. 重金属

茶叶在生长、加工、运输、贮藏过程中，易被铅、铜、镉、砷等污染，其中以铅、砷等金属的毒性最大，如长期饮用含过量铅、砷的茶叶，可在体内蓄积而造成慢性中毒。茶中重金属污染源是来自茶树的化学农药，其次加工过程中接触金属设备和容器等。

3. 微生物

微生物污染鲜叶后很容易生长繁殖而造成腐烂，尤其在茶叶生产高峰期，若鲜叶堆放时间过长，或遇梅雨连绵，湿度过大时就容易导致鲜叶腐败。茶叶表面容易着生细菌、酵母和霉菌等微生物，尤其是霉菌。微生物在进行各种代谢过程中可产生多种合成产物和分解产物，而使茶叶受到污染，产生霉味并使茶叶变色变味。容易引起茶叶发生霉变的微生物有曲霉属和青霉属，其次还有毛霉、交链孢霉和镰刀霉等。

4. 其他

茶叶中还含有苯并(a)芘、亚硝胺等致癌物质。茶叶苯并(a)芘主要来自生长环境和烟熏烘焙等生产加工环节。茶叶苯并(a)芘在通常情况下不会危及到人体健康，因其不溶或微溶于水，但易溶于脂肪，且易被乳中 β - 球蛋白吸附，当奶与茶叶共煮时，可使茶叶苯并(a)芘更多溶出。茶叶中亚硝胺的形成是因为自然界普遍存在前体物，即二甲胺、三甲胺和亚硝酸盐，在某些条件下很容易反应生成亚硝胺。此外，茶中含有多种其他微量有害有毒成分，如茶中含有咖啡碱，积累过多时可使神经正常功能失调，所以不宜饮浓茶或饮茶过量。

11.2.2　茶叶生产加工的卫生管理

茶叶整个生产加工过程中应采取合理措施加强卫生管理，以提高茶叶质量。如合理采摘鲜叶并达到采摘的卫生标准，农药和重金属残留要符合规定要求；鲜叶加工过程要合理采用杀青、萎凋、揉捻及干燥等技术，并控制好每项加工的卫生条件。茶叶包装材料要符合国家卫生要求，若包装材料中含有铅、铝、镉、砷等金属就可能污染茶叶，造成危害。荧光增白剂是一种致癌物质，用其处理的纸张不得作为包装材料与茶叶接触。此外，商品茶在贮运过程中可能会发生一系列品质变化，因而要通过合理控制贮运过程的湿度、温度、空气、光辐射及外力等环境条件，以防止商品茶发生后熟、陈化、霉变、返潮、串味及断碎等现象。

11.2.3　茶叶的卫生标准

茶叶的卫生标准包括茶叶感官指标和理化指标。

茶叶感官指标有的采用文字叙述，有的采用评分和记分的方法。评分时对照标准样，评定采样的每一个品质因素，逐项评比，分别给以适当的分数；记分则是按照各类茶的各个品质因素规定的权数，将各个品质因素所得的分数进行加权平均或算术平均，其值即为该批成品茶的品质总分。茶叶的感官应为具有该茶类正常的商品外形及固有的色、香、味；不得混有异种植物叶，不含非茶类物质；无异味，无霉变。

茶叶理化指标是根据茶叶化学成分、物理性质以及卫生质量等方面指标。目前我国茶叶品质的标准主要取决于感官指标的评定结果，对茶叶的化学成分缺乏统一的指标，仅对各类茶叶的水分、灰分及粉末的最高限量作出规定，见 GB 8302 ~ 8314。同时规定了重金属砷、铅、铜及放射性致癌物质等的含量。

11.3 畜禽类、水产品的卫生与管理

11.3.1 畜肉的卫生及管理

11.3.1.1 肉的腐败变质

牲畜宰杀后，从新鲜至腐败变质要经过僵直、后熟、自溶和腐败四个过程。刚宰后的畜肉呈弱碱性(pH 7.0 ~ 7.4)，在组织酶的作用下肌肉中糖原和含磷有机化合物分解为乳酸和游离磷酸，使肉酸度增加，当 pH 值降至 5.4 时，达到肌凝蛋白等电点，肌凝蛋白开始凝固，肌纤维硬化出现僵直。此时肉有不愉快气味，肉汤浑浊。此后，肉中糖原分解酶继续活动，pH 值进一步下降，肌肉结缔组织变软，具有一定弹性，肉松软多汁，滋味鲜美，表面因蛋白凝固形成有光泽的膜，有阻止微生物侵入的作用，这个过程称后熟。后熟过程与畜肉中糖原含量、温度有关。疲劳牲畜，肌肉中糖原少，其后熟过程延长，温度越高后熟速度越快，一般在4℃时 1 ~ 3 d 可完成后熟过程。此外，肌肉中形成的乳酸，具有一定的杀灭病毒的作用，如患口蹄疫病畜肉通过后熟产酸，可达到无害化处理。畜肉处在僵直和后熟过程为新鲜肉。

如肉在常温下存放，使畜肉原有体温维持较长时间，则其组织酶即使在无细菌条件下仍然继续活动，分解蛋白质、脂肪，使组织发生自溶。自溶使蛋白质分解放出硫化氢和硫醇，可与血红蛋白或肌红蛋白中的铁结合，在肌肉的表层和深层形成暗绿色的硫化血红蛋白。脂肪层也有黑色斑点，肌肉纤维松弛，严重影响肉的质量，此时肉的变化与一般细菌性腐败变质相似。当变质程度不严重时，这种肉须经高温处理后才可食用。内脏的自溶较肌肉快，因为内脏中含酶较多，且其组织结构亦较适于自溶的发生。

自溶为细菌的侵入繁殖创造了条件，细菌的酶使蛋白质、含氮物质分解，肉的 pH 上升，即腐败过程。

不适当的生产加工和保藏条件，也会促使肉类腐败变质。主要由微生物引起，其原因有：①健康牲畜在屠宰、加工、运输、销售等环节中被微生物污染；②病畜宰前就有细菌侵入，并蔓延至全身各组织；③牲畜因疲劳过度，宰后肉的后熟力不强，产酸少，难以抑制细菌生长繁殖，导致肉的腐败变质。

引起肉腐败变质的细菌，最初在需氧条件下出现各种球菌，此后为大肠杆菌、普通变形杆菌和化脓性球菌，再次是兼性厌氧菌(如产气荚膜杆菌、产气芽孢杆菌)，最后完全变为厌氧菌。根据细菌的更替变化，可确定肉的腐败变质程度。腐败变质肉的主要表现为发粘、发绿、发臭；含有蛋白质和脂肪的分解产物，如吲哚、硫化氢、硫醇、粪臭素、尸胺、醛类、酮类

和细菌毒素可使人中毒，已经腐败变质的肉不允许食用。

11.3.1.2 常见人畜共患传染病畜肉的处理

牲畜的疾病很多，其中有些牲畜疾病对人有传染性，这类疾病叫人畜共患传染病，如炭疽、布氏杆菌病和口蹄疫。有些疾病如猪瘟、猪丹毒，虽不感染人但当牲畜患病后，可继发沙门氏菌感染，烹调食用不当可引起食物中毒。所以严格的兽医卫生检验和病畜肉的卫生处理，对预防疾病保障人体健康极为重要。

1. 炭疽

由炭疽杆菌引起的烈性传染病。炭疽杆菌在未形成芽孢之前对外界的抵抗力很弱，55～58℃、10～15 min 即可被杀死，但形成芽孢以后，抵抗力很强。炭疽杆菌在空气中 6 h 形成芽孢，形成芽孢的炭疽杆菌需 140℃ 3 min 干热或 100℃ 蒸气 5 min 方能杀灭。芽孢在土壤中可存活 15 年。

炭疽传染途径主要是通过皮肤接触或空气吸入，也可因食用被污染的食物引起胃肠型炭疽，但较少见。炭疽主要是牛、羊和马的传染病，一般潜伏期 1～5 d，主要表现为全身出血，脾脏肿大，天然孔流血，呈黑红色，不易凝固。猪多为慢性局部炭疽，病变在颈部颌下、咽喉与肠系膜淋巴结，剖面呈砖红色、肿胀、质硬，宰前一般无症状。

发现炭疽病畜后，必须在 6 h 内立即采取措施，隔离消毒，防止芽孢形成。病畜一律不准屠宰和解体，应整体（不放血）高温化制或 2 m 深坑加石灰掩埋，同群牲畜应立即隔离，并进行炭疽芽孢疫苗和免疫血清预防注射。若屠宰中发现可疑患畜，应立即停宰，将可疑部位取样送检，当确证为炭疽时，患畜前后邻接的畜体均需进行处理。屠宰人员的手和衣服用 2% 来苏液消毒，屠宰人员需接受青霉素预防注射。饲养及屠宰场所用 20% 有效氯，5% 氢氧化钠或 5% 甲醛消毒。

2. 鼻疽

病原体为鼻疽杆菌，是家畜多发的烈性传染病，人也可感染。感染途径为消化道、呼吸道和损伤的皮肤和黏膜。病畜在鼻腔、喉头和气管内有粟粒状大小、高低不平的结节或边缘不齐的溃疡，肺、肝、脾也有粟米至豌豆大小不等的结节。鼻疽病畜处理同炭疽。

3. 口蹄疫

病原体为口蹄疫病毒，是猪、牛、羊等偶蹄动物的一种急性传染病，是高度接触性人畜共患传染病。病畜表现为体温升高，在口腔黏膜、牙龈、舌面和鼻翼边缘出现水泡，破裂后形成烂斑，口角线状流涎，蹄冠、蹄叉发生典型水泡。病畜肉处理：凡确诊或疑似患口蹄疫的牲畜应急宰，为杜绝疫源传播，同群牲畜均应全部屠宰。体温升高的病畜肉、内脏和副产品应高温处理。体温正常的病畜肉尸和内脏经后熟处理，即在 0～6℃ 48 h，或 6℃ 以上 30 h，或 10～12℃ 24 h 存放后可食用。凡是接触过病畜的工具、衣服、屠宰场所等均应进行严格消毒。

4. 猪水泡病

病原体为滤过性病毒，只侵害猪。在牲畜集中、调度频繁的地区易流行此病。患水泡病的病猪症状与口蹄疫难以区别，主要依靠实验室诊断。病畜肉处理：对病猪及同群牲猪应急宰，病猪的肉尸、内脏和副产品均应经高温处理后方可出厂，毛皮也需消毒后出厂。对屠宰场所、工具、工人衣物进行彻底消毒。

5.猪瘟、猪丹毒、猪出血性败血症

为猪的三大传染病，分别由猪瘟病毒、丹毒杆菌、猪出血性败血症杆菌所致。除猪丹毒可通过皮肤接触感染人外，猪瘟病毒和猪出血性败血症杆菌均不感染人，但因病猪抵抗力下降，肌肉和内脏中往往有沙门氏菌继发感染，易引起食物中毒。畜肉处理：肉尸和内脏有显著病变时，做工业用或销毁。有轻微病变的肉尸和内脏应在 24 h 内经高温处理后出厂，若超过 24 h 即需延长高温处理半小时，内脏做工业用或销毁；其血液做工业用或销毁，猪皮消毒后可利用，脂肪炼制后可食用。

6.结核

由结核杆菌引起的人畜共患慢性传染病。牛、羊、猪和家禽均可感染，牛型和禽型结核可传染给人。病畜表现为消瘦、贫血、咳嗽，呼吸音粗糙有罗音。颌下、乳房及体表淋巴结肿大变硬。如为局部结核、有大小不一的结节，呈半透明或灰白色，也可呈干酪样钙化或化脓等。病畜肉处理：全身结核且消瘦病畜全部销毁；未消瘦者，切除病灶部位并销毁，其余部分高温处理后可食用。个别淋巴结或脏器有病变时，局部废弃，肉尸不受限制。

7.布氏杆菌病

由布氏杆菌引起的慢性接触性传染病，绵羊、山羊、牛及猪易感，主要经皮肤、黏膜接触传染。患病雌畜表现为传染性流产、阴道炎、子宫炎，雄畜为睾丸炎，患羊的肾皮质中有小结节，患猪则表现为化脓性关节炎、骨髓炎等。病畜肉处理：病畜生殖器和乳房必须废弃，肉尸及内脏均应高温处理或盐腌后食用。高温处理时使肉中心温度达80℃以上，一般肉块切成 2.5 kg 以下、8 cm 厚，煮沸 2 h。盐腌时，肉块小于 2.5 kg，干腌用盐量为肉重15%，湿腌盐水为 18 ~ 20°Bé。对血清学诊断为阳性，无临床症状，宰后又未发现病灶的牲畜，除必须废弃生殖器和乳房外，其余不受限制。

11.3.1.3 常见人畜共患寄生虫病畜肉处理

1.囊虫病

病原体在牛为无钩绦虫，猪为有钩绦虫，家畜为绦虫中间宿主。幼虫在猪和牛的肌肉组织内形成囊尾蚴，主要寄生在舌肌、咬肌、臀肌、深腰肌和膈肌等部位。囊尾蚴在半透明水泡状囊中，为白色、绿豆大小，俗称"米猪肉"或"痘猪肉"。人吃有囊尾蚴的肉后，囊尾蚴在人的肠道内发育为成虫并长期寄生在肠道内，成为人的绦虫病，并通过粪便不断排出节片或虫卵，污染环境，由于肠道的逆转运动，使成虫的节片或虫卵逆行入胃，经消化作用，孵出幼虫进入肠壁；通过血液到达全身，使人囊尾蚴病。根据寄生部位不同可分为脑囊尾蚴病、眼囊尾蚴病和肌肉囊尾蚴病。

病畜肉处理：我国规定猪肉、牛肉在规定检验部位上 40 cm^2 面积上有 3 个或 3 个以下囊尾蚴和钙化虫体，整个肉尸经冷冻或盐腌处理后出厂；在 40 cm^2 面积上有 4 ~ 5 个虫体者高温处理出厂；6 ~ 10 个作工业用或销毁，不允许做食品加工原料。羊肉在 40 cm^2 虫体小于 8 个者，不受限制出厂；9 个以上虫体，而肌肉无任何病变，高温或冷冻处理出厂；若发现 40 cm^2 有 9 个以上虫体，肌肉又有病变时，做工业用或销毁。

冷冻处理方法是使肌肉深部温度达 -10℃，然后在 -12℃ 放置 10 d，或达 -12℃后在 -13℃放置 4 d 即可。盐腌要求肉块小于 2.5 kg，厚度小于 8 cm 在浓食盐溶液中浸 3 周。为检查处理后畜肉中的囊尾蚴是否被杀死，可通过囊尾蚴活力检验，即取出囊尾蚴，在 37℃加胆汁孵化 1 h，未被杀死的囊尾蚴的头节将从囊中伸出。

预防措施：①加强肉品的卫生管理，畜肉须有兽医卫生检验合格印戳才允许销售；②开展宣传教育，肉类食前经充分加热，囊尾蚴在 60～70℃ 时即被杀死，烹调时防止交叉污染；③对患者应及时驱虫，加强粪便管理。

2. 旋毛虫病

旋毛虫幼虫主要寄生在膈肌、舌肌和心肌，形成包囊，人食入含旋毛虫包囊的肉后，约一周后在肠道发育为成虫，并产生大量新幼虫钻入肠壁，随血循环移行到身体各部位，损害人体健康。旋毛虫病发病与嗜生食或半生肉习惯的人群有关。

病畜肉处理：取病畜横膈膜肌脚部的肌肉，在低倍显微镜下检查，在 24 个检样中有包囊或钙化囊 5 个以下时，肉尸高温处理后可食用；超过 5 个者则销毁或工业用。

此外，蛔虫、姜片虫、猪弓形体病等也是人畜共患寄生虫病。应采取以下预防措施：①加强贯彻肉品卫生检验制度，未经检验的肉品不准上市；②进行卫生宣传教育，改变生食或半生食肉类的饮食习惯，烹调时防止交叉污染，加热要彻底。

11.3.1.4 情况不明死畜肉的处理

确定死亡原因，判明是自然死亡或是活畜经正常屠宰后再行解体是首要的工作。牲畜死后解体者为死畜肉，因未经放血或放血少，外观是暗红色，肌肉间毛细血管淤血，切开后按压时，可见暗紫色淤血溢出；切面呈豆腐状，含水分较多。死畜肉可来自病死(包括人畜共患疾病)、中毒和外伤等急性死亡，必须确定死亡原因后才考虑采取何种处理方法。如确定死亡原因为一般性疾病或外伤，且肉未腐败变质，弃内脏，肉尸经高温处理后可食用；如系中毒死亡，则应根据毒物的种类、性质、中毒症状及毒物在体内分布情况决定处理原则；确定为人畜共患传染病者的死畜肉不能食用；死因不明的死畜肉，一律不准食用。

11.3.1.5 肉制品的卫生

肉制品种类繁多，常见的有干制品(如肉干、肉松)、腌制品(如咸肉、火腿、腊肉等)、灌肠制品(如香肠、肉肠、粉肠、红肠等)、熟肉制品(如卤肉、肴肉、熟副产品)及各种烧烤制品，各具特殊风味，能保存较长时间。肉制品加工时，必须保证原料肉的卫生质量，且在加工各环节要防止细菌污染。使用的食品添加剂必须符合国家卫生标准。

11.3.1.6 肉类生产加工、运输及销售的卫生要求

1. 屠宰场的卫生要求

根据我国《肉类加工厂卫生规范》(GB 12694)的规定：肉类联合加工厂、屠宰场、肉制品厂应建在地势较高、干燥、水源充足、交通方便、无有害气体及其他污染源、便于排放污水的地区，屠宰场选址应远离生活饮用水的地表水源保护区，并不得妨碍所在地居民生活和公共场所的活动。厂房设计要符合流水作业，避免交叉污染，一般应按饲养、屠宰、分割、加工、冷藏的顺序合理设置。

规模较大的屠宰场应设有宰前饲养场、待宰圈、检疫室、观察饲养室，屠宰、解体、宰后检验、畜肉冷却、冷冻、肉品加工、内脏及血液初步处理、皮毛及污水无害化处理等部门，并设有病畜隔离室、急宰间和病畜无害化处理间等。

此外，屠宰场的厂房与设施必须结构合理、坚固、便于清洗和消毒。车间墙壁要有不低于 2 m 的不透水墙裙，地面要有一定的斜坡度，表面无裂缝，无局部积水，易于清洗消毒；各工作间流水生产线的运输应有悬空轨道传送装置；屠宰车间必须设有兽医检验设施，包括同步检验、对号检验、内脏检验等。

2.宰前检验及屠宰的卫生要求

牲畜在宰前生活状态和健康情况,对肉品质量影响很大。通过宰前检验可以剔除患病牲畜,病畜和健康牲畜分宰,减少肉的污染机会。宰前检验内容包括了解产地和运输途中疫情,索取产地检疫证明,在充分休息后作一般健康观察,必要时测量体温和实验室检查。屠宰前牲畜应停食 12 ~ 24 h,宰前 3 h 充分喂水,以防屠宰时牲畜胃肠内容物污染肉尸;测量体温(猪正常体温为 38 ~ 40℃、牛正常体温为 37.8 ~ 39.8℃),体温异常应予隔离。屠宰程序为淋浴、电麻、宰杀、倒挂放血、热烫刮毛或剥皮、剖腹、取出全部内脏(肛门连同周围组织一起挖除),修割剔除甲状腺、肾上腺及明显病变的淋巴结。肉尸与内脏统一编号,以便发现问题后及时查出进行卫生处理。经检验合格的肉尸及时冷却入库,冻肉入冷冻库,温度低于 -18℃。

3.运输销售的卫生要求

肉类食品的合理运输是保证肉品卫生质量的一个重要环节,运输新鲜肉和冻肉应有密闭冷藏车,车上有防尘、防蝇、防晒设备,以免运输途中因细菌繁殖而影响质量,尤其是长途运输。鲜肉应挂放,冻肉可在车上堆放,合格肉与病畜肉、鲜肉与熟肉不得同车运输,肉尸和内脏不得混放。

熟肉制品必须有盒装,专车运输,盒子不能落地。每次运输后,车辆、工具必须洗刷消毒。肉类零售点应有防蝇防尘设备,刀、砧板要专用,当天未售完的肉应冷藏保存,次日重新彻底加热后再销售。

11.3.2 禽类卫生及管理

11.3.2.1 禽肉的卫生

1.禽肉的卫生问题

(1)禽肉的微生物污染 在污染禽肉的微生物中,一类为病原微生物,如沙门氏菌、金黄色葡萄球菌和其他致病菌,当侵入禽类肌肉的深部时,如果食前未充分加热,便可引起食物中毒;另一类为假单胞菌等腐败菌,能在低温下生长繁殖,引起禽肉感官的改变,甚至腐败变质,可在禽肉表面产生各种色斑。

(2)禽流感 是一种由甲型流感病毒的亚型(也称禽流感病毒)引起的传染性疾病,被国际兽医局定为甲类传染病。按病原体来源的不同,禽流感分为高致病性、低致病性和非致病性禽流感三大类。非致病性禽流感不会引起明显的症状,仅使污染禽体内产生病毒抗体;低致病性禽流感可使禽类出现轻度呼吸道症状,食量减少,产蛋量下降,出现零星死亡;高致病性禽流感最为严重,发病率和死亡率均高。

2.禽肉的卫生管理

(1)加强卫生检验 宰杀前及时发现并隔离、急宰病禽。宰后严格卫生检验,若发现病禽肉尸应根据情况及时进行无害化处理。

(2)合理宰杀 宰杀前 24 h 禁食,充分喂水以清洗肠道。宰杀过程为:吊挂、放血、浸烫(50 ~ 54℃或者 56 ~ 65℃)、拔毛、通过排泄腔取出内脏,尽量减少内脏破裂造成的污染。

(3)宰后保存 宰后的禽肉应于 -25 ~ -30℃、相对湿度 80% ~ 90% 的条件下冷冻保存,保存期可达半年。

11.3.2.2　禽蛋的卫生

1.禽蛋的主要卫生问题

污染蛋类的微生物一方面来自卵巢，禽类(特别是水禽类)感染了传染病后，病原微生物通过血液进入卵巢，在卵巢中形成的蛋黄即带有致病菌，如鸡伤寒沙门氏菌等；另一方面来自生殖腔、不洁的产蛋场所及运输、贮藏等环节，在气温适宜的条件下，微生物通过蛋壳气孔进入蛋内并迅速生长繁殖，使禽蛋腐败变质。例如，外界的真菌进入蛋内可形成黑斑，称"黑斑蛋"；酶和微生物分解蛋白质，导致蛋黄移位、蛋黄膜破裂，形成"散黄蛋"；若条件继续恶化，蛋黄和蛋清混在一起，称"浑汤蛋"。由蛋白质分解生成的硫化氢、胺类、粪臭素使腐败变质的蛋具有恶臭。腐败变质的蛋不得食用，应予销毁。

新鲜蛋的蛋清中有溶菌酶，因而新鲜蛋中微生物不多，仅约10%的鲜蛋能检出活菌。溶菌酶的杀菌作用在低温下可保持较长时间，而在较高温度下很快消失，以致微生物大量繁殖，引起腐败变质。

为防止微生物对禽蛋的污染，提高鲜蛋的卫生质量，应加强禽类饲养条件的卫生管理，保持禽体及产蛋场所的卫生。鲜蛋应储存于 1~5℃、相对湿度87%~97%的环境中。自冷库取出时应先在预暖室内放置一段时间，防止因产生冷凝水而造成微生物对禽蛋的污染。合理使用抗生素、激素等，避免对禽蛋造成污染。

2.新鲜蛋的感官检验

新鲜蛋的蛋壳应完整，颜色正常，略显粗糙，蛋壳上有一层霜状物。如果蛋壳颜色变灰变黑，说明蛋内容物已腐败变质。如果蛋壳表面光滑，说明该蛋已孵化一段时间。蛋放在手中掂重量，若较轻(因存放过久而水分蒸发)则说明蛋为陈蛋，较重则表明蛋为熟蛋或水泡蛋。把蛋放在手心翻转几次，若始终为一面朝下，则为贴壳蛋。把蛋与蛋轻轻互相碰击，若发出清脆声，则为鲜蛋；哑声则为裂缝蛋；空空声则为水花蛋；嘎嘎声则为孵化蛋。用嘴对蛋壳哈一口热气，再用鼻子闻气味，若有臭味则为黑腐蛋；若有酸味则为泻黄蛋；若有霉味则为霉蛋；若有青草味或异味，则说明蛋与青饲料放在一起或在有散发特殊气味的环境中贮藏。

3.蛋类制品的感官鉴定

蛋类制品有冰蛋、蛋粉、鸡蛋白片、皮蛋(松花蛋)和咸蛋等。制作蛋类制品要使用新鲜卫生的蛋，并在生产过程中严格遵守有关卫生制度，采取各种有效措施防止病原微生物污染。各类蛋制品的感官检验标准如下：

(1)冰鸡全蛋　鲜鸡蛋经打蛋、过滤、冷冻制成的蛋制品。优质冰鸡全蛋呈均匀黄色或淡黄色，具有冰鸡全蛋的正常气味，无异味和杂质。

(2)巴氏消毒冰鸡全蛋　鲜鸡蛋经打蛋、过滤、巴氏低温消毒、冷冻制成的蛋制品。优质巴氏消毒冰鸡全蛋呈均匀黄色或淡黄色，具有冰鸡全蛋的正常气味，无异味和杂质。

(3)鸡全蛋粉　新鲜蛋经打蛋、过滤、喷雾干燥制成的蛋制品。优质鸡全蛋粉呈粉末状或极易松散的块状，均匀淡黄，具有鸡蛋粉的正常气味，无异味和杂质。

(4)巴氏消毒鸡全蛋粉　鲜鸡蛋经打蛋、过滤、巴氏低温消毒、喷雾干燥制成的蛋制品。优质巴氏消毒鸡全蛋粉感官指标同鸡全蛋粉。

(5)鸡蛋白片　鲜鸡蛋的蛋白经加工处理、发酵、干燥制成的蛋制品。优质鸡蛋白片为晶片状及碎屑状，呈均匀淡黄色，具有鸡蛋白片的正常气味，无异味和杂质。

(6)皮蛋　以鲜鸭蛋或其他禽蛋为原料,用纯碱和生石灰或烧碱及食盐、茶叶、水等辅料配成的料液或料泥加工而成,又称松花蛋、彩蛋、变蛋。包泥蛋的泥层和稻壳应薄厚均匀,微湿润,涂料蛋的涂料应均匀。包泥蛋、涂料蛋及光身蛋都不得有霉变现象,蛋壳应清洁完整。蛋体完整,有光泽,弹性好,有松花,不粘壳。溏心皮蛋呈一般溏心或小溏心,硬心皮蛋呈硬心。蛋白呈半透明的青褐色或棕色,蛋黄呈墨绿色并有明显的多种色层。具有皮蛋应有的气味与滋味,无异味,不苦,不涩,不辣,回味绵长。硬心皮蛋略带辣味。

(7)咸蛋　以鸭蛋或鸡蛋用食盐腌制而成。优质咸蛋洗去蛋壳的泥,用灯光透视检验,蛋壳完整,无裂缝破损,蛋白清晰透明,蛋黄完好居中。劣质咸蛋蛋壳严重破损,蛋黄油较严重的溶解现象,黄白混淆,蛋白浑浊,发臭,有时有气。优质咸蛋煮熟后,蛋白呈白色或略带青色,柔软而有光泽;蛋黄膜完好,蛋黄结实呈球状,色红或橘黄,有油,具有特异的香味。劣质咸蛋煮熟后,蛋白呈灰色或黄色,有凝结块或小空泡;蛋黄有严重溶解现象,色黄或黑;具有臭气或不愉快气味。

4.蛋和蛋制品的卫生要求

(1)鲜蛋　鸡、鸭、鹅、鹌鹑等家禽蛋应蛋壳清洁完整,灯光透射时,整个蛋呈橘黄色至橙红色,蛋黄不见或略见阴影。打开后蛋黄凸起、完整、有韧性,蛋白澄清、透明稀稠分明,无异味。

(2)皮蛋　皮蛋的蛋外包泥或涂料均匀洁白,蛋壳完整无霉变,敲摇时无水响声。剖检时,蛋体完整,蛋白呈青褐、棕色或棕黄色半透明体,有弹性,一般有松花花纹;蛋黄呈深浅不同的墨绿色或黄色,略带溏心或凝心。具有皮蛋应有的滋味和气味,无异味。另外,砷含量≤0.5 mg/kg,铅含量≤0.5 mg/kg,传统工艺生产的溏心皮蛋铅含量≥2.0 mg/kg。细菌总数≤500 CFU/g,大肠菌群 MPN≤30 个/100 g,致病菌(系指沙门氏菌)不得检出。

11.3.3　水产品的卫生及管理

水产品主要有来自淡水和海水的鱼类、甲壳类、贝壳类、头足类、棘皮动物、肠腔动物、藻类以及除水鸟和哺乳动物以外的其他种类的水生生物及其加工制品。水产品风味独特,营养丰富,但也容易被微生物、寄生虫和其他有害物质污染,从而影响其安全卫生。

11.3.3.1　水产品的主要卫生问题

1.腐败变质

鱼体表面、鳃和肠道中存在有较多的细菌,鱼死后消化道管壁在蛋白酶的作用下发生腐败,腹腔内的细菌很容易移行到肌肉中。腐败后的鱼体表黏液混浊并有臭味,鱼鳞易于脱落,眼球下陷并混浊无光,鳃由鲜红变成褐色并有臭味。腹部膨胀,肛门突出,出现脊柱旁发红现象,更严重者骨肉分离。此外,鱼还会自体发生消化(自溶),在细菌不能繁殖的0℃条件下,也会变得柔软,易于破裂无弹性,并有不良气味,有时会产生有毒化合物。

为防止水产品腐败变质,鱼类应注意保鲜,用低温冷藏和盐腌来抑制组织蛋白酶的作用和细菌的生长繁殖,以延长其僵直期和自溶期达到保鲜目的。鲜鱼类在冷冻前,首先经检验符合卫生要求、鲜度标准后,应在24 h内使鱼体中心温度降至−12℃以下,再包冰衣,于−18℃,冷藏贮存。

鲜鱼和冻鱼或其他水产品应速运、快销,已解冻的鱼品,不能放置过久,亦不应重复冷冻。黄鳝、甲鱼、乌龟、河蟹及贝类均应鲜活食用,凡死亡者均不得出售与加工。

2. 寄生虫污染

有的鱼体内有寄生虫，有些地区有生食鱼类的习惯，或者虽然经过烧煮却未能将虫卵杀死，虫卵随食物侵入人体。在我国常见的有华支睾吸虫、魏氏并殖吸虫等，前者多寄生在鱼体内，后者多寄生于蟹体。为防止感染这类寄生虫病，要改变生食习惯，必须彻底熟食。

3. 有毒水产品

含有自然毒素的水产品，如鲨鱼、鲅鱼、旗鱼必须去除肝脏；鳗鱼应去肝、卵；河豚有剧毒，不得流入市场，应剔出集中妥善处理，在食用加工前必须先去除内脏、皮、头等含毒部位，洗净血污，经盐腌晒干后安全无毒方可出售。凡青皮红肉的鱼，如鲣鱼、鲐鱼、鲹鱼等易分解产生大量组胺，人食后常发生过敏性反应，出售时必须注意鲜度质量。

4. 有毒化学物质污染和蓄积

由于工业"三废"的大量排放，致使水体中含有大量有毒有害的化学物质，如农药、重金属、多氯联苯等。这些污染物通过食物链的作用，最后蓄积在鱼类内对人体健康造成危害。

11.3.3.2 水产品加工中的卫生

(1)用于水产制品加工的原辅料，必须符合有关食品卫生标准。在加工前必须先经质量检验，剔除不符合卫要求的水产品，洗净后用于加工。

(2)加工用盐必须使用食用盐，不得使用工业用盐。以盐保质的海水鱼，用盐量应不低于15%，鲣、鲹、鲐鱼等不低于25%，盐渍时不得混入河豚鱼，以免毒素渗透弥散和误食中毒。腌制鱼品过程中，应经常检查盐液性状，如发现有可疑变质情况时，酌情及时处理。

(3)加工淡干制品的原料应符合该品种鲜销水平，成品水分含量不超过17%。

(4)加工熟制品的原料，其质量应符合该品种鲜销水平，其整个生产过程应符合熟食卫生要求，防止生熟交叉污染。

(5)鱼池、晒场、仓库等一切生产场所和设备、工器具都应经常冲洗清洁。成品仓库应定期清仓。进行清洗消毒，以免滋生细菌或昆虫。

11.3.3.3 水产食品的卫生管理

1)保鲜

处在僵直期水产动物其组织状态完整、质量新鲜，采用低温、盐腌、脱水，防止机械损伤，抑制酶的活力，防止微生物的污染和繁殖，延缓自溶和腐败。

(1)低温保鲜 有冷藏和冷冻两种，冷藏多用机冰使鱼体温度降至10℃左右，保存5～14 d；冷冻贮存是选用鲜度较高的鱼类在 -25℃以下速冻，使鱼体内形成的冰块小而均匀，然后在 -15～-18℃的冷藏条件下，保鲜期可达6～9个月。含脂肪多的鱼，不宜久藏，因鱼的脂肪酶须在 -23℃以下低温才受抑制。

(2)盐腌保藏水产食品一般用15%以上食盐即可，此方法简易可行，使用广泛。

(3)干制加工属于脱水性措施，目的在减少水产品所含水分，使细菌得不到繁殖所需水分条件。

(4)保持船舱、甲板、车厢、场地及鱼箱、鱼篓等各种环境用具的清洁卫生。

(5)避免水产品受堆压、抛掷和钩铲等造成机械损伤措施，以防细菌向体内入侵。

2)运输销售的卫生要求

生产运输水产食品的船(车)应经常冲洗，保持清洁卫生，减少污染；外运供销的鱼类及水产品应符合该产品一、二级鲜度的标准，尽量用冷冻调运，并用冷藏车船装运。

水产食品在运输销售时，应避免污水和化学毒物的污染，凡接触鱼类及水产品的设备用具应为无毒无害材料制成。提倡用桶、箱装运，尽量减少损伤。为保证水产食品的卫生质量，供销各环节均应建立质量检收制度，不得出售和加工已死亡的黄鳝、甲鱼、乌龟、河蟹及各种贝类；含有自然毒素的水产品，如鲨鱼、虹鱼等必须去除肝脏，有剧毒的河豚鱼不得流入市场，应剔出并集中妥善处理。

有生食水产食品习惯的地区，应限制品种。严格遵守卫生要求，防止食物中毒。卫生部门可根据防疫要求，随时采取临时限制措施。

11.3.3.4 水产品的卫生要求

1）卫生标准

我国已制订了近 40 种水产品国家卫生标准和多种行业标准，重要标准有海水鱼（GB 2733）、头足类（GB 2735）、淡水鱼（GB 2736）、河虾（GB 2740）、海虾（GB 2741）、牡蛎（GB 2742）、海蜇（GB 2743）等。各类水产品的卫生标准主要包括反映新鲜度的挥发性盐基氮和组胺以及环境污染物、有害金属、有机氯农药、多氯联苯等。

淡水鱼感官指标：体表有光泽，鳞片较完整不易脱落，黏液无浑浊，肌肉组织致密有弹性。鳃丝较清晰，色鲜红或暗红，黏液不浑浊，无异臭味。眼球饱满或稍有浑浊，肛门紧缩或稍有凸出。

海水鱼类感官指标：鳞片完整或较完整，不易脱落，体表黏液透明无异味，具有固定色泽。鳃丝较清晰，色鲜红或暗红，黏液不浑浊，无异臭味。眼球饱满，角膜透明或稍有浑浊。肌肉组织有弹性，切面有光泽，肌纤维清晰。

2）检验方法

感官和理化检验按 GB/T 5009.45、微生物检验按 GB/T 4789.20 进行。

3）卫生评定

凡食用的水产品必须符合国家卫生标准和相应的行业标准的规定。

（1）黄鳝、甲鱼、乌龟、河蟹、青蟹、螃蜞、小蟹、各类贝类均应鲜活出售。凡死亡者不得出售或加工。

（2）含有天然毒素的水产品，应作出相应处理。必须除去鲨鱼、鲅鱼和旗鱼的肝脏；应除去鳇鱼的卵和肝，严禁河豚鱼流入市场。

（3）鲣鱼、参鱼、鲐鱼等易产生大量组胺的青皮红肉鱼类，出售时必须保持鲜活。

（4）凡因中毒致死的水产品及蛀虫、赤变、氧化蔓延和深层腐败的水产品均不得食用。

11.4　乳及乳制品的卫生与管理

乳主要为牛乳，其次为羊乳、马乳等，乳品包括新鲜生牛乳、消毒牛乳、酸牛乳、全脂乳粉、脱脂乳粉、淡炼乳、甜炼乳、奶油、干酪、稀奶油及其他乳与乳制品。

11.4.1　乳的卫生问题

正常乳汁为均匀的白色混悬体，无凝块和沉淀，具有甜味及特有的芳香味。4℃时相对密度为 1.032。刚挤出的乳汁中含有乳素，是一种蛋白质，有抑制细菌生长的作用。其抑菌作用时间与奶中存在菌量、存放温度有关。如在 0℃可保持 48 h，5℃为 36 h，10℃为 24 h，

25℃为6 h，30℃为3 h，故挤出的奶，应及时冷却。

1. 乳的腐败变质

乳是富含多种营养成分的食品，适宜微生物生长繁殖，是天然的培养基。微生物污染后，在奶中大量繁殖并分解营养成分，造成乳的腐败变质。如奶中的乳糖分解成乳酸，使奶pH值下降呈酸味，并导致蛋白质凝固。蛋白质分解产物如硫化氢、吲哚使乳具有臭味，不仅影响乳的感官性状，且失去食用价值。

引起乳腐败变质的微生物主要来自乳腔管、乳头管、挤奶人员的手和外界环境。因此做好挤奶过程各环节的卫生工作，是减少微生物对奶的污染，防止腐败变质的有效措施。

2. 致病菌对乳的污染及病畜乳的处理

乳中的致病菌主要是人畜共患传染病的病原体。例如，乳畜患有结核、布氏杆菌病及乳腺炎时，其致病菌通过乳腺排出污染到乳中，当人食用这种未经卫生处理的乳时可感染患病。因此，除加强兽医预防工作外，对各种病畜乳，必须分别给以卫生处理。

(1)结核病畜乳的处理　结核病是牧场牲畜易患疾病，有明显结核症状的病畜乳，禁止食用。对结核菌素试验阳性而无临床症状的畜乳，经巴氏消毒(70℃维持30 min)，或煮沸5 min后，可制成乳制品。

(2)布氏杆菌病畜乳的处理　羊布氏杆菌对人易感性强，威胁大，凡有症状的乳羊，应禁止挤乳、予以淘汰。患布氏杆菌病乳牛的乳，经煮沸5 min后可利用。对凝集反应阳性但无明显症状的奶牛，其奶经巴氏消毒后，允许作食品工业用，但不得制奶。

(3)口蹄疫病畜乳的处理　如发现个别患口蹄疫的乳畜，不应挤奶，急宰后进行严格消毒，尽早消灭传染源。如已蔓延成群，应在严格控制下对病畜乳分别处理：凡乳房外出现口蹄疫病变(如水泡)的病畜乳，禁止食用，并就地进行严格消毒处理后废弃。体温正常的病畜乳，在严格防止污染情况下，其乳煮沸5 min或经巴氏消毒后，允许利用，喂饲犊牛或其他禽畜。

(4)炭疽病畜乳的处理　患炭疽病的乳牛所产的乳带血，不能食用。病畜应焚烧掉，以防疫情蔓延。

(5)乳房炎奶处理　不论是乳房局部炎症的奶，还是乳畜全身疾病在乳房局部表现有症状的乳畜奶(如口蹄疫病畜乳房病变、乳房结核病)，均应消毒废弃，不得利用。对用青霉素和其他抗菌素类如磺胺药物等治愈的乳畜，其所挤的乳，须在停药3 d以上方可利用。

(6)其他病畜乳处理　牛瘟、传染性黄疸、恶性水肿、沙门菌病等病畜乳，均严禁食用和工业用，消毒后废弃。

除此之外，病畜应用的抗生素，饲料中残留农药和兽药、霉菌和霉菌毒素、有毒化学物质和放射性物质、重金属等对乳的污染，应引起足够重视。鲜乳中掺假、掺杂所导致的卫生问题将给消费者带来直接的危害。

乳畜因采食有毒植物和植物种子，造成植物性毒素在乳中的积累，对人体健康存在潜在危害，对婴儿尤为严重。

11.4.2　乳生产、贮运的卫生问题

11.4.2.1　乳的生产卫生

1. 乳品厂、乳牛的卫生要求

乳品厂的厂房设计与设施的卫生应符合乳品厂卫生规范(GB 12693)。乳品厂必须建立

在交通方便、水源充足、无有害气体、烟雾、灰沙及其他污染地区。供水除应满足生产需要外，水质应符合生活饮用水卫生标准。有健全配套的卫生设施，如废水、废气及废弃物处理设施、清洗消毒设施、良好的排水系统等。乳品加工过程中，各生产工序必须连续生产，防止原料和半成品积压变质而导致致病菌、腐败菌的繁殖和交叉污染。乳牛场及乳品厂应建立化验室，对投产前的原料、辅料和加工后的产品，进行卫生质量检查，乳制品必须做到检验合格后出厂。

乳品加工厂的工作人员应保持良好的个人卫生，遵守生产卫生制度，定期接受健康检查，需取得健康合格证后方可上岗工作。对传染病及皮肤病患者应及时调离工作。

为防止人畜共患传染病对产品的污染，乳牛应定期预防接种及检疫，发现病牛及时隔离饲养，其工作人员及用具等须严格分开。

2. 挤奶的卫生

挤奶的操作是否规范，直接影响到乳的卫生质量。挤奶前应做好充分准备工作，如挤奶前 1 h，停止喂干料，并用 0.1% 高锰酸钾或 0.5% 漂白粉温水消毒乳房，保持挤奶环境的卫生，防止微生物的污染。挤奶的容器、用具应严格执行卫生要求，挤奶人员应穿戴好清洁干净的工作服，洗手至肘部。挤奶时应注意，每次开始挤出的第一、二把奶应废弃，以防乳头部细菌污染乳汁。

挤出的乳应立即进行净化处理，除去乳中的草屑、牛毛、乳块等非溶解性的杂质。可采用过滤净化或离心净化等，降低乳中微生物数量，利于乳的消毒，净化后及时冷却。

3. 奶的消毒

目的是杀灭致病菌和多数繁殖型微生物。方法有：①巴氏消毒；②超高温瞬间灭菌；③煮沸消毒；④蒸气消毒。

牛乳消毒一般在杀菌温度有效范围内，温度每升高 10℃，牛乳中细菌芽孢的破坏速度增加约 10 倍，而牛乳褐变的化学反应增加 2.5 倍，故常采用高温短时间巴氏消毒法，其消毒效果好，牛乳质量变化小；也可采取其他经卫生主管部门认可的有效消毒方法，禁止生牛乳上市。

11.4.2.2 乳的贮运卫生

为防止微生物对乳的污染和乳的变质，其贮存和运输均应保持低温，贮奶容器应经清洗消毒后才能使用，运送奶应有专用冷藏车辆。经过杀菌后的消毒牛乳应立即冷却到 4 ~ 6℃，包装后储存于温度为 2 ~ 10℃ 的冷藏库内。瓶装或袋装消毒牛乳夏天自冷库取出后，应在 6 h 内送到用户，乳温不高于 15℃。

11.4.3 乳及其制品的卫生质量要求

为提高乳品的卫生质量，保护人民身体健康，我国制定了《乳与乳制品的卫生管理办法》保证乳品卫生标准的切实执行。各种乳制品均应符合相应的卫生标准，卫生质量才能得以保证。如在乳汁中不得掺水和加入其他任何物质；乳制品使用的添加剂应符合《食品添加剂使用卫生标准》，用作酸奶的菌种应纯良、无害；乳制品包装必须严密完整，乳品商标必须与内容相符，必须注明品名、厂名、生产日期、批量、保存期限及食用方法。

11.4.3.1 消毒牛乳的卫生质量

1. 感官指标

为乳白色或稍带微黄色的均匀液体。无沉淀、无凝块、无机械杂质、无粘稠和浓厚现象，具有牛乳固有的纯香味，无异味。

2. 理化指标

相对密度1.028~1.032；脂肪含量≥3%；全乳固体≥11.2%；杂质含量≤2 mg/kg；酸度(°T)≤18；汞(以Hg计)≤0.01 mg/kg。

3. 微生物指标

菌落总数≤30 000 CFU/mL；大肠菌群MPN≤90/100 mL；致病菌不得检出。

11.4.3.2 乳制品的卫生质量

1. 全脂奶粉

为浅黄色、无结块、颗粒均匀的干燥粉末；冲调后无团块、杯底无沉淀物并具有牛奶的纯香味。当具有苦味、腐败味，霉味、化学药品和石油等产品气味时，禁止食用，作废品处理。理化指标与消毒奶相同；菌落总数≤50 000 CFU/g，大肠菌群MPN≤40个/100 g，致病菌不得检出。

2. 甜炼乳

为乳白色或微黄色、均匀、有光泽、黏度适中、无异味、无凝块、无脂肪漂浮的粘稠液体。酸度(°T)≤48，重金属铅≤0.5 mg/kg、铜≤4 mg/kg，锡≤10 mg/kg，其他理化指标及微生物指标与消毒乳相同。凡具有苦味、腐败味、霉味、化学药品和石油产品等气味或真胖听甜炼乳应作废品处理。

3. 淡炼乳及无糖炼乳

经消毒牛乳浓缩到原体积的1/2~2/5，经装罐密封后，再经一次灭菌所得产品。淡炼乳的感官及理化指标与甜炼乳相同，要求在淡炼乳中不得含有任何杂菌。

4. 酸牛乳

呈乳白色或稍带微黄色，具有纯正的乳酸味，凝块均匀细腻，无气泡，允许少量乳清析出。制成果味酸牛乳时，允许加入各种果汁，加入的香料应符合食品添加剂使用卫生标准的规定。酸牛乳在出售前应贮存在2~8℃的仓库或冰箱内，贮存时间不应超过72 h。当酸奶表面生霉、有气泡和大量乳清析出时，不得出售和食用。

5. 奶油

正常奶油为均匀一致的浅黄色，组织状态正常，具有奶油的纯香味。凡有霉斑、腐败、异味(苦味、金属味、鱼腥味等)作废品处理。其他理化指标与微生物指标与消毒奶相同。

11.5 食用油脂的卫生及管理

11.5.1 食用油脂的主要卫生问题

11.5.1.1 污染物

1. 霉菌毒素

油料种子被黄曲霉污染并产生毒素后其榨出的油中也含有毒素，严重时每kg高达数千

μg。目前认为，油脂中的黄曲霉毒素，可用碱炼法和吸附法去除毒素。有试验表明，用活性白陶土吸附法可使油脂中黄曲霉毒素降低99%。我国规定一般植物油中黄曲霉毒素应≤10 μg/kg，花生油≤20 μg/kg。

2. 多环芳烃类化合物

油脂在生产和使用过程中，会受到多环芳烃类化合物的污染，其污染来源有以下几方面：

(1) 原料被污染 油料作物在种植生长期间被工业降尘污染，有资料表明，在工业区生长的作物中苯并(a)芘含量明显高于农业区。另外，使用烟熏干的油料种子榨油，如用未干椰子原料所生产的椰子油中苯并(a)芘含量为0.3 μg/kg，晒干原料所制油脂为3.3 μg/kg，而烟熏干原料所制油脂达90.0 μg/kg，重烟熏制者高达393 μg/kg。

(2) 生产加工过程中被污染 用浸出法制油时，如果使用含较高多环芳烃类物质的轻汽油作为浸出溶剂时可污染油脂。另外，在加工过程中所使用的润滑油、机油中的苯并(a)芘少量混入油脂中就可对其造成严重污染。因此，应限制溶剂在油脂中的残留量及避免生产过程中机油的污染，使用不含或少含苯并(a)芘的机油或润滑油。

(3) 在反复高温加热过程中产生 在食品加工时，油温过高，反复使用，造成热解、热聚形成。

3. 有机溶剂的残留

浸出法制油时，若使用溶剂不纯或沸点较高，生产过程中蒸发设备和操作技术不良等，均可造成溶剂残留过多。油脂中若残留较多有机溶剂，不但油脂有异味，影响食用价值，而且还含有苯、甲苯、多环芳烃类等有毒有害物质，我国规定浸出油溶剂残留量应≤50 mg/kg。

4. 高温加热油脂

高温加热油脂可发生一系列化学变化，不仅使油脂营养价值降低，还会对机体产生毒害作用。

(1) 对营养价值的影响 高温加热可破坏油脂中维生素A、胡萝卜素、维生素E和必需脂肪酸，同时使热能利用率下降。

(2) 毒性作用 长时间高温状态下油脂中不饱和脂肪酸可发生聚合作用，碳链闭合产生二聚体、三聚体或多聚体，三聚体不易被机体吸收，二聚体毒性较强，能被吸收。动物试验表明，高温加热油脂可降低营养素的吸收，使动物生长停滞、肝脏肿大、肝功能障碍、影响生殖系统，甚至可能有致癌作用。因此，在烹调煎炸食物时，应尽量减少反复使用煎榨油的次数，随时添加新油，控制煎炸用油的温度，防止聚合物的形成。

11.5.1.2 天然有害物质

油料种子中天然存在一些对人体健康产生不良影响的物质，在制油过程中可部分转入油脂中，必须采取措施将其去除。

1. 芥子苷

普遍存在于十字花科植物中，油菜籽中含量较多。芥子苷在植物组织中葡萄糖硫苷酶的作用下，可水解为硫氰酸酯、异硫氰酸酯及腈。腈的毒性很强，可抑制动物生长繁殖或致死；其他几种分解产物都可阻断甲状腺对碘的吸收，致使甲状腺不同程度肿大。但这些含硫化合物大都为挥发性物质，在加热过程可随蒸汽溢出。

2. 芥酸

存在于菜籽油的二十二碳单不饱和脂肪酸，约占脂肪酸总量的 20% ~ 50%。动物试验证明，芥酸可使动物生长发育缓慢，并致心肌中脂肪积聚，最终可出现心肌单核细胞浸润导致心肌纤维化。各种动物对芥酸的反应不同，以大鼠最敏感，灵长类则不敏感。但其对人体的毒性作用报道较少，尚需进一步研究。为了预防芥酸对人体可能产生的危害，欧共体规定食用油脂的芥酸含量不超过 5%。现在我国已培育出低芥酸油菜新品种，其中芥酸被油酸代替。

3. 棉酚

棉籽未经蒸炒加热就直接榨油，所产粗棉籽油含有多种有毒物质，如游离棉酚、棉酚紫和棉酚绿。长期食用粗制棉籽油可引起慢性中毒，主要表现为"烧热病"、低血钾症。为了控制棉籽油的棉酚含量，应采用适当加工方法，一是用热榨法，二是对生棉籽油加碱精炼，均可降低棉酚含量。我国规定棉籽油中游离棉酚含量 ≤0.02%。

11.5.2　食用油脂的卫生管理

油脂生产中最易发生的变质是酸败，而油脂酸败与本身纯度、加工过程及贮藏过程中各种环境因素均有关系，因此要加强油脂的卫生管理，防止油脂的酸败是保证油脂卫生质量的首要问题，而且贯穿于加工、贮藏、食用过程的始终。

首先，应在油脂加工过程中保证油脂纯度，去除动植物残渣，尽量避免微生物污染并抑制或破坏酶活性。其次，由于水可促进微生物繁殖和酶活性，油脂水分含量应控制在 0.2% 以下。第三，高温会加速不饱和脂肪酸的自动氧化，低温可抑制微生物活动和酶活性从而抑制自动氧化，故油脂尽量低温贮藏。第四，阳光、空气对油脂变质有重要影响，尤其是紫外线可加速油脂氧化，油脂长期贮存应用密封、隔氧、避光的容器。铁、铜、锰等金属离子可催化脂肪氧化，在加工和贮藏过程中也应避免接触金属离子。此外，应用抗氧化剂可有效防止油脂酸败，延长贮藏期，常用的有维生素 E、丁基羟基茴香醚（BHA）、二丁基羟基甲苯（BHT）和没食子酸丙酯（PG），但用量必须符合国家有关规定。

1. 原料的卫生管理

采购的原辅材料必须符合国家有关的食品卫生标准和规定，无霉变、无虫或有害物质。浸出法所用溶剂须符合国家有关规定，食品添加剂应采用国家允许使用、定点生产的产品。

2. 生产加工过程的卫生管理

生产的机械设备、管道、容器应定期清洗，保持清洁。生产用水必须符合 GB 5749《生活饮用水卫生标准》。在生产过程中防止润滑油和矿物油混入油脂。

3. 包装、贮存、运输过程的卫生管理

食用油脂的各种包装材料，应采用无毒、无害。

11.5.3　食用油脂的卫生评价

天然油脂中常含一定量的游离脂肪酸，但含量甚少。我国规定精炼食用植物油酸价（acid value，AV）≤0.5，棉籽油 AV≤1，其他植物油均应 AV≤4。油脂酸败时酸价明显上升；我国规定花生油、葵花籽油、米糠油的过氧化物价（peroxide value，POV）≤20 mEq/kg，其他食用植物油≤12 mEq/kg，精炼植物油≤10 mEq/kg。正常油脂总羰基价（carbonyl value，CV）≤20 mEq/kg，而酸败油和加热劣化油大多数超过 50 mEq/kg。我国规定普通食用植物油 CV

≤20 mEq/kg，精炼食用植物油≤10 mEq/kg；猪油中丙二醛含量≤2.5 mg/kg。

11.6 冷饮食品的卫生及管理

11.6.1 冷饮食品的主要卫生问题

冷饮食品是一类经过加工并直接食用的冷冻饮品和饮料的总称。冷冻饮品包括冰淇淋、冰棍(棒冰)、雪糕和食用冰；由于冷饮食品的生产量大、销售面广，而且原料中又含有较多奶、蛋、糖及淀粉类，故适宜于细菌繁殖。如果在其制造或销售过程中受到污染，能成为肠道传染病的传播途径之一。

1. 微生物污染

饮料生产所使用的原料含菌量过高，在生产过程中使用的设备、容器、管道和器具不洁净，操作人员个人卫生不好，都容易造成冷饮的微生物污染，致使产品变质，甚至有可能造成致病菌污染而引起食物中毒。饮用天然矿泉水、纯水类饮料的主要卫生问题是因生产过程和包装容器等所造成的微生物污染。

2. 重金属污染

一般酸度较高的软饮料如与不符合卫生要求的设备、管道容器、模具接触时，可从中溶出某些有毒有害金属，如铅、锌等。国家标准规定，冷饮食品中铅含量虽不超过 1 mg/kg，砷不超过 0.5 mg/kg，铜不超过 10 mg/kg。

3. 添加剂污染

饮料生产中超剂量或超范围地使用食品添加剂，如在饮料中滥用糖精钠、色素和防腐剂，甚至使用不符合卫生标准的添加剂，将造成饮料污染、危害消费者健康。

11.6.2 冷饮食品原料的卫生要求

冷饮食品主要原料为水、甜味料、乳及蛋品、果蔬原汁或浓缩汁、食用油脂、食品添加剂和二氧化碳等。原料的卫生状况直接影响产品的卫生质量，必须严加把关。

1. 冷饮食品用水

加工冷饮食品用水最好是自来水或深井水，若使用地面水，则水源周围应无污染源。原料用水必须经沉淀、过滤(砂滤)和消毒，并达到国家《生活饮用水卫生标准》。除此之外，饮料用水还必须符合加工工艺的要求，如水的硬度不宜过大，否则就会导致钙、镁离子与有机酸结合而形成沉淀物。天然泉水应建立自流式建筑物，以免天然因素或人为因素造成污染。

2. 原辅材料

甜味料如蔗糖、绵白糖、淀粉糖浆、果葡糖浆，乳及乳制品、蛋及蛋制品和果蔬汁等，必须符合国家相关的卫生标准，不得使用糖蜜或进口粗糖(原糖)、变质乳品、发霉果汁作为冷饮食品原料。酒精应使用符合蒸馏酒卫生标准的食用级酒精，不得使用工业酒精或医用酒精配制低度酒精饮料。碳酸饮料所使用的二氧化碳，纯度应大于99%。

3. 食品添加剂

冷饮食品使用的食品添加剂种类较多，包括甜味料、酸味剂、着色剂(天然色素和人工合成色素)、防腐剂、乳化剂、增稠剂和食用香精等。在使用范围和剂量上必须符合 GB 2760

《食品添加剂使用卫生标准》的有关规定。

11.6.3 冷饮食品生产过程的卫生要求

11.6.3.1 液体饮料

1. 水处理

是饮料工业的重要工艺过程，包括去除悬浮性杂质和溶解性杂质。前者属于初级处理，一般采用活性炭吸附和砂滤棒过滤。活性炭可吸附异物、氯离子、三氯甲烷和某些有机物，但不能吸附金属离子而不能改变水的硬度。根据不同饮料对水质的要求，进行不同的组合以达到最佳处理效果。电导率是反映处理后水纯度的简便、实用指标，电导率越低说明水中杂质越少、纯度越高。

2. 包装容器

包装容器种类很多，有玻璃瓶、塑料瓶（袋）、易拉罐以及纸盒等。包装容器的材料应无毒无害并具稳定性，即耐酸、耐碱、耐高温和耐老化。新包装容器、回收包装容器和一次性包装容器应分类堆放，使用前必须经过消毒、清洗。回收旧瓶要剔除盛过农药、煤油、油脂和污染严重不易洗净或瓶口不平的空瓶。旧瓶的清洗、消毒必须经过 1% ~ 2% 的 NaOH 碱液或洗涤液浸泡，瓶内壁和瓶口刷洗，热碱水或有效氯含量为 150 ~ 200 mg/L 的消毒液槽内浸泡杀菌以及倒置净水反冲。聚乙烯或聚氯乙烯软包装，因具透气性、强度低不能充二氧化碳，尤其在夏、秋季节细菌污染常较严重，应严加限制。

3. 杀菌

杀菌工序是控制原辅材料或终产品微生物污染，延长产品保质期和食用安全性的重要措施。根据产品性质可选择不同杀菌方法：①巴氏消毒；②加压蒸汽杀菌：适用于非碳酸型饮料，特别是非发酵型含乳饮料、植物蛋白饮料、果（蔬）汁饮料等。在罐装后应按杀菌规程进行杀菌，120℃、持续 20 ~ 30 min，杀菌后产品可达到商业无菌要求；③紫外线杀菌：紫外线可使繁殖型细菌蛋白质和核酸变性而起到杀菌作用，适用于原料用水杀菌。④臭氧杀菌：臭氧是一种强氧化剂和消毒剂，杀菌速率为氯的 30 ~ 50 倍，且半衰期短，无残留。因而特别适用于各种瓶装饮用水杀菌。臭氧发生器应根据水温、pH 值和水中还原性物质含量加以调节。一般认为，水中臭氧浓度达 0.3 ~ 0.5 mg/L，即可获得理想杀菌效果。

4. 灌装

灌装设备、管道、冷却器等应使用食用级不锈钢、塑料、橡胶和玻璃材料。用前必须彻底消毒、清洗，管道应无死角、无盲端、无渗漏，便于拆卸和清洗；材质应无毒、无异味、耐腐蚀、无吸附性；瓶装饮料灌装前后均应进行灯光照检，光源照度应在 1 000 Lx 以上，检查空瓶时应采用间接或减弱的荧光灯，背景要求均匀洁白；检验成品时，需采用较强的白炽间接灯。

5. 灌装间的环境卫生

灌装一般在暴露和半暴露条件下进行，对无终产品消毒的品种而言环境卫生特别重要，其中空气净化是防止微生物污染的重要环节。首先应将灌装工序设在单独房间，或用铝合金玻璃隔断，形成独立的灌装间与厂房其他工序隔开，避免空气交叉污染。其次是对灌装间消毒，一般采用紫外线照射。也可采用过氧乙酸熏蒸消毒。有条件的企业灌装间最好安装空气净化器。

11.6.3.2 冷冻饮品

由于冷冻饮品原料中的乳、蛋和果品常染有大量微生物，因此原料配制后的杀菌与冷却是产品卫生的关键。一般采用68～73℃加热30 min或85℃加热15 min熬煮，试验证明这种杀菌条件能杀灭几乎所有繁殖型细菌，包括致病菌。杀菌后应迅速冷却。

11.6.3.3 固体饮料

固体饮料生产卫生主要控制产品的水分含量、化学性污染、食品添加剂和金属污染问题。

11.6.4 冷饮食品的卫生管理

冷饮食品生产和消费多集中在夏秋季，搞好冷饮食品卫生管理是预防传染病和食物中毒工作的重要环节。必须严格执行冷饮食品卫生管理办法的有关规定，实行企业经营卫生许可证制度；生产单位应远离污染源，周围环境保持清洁。生产场所配置合理，卫生设施齐全，搞好工艺卫生、防止交叉污染；生产企业具有与生产规模和产品种类相应的质量和卫生检验能力，实行产品合格出厂制度；包装容器及产品包装应符合卫生要求，商标标志应注明厂名、批号、保质期等；生产及经销人员必须严格执行健康检查制度，加强零售网点和摊贩的卫生管理。

11.7 罐头食品的卫生及其管理

罐头食品是经灭菌处理的密封包装食品，是食品保藏的一种重要形式。畜肉、家禽、水产、野味、水果、蔬菜、食用菌类及某些野生植物等均可加工成罐头。罐头食品加工过程需经过原料预处理、配料、调理、装罐、真空封口、杀菌、冷却、保温以及空罐加工等工艺程序。为了检验罐头的卫生质量，应在产品出厂前进行理化和微生物检验，尤其是肉毒梭菌和低酸食品的平酸菌检验。

11.7.1 罐头食品生产的卫生问题

11.7.1.1 包装容器

1. 罐头容器

罐头容器又称为罐听，多用镀锡薄铁板即马口铁或玻璃制成；①玻璃罐头不易为食品酸性成分所腐蚀、可看见食品形态等优点，故使用较普遍。使用时，必须注意容器内是否有玻璃碎屑，贮存或运输过程中应防止破碎。②马口铁罐历史悠久，是世界上使用最广的容器之一。它具有与玻璃罐相反的优缺点。当铁皮上镀锡层有缺陷或有机械损伤时，铁锡间因电位差形成的微电流，促使锡更快地脱落并进入食品。如罐头中存在氧或有机酸时亦易使锡离子溶解迁移入食品；提高铁罐真空度、相对减少氧含量，是减轻或防止铁罐锈蚀的重要措施。

2. 罐听涂料

罐头内容物中存在硝酸盐或亚硝酸盐时，锡易被氧化成二价或四价锡而溶解，也是罐头内壁被侵蚀的原因。为了防止罐头镀锡的侵蚀，常在马口铁罐内涂抹一层涂料，这种罐称为"涂料罐"。对所用涂料的卫生要求为：①无毒、无味，不含铜或其他对人有害的金属，涂料成分不与食品发生化学作用；②稳定，经121℃ 1 h加热处理不变色和不产生异味；③不溶于

4% 醋酸或 2% 糖液；④罐壁涂抹要完整、均匀、致密，防止铁离子或锡离子溶出进入食品；⑤有耐硫、耐酸和耐机械撞击等性能。

常用的涂料有：酚醛树脂、环氧酚醛树脂、乙烯树脂、乙烯醇酸树脂等，我国主要应用酚醛树脂和环氧酚醛树脂。酚醛树脂涂抹有抗硫性能，烘烤后有显著的金黄色，但柔韧性较差，常用于鱼、肉等动物性食品罐头。环氧酚醛树脂常与酚醛树脂混合使用，具有抗酸、抗硫性能，有较强的柔韧性，抗化学性能及附着力均较强，用途也广泛。

有色水果如草莓、樱桃或某些酸性的罐头食品，由于含有花青素，在锡或铁的作用下容易褪色，对这类罐头内膜要求涂抹两次。鉴于啤酒对铁离子很敏感，当铁离子仅为 1 mg/kg 时即可使啤酒发生混浊，故应将铁皮先用环氧酚醛树脂滚涂一次，制罐成型后再用乙烯树脂喷涂一次。

3. 罐听焊接

目前多用密封性能好的搭接电阻焊法。过去广泛使用的咬缝锡焊法，因其密封性能差，且易渗锡和铅，已逐步淘汰。搭接电阻焊罐不使用焊锡，亦不会导致铅渗入。

4. 软罐头

用聚酯、铝箔与聚烯烃复合制成耐高压杀菌的食品袋通称软罐头。由于采用有机黏合剂聚氨酯，在毒性移溶上发生较久争论，影响推广应用。1977 年美国 FDA 批准用氮化聚丙烯无毒黏合剂，推动了软罐头食品的发展。

5. 重金属污染

罐头食品在生产过程中接触杀菌釜、管道、容器等机械设备，金属粒子、离子进入食品的机会较多，必须制定罐头食品中重金属容许量。我国制定的容许量（mg/kg）如下：①锡：蔬菜、水果及午餐肉均小于 200，炼乳小于 10。②铜：果酱、水果、蔬菜、午餐肉均小于 10，浓缩果汁小于 30，炼乳小于 4，有些贝壳类产品按原料含铜量情况不作规定。③铅：炼奶小于 0.5。

11.7.1.2 原料卫生

原料优劣决定罐头质量，原料必须为新鲜清洁、无腐烂、无霉变、无异味的优质原材料。投产前须经挑选，分级处理，不合格原料不得投入生产。各种原料在装罐前，根据罐头种类不同须经过不同处理。例如，蔬果类要进行筛选、洗涤、去皮、修整、漂烫。通过筛选和洗涤，可以剔除腐烂变质部分和除去果蔬表面的泥沙、尘土及部分微生物；去皮也可除去可能残留于皮上的化学毒物和微生物；漂烫目的是破坏酶活性、杀死部分附着于原料上的微生物，同时具有脱除水分、稳定色泽、改善食品风味、软化组织、缩小体积、便于携带的作用。对畜、禽及水产品也须清洗和修整，以去除原料表面的泥土、血污、黏液和杂质。

罐头生产除了主要原料外，还需加入香料、调味品和食品添加剂等辅料。生产过程中所用各种辅料均应符合食品卫生要求。生产用水和制冰用水必须符合 GB 5749 的规定。

11.7.1.3 装罐、排气和密封

1. 装罐

经预处理的原料或半成品应迅速装罐，以免微生物污染和繁殖。装罐时应控制装罐量，需留出 7～10 mm 的顶隙（指食品表面与罐盖间的距离），以免杀菌时内容物膨胀，内压增加，造成鼓盖、胀裂或瘪罐。

2．排气

装罐后应立即排气，以使罐内形成部分真空和缺氧条件。在缺氧条件下，可抑制细菌芽孢的生长和发育。真空缺氧还可减缓罐皮的腐蚀作用和防止食品氧化，特别是高脂食品的酸败和营养素的损失，还可减少色香味的改变。常用的排气方法有热力排气、真空封罐和喷蒸气封罐等三种。

3．密封

这是罐头生产中十分重要的环节。密封后应严格检验，及时剔除漏气的不合格产品。

11.7.1.4　灭菌与冷却

杀菌的目的是杀灭罐内存留的大部分微生物，包括腐败菌、产毒菌和致病菌，破坏食物中酶类，以确保产品的耐藏性。罐头杀菌并不是要求绝对无菌，仍允许残留少量的微生物和芽孢，但在罐内的特殊环境下形成半眠状态，在较长时间内不能生长与发育。罐头杀菌一般以杀死 A、B 型肉毒梭菌为基本要求，它们是杀菌程度是否适宜的指示菌。罐头杀菌工艺如能达到抑制肉毒梭菌的效果，其他腐败菌和致病菌大多数都会被抑制。杀菌条件应根据食品品种、特性、pH 值、罐型大小和形状、微生物污染程度及耐热性能、热传导性能等因素综合考虑确定。一般酸度低、蛋白质含量高的食品如肉、鱼类罐头，要求温度高、时间长；而某些中性或偏碱性的果蔬类罐头多采用高温杀菌。

罐头经杀菌完毕后应迅速冷却，以免罐内食品仍在较高温度下持续加热，影响食品的色泽、风味和组织性状；继续受热会加速酸性食品对罐内壁的腐蚀作用；在高温(50～57℃)阶段停留时间长，还会促进嗜热菌(如平酸菌)繁殖。因此，杀菌后应立即冷却，使罐中心温度短时间内迅速降至40℃左右，然后自然冷却，使罐头表面水分蒸发，防止生锈和有害微生物污染。常用的冷却方式有喷淋冷却和浸渍冷却，冷却用水应符合生活饮用水标准。

11.7.2　罐头食品的卫生管理

1．原料

所有的原辅料均应符合国家有关的食品卫生标准或规定。畜、禽肉类必须经严格的兽医检疫，要用来自非疫区的健康肉类，不得使用病畜禽肉和黄膘肉类作为原料。水产鱼类原料最好是新鲜或冷冻产品，不得使用腐败变质或被有害物质污染的水产原料。果蔬类原料应为新鲜、成熟适度、无污染、无腐烂的原材料。罐头用水应符合国家饮用水标准。

2．生产加工

食品生产企业必须严格执行食品生产卫生规范以保证食品卫生质量。加工车间所有接触食品的设备、器具、容器等必须采用无毒、无异味、耐腐蚀、易清洗的材料制作，并应经常清洗，必要时进行消毒。

3．包装、贮存

包装是罐头生产中的最后一道工序。成品罐头应贴好标签，食品卫生监督人员应主要检查是否超过保质期，有无胖听，内容物有无变色变味，必要时须进行罐内容物微生物检验。仓库温度是影响罐头食品质量的重要因素，应在适宜温度下贮藏，以20℃左右较适宜。在一定温度范围内，温度愈低，质量变化愈小；但贮藏温度亦不能过低，如果低到冻结状态会影响罐头质量。贮藏期间应定期检查产品质量，以保证成品的安全卫生。

11.7.3 罐头食品的卫生学检验

罐头灭菌冷却后需进行外观检查和保温试验。

1. 外观检查

正常罐头外部清洁、封口完整、罐底及盖稍凹入、不生锈、不膨胀、不变形、无裂缝。

2. 保温试验

这是将罐头堆放在保温室中，维持一定温度和时间，一般肉、禽、水产类罐头应在 $37 \pm 2℃$，保温7 d；蔬菜、水果类罐头在不低于20℃情况下放置7 d，如超过25℃时，可缩短为5 d；含糖量在50%以上的果酱、糖浆水果类罐头可不进行保温试验。在罐头生产过程中，由于包装材料和结构上的缺陷、排气不充分、封闭不严、杀菌不彻底等原因，可能会出现胖听、漏听等现象，发现后均应剔除。

（1）胖听 罐头的一端或两端向外凸出，叩击检查为鼓音称为胖听。根据胖听发生的原因分为物理性胖听、化学性胖听和生物性胖听（表11-1）。

（2）漏听 漏听可使其内容物变质，漏听罐头应销毁。检查方法是将罐头擦拭干净后，放入80℃温水中浸泡 $1 \sim 2$ min，如有气泡出现，则说明有漏听。

表11-1 胖听的检测及处理

类别	原因	鉴别方法			
		叩击	保温实验	穿洞	处理
物理性胖听	内容物过多，真空度过低，排气不足，低温冻结	实音	胖听消失	无气体逸出	可食用
化学法胖听	受酸性内容物腐蚀	鼓音	胖听不变	有气味逸出	条件可食或禁止食用
细菌性胖听	微生物作用产气	鼓音	胖听增大	有气体逸出，有腐败味	禁止食用

（3）平酸腐败 罐头的内容物腐败变质，酸度增加，但不产气，罐头外观正常。引起平酸腐败的微生物主要是平酸菌（大都为兼性厌氧菌），可分解碳水化合物产酸不产气。低酸性罐头以嗜热脂肪芽孢杆菌常见，酸性食物以嗜热性凝结芽孢杆菌为主。平酸菌广泛分布在自然界，容易污染食糖、淀粉等原辅料及不常清洗消毒的设备，如果在生产过程中不严格遵守操作规程和卫生要求，杀菌不彻底，残存有细菌和芽孢，罐头又在较高温度下存放，易使微生物生长繁殖导致平酸腐败。该类罐头应销毁，严禁出售。

11.8 酒类的卫生及管理

酒类是人类生活的重要饮料，其品种多，销量大。但酒类在生产加工过程中，如原料、工艺、设备等不符合卫生要求就可能产生和带入有毒有害物质，对食用者安全构成威胁。

酒类按生产工艺大致分为三类：蒸馏酒、发酵酒和配制酒。

11.8.1 蒸馏酒的卫生

蒸馏酒是以粮食、薯类和糖蜜等为原料，经糖化、发酵、再蒸馏而成的白酒，酒精含量一般为40%～60%，是一种烈性酒，如白酒、白兰地、威士忌等。

1. 白酒生产过程的卫生

(1)酿制酒所用的原辅料必须符合国家有关卫生标准或规定，严禁使用在酿造过程中不能去除对人体有毒有害物质且含杂物较多的原材料制酒。

(2)酿制酒所用的菌种必须是经卫生部门鉴定不产毒的菌种，对已退化、变异、污染的菌种，必须进行分离、复壮，必要时更换新菌种。在糖化发酵剂的制作过程中要严格控制培养温度和湿度，保证在无污染的良好环境中培养。

(3)在酿制酒过程中要采取措施降低对人体有害物质的含量，使之符合卫生标准。用高锰酸钾处理过的白酒必须进行蒸馏精制。

(4)白酒的生产设备、管道、工器具和容器等，必须用无铅、无毒、无异味、耐腐蚀、易清洗的材料制作，必须根据工艺技术要求进行清洗和消毒。

2. 白酒中有害成分的控制

白酒的主要成分是乙醇，但在生产过程中也可产生多种少量或微量有害产物，如甲醇、杂醇油、醛类和氰化物等。

(1)甲醇　酒中甲醇主要来自原料植物细胞壁和细胞间质的果胶，因此原料果胶含量高者，甲醇含量则高。如薯干、坚果类、糠麸和水果，均含有较多的果胶。果胶在果胶酶的作用下，分解为果胶酸和甲醇。除含量因素外，蒸煮料温度过高、时间过长以及由某些微生物 (如细菌 *bacillus*，*erwinia*，真菌 *aspergillus*，*pencillium*)作用产生较多果胶酶也能增加成品中甲醇含量。

甲醇在体内分解缓慢并具有蓄积作用，视神经对其毒害作用尤为敏感。一次摄入 4 g 即可引起急性中毒，主要临床表现为头痛、恶心、呕吐、胃痛和视力模糊，严重者呼吸障碍、发绀、昏迷甚至死亡。如能及时治疗，全身症状可恢复，但常留有视力障碍或失明等后遗症。甲醇中毒剂量个体差异很大，7～8 mL 即可引起失明，30～100 mL 可致死。长期少量摄入可致慢性中毒，主要为视神经症状，特征是视野缩小及不能矫正的视力减退。

通过减少原料中果胶的含量和生产过程中原辅料的清蒸除杂可以降低酒中甲醇含量。

由于制酒原料不同，我国卫生标准对酒中甲醇含量要求亦不相同。以谷类为原料者甲醇不得超过 0.04 g/100 mL，以薯干和代用品为原料者不得超过 0.12 g/100 mL。以上标准均为60°蒸馏酒的标准，高于或低于60°者，按60°折算。

(2)杂醇油　是原料中的蛋白质、氨基酸及糖类分解的产物，包括戊醇、正丙醇、异丁醇和异戊醇等，以异戊醇为主，是组成酒的芳香气味的成分。

高级醇的毒性和麻醉力与碳链的长短有关，随碳链延长而增强，如戊醇的毒性比乙醇大39倍。杂醇油在体内氧化速度慢，作用时间长，使中枢神经系统充血，因此饮入含杂醇油高的酒可引起剧烈头痛及大醉。

(3)醛类　酒中醛类主要来自糠麸和谷壳等原料，是相应醇类的氧化产物，沸点比相应醇类低，但毒性比相应的醇类强，包括甲醛、乙醛、丁醛、戊醛等，其中甲醛毒性较大，比甲醇毒性大30倍。甲醛属于细胞原浆毒，可使蛋白凝固变性和酶失活，当浓度为30 mg/L 时即发生黏膜刺激症状，出现灼烧感、呕吐、头晕等症状。10 g 甲醛即可致人死亡。

在白酒制作过程中，蒸馏开始时蒸出的部分(俗称"酒头")中低沸点的醛含量高，而高沸点醛类往往留在酒糟中。蒸馏时如掌握乙醇的沸点，采取"掐头去尾"可去除大部分醛类，甲醇虽然沸点比乙醇低，但较难挥发，故甲醇在酒尾中也较多，因此也可降低甲醇含量；此外，长时间贮存白酒，可使醛类挥发和转化，也可达到降低醛类含量的目的。

(4) 氰化物　以含有氰甙的木薯或果核生产的酒，原料在发酵过程中，其本身含有的氰甙经水解可产生氢氰酸。氢氰酸为原浆毒，进入体内可与细胞色素氧化酶中的铁结合，使呼吸酶失去活性，导致组织缺氧窒息。

氰化物易溶于水，具有挥发性，可采用将原料切碎用水充分浸泡，蒸煮时增加排气的方法，降低酒中氰化物含量。

我国卫生标准规定，以木薯为原料的白酒中氰化物不得超过 5 mg/L(以氢氰酸计)，以代用品为原料的不得超过 2 mg/L，均以 60 °蒸馏酒折算。

(5) 铅　酒中的铅主要来自镀锡的蒸馏器、贮酒容器和冷凝器。蒸馏酒在发酵过程中可产生少量的有机酸，当含有机酸的酒蒸汽及蒸馏液流经蒸馏器时，能将器壁中的铅溶于酒中，故酸度高的酒中铅含量也高。一般来说，通过饮酒引起的急性铅中毒很少见。

对含铅高的白酒可加入生石膏搅拌，使之沉淀，然后滤出沉淀，铅即可除去。此外用铝制冷凝器替代锡制冷凝器，也可降低铅含量。我国卫生标准规定，蒸馏酒中铅含量(以 Pb 计)不得超过 1 mg/L。

(6) 锰　高锰酸钾是氧化剂，可去除酒中醛类、不良气味和其他还原性物质。因此用高锰酸钾处理含铁的白酒或甲醛含量高的酒时，若用量及作用条件掌握不当，又未经过重蒸馏，可导致酒中锰残留较高。

锰虽然是人体的必须微量元素，但摄入过多也可导致中毒。我国卫生标准规定，蒸馏酒中锰含量(以 Mn 计)不得超过 2 mg/L。

11.8.2　发酵酒的卫生

11.8.2.1　发酵酒酿造过程中的卫生

发酵酒是以糯米、大麦和水果等为原料，经糖化、发酵、压榨而成，乙醇含量较低，一般在20°以下。由于原料和具体工艺不同，又有果酒、啤酒和黄酒之分。果酒主要以水果为原料，经发酵酿造而成，具有水果的风味和色泽，常见的有葡萄酒；啤酒以大麦芽为主要原料，加入啤酒花，接种啤酒酵母，再经后发酵产生大量二氧化碳而成，成品为生啤酒(或称鲜啤酒)，装瓶巴氏消毒后即为熟啤酒；黄酒以大米、玉米等粮食为原料，经蒸煮、加麦曲、酒药、酒母、糖化发酵而成。发酵酒与蒸馏酒的根本区别是无蒸馏工序，原料中所有成分全部保留在酒中，而且由于酒精含量低，细菌可繁殖。因此，卫生标准中规定了细菌学指标。

1. N - 二甲基亚硝胺

酒类中的亚硝胺主要存在于啤酒中。啤酒的主要原料是大麦芽，在酿造过程中，大麦芽在窑内用直火加热干燥时，来自酪氨酸的大麦芽碱被烟气中的气态氮氧化物亚硝基化，产生二甲基亚硝胺，个别含量高的啤酒能达 68 μg/kg。应避免直接用火烘干大麦芽。目前我国多采用发芽、干燥两用箱，以热空气直接进行干燥，能有效降低其中二甲基亚硝胺含量。

我国卫生标准中规定，啤酒中 N - 二甲基亚硝胺 ≤ 3 μg/L。

2. 黄曲霉毒素

由于发酵酒不经蒸馏,如果原料被黄曲霉毒素和其他非挥发性物质污染,所有成分保留于酒中。用霉变粮食酿制啤酒时,啤酒中黄曲霉毒素最高可达 20 μg/kg。因此,酿造发酵酒的原料必须良好,不得使用霉变、腐烂的原料,以防霉菌毒素污染。

我国卫生标准规定,发酵酒黄曲霉毒素 B 含量≤5 μg/L。

3. 食品添加剂

发酵酒在酿制过程中尚需使用一些食品添加剂,如防腐剂、甜味剂、酸味剂、着色剂等,所用食品添加剂均应符合食品卫生要求。

果酒的生产过程中,果汁中需加入适量的二氧化硫,以起到防腐、杀菌、澄清、增酸、护色和抗氧化的作用,发酵过程中一般会自动除去。但如用量不当或发酵时间过短,会有二氧化硫残留。

我国卫生标准规定,发酵酒二氧化硫残留量(以游离 SO_2 计)≤0.05 g/kg。

4. 发酵酒的微生物污染

发酵酒酒精度低,特别是生啤酒仅在煮麦汁时有一次消毒过程,此后不再经其他杀菌工序,微生物污染和繁殖机会较多。因此,生产过程中特别是整个发酵过程中,应严格生产工艺卫生要求,防止杂菌的污染和繁殖。一般认为,随着发酵时间的延长和酒精度的增高,细菌数量可大大减少。

我国卫生标准规定,发酵酒中细菌总数≤50 CFU/mL,大肠菌群 MPN≤3 个/100 mL,生啤酒大肠菌群 MPN≤50 个/100 mL。

11.8.2.2　啤酒酿制过程中的卫生

(1)酿制啤酒的大麦、大米、麦芽等粮食类原料必须符合有关卫生标准,酒花或酒花制品必须成熟适度,气味正常,不变质。酿酒原料要妥善贮存,以防发霉变质,含有霉菌毒素的粮食不能用作酿制啤酒的原料。

(2)啤酒中亚硝胺主要来源于经炭火直接熏烤后的麦芽。降低啤酒中亚硝胺的措施有:降低麦芽发芽的温度、湿度,在烘烤前先使麦芽脱水;减少空气中二氧化氮的含量;利用亚硝胺的易挥发性,将烘烤好的麦芽短时间暴露在蒸汽流中使之挥发。

(3)生啤酒在麦汁冷却和整个发酵过程中必须严格遵守工艺卫生要求,防止霉菌和杂菌的污染繁殖。凡与啤酒接触的容器、管路、设备、工器具、发酵罐(池)等均应保持清洁,按要求进行清洗、消毒,发酵室的地面和墙壁也应保持清洁,室内空气应定期进行灭菌。酵母室温度应在5℃以下,后发酵室温度应在1~2℃。

11.8.2.3　葡萄酒生产工艺卫生

(1)酿酒葡萄原料必须是在无毒区城内种植和收获的产品,葡萄在收摘前15 d必须停止喷洒任何农药。进厂的葡萄在24 h内加工破碎完毕。

(2)酿制葡萄酒时所用的各种辅料和添加剂必须符合有关卫生标准。不得使用可食用的合成染料,用于防止杂菌繁殖、抑制氧化的二氧化硫或亚硫酸钠不宜过量加入。

(3)葡萄酒在酿制过程中要按工艺要求做好卫生管理。凡接触或可能接触葡萄酒的设备、管道、容器、工器具等都应符合食品卫生要求,要定期进行清洗消毒,以减少杂菌污染。过滤棉、硅藻土、过滤机的纸板应符合卫生要求。

(4)发酵和贮酒容器所使用的涂料必须是无毒、无害、无味、不影响酒的质量并符合国家卫生标准。禁止用沥青作涂料。

(5)葡萄酒生产必须执行严格的杀菌工艺要求。

11.8.3　配制酒的卫生

配制酒是指以发酵酒或蒸馏酒作为酒基,添加允许使用的香精、色素、食用糖、水果汁配制而成,如青梅酒、玫瑰酒等;还有以食用酒精浸泡中草药或野生动植物所制的配制酒。

我国规定配制酒与蒸馏酒卫生标准相同,用于配制酒的酒基应符合我国《蒸馏酒卫生标准》GB 2757 或《发酵酒卫生标准》GB 2758 的要求。各种添加剂应符合《食品添加剂使用卫生标准》GB 2760 要求,不得超范围、超剂量使用。在配制中所需的其他原辅料也应符合有关卫生标准。要严格按照配制酒的标准化配方投料,以保证成品酒达到合格标准。

在酒类生产经营过程中不得掺假、掺杂,影响酒的质量,使用酒精为原料时,应符合食用酒精 GB 10343 要求,严禁用工业酒精、甲醇来兑制假酒,危害消费者健康与生命。

11.8.4　酒类的卫生管理

为规范酒类的卫生管理,酒厂生产要依据《蒸馏酒及配制酒卫生标准》、《发酵酒卫生标准》及相应的分析方法。从工厂设计与设施、原材料的采购、运输、贮藏、工厂的卫生管理、生产工艺过程、个人卫生、成品的贮藏、运输及卫生质量检验全程控制。

1. 原料

酿酒用原粮必须符合国家的粮食卫生标准或有关规定,不得使用霉烂变质或含有有毒、有害物及被有毒、有害物污染的原料;水果应新鲜成熟。用于酒类生产的添加剂应符合 GB 2760 的规定,生产用水应符合生活饮用水卫生标准。使用酒精为原料时,应符合食用酒精 GB 10343 要求。制曲菌种必须经卫生部门鉴定,并定期检查,保证菌种优良健壮。

2. 生产加工

培菌室、曲种室、制曲车间、酒母间及所使用的一切设备、器具等必须定期冲洗消毒;培养器皿、容器、培养基在使用前,必须严格消毒灭菌,以保证接种操作在无菌条件下进行;制曲、酵母工艺须严格控制培养微生物所需的温度及湿度。酿酒使用的机械设备、容器、管道器具等必须用无毒、无异味、耐腐蚀、易清洗、不与酒类起化学反应的材料制成。

3. 包装、贮存

盛放酒类的容器材料必须符合食品安全法的有关规定,抗腐蚀、能严格密封。灌装前容器必须彻底清洗、消毒,灌装后应及时压盖以保证密封良好,成品应在干燥通风良好的库房内贮存,在正常贮存期内不得变质。

11.9　调味品的卫生及管理

调味品是一类能赋予食品特定味道和特定风味的天然或加工制品。调味品种类繁多,常用的有酱油、食醋、食盐、味精等,另外还有一些辛香料,如花椒、八角、胡椒、丁香、肉豆蔻等。本节主要讨论酱油、食醋、食盐和味精。

11.9.1　酱油类调味品的卫生及管理

酱油是以含蛋白质较丰富的植物性食物(大豆或豆粕)或动物性食物(鱼、虾、蟹等)为原料,经蒸煮、接种曲菌菌种,发酵酿造,再过滤,添加适量的食盐和色素勾兑而成。酱油种类繁多,风味各异,但都是以鲜、咸为其主要特点。以大豆为原料生产的产品称为酱油或酱;以虾、蟹为原料制成的产品分别称为虾油、虾酱和蟹油、蟹酱。

11.9.1.1 酱油的种类

1. 酱油类

酱油按生产工艺分为发酵酱油和化学酱油。

(1)发酵酱油 经曲菌发酵而成,发酵酱油又分为天然发酵酱油和人工发酵酱油。天然发酵酱油是以大豆或豆粕为原料,经清洗浸泡、蒸煮后,以传统固定工艺制曲发酵酿制而成。人工发酵酱油也是以大豆或豆粕为原料,经过浸泡、蒸煮、发酵,但发酵时要接种专用的曲菌菌种,有控制地进行发酵酿造而成。在南方,以大豆为原料的人工发酵酱油又称为生抽和老抽。老抽色浓,多用于烹制菜肴;生抽色淡,常用于凉拌菜和餐桌佐餐。

(2)化学酱油 是以盐酸水解大豆蛋白质,经抽滤、添加适量食盐和色素勾兑而成,风味一般较差。

2. 水产类调味品

在沿海地区,以小鱼、小虾为原料,经盐腌、发酵、抽滤、提炼加工成具有特定风味的鲜、咸味调味品,如鱼露、虾油等;也有用鲜牡蛎为原料,经浸泡、煮制、提炼、调味制成蚝油。

3. 酱类

以大豆或豆粕、大豆和面粉、蚕豆和面粉等为原料,经蒸煮、制曲、制成酱胚,再加盐水天然发酵、利用微生物酶分解蛋白质制成黄豆酱、面酱、豆瓣酱等。酱类调味品也广泛用于调味或直接佐餐。

酱油类常不经加热而生食,故需特别注意其卫生问题。

11.9.1.2 酱油的主要卫生问题

1. 黄曲霉毒素的污染

酱油中污染黄曲霉毒素主要是使用了霉变原料。降低黄曲霉毒素含量的措施有:在较高的压力下长时间蒸煮原料;延长制曲时间,选用有解毒能力的 AS 3.315 黑曲霉菌种混合制曲;将成品在 70℃加热 30 min 后过滤。

2. 细菌污染

我国酱油生产操作工序多在开放条件下进行,极易引起细菌污染,影响酱油风味及出品率,使酱油质量降低,产品卫生指标不合格。防止细菌污染的最根本办法是,保持生产环境、设备、工器具、容器及操作工人的个人清洁卫生以及对成品酱油采取必要的灭菌措施。

3. 耐盐性产膜酵母的污染

酱油的生霉和发酵,主要是被耐盐性产膜酵母污染所致,不仅可使酱油质量下降,甚至产生异臭、苦涩味。因此,防止生水进入酱油中,清洁成品酱油容器,采取加热杀菌或添加防腐剂等措施对于保持酱油品质具有积极意义。

11.9.1.3 酱油的卫生管理

1. 原料

使用的大豆、脱脂大豆、小麦、麸皮必须符合 GB 2715《粮食卫生标准》的规定,不得使用霉变或腐败变质的原料,含蛋白质的原料必须经过蒸煮、冷却;生产用水亦应符合生活饮用水卫生标准；发酵所用菌种应选用蛋白酶活力强、不产毒、不变异的优良菌种，防止杂菌污染，菌种应由专门机构引进并定期鉴定。我国规定酱油中黄曲霉毒素 $B_1 \leqslant 5$ μg/kg。

2. 添加剂

酱油类使用的添加剂主要是色素和防腐剂。我国酱油生产中，添加的酱色是焦糖色素，一般是安全的。传统制作焦糖色素的方法是利用食糖加热聚合生成一种深棕色色素，为了加速反应加入硫酸铵作为催化剂，但反应产生副产物 4-甲基咪唑（致惊厥物质），因此，该传统制作方法已不再使用于酱油生产。

调味品中允许使用的防腐剂有苯甲酸、山梨酸及其盐类，最大用量为 1 g/kg。

以化学法生产的酱油主要卫生问题是使用的盐酸，禁止使用工业盐酸。工业盐酸中含大量的砷、铅、汞等有害物质。我国规定酱油中砷（以 As 计）$\leqslant 0.5$ mg/kg，铅（以 Pb 计）$\leqslant 1$ mg/kg。

3. 食盐

酱油中食盐既具有调味作用，又能防止某些微生物、寄生虫生长繁殖的作用。我国卫生标准规定，酱油中食盐（以 NaCl 计）$\geqslant 15$ g/100 mL。所用食盐必须符合 GB 5461《食用盐》的规定。

4. 总酸

酱油类制品在发酵过程中，原料中糖可被曲霉菌中酶发酵形成有机酸类，成为酱油独特风味的物质之一，故酱油类制品应有一定酸度。如果酱油类制品被微生物污染，微生物也可发酵糖形成有机酸，使其酸度增高。我国规定，酱油总酸度（以乳酸计）$\leqslant 2.5$ g/100 mL。酱油酸度增加，表示酱油的酸败。

5. 酱油的防腐

酱油经压榨、过滤后制成生酱油，生酱油中含有一定量的细菌，须采用巴氏消毒法加热灭菌，然后注入沉淀罐贮存，取其上清液灌装。酱油消毒后，应保持清洁，防止再污染。生产中须严格遵守操作规程，在生产加工、包装等过程中，所有容器、用具、管道都应执行洗刷和消毒制度；须有防毒、防虫、防鼠措施。为了确保酱油的卫生质量，工厂须有完善的卫生、质量检验制度。

11.9.2 食醋的卫生及管理

11.9.2.1 生产工艺

食醋是以粮食（高粱、大米、薯干、谷糠等）为原料，经蒸煮冷却后，接种麦曲、麸曲等菌种为糖化剂，经淀粉糖化、酒精发酵后，再利用醋酸杆菌进行有氧发酵而成。按生产工艺不同可分为陈醋、熏醋、米醋。各种醋风味略有差异，但醋酸含量约为 3%～5%。其芳香气味，主要来自于醋酸乙酯和有机酸。而未经发酵直接用冰醋酸配制的醋除无芳香味外，可能还含有对人体有害的物质，我国禁止生产冰醋酸兑制或其他化学法生产的化学醋。

11.9.2.2 食醋的主要卫生问题

1. 黄曲霉毒素污染

食醋的黄曲霉毒素污染来源主要是使用发霉变质的原料，故须严把原料卫生质量关。

2. 微生物污染

食醋在生产过程中，由于用水不符合卫生要求，发酵条件控制不当，会使一些杂菌在酸度偏低的食醋中保留下来,影响食醋卫生质量,尤其是耐酸性产膜酵母,因其消耗酒精而影响正常生产。因此,对低浓度食醋一定要进行加热杀菌,保持环境和容器的清洁卫生,在发酵液中多留优良种子,加浓底酸。

3. 生物污染

当生产卫生管理不当时,会出现醋鳗和醋虱,造成食醋的生物污染。醋鳗和醋虱都吞食醋酸菌,影响正常的醋酸发酵,使成品质量下降,产生不良气味。为此要加强对酿造用水的卫生检验,对容器要经常清洗消毒。在发酵塔的通气孔处,涂上萜烯类药剂,以防醋虱生存。对已污染醋鳗的食醋,采用加热等办法杀虫后再过滤。

4. 严禁掺杂矿酸

严禁在食醋中掺杂酸(如盐酸、硫酸等)。

11.9.2.3 食醋的卫生管理

(1)粮食类原料应符合《粮食卫生标准》,无杂质、无霉变、无污染。

(2)食醋在装罐前,多用白糖、花椒、大料、茴香、桂皮等调味,所用调味品原料必须是无潮解、无异味、无杂质。为了防止霉变和醋鳗、醋虱的生长,食醋常添加防腐剂,应严格执行《食品添加剂使用卫生标准》GB 2760。

(3)生产用水水质必须符合 GB 5749《生活饮用水卫生标准》的规定。

(4)使用的发酵剂,必须符合生产工艺要求,无霉变、无毒,选用不变异的优良菌种;定期筛选、纯化和鉴定,防止杂菌污染。我国卫生标准规定食醋中黄曲霉毒素 $B_1 \leqslant 5$ μg/kg。

(5)食醋的酸度具有一定的杀菌作用,特别是对不耐酸的细菌效果更好。但其酸性也有一定的腐蚀性,所以食醋生产车间使用的设备、容器必须是无毒、无异味、耐腐蚀材料制作。成品不应贮存在金属容器或不耐酸的塑料包装材料中,以免溶出有害物质污染食品。我国卫生标准规定:食醋中砷含量(以 As 计)$\leqslant 0.5$ mg/L;铅含量(以 Pb 计)$\leqslant 1$ mg/L;菌落总数(CFU/mL)$\leqslant 10\ 000$;大肠菌群 MPN$\leqslant 3$ 个/100 mL;致病菌不得检出。在贮存期间,应定期检查,保证质量。

11.9.3　食盐的卫生及管理

11.9.3.1　来源

食盐根据来源不同分为海盐、湖盐、井盐及矿盐等;又可根据加工方法分为粗盐、精盐和营养强化盐。食盐的主要成分是氯化钠。由化学工业等其他资源生产的盐,即工业盐,禁止食用。

1. 海盐

海盐是我国食盐中产量最多的盐,占食盐总产量的75%~80%。根据加工方法不同,分为原盐、洗粉盐及精盐。原盐是海水经日晒蒸发结晶析出,其颗粒粗大。洗粉盐是将原盐用饱和盐水冲洗、粉碎甩干而成。精盐是将原盐溶解,经沉淀去杂质、过滤、蒸发再结晶而成。

2. 湖盐

在内蒙古、甘肃、陕西、青海、新疆、宁夏等地区的居民以湖盐为主。湖盐一般不需加工即可食用。

3. 井盐、矿盐

井盐以含盐卤水直接制成;矿盐是从矿石中获得卤原,再经脱硝、蒸发、脱水、干燥而成。

11.9.3.2 卫生及管理

（1）食盐由于来源不同，可含有一些钡、镁、氟等化合物。例如，井盐、矿盐含有钡盐，可溶性钡盐是肌肉毒素，长期少量摄入可导致慢性中毒。我国卫生标准规定，井盐、矿盐中钡含量（以 Ba 计）≤20 mg/kg。食盐中硫酸钠过高，可使食盐产生苦涩味，并影响食物的消化吸收。我国规定食盐中硫酸盐（g/100 g，以 SO_4^{2-} 计）≤2。

（2）为了防止食盐遇潮结块，精制盐中常加入拮抗剂，传统的拮抗剂是铝剂，由于铝对脑组织具有损害作用，现在已基本不用。目前我国使用的拮抗剂是亚铁氰化钾，最大使用量为 0.005 g/kg。

（3）由于食盐摄入量相对恒定、化学性质稳定，被作为营养素强化的载体。早在 20 世纪50 年代，针对地方性甲状腺肿病，我国开始在食盐中强化碘。但在贮藏过程中，由于碘化钾分解和碘挥发损失，加入碘量略高于推荐摄入量，一般为 30 ~ 70 mg/kg，而且在使用时应用密闭容器存放。

11.9.4 味精的卫生及管理

1. 味精的卫生

味精是以粮食为原料经发酵提纯的谷氨酸钠结晶，为人们常用的调味品。味精作为一种食品添加剂使用是安全的，一般家庭的烹饪温度下，食物中谷氨酸及添加的味精是稳定的，不会分解出致癌物质。

2. 味精的卫生管理

生产味精所使用的原辅料及一些化学试剂必须符合有关卫生标准。味精生产设备、容器、管道等必须保持清洁卫生，以减少污染。在谷氨酸发酵过程中，除生产用菌外，要严防杂菌污染，杜绝种子染菌，消灭设备和管道死角，防止设备渗漏。加强空气净化灭菌，加强操作管理和厂区、车间以及设备的卫生管理，筛选抗药性菌种，染菌罐加入甲醛熏蒸消毒。

噬菌体侵染也是谷氨酸发酵的一大公害，噬菌体的防治是一项系统工程，严格活菌体排放，切断噬菌体的"粮源"；搞好环境卫生，消灭噬菌体及杂菌；严防噬菌体进入种子罐及发酵罐内等都是预防噬菌体污染的措施。在谷氨酸发酵过程中，要做好监测和检查工作，及时发现污染的杂菌和噬菌体，采取相应的挽救措施。

11.10 方便食品和辐照食品的卫生及管理

11.10.1 方便食品的卫生及管理

方便食品是将食品原料经过配制、烹调、加工、再消毒、包装而上市的食品，它包括主食、副食及饮料。常见的有方便面、方便米饭、膨化食品、蒸煮袋、方便汤料等。

目前，方便食品的卫生问题主要包括食品原料、包装材料、生产销售的卫生及产品质量等。

方便食品所使用的各种原辅料及食品添加剂，应符合国家规定的卫生标准。方便食品在生产、加工中应执行良好的生产工艺（good manufacture practice，GMP）。很多方便食品采用复合薄膜包装，大部分都采用较理想的聚氨酯型黏合剂。但这种黏合剂含有甲苯二异氰酸酯

（TDI），经蒸煮后就会转移到食品中，并水解成致癌的 2, 4 - 二氨基甲苯（TDA）。所以必须加强对聚氨酯黏合剂中甲苯二异氰酸酯的检测，FDA 规定袋装食品 TDI < 0.24 mg/kg，TDA < 0.17 mg/kg；我国规定 TDA 不超过 0.004 mg/L。密封包装方便食品的油脂氧化是影响产品质量下降的原因，气体、微生物、光线都是引起食品变质的重要因素。聚酯 - 铝箔 - 聚烯烃复台薄膜包装袋的透气率为零，且不透过水蒸气及光线，为油基性食品的理想包装材料。

方便食品的色、香、味和组成结构应符合人们长期的饮食习惯，应保证食品的营养价值，方便食品提供的营养成分应该是较全面的，必要时可人工强化，或者根据特殊营养需求而专门配制。

方便面在生产过程中的微生物污染是不容忽视的卫生问题，尤其是其调味汤料的微生物污染更为突出。市场抽样检查多种汤料发现，细菌总数、大肠菌群检出率较高，并有较多数量的霉菌污染。因此，配制汤料的各种香辛料、肉禽、水产品和蔬菜等原辅材料必须符合有关卫生标准或规定；在生产过程中要采取严格的灭菌工序；保持生产设备、工器具的清洁卫生；采取措施防止空气中微生物污染；要特别注意某些原料如辣椒、大蒜、香葱、生姜等受潮吸湿后霉变；应严格操作人员的个人卫生要求。

11.10.2　速冻食品的卫生及管理

速冻食品一般包括速冻蔬菜、速冻水果、速冻水产品、速冻家禽、速冻肉类、预制速冻食品、速冻果汁等。我国于 20 世纪 90 年代初迅猛发展起来的速冻食品，如速冻饺子、速冻包子等已进入城市居民的日常生活。

速冻食品的具体要求是，食品内中心温度从 -1℃ 降到 -5℃ 所需时间不得超过 30 min，在 40 min 内将食品 95% 以上的水分冻结成冰，并迅速使食品中心温度最终达到 -18℃；同时速冻食品必须在 -18℃ 以下进行贮存和销售。这样可以使速冻食品最大限度地保持天然食品原有的新鲜程度、色泽风味和营养成分，可有效抑制微生物的生长繁殖。

速冻食品卫生质量的保证，有赖于冷链的建立，即生产企业有冷库、销售部门有冷柜、运输过程有冷藏车、家庭有冰箱。如这条冷链不能很好地衔接，将导致严重的食用卫生质量问题。

速冻食品工业所选用的原辅料应新鲜，符合有关卫生质量标准。生产工艺要尽可能实现机械化，形成和建立良好的加工工艺，要真正实现急速冻结。预制速冻食品及包装应便于微波炉加热。

11.10.3　辐照食品的卫生及管理

食品辐照处理技术是利用放射性同位素产生的 β 射线或 γ 射线照射食品，灭菌、杀虫、抑制鲜活食品的生命活动，达到防霉、防腐、延长食品保藏时间的目的。辐照是所有食品加工技术中争议最大，但也是未来发展潜力最大的食品加工技术，尤其是在提高食品供应安全性方面。

对于辐照食品的卫生安全性，人们以非常谨慎的态度进行了反复研究试验。1980 年联合国粮农组织（FAO）、世界卫生组织（WHO）、国际原子能组织（IAEA）联合专家委员会在关于辐照食品卫生会议上指出：任何商品食物辐照总平均剂量高达 10 kGy 水平时，不具有毒理学上的危害性，也不需进行毒理学检查；用 10 kGy 剂量辐照过的食品不会引起特殊的营养或卫生问题。该专家委员会所评价的各种食品即应允许进行辐照，如土豆、小麦及其制品、鸡肉、木瓜、草莓、稻米、鱼、洋葱、枣、可可豆、芒果、豆类和调味品。

近年来，我国对辐照食品的研究进行了大量的工作，早在 1986 年卫生部就颁发了《辐照食品卫生管理暂行规定》。目前我国已先后颁布了辐照大蒜、花生仁、蘑菇、马铃薯、稻谷加工大米、洋葱、苹果的卫生标准、对辐照食品的感官指标、理化指标和放射性物质限制量做了规定。以辐照苹果卫生标准为例：①剂量限制：苹果经 ^{60}Co 或 ^{137}Cs 的 γ 射线或电子加速器产生的低于 10 MeV 电子束照射，其吸收剂量不得大于 0.4 kGy。②感官指标：具有新鲜苹果的正常色泽、硬度、脆性、甜度和风味。③理化指标（mg/kg）：六六六≤0.2、滴滴涕≤0.1、汞≤0.01。④放射性物质限量（Bq/kg）：^{89}Sr≤1×10^{-8}、^{90}Sr≤3×10^{-10}、^{131}I≤3×10^{-9}、^{137}Cs≤4×10^{-12}、^{226}Ro≤l×10^{-10}、天然铀≤0.2 mg/kg。

辐照食品的包装材料应无毒、性质稳定、符合卫生标准和辐照工艺的要求。凡食品经辐照处理后所增加的某些有害物质或产生某些未知物质时，应对这些物质进行毒理学分析，以证明其安全性，并制订相应的卫生标准。辐照食品要严格防止再污染，除特殊情况外，一般不得对食品进行重复照射。

11.11　转基因食品的卫生及管理

11.11.1　转基因食品

转基因食品（GMF）系指利用基因工程技术改变基因组构成的动物、植物和微生物生产的食品和食品添加剂，包括：转基因动植物、微生物产品；转基因动植物、微生物直接加工品；以转基因动植物、微生物或其直接加工品为原料生产的食品和食品添加剂。

转基因食品具备如下特征：①具有食品或食品添加剂的特征；②产品的基因组成发生改变并存在外源 DNA；③食品的成分中存在外源 DNA 的表达产物及其生物活性；④具有基因工程所设计的性状和功能。

与传统食品相比，转基因食品有很多优势，如增加食品原料产量，改良食品营养价值和风味，去除食品不良特性，减少农药使用。

11.11.2　转基因食品的安全性评价

转基因食品的安全性评价主要包括环境安全性和食品安全性两方面。环境安全性指转基因后引发植物致病的可能性，基因漂流至相关物种的可能性，演变成杂草的可能性，以及对非靶生物和生态环境的影响等；食品安全性是转基因食品安全性评价的主要内容。通过安全性评价，可为转基因生物的研究、试验、生产、加工、经营、进出口提供依据，同时也向公众证明安全性评价是建立在科学基础上的。因此，对转基因生物实施安全评价是安全管理的核心和基础。

11.11.2.1　转基因食品安全性评价的基本原则

1. 科学原则

科学原则是第一要遵循的原则。基于科学的食品安全性评价会对整个技术的进步和产业的发展起到关键的推动作用。长期的科学实践积累起来的科学理论和技术已经为转基因食品的安全性评价打下了良好的基础。

2. 危险性评估原则

其内容同其他食品安全性评价的危险性分析，包括危害识别、危害特征描述、暴露评估和危险特征描述。转基因食品的潜在危害包括：

(1)可能引起人体过敏反应　因转基因食品中存在外源性基因表达的新蛋白质，可能会导致人体过敏。

(2)抗生素标记基因可能使感染人类的细菌产生抗性　人类食用了携带抗生素标记基因的转基因食物，食品在体内将耐药性传递给致病菌，使致病菌产生耐药性，使抗生素失效。

(3)转基因食品改变营养成分　如抗除草剂转基因大豆中具有防癌作用的异黄酮含量较传统大豆减少了14%。

(4)转基因食品的毒理作用　外源性基因来自其他生物，包括各种细菌、病毒和生物体，其产物可能含有对人体有毒害作用的物质。

3. 实质等同性原则

如果一种转基因食品与现存的传统同类食品相比较，其特征、化学成分、营养成分、所含毒素以及人和动物食用和饲用情况是类似的，那么它们就具有实质等同性。该原则由国际经济合作与发展组织(OECD)1993年提出，得到了普遍认可。具体包括农艺学性状相同和食物成分相同两个方面。实质等同性是安全性评价过程中的关键步骤，但其本身并不是安全性评价，而是安全性评价这一框架的起点。运用实质等同性概念来形成一个多学科的体系进行安全性评价是目前的主流观点。

4. 个案处理原则

对接受评价的每一个转基因食品个体，根据其生产原料、工艺、用途等方面的特点，借鉴现有的已经通过评价的相应案例，通过科学的分析，发现其可能发生的特殊效应，以确定其潜在的安全性问题，为安全性评价和验证工作提供目标和线索。由于转基因食品的研发是通过不同的技术路线、选择不同的供体和转入不同的目的基因，在相同的供体和受体中也会采用不同来源的目的基因，因此，用个案原则分析和评价食品安全性可以最大限度地发现安全隐患，保障食品安全。

11.11.2.2　转基因食品安全性评价的内容

转基因食品安全性评价一般包括转基因特征的确定、转基因食品营养成分分析、可食性分析、有毒有害成分的检测。所采取的技术包括食物成分营养评价技术、流行病学研究、生物信息学技术、分子生物学技术、致敏性评价技术、毒理学评价技术等。

1. 基因水平检测

尽管对转基因食品中目的基因表达蛋白的检测更具说服力，但往往目的基因表达蛋白的水平很低，在食品加工和处理过程中容易变性、破坏，缺乏检测蛋白用的抗体，给目的基因表达蛋白的检测带来了很大的困难。实际检测中主要是检测被转移的目的基因或调控元件基因的序列，来确定食品中是否含有转基因成分。

2. 营养学和食用性状检测

针对不同的转基因食品，选择相关的主要营养成分、抗营养因子和非期望效应进行检测。许多研究证明，抗虫害、抗除草剂基因修饰的食品中营养成分改变不大，而营养改善型转基因作物的营养成分会发生较大的变化，如转基因"超甜玉米"、"营养玉米"的蛋白质和脂肪含量升高，淀粉含量(23% ~27%)降低(普通玉米31.3%)。

除成分检测外，还应进行稳定性试验(包括加工稳定性、储藏稳定性和消化稳定性)，食品风味、色泽和质地检测，营养素生物利用率、生物功效检测等，与非转基因的传统食品进行对比，发现转基因食品的变化。

3. 致敏性评价

在转基因食品有毒有害成分检测方面，研究最多、评价制度最完善的是转基因食品的致敏性评价。转基因食品致敏性评估采用2001年FAO/WHO生物技术食品致敏性联合专家咨询会议公布的转基因食品潜在致敏性树状评估策略进行，包括目的基因来源于已知致敏物种的评估、目的基因来源于非致敏物种的评估。常用的方法有氨基酸序列相似性比较、特异性IgE抗体结合试验、定向血清筛选试验、模拟胃肠液消化试验和动物模型试验等。

4. 毒理学评价

除了进行前面三项的评价外，还要进行食品安全性毒理学评价。

本章关键词

粮谷类食品卫生　卫生评价　食品卫生　食品卫生管理　转基因食品

本章小结

本章主要介绍各类食品卫生管理的技术要点。本章的知识要点与日常饮食(餐饮产品)卫生关系密切，具有较强的实践性和应用性。要求重点掌握粮谷类食品、畜禽类食品、果蔬类食品卫生管理等基本知识。

本章思考题

1. 简述粮谷类食品卫生管理要点。
2. 简述果蔬类食品卫生管理要点。
3. 简述畜禽类食品卫生管理要点。

参考文献

[1] 王彬, 魏福华. 浅谈营养强化食品与国民健康的关系[J]. 中国食物与营养, 2009(6)：55-57.

[2] 周瑞华, 徐应军, 刘 辉. 现代营养学与食品卫生学研究进展. 中国煤炭工业医学杂志. 2004, 4：291 -292.

[3] 孙长灏. 营养学发展的历史回顾及展望[J]. 中华预防医学杂志 2003, (5)：323-324.

[4] 任小娟, 王琦. 应用《中医体质分类判定标准》进行个体化健康管理研究初探[J]. 中国卫生事业管理, 2007, 23(9)：580-581.

[5] 顾景范. 我国现代营养学早期发展史[J]. 营养学报, 2006, (28), 2：100-103.

[6] 周 俭. 中国传统营养学的起源和发展[J]. 营养学报 2008, (30), 4：341-344.

[7] 蔡威. 我国营养学发展现状[J]. 上海交通大学学报(医学版). 2010, (30)1：1-4.

[8] 涂勇刚, 曹正辉, 葛长荣. 营养素调控与基因表达[J]. 云南农业大学学报, 2005, 20(5)：605-608.

[9] 吴国豪. 分子营养学的研究及进展[J]. 中国实用外科杂志, 2004, 24(1)：13-15.

[10] Bruhat A, Fafournoux P. Recent advance on molecular mechanismsinvolved in amino acid control of gene expression [J]. Curr OpinClin Nutr Metab Care, 2001(4)：439-443.

[11] 段春艳, 王继东. 应用营养学教育亟待加强[J]. 中医药管理杂志, 2007, (8)：629-630.

[12] 王红梅. 营养与食品卫生学[M]. 上海：上海交通大学出版社, 2005.

[13] 郑建仙. 功能性食品学[M]. 北京：中国轻工业出版社, 2006.

[14] 王莉. 食品营养学[M]. 北京：化学工业出版社, 2010.

[15] Robert E. C. Wildman . Handbook of Nutraceuticals and functional Foods. CRC Press, 2006.

[16] Garrow JS, et al. Human Nutrition and Dietetics (10th Edition). Harcourt Publishers Limited, 2002.

[17] 马力. 食品化学与营养. 北京：中国轻工出版社 2007.

[18] Owen R. Fennema. 食品化学(第三版)[M]. 王璋、许时婴, 江波, 等译. 北京：中国轻工业出版社, 2003 .

[19] 李铎. 食品营养学. 北京：化学工业出版社, 2011.

[20] 孙远明. 食品营养学. 北京：科学出版社, 2006.

[21] 高永清, 吴小南, 蔡美琴. 北京：科学出版社, 2010.

[22] 中国营养学会编著. 中国居民膳食指南. 拉萨：西藏人民出版社, 2011.

[23] 中国营养学会编著. 中国居民膳食营养素参考摄入量. 北京：中国轻工业出版社, 2000.

[24] 胡秋红, 许丽遐. 食品营养与卫生. 北京：北京理工大学出版社, 2011.

[25] 王尔茂. 食品营养与卫生. 北京：科学出版社, 2010.

[26] 李苏红, 李拖平. 食品营养与安全卫生学. 北京：化学工业出版社, 2010.

[27] 邓泽元. 食品营养学(第三版). 北京：中国农业出版社, 2009.

[28] 李凤林, 张忠, 李凤玉. 食品营养学. 北京：化学工业出版社, 2009.

[29] 陈辉. 现代营养学. 北京：化学工业出版社, 2007.

[30] 刘志皋. 食品营养学(第二版). 北京：中国轻工业出版社, 2006.

[31] 王维群, 徐梅芬, 周永平. 营养学. 北京：高等教育出版社, 2003.

[32] 王丽琼. 食品营养与卫生, 北京：化学工业出版社, 2008.

图书在版编目(CIP)数据

食品营养与卫生学 / 刘绍,周文化,肖作为主编. —长沙:中南大学出版社,2012.12(2021.12 重印)

ISBN 978-7-5487-0722-6

Ⅰ. ①食… Ⅱ. ①刘… ②周… ③肖… Ⅲ. ①食品营养—高等学校—教材②食品卫生学—高等学校—教材 Ⅳ. ①R15

中国版本图书馆 CIP 数据核字(2012)第 278522 号

食品营养与卫生学
SHIPIN YINGYANG YU WEISHENGXUE

刘 绍 周文化 肖作为 主编

□责任编辑	韩 雪	
□责任印制	唐 曦	
□出版发行	中南大学出版社	
	社址:长沙市麓山南路	邮编:410083
	发行科电话:0731-88876770	传真:0731-88710482
□印　　装	长沙印通印刷有限公司	

□开　　本	787 mm×1092 mm 1/16	□印张 22.5	□字数 560 千字
□版　　次	2013 年 2 月第 1 版	□印次 2021 年 12 月第 7 次印刷	
□书　　号	ISBN 978-7-5487-0722-6		
□定　　价	48.00 元		